movement integration

the systemic approach to human movement

통합적 움직임

인간 움직임에 대한 체계적인 접근

Martin Lundgren, Linus Johansson

통합대체의학연구회
IMPAS: (Integrative Medicine for PAtient's body & Soul)

강원범 척강의원 · 한의원 원장
권오곤 마디팔팔의원 · 한의원 원장
김승환 서울대성병원 원장
김창규 라온한방병원 원장
나상순 역삼생생본의원 · 한의원 원장
박도윤 체담한방병원 원장
박지웅 경산 프롤로의원 · 한의원 원장
심재열 서울대성병원 원장
안원식 서울통증의원/경희구기맹아한의원 원장
옥진아 부산 프롤로의원 · 한의원 원장
이종진 서울대성병원 원장
장찬웅 구로 프롤로의원 · 한의원 원장
정수희 척강의원 · 한의원 원장
정연정 삼대국민의원 · 한의원 원장
정재욱 대구 프롤로의원 원장
주홍범 강남센트럴의원 · 한의원 원장
황경주 노블365의원/노블경희한의원 원장

Hansol

Original version ISBN : 978-1623174651

Translated by Hansol Medical
Printed in Korea

통합적움직임-인간 운동에 대한 체계적인 접근
2023년 5월 20일 발행

저 자 Martin Lundgren, Linus Johansson
역 자 통합대체의학연구회(IMPAS)
발행처 한솔의학(Hansol medical Publish)
주 소 서울시 마포구 월드컵북로 64-1 1층
전 화 02-325-6788, 3144-6788
정 가 27,000원

ISBN 979-11-89657-44-4

* 낙장이나 파본된 책은 교환하여 드립니다.

movement
integration

the systemic approach to human movement

통합적 움직임

인간 움직임에 대한 체계적인 접근

Martin Lundgren, Linus Johansson

통합대체의학연구회

Hansol

Contents

PART III

서문

이 책은 경고를 포함하고 있다! 이 책은 당신이 인체를 보고 이해하는 방식에 도전하고 마침내 변화시킬 것이다. 그러나 철학적인 윈드서핑 세계 챔피언과 유연하게 움직이는 미학자에게 또 무엇을 기대할 수 있을까? 우리는 그들이 함께 협력하여 우리에게 새로운 관점을 제공한 것에 감사한다.

철학자인 Martin과 미학자인 Linus는 관점을 바꿀 때 잘못된 관점은 없다고 지적한다. "다르다는 것은 틀린 것과 같지 않다"이다. 이 책은 확실히 새롭고 신선한 관점을 제공한다. 관점과 어휘의 변화는 독자가 책을 몇 번만 읽어도 실제로 읽고, 보고, 내부에서 말하는 내용의 의미를 통합할 수 있음을 의미한다. 그 시간은 값질 것이다.

나는 Martin과 Linus를 별도의 바디워크 수업에서 처음 만났다. 그들은 둘 다 자신만만하였고 조용히 깊은 생각을 하는 사람들이었으며, 기꺼이 앉아서 전체 그림을 볼 수 있을 때까지 관찰했다. 그들 중 한 사람이 결국 질문을 하거나 논평을 했을 때 수강생들은 경청했다. Linus와 Martin은 모두 새로운 정보를 받아들이고 처리하고 더 명확하고 깊이 있게 재현하는 능력을 보여주었다.

그 동일한 역동성이 이 본문에서 작용하고 있다. Linus와 Martin은 많은 분야에 대한 경험과 이해를 바탕으로 "통합적 움직임(Movement Integration)"으로 요약했다. 통합적 움직임의 원칙을 이해하고 적용할 때 프로토콜 기반 사고에서 벗어날 수 있다.

이 책의 철학은 많은 사람들이 정의하려고 시도한 개념인 움직임 통합에 대한 이해로 우리를 안내한다. 이 개념은 단어, 그림 및 사진을 통해 이 책에 아름답게 표현되어 있다. 통합은 형상화에 관한 것이며, 각 단어의 가장 진정한 의미에서 포괄적(inclusive)이고 결합적(incorporative)이다. 통합은 관계와 연결, 자유와 표현에 관한 것이다. 통합을 향한 여정의 가이드로서 Linus와 Martin은 치료사가 형상화의 진정한 의미를 쉽게 탐색할 수 있도록 언어와 시각적 도구를 제공했다. 움직임과 호흡 도구는 작가들 자신과 Part III 기고자 컬렉션에서 찾을 수 있다.

세미나를 많이 참가했다면 책을 읽으며 기고자 목록에 있는 많은 이름에 익숙할 것이다. 각각의 기고자는 움직임에 대한 경험에 관해 다른 기술을 하고 있으며, 주요 저자들과 마찬가지로 정통성을 테스트하는 것을 즐긴다. 이 책은 현재의 모델에 도전하는 것으로, 참신한 사상가들의 참신한 아이디어로 가득 차 있다. Linus의 말에 따르면 "인생의 의미는 몸과 마음을 자유롭게 움직일 수 있고 사랑할 사람을 찾는 것"이기 때문에 이 책은 그 열망을 성취하게 한다.

Linus와 Martin은 우리의 몸과 마음과 영혼을 제약하는 경계를 옮겼다. 커뮤니케이션에 대한 헌신의 표현으로 그들은 Movement Integration을 만들었다. 이 혁신적인 책은 몸을 움직이도록 영감을 주고 마음을 확장시킨다.

저를 믿으십시오. 당신은 좋아하게 될 것입니다!

James Earls
Born to Walk: Myofascial Effiency and the Body in Movement의 저자, 영국 런던 2019

역자서문

올해로 4년차인 임파스(IMPAS)학회에서 근골격계 질환을 치료하는데 기본이 되는 Movement(움직임)에 관한 좋은 내용이 담긴 책을 번역하게 되었다. 전반적인 감수를 하면서 책 내용이 어렵기도 하고 생소한 개념들을 한글화하는데 다소 애로가 있었다. 하지만 우리 임파스 학회 이사님들의 학문에 대한 열정으로 수월하게 잘 끝맺은 듯하다.

환자를 치료해 오면서 항상 느끼는 것은 환자분들이야말로 나의 스승이라는 생각이다. 이러한 생각을 가지게 된 이면에는 근골격계 관련 여러 책과 매일 쏟아져 나오는 최신 지견을 담은 논문들에서 익힌 기초적인 지식이 쌓여서 이를 환자에게 적용하고 환자분들을 통해 피드백 받으면서이다. 배움의 끝이 있을 수 없겠지만 환자를 보면서 느끼는 영감 또한 그 끝을 알 수가 없다. 결국 환자가 주는 영감으로 내가 다시금 공부하고 그로 인해 나 스스로 더욱 발전하는듯하다. 크든 작든 생명이 소중하기는 매 한 가지인데, 그 소중한 생명을 나를 믿고 온전히 나에게 맡겨주시는 환자분들이 나를 먹여 살리고 나를 일깨워 주니 이 얼마나 고마운 존재인가! 가끔 나의 노력에도 불구하고 힘빠지게 만드는 환자들이 있긴 하지만 세상일이 마음대로 되지 않듯이 인간사가 나의 뜻대로만 되지 않는 것이 당연지사 아니겠는가! 부산에서 3년간 봉직을 하던 때, 대구에서 개원 초기에 의욕만이 앞서 환자에게 어떻게든 잘해주려고만 했던 하지만 실제 환자들은 잘 낫지 않았던 시절을 돌아보면, 그때 그 환자분들을 되려 내가 힘빠지게 만든건 아닌지 반성하게 된다. 치료로써 환자분의 고통을 덜어드려 어떻게든 그 분들을 감동시키고자 했던 지금까지의 내 노력이, 이제는 부산서 대구서 먼길 마다 않고 수 시간이 걸려 알려주지도 않은 나의 병원으로 와주시는 환자분들에게 내가 감동을 받는다. 나를 감동시킨 그분들의 노고의 십 분의 일만이라도 공부하는데 할애하여 한 분의 환자라도, 그리고 그 환자의 병을 1%라도 더 낫게 한다면 그 얼마나 보람찬 일인가!

그렇기 때문에 의사의 업을 선택한 이상 우리 의사들은 '일일부독서 구중생형극'의 자세로 공부해야 한다. 그런 의미로 우리 임파스 학회는 이사들을 필두로 열심히 번역하였고, 이 책의 소중한 내용들을 동료의사들과 공유하고자 한다.

2023년 초봄

이종진
대한복수면허의사협회 부회장
부산대학교 겸임교수
서울대성병원 병원장

추천사

연건동 서울의대 캠퍼스에서 30여 년을 보내다가, 질병의 예방과 원인 치료 또는 조기 치료(救其萌芽, 구기맹아)를 배우고자 회기동 경희한의대 캠퍼스 생활을 하였다. 양의학과 한의학을 통합하여 환자 진료를 시도해 보려고 하였는데, 실제 의료환경에서는 제도적으로 지원되는 것이 미미하였다. 단적인 예로, 의료기관 개설에 있어서 복수 면허 의사가 개원이 어떤 준비를 하여야하는지 행정적인 규정이 명확하지 않다. 또한, 건강보험료 청구나 전자 의무기록은 모두 각각 사업자등록을 내어 따로 청구해야 한다. 그런데 이러한 환경에서도 사회의 우등생답게 잘 적응하며 여러 사람과 좋은 대인 관계를 맺으면서, 환자의 만족도를 높이면서 병·의원을 운영하는 복수면허 의사 이종진 원장을 만났다. 학문적으로도 매우 뛰어나 여러 분야에서 강의도 하고, 책을 저술하거나 번역하고 있었다. 신속한 판단과 빠른 시술을 배우고자 서울대성병원에 주 1회 진료를 하면서 이종진 원장님의 시술을 배우고자 하였으나 기초가 없어서 따라가지 못하였다. 또한, 여러 책자를 주면서 나의 통증 치료 실력 배양에 도움을 주고자 하였으나, 마찬가지로 잘 못 따라가고 있었다. 이 때 문득, "책 번역 작업 같은 것을 하면서 이론 정립하면 좋겠다." 하는 생각이 들어서 번역 작업을 제안하려는 찰나 이종진 원장님이 먼저 번역 참여자를 모집하였다. 개인적으로 제일 먼저 신청을 하였고, 단 한 개 챕터 번역을 맡았으나, 번역 작업 자체는 참 고난한 작업이었다. 한 개 챕터 번역도 이렇게 고난한데, 모든 챕터를 사전에 읽어보고 여러 공동 번역자에게 배분하며, 다시 수합하여 책자를 만드시는 이종진 원장님이 노고에 진심으로 경의를 표한다. 이러한 저술 활동이 한 개가 아닌데다, 그 꾸준함에 놀라고 주말마다 이어지는 강연에 또한 놀라고 있다. 우리나라 복수 면허의료계, 나아가 의학계 전체에 커다란 공헌을 하리라고 생각된다. 이러한 노력을 공적으로 인정하듯 2021년 보건의료 관련 대통령 표창도 이종진 원장님이 수상하였다. 앞으로도 좋은 번역서, 좋은 저작, 좋은 강의를 기대해 마지않는다.

인체의 각종 기능은 해부학적, 생화학적, 생리적 기능을 바탕으로 외부의 물리적 환경과 바이러스, 세균 등 유기물적 환경과 상호작용으로 이루어진다. 이러한 상호작용이 어떤 범위 내에서 조절되어 상쾌한 즐거움을 느낀다면 "건강"이라고 표현하고, 상호작용이 어떤 범위를 벗어나서 불쾌한 감정을 느낀다면 이를 "질병상태"라고 표현하기도 한다. 질병상태를 잘 파악하여 적절한 처치를 통해 건강상태로 전환할 수 있게 도와주는 것이 의사의 할 일이라고 생각한다. 건강 또는 질병 상태를 파악하기 위해서는 해부학적 근골격 상태와 생화학적 호르몬 상태, 생리학적 신경전도 상태 등을 파악해야 한다. 근골격 상태에 영향을 주는 일상 활동으로는 호흡, 저작, 보행, 앉기/서기 자세 등이 있고, 그 외 직업적으로 컴퓨터 작업, 글쓰기, 수공 작업 등이 있을 수 있다. 이러한 근육 활동이 지속되면서 근골격 상태의 변형이 생기고 변형을 보완하기 위해서 보상적 근육 활동을 하게 되면서 변형이 더욱 심해진다.

우리가 수행하는 일상적인 근육 활동 중에서 많은 변형을 초래하는 활동이 보행인데, 이 책자는 보행에 대해서 발바닥, 발목, 정강이, 장딴지, 골반, 흉곽 등을 유기적으로 분석하여 상호 어떤 보상작용을 하기 위해서 변형이 이루어졌는지 기술하고 있다. 이러한 변형의 원인과 교정 방법을 잘 이해하고, 신경치료 등을 적절히 배합하여 환자 진료에 활용한다면 좋은 치료 효과를 볼 수 있을 것으로 생각된다. 이에, 근골격계 통증 질환의 원인 치료를 위해서는 필독서로 생각되어 적극 추천하는 바이다.

2023년 1월

개원 자리를 수리하면서......

안 원 식

前 서울대학교병원 마취통증의학과 주임교수

前 서울대학교병원 부의료원장

現 서울마취통증의원/경희구기맹아한의원 원장

감사문

자신의 생각, 아이디어, 개념을 정리하는 가장 좋은 방법은 책을 쓰는 것이다. 적절한 단어를 찾고, 문장, 문단, 장을 만들고 이를 모두 설명하는 것은 매우 도전적이면서 힘든 일이며 동시에 매우 만족스럽고 보람 있는 일이다.

그리고 생각을 정리하고 책과 같은 구체적인 것으로 아이디어를 구체화할 때마다 발전 단계에 들어선다. 이 책은 매우 창의적인 노력을 기울였으며, 우리가 함께 여기에서 제시하는 그리고 자랑스러워하는 두 가지 새로운 개념을 만들었다. 첫 번째는 개념이자 완전히 새로운 단어인 엔소마토시(ensomatosy)이다. 두 번째는 구조 간의 움직임을 설명하고 표현하는 완전히 새로운 방법인 컬러 일러스트레이션 모델(color illustration model)이다.

책을 쓸 때 당신이 임무 수행을 하고 있다는 것을 알게 될 수도 있다. 당신의 입장을 선언하고 당신의 신념을 공유하는 임무. 나는 이 책에서 우리가 제시한 답이 매우 적다는 것을 깨달았다. 왜냐하면 이 책은 방법이 아니라 원리에 관한 책이기 때문이다. 우리가 한 일은 인정받지 못할 위험을 항상 지니고 있는 몇 가지 답변을 제공하는 것보다 훨씬 더 큰일이다.
대신 우리는 많은 해답이 파생될 수 있는 관점을 제시했다. 확실한 절대성을 설명하는 대신 '당신이 무엇을 집어넣었는지에 매우 민감하고 당신이 그 순간에 처한 상황에 적합한 해답을 제공할 알고리즘'을 제시할 것이다.
나에게 이 책은 내 경력의 또 다른 이정표였으며 동료들과 좋은 친구들로부터 얻은 영감과 지식이 없었다면 이 책을 완성할 수 없었을 것이다.
사랑하는 친구이자 동료인 Martin과 함께 일하는 것은 절대적인 영광이자 큰 기쁨이었다. Martin은 이 분야에서 나의 스승이자 멘토였으며 앞으로도 그럴 것이다. 인간의 형태와 기능에 대한 해석을 심화하고 넓히려는 그의 헌신의 일부가 될 수 있다는 것은 나에게 큰 특권이었다. 이에 대해 항상 감사합니다.

나의 스승인 Don Thompson에게, 당신은 내게 인간 형태에 대한 전체론적 접근을 진정으로 소개한 최초의 사람입니다. 당신의 헌신에 영감을 받았습니다. 나는 매일 당신의 말씀을 되새기고, 그것들은 나의 일상 업무와 교육에서 여전히 나를 인도합니다. 이에 대해 항상 감사합니다.

나의 동료이자 친애하는 친구인 Cecilia에게, SOMA MOVE®는 내게 많은 기회를 열어주었습니다. 그것은 느슨한 끈을 한데 묶었고, 매 세션 동안 항상 새로운 것을 배울 수 있었습니다. 당신과 함께 할 수 있어 매우 감사합니다.

나의 멘토 Gary Carter에게. 당신이 주는 에너지와 당신과 함께 있을 때 항상 경험하는 영감은 무엇과도 바꿀 수 없습니다. 나는 당신이 movement community를 계몽하고 탈바꿈시킨 업적을 찬미합니다. 나는 당신 혜안과 당신이 나에게 가르쳤고, 또 나에게 가르칠 모든 것에 대해 매우 감사합니다.

나의 선생님 Julian Baker에게. 나는 당신이 나에게 보여주고 경험할 수 있는 기회를 준 것에 대해 깊이 감사합니다. 당신의 예리한 질문은 저를 형성하고 다듬었으며 나의 작업에서 중요한 변화를 만들었습니다. 이에 대해 항상 감사합니다.

우리 둘 다 우리의 서문을 작성하고 이 책을 만드는 데 귀중한 조언과 피드백을 주신 스승이자 동료이자 친구인 James Earls에게 특별한 감사를 전하고 싶습니다. 인간의 형태와 기능에 대한 더 넓은 시야를 가지려면 James의 책 'Born To Walk'를 읽으십시오.

또한 지난 몇 년 동안 만났던 모든 클라이언트들과 환자들에게도 감사를 전하고 싶습니다. 여러분이 저를 믿어주셨고, 제 원리를 명확히 하고 방법을 발전시킬 수 있는 기회를 주셨습니다.

나는 이 책과 나의 모든 일을 나의 아름다운 아이들과 사랑하는 아내에게 바칩니다.
사랑합니다.

Linus Johansson

Linus는 물리 치료사, 운동치료의사 및 운동 통합자이다. Linus는 자신의 클리닉에서 환자와 함께 일하고 워크샵에 참여하여 다른 치료사 및 트레이너를 교육한다. Linus는 여러 책의 저자이며 Cecilia Gustafsson과 함께 운동 개념 SOMA MOVE®를 개발했다.

나는 지난 몇 년 동안 만난 모든 훌륭한 선생님들에게 감사하고 싶습니다. Thomas Myers, James Earls, Lauren Christman, Larry Phipps, Fiona Palmer, Kirsten Schumaker, Gary Ward, Julian Baker, Gary Carter, Jerry Hesch, Jun Po Denis Kelly에게 특별히 감사드립니다.

또한 Lena Björnsdotter와 나의 사랑하는 동료 Linus Johansson에게 대단히 감사합니다. 관심과 성원을 보내주신 모든 학생들에게 감사드립니다. 무엇보다도 나는 모든 클라이언트들에게 감사하고 싶습니다. 그들과 그들의 몸은 최고의 스승이자 진정한 주인입니다.

Martin Lundgren

Martin은 Board Certifed Structural Integrator (ATSI/KMI)이자 운동치료의사이다. 그는 구조적 통합과 움직임의 해부학에 뿌리를 두고 있으며 최근 몇 년 동안 새로운 치료 시스템과 치료 방법들을 개발해 왔다. 그는 다른 치료사와 트레이너를 교육할 뿐만 아니라 치료와 움직임에 대한 작업 방식을 통해 자신의 클리닉에서 사람들의 운동 감각 능력, 수행 및 웰빙을 개발하고 있다.

PART I

서론(Introduction)

이 책은 우리가 인간의 형태와 기능을 해석하고 인지하는 데 사용하는 관점에 대한 통찰력과 이해를 제공하는 것을 목표로 저술되었다. 이것은 끊임없는 전환과 발전이라는 우리 자신의 여정에서 이정표를 나타내며, 우리는 지금 우리의 이해가 앞으로 몇 년 동안 가장 확실히 진화하고 발전할 것임을 확신한다.

이 책에서 우리는 현재 시점에서 인간의 운동 잠재력을 탐구하고 개발하기에 가장 효율적이고 흥미로운 방법을 발견한 것을 공유한다. 우리는 이것을 절대적인 진리라고 선언하는 것이 아니라 인간의 형태와 기능의 광대한 복잡성에 대한 하나의 해석일 뿐이다.

이것은 방법을 알려주는 책이 아니라 원리를 이해하기 위한 책이다. 이말은 당신이 이 책에서 "이것이 보이면 저것을 하라"는 문장을 결코 읽을 수 없음을 의미한다. 대신 다른 방향으로 마음을 돌릴 수 있는 새로운 플랫폼을 만들었다. 또는 운이 좋다면 당신이 이미 선택한 방향으로 더 많은 추진력과 지원을 제공할 수 있다.

우리는 우리가 이 책에서 타당한 이유로 오래된 패러다임에 도전한다는 것을 인정한다. 우리는 진실이라고 주장하는 것에 도전하는 것이 진보와 발전을 만드는 데 필요한 주요 조치 중 하나라는 것을 알고 있다. 우리가 역사를 되돌아보면 이것은 거듭해서 증명되었다. 사실은 우리가 안주하는 데 만족하며 끊임없이 전진하기를 선택하지 않으면, 결국 후퇴하기 시작한다는 것이다.

그러나 앞으로 나아가기 위해 새로운 아이디어, 생각, 발전을 위한 여지를 만들기 위해 몇 가지를 남겨 둘 필요가 있다. 그러므로 또한 우리는 우리의 원칙과 설명에 도전하여 이것이 모두를 위한 더 높은 발전으로 이어질 수 있도록 당신을 초대한다.

부디 열린 마음으로, 새로운 아이디어와 통찰력에 참여하고 싶은 마음으로 이 책을 즐기십시오.

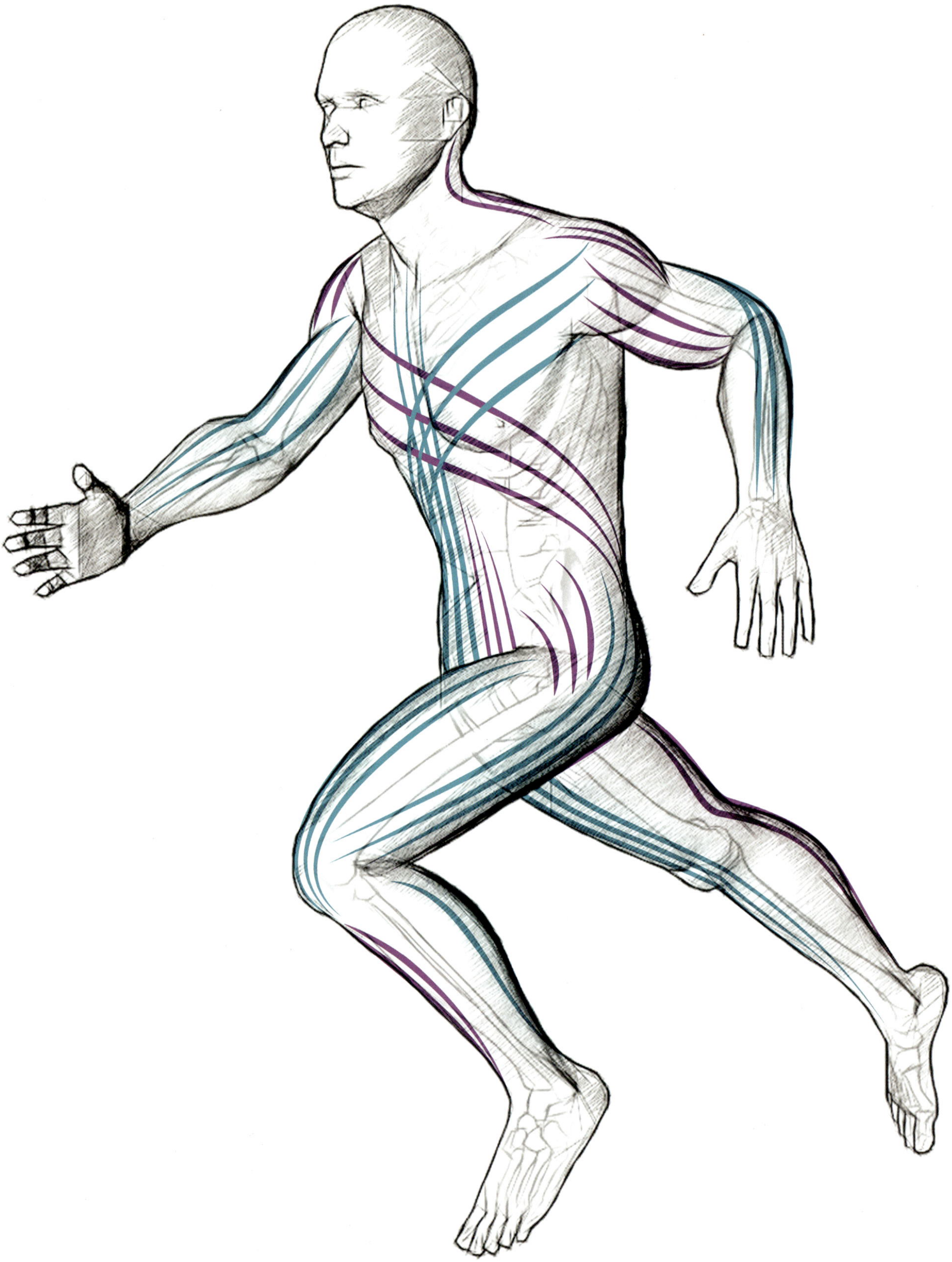

CHAPTER 1

관점의 법칙(The law of perspectives)

Linus Johansson

"당신의 좋은 관행을
소중히 여기고 이론을 가볍게 여겨라"
– Gil Hedley

인간의 몸이 완전히 이해되고 통합적으로 묘사되기에는 너무 복잡하다는 것은 분명한 사실이다. 수백 년에 걸친 연구와 과학 그리고 오늘날 존재하는 광범위한 치료 형태가 그것을 증명한다. 우리가 알아야 할 모든 것을 알았더라면 연구는 중단되었을 것이고, 우리는 한 가지 형태의 치료법을 중심으로 뭉쳤을 것이다. 현재로서는 그렇지 않고, 앞으로도 그렇게 되지 않을 것이다.

그러나 이것은 나쁜 것이 아니다; 사실 이것은 오히려 환상적인 것이다. 하나의 절대적인 진리–말하자면 단일 문화 대신–이러한 다양성은 우리에게 수천 개의 진리의 다채롭고 흥미로운 스펙트럼, 즉 진정한 다문화(polyculture)를 제공한다. 그리고 인간의 몸과 정신에 대해 우리가 배운 것이 있다면 그것은 다양하게 번성한다는 것이다. 자극과 투입의 다양성이 높을수록 몸과 마음의 발달도 높아진다.

더 다양한 움직임과 도전을 할수록 몸의 잠재력을 더 발전시킨다는 것을 당신은 알고 있다. 당신의 마음도 마찬가지다. 경험을 많이 할수록 그리고 재미있고 다양한 책을 읽고 사람들을 만날수록, 당신의 마음도 자란다.
우리가 이 책에서 옹호하는 것이 이러한 생각이며, 우리의 의도가 새로운 절대적 진리를 제시하는 것이 아니라는 것을 알리고자 한다. 대신 우리의 의도는 진실에 대한 다른 해석, 하나의 관점을 더 제시하는 것이다. 이 책과 그 관점을 통해 복잡한 인체의 구조와 기능에 대한 또 다른 이해를 돕고자한다. 이것은 다른 사람의 움직임 잠재력을 개발할 수 있는 가능성을 넓히는데 도움이 되는 또 다른 접근법이 될 것이다.

인간의 몸은 한없이 복잡하고 이러한 복잡성을 이해하고 시도할 수 있는 유일한 방법은 선택한 하나의 관점을 통해 자신이 보고 지각하는 것을 해석하는 것이다. 하나의 관점은 이러한 방대한 복잡성을 향한 진입점을 제공하고, 신체에서 발생하는 변화의 과정과 발전을 고심하고 논의할 수 있는 플랫폼을 만들어낸다.

진정한 관점이 되기 위해서는 합리적인 원칙, 기록된 사실, 그리고 온전한 추론에 근거해야한다. 또한 실제로 적용했을 때 좋은 결과를 얻을 수 있다는 것을 증명해야한다. 관점이 이러한 것을 모두 갖춘다면, 우리가 그것을 인정하는 처음이 될 것이다.

몇 가지 예를 들어 보겠다. 하나의 고전적인 관점은 몸이 근육, 뼈, 힘줄과 같은 조각과 조각으로 구성되어 있으며, 모두 다른 이름을 가지고 있다는 것이다. 근육은 뇌와 연결되는 신경과 연결되어 있고, 힘줄을 통해 연결된 근육을 사용하여 뼈를 조절한다. 이것은 수평선과 수직선을 기준으로 수축운동을 만든다. 피부, 지방, 그리고 결합조직은 큰 관련이 없으며 이 움직임에 아주 작게 작용하거나 또는 전혀 관련이 없다. 신체에 대한 교육을하는 대부분의 고전적인 기관에서는 이러한 관점을 가르치고 있다.

또 다른 관점은 인간의 몸은 조각과 조각으로 만들어진 것이 아니라 하나의 씨앗으로부터 자란, 분리할 수 없고 흐르는 하나의 단위(flowing unit)라는 것이다. 신체의 어떤 조직이나 측면도 다른 조직보다 더 중요하거나 덜 중요하지 않고, 그것들은 모두 연결되어 있고 서로 관련이 있다. 이들은 모두 함께 중력을 통한 원심운동(eccentric movement)의 하중에 기여하며, 이는 모든 운동의 기초가 된다.

이 두 가지는 다소 다른 관점으로, 우리는 그들의 차이를 분명히 볼 수 있다. 여기서 다루어야 할 중요한 것은 두 관점 모두 다 옳다는 것이다. 어떻게 그럴수가? 어떻게 그렇게 다른 두 관점이 모두 맞을 수 있을까? 이는 매우 단순한 이유인데, 두 가지 모두 합리적인 원칙과 잘 기록된 사실, 그리고 합리적인 추론을 바탕으로 하고 있으며, 무엇보다 같은 목적, 즉 설명할 수 없는 것에 대해 설명을 하려고 노력하고 있기 때문이다.

그러나 한 가지 관점을 고수하고 그 믿음에 충실하여, 다른 관점을 보고 그 차이를 보면서 그 관점이 틀렸다고 주장하기 쉽다. 이것의 한 가지 이유는 관점들이 반드시 잘 해석되지는 않기 때문이다. 그들은 다른 용어를 사용할 수 있고 같은 주제에 대해 완전히 반대되는 견해를 가질 수 있다.

한 관점에서 다른 관점과 소통 하려고 할 때, 거의 불가피한 오해들은 두 당사자를 상당히 혼란스럽게 할 수 있고, 그들이 서로가 무엇을 소통하고 있는지 이해하지 못했다는 단순한 사실에 근거해 다른 당사자가 틀렸다고 주장하려는 욕망을 갖게 한다.

"다르다는 것은 틀리다는 것을 의미하지 않는다."

다르다는 것은 틀리다는 것과 같지 않다. 우리는 하나의 관점이 절대적인 진리가 아니라 하나의 해석이라는 것을 반드시 이해해야 한다. 수천 개의 관점이 존재하고 있고, 각각의 관점은 이해할 수 없는 것을 이해하려고 노력하는 제한된 인간의 정신에 의해 구성되었다.

어떤 사람은 관점이 종교와 동등하다고 주장할 수 있다. 각각의 세계종교는 우리가 가진 큰 질문에 답함으로써 삶을 쉽게 만들고 사랑과 이해, 친밀감을 장려하기 위해 구성된 우리를 둘러싼 세계에 대한 해석이다. 이것은 근본적으로 모든 세계종교가 설교하는 것이다.

마찬가지로, 한 운동관점이 합리적인 원칙, 기록된 사실, 그리고 올바른 추론에 근거하고, 사람을 그들에게 유리하게 발전시키려는 의도를 갖고 있다면, 그 관점은 옳을 뿐 결코 틀릴 수 없다.

이를 강조하고 이 책에 더 깊은 토대를 마련하기 위해, 우리는 다양한 스펙트럼의 사람들이 자신만의 독특한 시각으로 이 책에 기여할 수 있도록 초청했다.

우리의 의도는 서로 다른 관점들을 통해 한 가지 질문에 아름다운 다양한 해답들을 줄 수 있다는 것을 알게 하고, 이 책 전반에 걸쳐 우리의 논의에서 이러한 다양한 해답들을 연결함으로써 우리 모두가 살고 있는 다문화에 대한 더 큰 이해를 여러분에게 주고자하는 것이다.

결론적으로 자신과 분명히 다른 관점에서 사물을 보는 사람을 만난다고 해서 그 사람의 관점을 밀어내고, 그것이 당신이 믿는 것과 맞지 않거나, 당신이 이해하지 못하기 때문에 그들의 관점이 틀렸다고 주장하지마라.

대신, 그들의 논리를 듣고 그들의 관점에서 보도록 노력하라. 아마도 그 사람은 흥미로운 이론들을 제시하고 흥미로운 방법으로 이어지는 원리들을 설명할 수 있을 것이다. 그렇게 함으로써 당신은 실제로 자신의 관점을 넓히고 새로운 것을 배울 수 있을 것이다.

무엇보다도 당신은 진실에 대한 관점과 해석이 이전에 알고 있던 것보다 훨씬 더 많다는 것을 이해하게 될 것이다. 다른 사람의 믿음을 보고 받아들이는 것은 당신의 마음을 성장시키고 심지어 당신과 당신이 진실이라고 믿는 것에 대해 질문하기 시작할 것이다.
그러므로 우리는 그것을 시작한 Gil Hedley의 지혜로운 말로 이장을 마친다. 그는 이 말을 하며 그것을 완벽하게 강조했다.

"당신의 좋은 관점을 소중히 여기고
이론을 가볍게 여겨라"

CHAPTER 2

삶의 목적과 통증의 이유(The purpose of life and pain)

Linus Johansson

인간이 존재한 이래로 자의식 있는 생물로 진화하는 동안, 우리가 왜 여기에 존재하고 있는지에 대한 질문은 항상 제기되어 왔다. 아마 이 책을 읽는 독자들도 스스로에게 질문한 적이 있을 것이다. 삶의 의미가 무엇일까? 삶의 목적이 무엇일까? 나는 왜 여기에 존재하고 있는 것일까? 이것은 다양한 숫자의 사람 수 큼이나 다양한 숫자의 답이 있는 철학적 질문이며, 모든 사람은 자신의 삶의 복석에 내해 자유롭게 이야기 하고, 자신의 그 신념을 믿을 권리가 있다.

하지만 철학적 관점을 버리고 좀 더 실용주의적인 눈으로 바라보면 어떨까? 만일 우리가 이성적이고 날카롭게 다음과 같이 질문한다면 어떻게 될까? 진화론에 입각해서 생각해 볼 때, 이 세상에서 우리의 진정한 생물학적 목적은 무엇일까? 우리가 왜 지금의 모습으로 진화해 왔고, 이것이 현대 사회에서 우리에게 어떤 영향을 미치고 있을까?

대체 이러한 질문은 왜 중요한 것일까? 우리는 이러한 질문에 대해 자세히 생각해 봄으로써, 인체의 구조와 기능에 대한 이해에 대한 첫 번째 통찰을 얻을 수 있기 때문이다.

진화현상이 DNA를 변형하고, 유기체가 환경에서 기능하고 번성하기 위해 최적화되도록 유도한다고 가정하면 두 가지 기본 구성 요소가 필요하다. 첫 번째는, 한 유기체가 동일한 종의 다른 유기체와 DNA를 교차하거나, 유기체 자체 내에서 진화할 수 있다는 것이다. 두 번째는 움직일 수 있다는 것이다. 이동은 번식하기 위해 다른 유기체와 교전하거나 개체 수를 늘리기 위해 여러지역으로 퍼지는데 필수적이다. 이것은 전체 유기체의 물리적 움직임일 수도 있고 포자, 종자 또는 뿌리의 움직임일 수도 있다. 어찌됐든 뭔가 움직임이 필요하다.

이 모든 것은 인간이라는 유기체에도 해당된다. 우리는 음식을 찾고, 안전한 피난처를 찾고, 우리 인간이라는 종을 생존시키기 위해 DNA를 교차시킬 누군가를 찾기 위해 움직여야 한다. 진화론에 입각해서 지구상의 모든 생명체에게 삶의 의미가 무엇인지 묻는다면 간단한 대답은 다음과 같다: 이동하고 번식한다. 이 간단한 대답을 인간이라는 유기체에 대해 적용하면 다음과 같이 될 것이다: 삶의 의미는 잠시 동안 이 땅을 걷고 아이를 낳는 것이다. 그 이상도 그 이하도 아니다.

이것이 삶의 기본적인 의미이자 오늘날 당신이 존재하는 근본적이고 진화적인 목적인 것이다.

우리는 이 기본 정의에서 시작해서 논의를 좀 더 진행시켜 나감으로써, 더 나아가 순수 철학적 방식으로, 이 땅에서 우리의 목적이 무엇이며 삶의 의미가 무엇인지 자세히 설명해볼 수 있다. 또한 우리가 아는 한, 우리는 이러한 객관적인 방식으로 스스로를 바라보고 이러한 질문을 할 수 있는 이 지구상의 유일한 유기체라는 점을 고려할 가치가 있다. 인간을 제외한 다른 모든 유기체는 질문없이 진화와 관련된 원칙에 따라 수동적으로 살고 있다.

한편 이것(이동과 움직임이 삶의 목적)이 진화론에 의거

한 정답이라고 가정한다면, 그것이 오늘날 우리 인간이 이룩해온 지적 발달과 조화를 이루지 못하는 매우 정형화된 정의라는 데 동의할 수 있다. 좀 더 계몽된 정의(enlightened definition)를 얻기 위해 이것을 다시 표현한다면 어떨까? "인생의 의미는 몸과 마음이 자유롭게 움직일 수 있고 사랑하는 사람을 찾는 것"과 같은 것이다.

이 새로운 정의(계몽된 정의; 깨달음의 의미)에는 비록 철학적 사고가 크게 추가되었지만, 이 세상의 모든 사람은 그들이 원하는 것을 생각하고 행하고 원하는 사람을 사랑할 권리가 있다는 것을 포함하는 개념 또한 중요하다 할 수 있다.

이 계몽된 정의(깨달음)는 따로 언급했으므로 제쳐 두고, 이제 본래 핵심 측면 중 하나인 자유롭게 움직이는 운동과 이동 개념으로 돌아와 생각해보자. 정의의 이 핵심 측면은 우리가 이 책에서 잘 살펴봐야 하는 것이다. 이것은 또한 새로운 관점의 핵심 중 하나이다.

진화가 우리에게 주는 간단한 정의는 그저 움직이는 것일 뿐, 그 이상은 아니다. 다시 말하면, 잘 움직이거나 고통 없이 움직이는 것은 진화의 관심사가 아니다. 왜 그런 것일까? 왜 진화는 고통에 대한 답을 갖고 있지 않거나 우리가 항상 고통을 느끼지 않도록 도와주지 않는 것일까? 이것은 흥미롭고 중요한 질문인데, 이것이 의심된다면 자신을 한번 돌아보자. 수백만 년 동안 진화는 인류를 오늘날의 우리로 이끌어왔다. 현재 인류는 고도로 발전하고, 자기 인식이 있고, 생각하고, 창조적인 존재이다. 그럼에도 불구하고 우리는 살아가는 과정에 여러가지 통증에 시달리고 있다. 우리 모두는 살면서 통증을 경험한 적이 있는데, 그 이유는 무엇일까?

통증은 무엇인가? (What is pain?)

통증이 무엇인지, 어떻게 시작되는지 또는 실제로 신체의 어디에 있는지 진정으로 아는 사람은 아무도 없다. 물론 통증의 현상을 설명하기 위해 많은 이론이 제시되었고 많은 연구가 수행되었다. 이론은 있지만 아무도 확실하게 말할 수 없다. 통증은 순수한 육체적 고통에서 정서적 고통에 이르기까지 다양한 형태로 나타날 수 있다.

단지 우리가 아는 것은 아무도 통증을 원하지 않는다는 것이다. 그러나 시간이 지남에 따라 통증은 움직임과 다른 측면 모두에서 어떤 식으로든 거의 모든 사람의 삶에 존재한다. 이것이 바로 사람에게 통증이 진정으로 골칫거리인 이유이다. 고통을 즐기는 사람은 거의 없을 것이다.

일반적인 개념으로 통증은 나쁜 것이라 할 수 있다. 하지만 실제로는 그 반대라면 어떨까? 통증이 우리가 인식하는 "악"이 아닌 경우가 있다면 어떨까? 고유한 존재로서 움직이는 생물인 우리가, 우리의 능력에 관한 진화의 주요 동인 중 하나가 통증이라면 어떨까?

이것을 이해하려면 진화 단계에서 통증 무엇인지 알아야 한다. 신체의 모든 것과 마찬가지로 당신은 감각 기관의 입력과 자극에 의해 움직인다. 그것들은 움직이고자 하는 당신의 의지와 당신의 삶을 구성하는 행위의 결과가 함께 결합되어 있다.

당신은 다양한 상황에서 자극에 따라 서로 다르게 반응한다. 당신이 좋아하는 것을 보면 긍정적인 감정으로 반응할 것이다. 자신의 이름을 부르는 소리가 들리면 고개를 돌린다. 사랑하는 사람의 따뜻한 손길을 느끼면 마음이 편안해진다. 방에 들어가서 어렸을 때부터 인식한 냄새를 맡으면 즉시 다른 시간과 장소로 돌아간다. 이 모든 것은 자극과 우리가 그것에 반응하고 적응하는 방법의 예이다.

통증도 이와 같은 것이다. 그것은 입력이며 우리가 반응해야 하는 자극이다. 그것의 실체는 촉각, 열, 구조의 기계적 변화의 감각 입력이며 특정 임계값을 지나면 인지된 통증 감각으로 바뀐다. 따라서 고통을 겪고 있거나 통증을 예상하는 것은 우리가 세상과 상호 작용하는 방식이며, 움직임과 상호 작용하는 방식을 바꾸는 두 가지 중요한 입력이다.

좀 더 자세히 살펴보자. 경험을 통해 우리는 우리의 직접적인 행동이 통증을 유발할 수 있음을 안다. 날카로운 물건 위를 걷거나, 머리를 부딪치거나, 발에 걸려 넘어지는 것, 이 모든 것이 통증을 유발하는 부상이다. 우리는 무슨 일이 일어날지 예상함으로써 부상을 피하기 위해 움직임의 방향을 정한다. 우리의 유전자에는 우리를 다치게 하는 행동이 부상으로 이어질 수 있고 부상을 당하면 더 이상 "사유롭게 움직일" 수 없다는 무의식적 지식이 각인되어 있다.

이것은 진화에 있어 매우 중요한 요소이며 부상은 어떤 대가를 치르더라도 반드시 피해야만 하는 일이었다. 부상을 입고 움직일 수 없게 되면 우리는 안전한 피난처를 찾을 수 없고, 음식 또는 파트너를 찾을 수 없게 된다. 이것이 바로 통증이 굉장히 중요한 입력신호이고 우리가 통증을 매우 강력하다고 느끼는 이유이다. 특히 의료 지원이 없거나 발목을 삐거나 상처를 입으면 사망에 이를 수 있는 시대에 생존하려면 다치지 않는 것이 무엇보다 중요하다. 비록 오늘날엔 그것들이 덜 심각하지만 여전히 통증은 그 당시와 마찬가지로 존재하고 강력하다.

예를 들어, 날카로운 물건을 밟지 않거나 문틀에 머리를 부딪치지 않는 등 우리의 행동을 예상함으로써 통증을 피하려고 할 수 있다. 이러한 것들은 피해야 할 명백한 상황이지만; 모든 상황을 예상할 수 있는 것은 아니다. 예를 들어 발목에 걸려 넘어지거나 삐거나, 물건을 들어 올리다 허리를 삐끗하거나, 팔로 반복 동작을 하다가 삐는 경우가 있다. 별다른 움직임을 하지 않아도 다칠 수 있다. 직장에서 도구를 어설프게 잡거나 컴퓨터 화면 앞에서 나쁜 위치에 앉는 것과 같은 잘못된 자세도 통증을 유발할 수 있다.

처음에는 다치는 것을 피하기 위해 통증이 발생하는 움직임을 예상하지만, 이미 통증을 겪고 있고 특정 움직임이 있을 때 더 큰 통증을 생성한다면, 의식적으로든 무의식적으로든 이를 피하기 위해 움직임을 예상한다. 당신의 몸은 통증을 더 악화시켜 몸이 움직이지 못하게 만들 위험이 있으므로 부상에 더 많은 스트레스를 주지 않기 위해 무엇이든 할 것이다.

신체가 사용하는 해결책은 보상적 움직임을 만들어 통증을 "피하는" 것이다. 이것은 신체가 예상했던 움직임을 변경하고 고전적인 보상에서 통증을 피하기 위해 새로운 움직임 패턴을 생성해야 함을 의미한다.

보상하는 행위는 우리를 계속 움직일 수 있게 하는 해결책이라 할 수 있다. 이것은 과거에는 생존을 위한 결정적인 방법이었지만, 오늘날에는 전 세계의 치료사들이 환자들과 매일 함께 겪는 삶의 방해물이자 장애물일 뿐이다.

우리는 자동차가 고장났을 때의 상황과는 대조해 생각해 볼 수 있다. 자동차의 경우엔 하나의 단일 구성 요소가 작동하지 않기 때문에 멈추고 움직이지 않을 수 있다. 그러나 발목을 다쳤을 때 한 부분이 "부러졌기" 때문에 신체의 전체 운동이 멈추는 것이 아니다. 대신 부상 주위에 보상 패턴을 만든다. 발목을 삐면 절뚝거린다. 최적의 움직임은 아니지만 여전히 움직임이 있어 계속 앞으로 나아갈 수 있다. 이것은 우리 조상들이 계속 움직이고 생존할 수 있는 주요 해결책 중 하나였다. 고통스러울 수도 있지만, 그래도 여전히 앞으로 나아가며 이동할 수 있다.

통증으로 인한 보상 패턴의 핵심은, 모든 일상적인 움직임과 운동 시의 모든 움직임이 수천 번의 같은 움직임을 수행한 경험을 기반으로 실행된다는 사실이다. 움직임과 운동을 할 때 생각할 필요가 없이, 우리는 단지 그 행동들을 무의식적으로 생각할 뿐이다.

예를 들어, 아침 식탁에서 커피잔에 손을 뻗고 싶을 때, 작업을 실행하기 위해 팔을 벌리고 팔꿈치를 펴고 손의 각 손가락과 관절을 열어야 한다고 생각할 필요가 없다. 당신은 커피가 절실히 필요하다고 생각하는데 갑자기 커피 머그잔을 움켜쥐게 된다. 그것은 모두 무의식적으로 일어났고 머그잔을 잡고 입으로 옮기는 것과 관련된 몸의 모든 작은 움직임을 생각할 필요가 없다. 당신은 그것이 일어나는 것을 볼 필요조차 없다. 동시에 종이를 읽으면서 눈이 페이지를 떠나지 않고 여전히 커피를 마실 수 있다. 이것은 운동을 포함한 모든 움직임에 적용된다.

그런데, 통증이 있는 상태에서 특정 움직임을 행하려고 할 때 신체가 통증을 예상하고 이를 피하기 위해 이전 습관 패턴에서 새로운 보상된 움직임으로 움직임 패턴을 어떻게든 빠르게 변경한다는 것이다.

아침 식탁의 예로 돌아가보면, 어깨에 문제가 있고 커피 머그잔을 만지고 있다면 몸이 움직임 패턴을 바꾸고 어깨의 고통스러운 구조 위로 움직임을 줄이거나 변경하며 움직임 작업을 완료하는 동안 움직일 때 통증을 덜 느낄 수 있도록 다른 움직임을 만든다.

이것은 의심할 여지없이 잠시 동안 허용되는 해결책이다. 그러나 장기간에 걸쳐 사용되는 보상적 움직임 패턴에는 단점이 있다.

움직임이 정상에서 보상으로 바뀌었을 때 일어나는 일은 신체가 작업을 수행하기 위해 다른 구조를 사용하거나 다른 방식으로 일반 구조를 사용한다는 것이다. 이러한 다른 구조가 작업이나 작업의 새 버전에 최적화되어 있지 않을 가능성이 높기 때문에 문제가 빠르게 발생한다.

이로 인해 몇 가지 주요 문제가 발생할 수 있다. 하나는 보상 패턴을 장기간 사용하면 작업을 수행하는 데 사용되는 다른 구조에 과부하가 걸리고 피로해진다는 것이다. 이것은 차례로 구조를 손상시키고 새로운 통증과 심하면 부상까지도 유발할 수 있다.

또 다른 문제는 신체가 구조물을 보호하고 덜 고통스럽게 만들기 위한 해결책으로 구조물의 운동 범위를 변경할 수 있다는 것이다. 이러한 변화로 인해 종종 통증이 있는 부위의 운동 범위가 감소한다. 장기적으로 이러한 보상은 몇 가지 결과로 이어질 수 있다.

구조가 서로 밀접하게 의존하기 때문에, 신체를 하나의 기능적 단위로 만들기 위해 신체의 누적된 운동성 상실 감각으로 인해 한 영역의 운동 범위 상실이 사람의 전체 활동을 억제할 수 있다. 이것은 차례로 키네시오포비아(kinesiophobia: 움직이는 것에 대한 두려움)으로 이어질 수 있으며 사람이 가만히 더 앉아 있고 신체 활동을 피하게 만들 수 있다. 이것은 신체 활동 부족으로 인해 다른 부분의 운동 범위 또한 훨씬 더 많이 상실하게 되고, 더 많은 통증 및 생활 습관 관련 질병으로 이어지는 나쁜 방향으로 진행될 수 있다.

반면에 특정 구조에 대해 운동 범위를 상실한 사람이 여전히 활동적으로 움직이고 있다면 신체가 이에 반응한다. 불행히도 반응은 손실된 영역에서 운동 범위를 회복하는 것이 아니라 보상으로 인해 신체에서 다르게 전달되는 힘을 더 쉽게 얻을 수 있는 다른 구조의 운동 범위를 증가시키는 것이다.

다음은 치료사로서 우리가 항상 직면하는 전형적인 예다. 사람은 특정한 움직임을 하는 동안 신체의 구조를 손상시킨다. 달리는 동안의 발을 예로 들어 보자.

뛸 때 발에 통증이 있는 사람도 일하면서 잠시 뛰게 되고, 가벼운 활동이나, 아이들과 노는 평범한 삶을 통해서도 점차 더욱 절뚝거리게 된다. 시간이 지남에 따라 손상은 구조적 손상, 통증 및 보상적 움직임의 복합적인 조합으로 인해, 영향을 받는 부위(이 경우에는 발)의 운동 범위 상실로 이어진다.

통증과 좌절의 시간이 흐르고, 보상적 움직임으로 발의 통증을 줄이는데 성공한 신체의 능력에 의해 다시 곧 뛸 수 있겠다는 생각이 들게 된다. 하지만 너무 많은 경우 불행히도, 발이 다치기 전의 발 상황을 생각할 뿐, 신체가 이미 구조, 기능 및 능력 면에서 다치기 전과는 변화했다는 사실에 적응하지 못한다.

그래서 몸이 예전처럼 행동해야 한다는 선입견을 가지고 이전처럼 달리기 시작하려는 계획을 세웠지만, 한동안 활동을 적게 했기 때문에 구조의 능력이 더 나빠졌다는 차이점을 인식해야한다.

반복적으로 부상당한 사람은 재활이나 치료를 받지 않거나 처음에 부상을 일으킨 원인에 대한 근본적인 이유를 조사하는 데 시간을 들이지 않는다. 종종 자신의 몸에 대해 생각하는 데 관심이 없다. 우리 모두는 그저 작동하는 몸을 갖는 데 너무 익숙하고 다른 방법으로는 불가능하다고 생각한다.

그 사람은 곧 발의 통증이 완전히 사라지지 않았음을 깨닫지만 여전히 이 사람은 운동 후에도 계속 고군분투한다. 머지않아 같은 쪽 무릎에 새로운 통증이 나타나고 얼마 지나지 않아 5년 전의 오래된 요통이 다시 나타나기 시작한다. 이 모든 것이 사람을 절망에 빠뜨리고 도움을 구하게 한다. 이것은 너무나 흔한 시나리오이자 "내 몸의 말을 듣지 않는" 이야기이다.

그 사람이 신체에 귀를 기울이지 않게 한 것은, 아마도 큰 달리기 대회가 다가오고 있고 여기에 참가할 수 있도록 다리를 충분히 훈련시켜야 했기 때문이거나, 아니면 고전적인 불안(체중 감량)때문에 아파도 계속 달릴 수 있게 하는 욕망 때문이었을 것이다.

신체는 성능과 기능을 가능한 한 일정하게 유지하기를 원하기 때문에 국부적으로 손실되면 보상 패턴을 통해 이동성과 기능을 신체의 다른 구조에 위임한다. 따라서 발의 이동성과 기능을 상실하고 여전히 달리기를 선택하면 움직임 연결고리 위쪽으로 보상 패턴의 물결이 설정된다. 이 고전적인 예에서 이동성은 무릎과 허리 등으로 이동하여 달리기 시 신체 움직임의 전체 예상 결과를 예측하고 몸에 더 많은 통증을 유발할 위험이 있다.

옛날로 돌아가서, 우리 조상들은 달리기 대회가 열리지도 않았고 허리 주변으로 몇 킬로그램을 빼야 한다는 걱정으로 괴로워하지 않았다. 그들이 계속 전진하게 한 것은 그날을 살아남기 위한 순수한 의지였다. 그들이 멈추면 그들은 뒤처졌다. 고통이 있든 없든 생존은 진화의 원동력이다.

이 모든 것에서 흥미로운 점은 인간 발달의 어느 시점에서 우리는 자의식을 갖게 되었고 통증을 표현할 수 있다는 것이다. 우리는 의식적인 수준에서 고통을 경험할 수 있었고 그 순간 우리는 경험에 대해 설명하고 말하려고 시도하기 시작했다. 우리는 또한 통증의 현상에 대한 해답과 해결책을 찾으려고 노력했음을 알 수 있다. 통증이 우리와 마음의 게임을 하기 시작한 바로 그 시점이었을 것이고, 그 이후로 계속 그렇게 하고 있다.

순수하고 진화적인 형태의 통증은 우리 생존의 열쇠였으며, 생존하고 출산하는 능력의 일부인 많은 감각 입력 중 하나였다. 인간에게 어떤 식으로든 고유한 것은 아니지만 고통을 감지할 수 있는 모든 생명체는, 통증을 생존을 위한 주요 감각 입력 중 하나로 사용한다.

오늘날에도 통증은 여전히 미스터리이다. 통증을 겪고 있는 사람과 통증을 이해하고 치료하려고 노력하는 치료사, 의사, 과학자들에게 미스터리이다.

과거에서 벗어나 현대 생활 방식으로 들어서면 우리 조상들이 경험하지 못한 새로운 종류의 통증이 나타났음을 알 수 있다. 빠르고 고도로 요구되는 현대 생활 방식에서 자기 인식의 대가는, 신체의 또 다른 형태의 통증, 즉 심인성 통증으로 나타날 수 있다. 이러한 종류의 통증은 아마도 가장 복잡한 통증일 것이다. 그것은 마음의 상처에서 발생하고 통증이 몸으로 나타난다. 그것은 치료해야 할 가장 섬세한 형태의 통증 중 하나이며 불행히도 바로 그 이유로 인해 너무 자주 무시된다.

목과 어깨를 위한 몇 가지 운동을 하는 것보다 자신의 삶 전체를 직시하고 관리하는 것이 너무 어렵기 때문에 환자가 소홀히 한다. 몇 가지 운동으로 스트레스를 경험할 때마다 찾아오는 엄청난 두통을 고치는 것이 "미션 임파서블"이기 때문에 치료사도 이를 무시하게 된다.

"왜냐하면 통증은 모든 것을 바꾸기 때문이다."
—Gray Cook

그럼에도 불구하고 발에 걸려 발목을 삐거나, 디스크 탈출증 또는 복잡한 심인성 통증으로 인한 것 모두 통증은 통증이다. Gray Cook이 말했듯이 "통증은 모든 것을 바꾸기 때문에" 움직임 패턴을 언급하는 것은, 통증이 신체에 존재하더라도 우리는 항상 움직이는 방식을 변경하여 통증을 피하려고 노력할 것이다.

이 모든 것을 고려해봤을 때 정말로 두려운 것은 통증에 대해서는 혼자라는 사실이다. 아무도 다른 사람의 통증을 느끼거나 경험할 수 없다. 몸, 마음, 영혼에 관계없이 모든 형태와 표현의 모든 통증은 개인의 고통이며 우리는 모두 각자의 방식으로 통증을 처리한다.

그렇기 때문에 다른 사람의 통증은 언제나 최대한 존중받아야 하며, 결코 다른 사람에 의해 폄하되어서는 안 된다. 다른 사람의 통증을 폄하하는 것은 그들을 인격체로서 폄하하는 것이다. 여기서 설명하고 논의하는 내용은 훨씬 더 복잡한 기능과 관계를 기반으로 한다는 결론을 내릴 수 있다. 우리는 설명 모델을 사용하여, 각 사람의 몸 안에 있는 이러한 광대하고 미로 같은 연결을 단순화한 그림을 얻을 수 있게 된다.

몸에서 일어나는 모든 일, 통증이나 움직임은 몸과 마음 사이의 친밀한 의사 소통을 기반으로 한다. 누구도 진정으로 이해할 수 없는 커뮤니케이션이 있다. 우리가 결코 이해할 수 없는 이유는 많고 그 중 하나는 대상을 객관적으로 바라보면서 동시에 대상이 되려는 역설이다. 우리는 자신의 꼬리를 쫓는 강아지와 같다. 영원히 원을 그리며 달릴 운명이다.

이것은 우리에게 하나의 해결책을 남기는데, 정확한 답을 찾을 수 없다면 해석을 해야 한다는 것이다. 이것은 우리를 이 장의 시작 부분에서 얘기한 우리가 "자유롭게 움직이는 것"이라는 우리의 핵심 측면과 삶의 목적에 대해 깨달은 정의로 돌아가게 한다.

따라서 우리는 자유롭게 움직일 수 있어야 한다는 생각을 중심으로 이 책을 계속 기술 할 것이다 . 고통에서 자유롭고 , 보상에서 자유롭고 , 정신적 또는 신체적 장애에서 자유롭다 . 중력과 의지에 힘입어 자유롭게 움직일 수 있다 . 진화론은 다른 관점이더라도 ....

CHAPTER 3

한 발은 다른 발 앞에(One foot in front of the other)

Linus Johansson

"오늘 우리가 어디에 있는지 이해하는 것이 내일 어디로 가는지 아는 유일한 방법입니다."

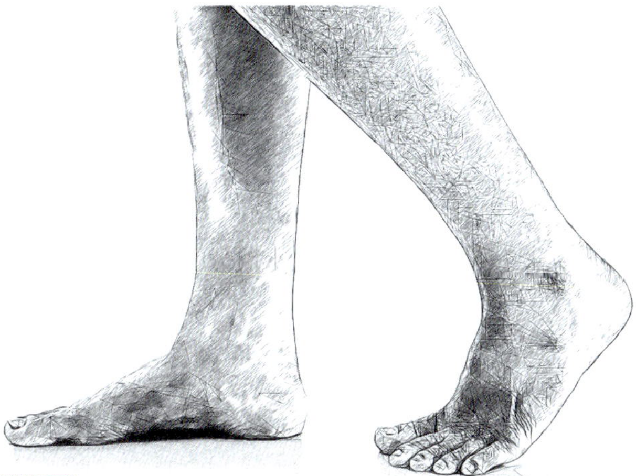

3.1

거울 속의 자신을 보고 포유류인 자신이 진정으로 독특한 "디자인(design)"을 가지고 있다는 것을 깨달은 적이 언제인가? 이 디자인은 특히 당신이 움직이는 방식에서 매우 특별한 속성을 만들어 낸다. 당신은 두 다리로 이 지구를 배회하는 유일한 포유동물이기 때문이다. 물론 영장류는 두 발로 걸을 수 있지만 하지 않으려고 하며 인간만큼 멀리 여행할 수 없다.

당신과 당신의 디자인에 고유한 또 다른 측면은 거울을 볼 때 볼 수 없는 것이다. 이것은 이족보행 동물인 당신에게 *매우 특별한* 자질을 제공하는 근본적인 자질이다. 바로 에너지 효율이 높은 신체를 가지고 있다는 것이다. 즉, 두 발로 걸을 때 이동하는 거리에 비해 에너지를 거의 소비하지 않는다는 것을 의미한다.

당신은 실제로 이전에 여러 번 당신 안에서 이 특성을 경험했지만, 아마도 그것에 대해 많이 생각하지 않았을 것이다. 화창한 날씨에 산책을 하기로 결심했던 그 아름다운 봄날을 기억한다면. 당신은 쉬지 않고 몇 마일을 걸었다. 집에 돌아왔을 때 피곤하지 않고 오히려 상쾌한 기분이 들었다. 출발할 때보다 돌아올 때 더 힘이 나는 것 같았을 것이다. 진화가 의도한 대로 움직일 때 먼 거리를 성취할 수 있고 그렇게 함으로써 상쾌함을 느낄 수 있다는 것은 흥미로운 느낌이고 흥미로운 사실이다. 물론 산책을 하며 에너지를 소비하고 더 많은 에너지를 얻었다는 느낌은 주관적인 경험일 뿐이다.

더욱 흥미로운 점은 더 자주 움직이고, 걷거나, 뛰면 더 많은 에너지를 효율적으로 사용할 수 있고 기분도 좋아진다는 것이다. 당신은 적응하고, 배우고, 당신의 몸과 그 효율성을 발전시키고 더 많이 움직이고 싶어 한다. 흥미로운 것은 이것이 인간의 진화와 존재의 큰 부분이기도 하다는 것이다. 많은 측면 중 단지 하나인 극도로 에너지 효율성이 높아진 것이 오늘날의 우리를 만든 주요 기능 중 하나일 것이다.

인체의 움직임 리듬과 중력을 통해 지면과 상호 작용하는 것은 실로 매우 특별한 것이다. 이것을 파악하려고 노력하고 진정한 약속(commitment)임을 이해하라. 이 새로운 관점에 비추어 볼 때 약속(commit)하면, 진정으로 보람이 있을 수 있다. 그리고 우리가 두 다리로 똑바로 서고 중력을 통해 쉽게 움직일 수 있도록 만들어졌다는 사실을 더 높이 평가하는 법을 배우면 배울수록 우리 자신과 다른 사람들의 능력과 능력을 더 많이 개발할 수 있다.

이 여정을 시작하려면 이 모든 일이 어떻게 일어났는지 이해해야 한다. 우리는 어떻게 네 발로 걷는 것에서 똑바로 서 있는 것으로 진화했을까? 진화의 어떤 부분이 우리를 이족보행자로 초대했을까?

우리가 어떻게 진화하여 걷는 동물이 되었는지에 대한 이론은 많다. Daniel E. Lieberman은 그의 책인『The Story of the Human Body』에서 우리가 어떻게 걷고 뛰게 되었는지에 대한 매우 그럴듯한 이론을 제시한다. 우리가 두 발로 서서 더 높은 가지에서 오는 열매에 도달하고 도구를 만들기 위해 손을 자유롭게 했다는 생각은 오랫동안 인정된 이론이다. 하지만 그것이 그렇게 그럴듯한가?

Daniel은 그의 책에서 대안적인 아이디어를 제시한다. 이 진화 단계를 촉발하고 오늘날 우리가 있는 곳으로 가는 여정의 시작이 된 것은 아마도 평소와 같이 강력한 외부 자극이었을 것이다. 우리가 땅에서 손을 떼고 연장을 만들고 더 높은 가지에서 과일을 따낼 수 있게 된 사실은 우리가 똑바로 서 있는 발달과 평행하거나 그 이후에 매우 다른 이유로 일어났을 것이다.

Daniel이 그의 책에서 제시하는 이론은 우리 조상들이 기후가 변하는 오랜 기간을 경험했다는 것이다. 이로 인해 먹이를 먹을 수 있는 지역이 점점 더 흩어지고 먹이를 찾기가 더 어려워졌다. 우리 조상들은 먹을 것을 찾기 위해 이전보다 더 넓은 지역으로 이동하기 시작해야 했다. 이것은 차례로 우리의 조상이 새로운 먹이 지역으로 이동하여 그들이 얻은 음식에서 얻을 수 있는 것보다 더 많은 에너지를 소모하면 생존하지 못할 것이기 때문에 이동할 때 우리 몸이 더 에너지 효율이 높아야 한다는 요구로 이어졌다.

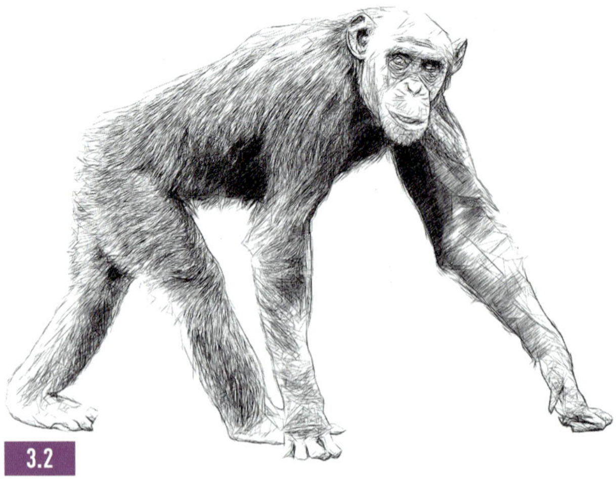

3.2

이로 인해 우리 조상은 골반을 진화시켜 시간이 지남에 따라 더 똑바로 움직이고 결국 네 발에서 일어나 두 발로 달리게 되었다. 이를 통해 그들은 더 먼 거리를 이동할 수 있었고 그렇게 하는 데 더 적은 에너지를 사용할 수 있었다. 이족보행이 되고 보다 직립적인 자세를 취하는 진화적 단계와 함께 새롭고 구체적인 움직임도 많이 나타났다.

그 움직임 중 하나는 두 다리로 앞으로 움직일 때 더 세련된 방식으로 한 발을 중심으로 움직일 수 있다는 것이다. 이것은 우리 인간의 독특한 특징이었고, 지금도 그렇다. 영장류는 우리와 같은 골반 구조를 가지고 있지 않으므로 뒷다리로 걸을 때 균형을 유지하기 위해 상체 전체를 왼쪽에서 오른쪽으로 이동해야 한다. Daniel에 따르면, 이것은 효율적인 이동 방법이 아니다. 침팬지는 우리 인간보다 움직일 때 4배 많은 에너지를 소비하기 때문에 하루에 2~3km만 걷는다.

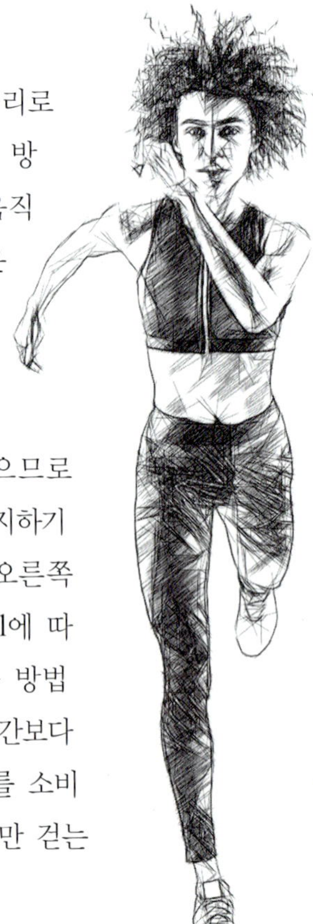

3.3

우리 인간은 서 있는 발 위의 한 단위가 아니라 서로의 관계에서 신체의 주요 구조를 이동하여 한 발로 무게 중심을 찾을 수 있는 능력이 있다. 이 행동의 이점은 균형이 흐트러지지 않고 높은 비효율적 움직임을 요구하지 않는다는 것이다. 중력을 통해 이동할 때 운동 에너지를 저장할 수 있는 잘 배치된 근막 조직과 함께 이 기능은 오늘날 우리를 "최적의 운동가"로 만든다. 우리는 한 구석에서 다른 구석으로 걸어가면서 거의 이 행성 전체를 채웠다는 것을 기억하라. 멋진 산책이다.

그럼에도 불구하고 우리가 진화하고 두 다리로 서게 만든 것이 맞서는 엄지손가락(opposable thumbs)의 발달이라고 믿는지 아니면 기후 변화라고 믿는지는 별로 중요하지 않다. 우리가 지금 있는 곳에 있지만 우리는 그것에 대해 아무 것도 할 수 없지만 그저 감사할 뿐이다.

개인의 관점에서 볼 때, 개인적, 기능적 발달 모두 우리는 우리가 어디에서 왔는지 아는 것이 흥미로울 수 있다는 데 동의할 수 있다. 그러나 우리가 어디로 나아가고자 하는지, 무엇을 해야 하는지를 이해하는 것만큼 흥미로울 수는 없다. 그것은 지도를 읽는 것과 같다. 자신이 어디에 있는지 모른다면 원하는 곳에 도달할 수 없다. 이 책에서 "우리가 가고자 하는 곳을 안다" 는 것은 움직임 속의 신체와 의식 속의 지적 정신의 발달의 여정을 의미한다. 그리고 이를 달성하기 위해 우리는 방법과 논거를 선택을 알리고, 앞으로 일어날 문제에 대한 답과 지침을 구할 때 의지할 수 있는 원칙이 필요하다.

그렇기 때문에 우리가 어디에서 왔는지, 현재의 우리 자신을 돌아보면서, 한 발을 다른 발 앞에 놓고 중력을 통해 앞으로 나아가는 한 가지 일을 하도록 구조적으로 진화했음을 이해하게 된다.

걸음걸이가 우리 존재의 기본이라는 것을 이해하면 우리는 원칙의 기초를 얻을 수 있으며, 이로써 형태와 기능 면에서 인체에 대한 이러한 관점에 대해 높고 강력한 구조를 구축할 수 있다. (Gary Ward의 보행에 대한 자세한 내용과 이해를 위해 23장을 읽으시오.)

걷기와 달리기가 정말로 우리가 해야 할 유일한 주요 움직임인가? 대답은 다음과 같다. 예, 어느정도 그렇다. 특히 우리가 진화를 고려한다면: 그러나 이것이 어떻게 가능한가? 스쿼트, 런지, 데드리프트, 앉기, 구르기, 수영하기, 포옹하기, 키스하기, 사랑하기 등 다른 모든 놀라운 동작도 한다. 예, 하지만 여기서 핵심은 우리가 그럴 필요가 없다는 것입니다. 이 모든 행동은 당신이 해야 하기 때문에가 아니라 당신이 할 수 있기 때문에 선택하는 것이다. 팔굽혀펴기, 물구나무서기, 데드리프트를 한 번도 하지 않고 심지어 단 한사람과도 키스하지 않고도 평생을 살 수 있다. 따라서 인생에서 특정 동작은 선택하고 다른 동작은 피할 수 있지만 절대 하지 않기로 선택할 수 없는 것은 한 발을 다른 발 앞에 놓고 반복하는 것이다. (태어날 때 건강하게 잘 태어났다면 말이다.)

당신이 태어난 순간부터 당신의 몸은 중력에 반응하기 시작했다. 엄마 뱃속의 무중력 상태부터 어머니의 배가 갑자기 당신을 끌어내리거나 밀어올리는 힘까지 중력을 어떻게 해석하느냐에 따라 다르다. 처음 몇 년 동안 당

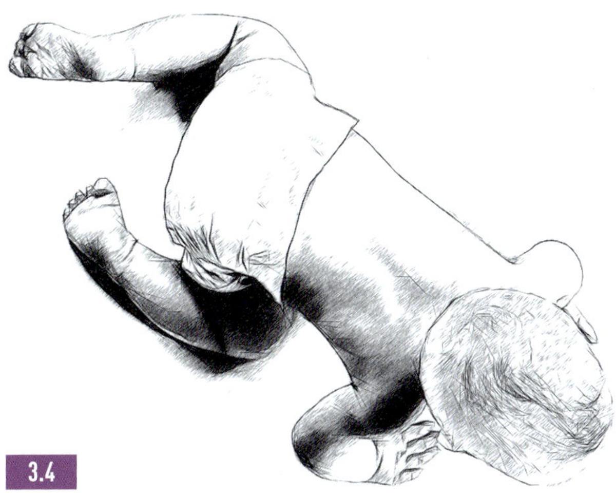

3.4

신의 진화적 유산은 중력을 탐색하고 시스템에 부하를 가하도록 자극했다. 등을 구르고, 네 발로 일어서고, 두 다리로 우뚝 서고, 걷고 뛰었다. 여러분 선조도 그렇게 했고, 진화선(evolutionary line)을 따라 전달되었다.

세대를 거쳐 깊이 새겨져 있는 유전자 코드를 따라 두 발로 서서 걸었다. 아무도 당신에게 이것을 가르쳐주지 않았다. 당신은 이 행성의 모든 생명체가 그러하듯이 진화가 의도한 대로 움직이도록 스스로를 가르쳤다. 그들은 진화적 유산을 따르고 당신도 예외는 아니다.

이것이 왜 중요한가? 우리가 걷기로 되어 있지만 다른 모든 움직임을 할 수 있다면 그것이 왜 중요한가? 보행은 인간의 움직임과 당신이 선택할 수 있는 다른 모든 움직임의 기초이기 때문에 걸음걸이의 리듬과 구성을 기반으로 한다.

예전의 교육은 각 동작이 고유한 속성을 갖고 있으며 동작을 올바르게 수행할 수 있도록 적절하게 처리해야 한다고 말했다. 따라서 달릴 때 무릎이 아프거나, 바벨을 들어 허리가 아프거나, 스쿼트가 충분히 깊지 않다면, 그 동작을 하나하나, 동작마다 다른 특성을 구체적으로 연구해야 한다고 믿어왔다.

결론은 예전의 교육은 각각의 운동이 독특하고 다른 움직임 - 예를 들어, 스쿼트, 달리기, 뛰기, 수영하기, 던지기-이라는 것을 믿게 한다는 것이다. 서로 관련이 없으며 특히 보행과 관련이 없다.

이런 식으로 움직임을 분리하는 것은 단순히 우리가 움직일 때 발생하는 복잡성을 이해하고 단순화하려는 표현이다. 우리 인간은 우리 자신이든 우리 주변 세계이든 모든 종류의 주제에 대해 항상 답을 찾고 있기 때문이다. 이해하려고 노력하는 것은 결코 잘못될 수 없다고 말해야 한다. 우리 주변에서 보고 경험하는 것을 기술하는 것이 지적 발달을 주도한다. 그러므로 우리는 예전의 교육이 우리에게 가르치는 것이 틀렸다는 것을 의미하지 않는다. 우리는 그것을 진실에 대한 많은 해석 중 하나로 인정하며 결코 그것이 틀렸다고 주장하지 않을 것이다. 우리는 또한 우리의 관점이 또한 진리에 대한 해석이라는 것을 충분히 알고 있다.

우리는 인간의 신체가 합리적인 원칙, 문서화된 사실 및 건전한 추론에 기반을 둔 관점으로, 사람을 더 나은 방향으로 발전시키려는 의도로 모든 사람이 주어진 관점에서 자유롭게 해설할 수 있다고 믿는다.

인체가 뛰어난 움직임과 위업(feats)을 수행할 수 있다는 것은 의심의 여지가 없다. 그러나 우리의 관점에서 보면 그것들이 정말로 다른 운동인가? 아니면 그것들이 모두 같은 움직임을 다른 버전으로 모아서 그 특별하고 독특한 움직임이 되는 것일까?

우리가 행해지는 동작을 볼 때 우리는 보행 리듬의 다양한 버전과 편집본(compilations)을 볼 수 있다. 우리의 구조를 구부리고, 늘리고, 외전하고, 내전하고, 회전하고, 이동하고, 기울이고, 구부릴 수 있는 능력은 우리가 보행을 수행하는 데 도움을 주고, 우리를 완벽하고 에너지 효율적인 보행자 및 달리기 선수로 만들기 위해 필요하다.

이 개념이 처음에는 다소 어렵고 이해하기 어려울 수 있지만, 우리와 함께 공부한다면 곧 더 명확하고 논리적인 결과를 도출할 수 있을 것이다. 그리고 이 관점에서 신체를 보기 시작하면, 이전과는 완전히 다른 방식으로 사물을 보고 이해할 수 있음을 약속한다.

모든 움직임이 보행에서 발생한다고 주장하는 것은 여전히 다소 무리라고 생각할 수 있다. 맞서는 엄지손가락과 어깨의 매우 높은 자유도는 어떤가? 그것들은 어떻게 보행과 연결되어 있는가? 우리의 맞서는 엄지손가락과 가동성 어깨는 우리가 이족보행 동물이 되었기 때문에 발전한 기능이다. 네 발 달린 동물은 모두 앞다리에 의존하며, 우리도 네 발로 서 있었다면 이러한 구조에서 이러한 특성을 결코 발전하지 못했을 것이다. 손, 팔, 어깨는 우리가 한때 움직이고 지금도 하는 것처럼 보행의 리듬에 매우 많이 묶여 있다. 팔을 휘두르지 않고 걸은 적이 있는가? 올림픽 100m 결승전에서 주자의 팔이 옆구리에 테이프로 감겨 있어서 회전 토크를 생성하기 위해 스윙할 수 없다고 상상해 보아라. 물론 주자는 결승선을 넘을 것이지만 세계 기록은 깨지지 않을 것이다.

결론적으로 보행의 구조를 보고 이해할 수 있다면 인체가 할 수 있는 다른 모든 움직임을 보고 이해할 수 있다. 이것은 우리가 선택할 수 있는 수천 가지 다른 움직임 중 하나를 수행하는 데 실패하면 항상 뒤로 돌아가 이 실패가 보행 구조에서 어떻게 나타나는지 평가할 수 있 음을 의미한다. 그런 다음 실패한 움직임을 해결하고 중력에 다시 통합(reintegrate)할 수 있다.

우리가 보행 구조를 기반으로 개입을 만들어 문제의 실패한 움직임을 개선할 뿐만 아니라 몸 전체를 새로운 전체 기능 상태로 끌어올릴 수 있다는 것을 보여줄 수 있다면 "모든 것이 연결되어 있다"는 주장은 성립할 것이다.

그러나 사실 우리가 처음 두 발로 일어나 두 손을 떼고 자의식을 갖게 된 것은 누구나 짐작할 수 있는 일이다. 우리는 설명에 기여하는 모든 신념과 이론을 존중한다. 그럼에도 불구하고 우리는 모두 같은 방식으로 이 지구를 걷고 있고 우리가 움직일 때 중력은 같은 시너지 효과로 우리의 구조물에 하중을 가합니다. 그러므로 인간 운동의 잠재력을 진정으로 이해하려면, 중력을 통한 인간 움직임의 리듬을 보고 감상하는 법을 배워야 한다. 두 발로 움직일 수 있는 잠재력을 더 탐구하고 이해하려면 James Earl의 책『Born to Walk』를 읽으십시오.

CHAPTER 4

새로운 패러다임의 원리들(The principles of a new paradigm)

Martin Lundgren

전통적으로 신체의 연구, 특히 인간의 움직임과 구조에 대한 연구는 환원주의적 관점에서 이루어 졌다. 이 관점에서 암묵적인 전제는 복잡한 현상을 더 단순한 부분으로 줄인 뒤 그 부분을 연구함으로써 신체의 작용을 완벽하게 파악할 수 있다는 것이다. 서구에서 대부분의 과학과 의학이 이러한 전제를 기반으로 하며, 이는 우리 유산의 큰 부분을 차지하고 있다. 물론 이런 관점과 그것이 만들어 낸 것이 어떤 가치가 없다고 주장하는 것은 터무니없는 일일 것이다. 다만 우리가 주장하는 것은 '인간의 움직임과 구조의 분야'라고 할 수 있는 우리의 영역에 있어서는 이러한 환원주의적 관점이 심각하게 제한될 수 있고 때로는 보이지 않는 개념적 제약으로 작용해 진보를 방해하고 사물을 더 이상 발전시키지 못하게 한다는 것이다. 따라서 우리는 신체에 대한 연구를 할 때 우리의 개념적 틀과 방법론을 더 잘 표현하는 다른 관점이나 패러다임에 대한 설명이 필요하다고 본다. 그것이 이 장에서 제시하는 것이다. 상황을 더 쉽게 이해하기 위해, 우리는 전통적인 환원주의 패러다임을 우리가 체계적 패러다임이라고 부르는 새로운 패러다임과 비교할 것이다.[1]

언어의 문제(The trouble with language)

문제는 숨겨진 전제와 가정에 있다.

해부를 할 때 이해를 쉽게하기 위해 신체를 세분화한다. 우리는 전체였던 하나의 조각을 더 작은 조각으로 나누고 자르는 것을 통해 해부학을 완성한다. 우리가 언어를 사용할 때, 우리는 마음으로 현실을 해부한다. 사물을 이해하기 쉽게 추상화 하고 개념을 통해 세상을 나눈다.

우리의 일상적인 언어 사용은 주로 실제의 세상을 반드시 반영하지 않는 세계와 상호 작용하는 실용적인 방법에서 발전해 왔다. 언어의 어려움과 복잡성은 새로운 분야나 주제를 배우려고 할 때 상당히 두드러질 수 있는데, 그 분야에서는 근본적인 현실을 더 정확하게 반영하기 위해 미묘한 개념과 언어가 개발되었다. 이러한 개념과 언어의 정제는 적어도 유럽의 계몽주의 시대, 또는 그 이상으로 거슬러 올라가며 과학과 서구 세계에서 매우 두드러졌다.[2] 그것은 우리 인류에게 엄청난 가치를 주었다. 논리와 이성이 맞물려 우리에게 현실을 더 잘 표현한다고 생각한 꾸며낸 이야기와 과학적으로 검증 가능한 이론 및 개념을 구분할 수 있는 능력을 주었다.

논리와 이성에 대한 확고한 주장은 또한 우리가 알 수 있는 것과 알 수 없는 것을 인식론적으로 구분할 수 있는 기회를 준다. 우리는 누군가에게 그들의 개념이 전혀 이치에 맞지 않고 그들의 전제를 따르지 않기 때문에 그들이 무엇을 안다고 생각하는지는 모른다고 긍정적으로 지적할 수 있다. 누군가 오늘 비가 온다고 하면 옷장에서 훌라춤을 추는 악마의 개념이 현실을 전혀 반영하지 못하는 것처럼 보이고, 더 나아가 훌라춤을 추는 악마와 비가 온다는 사실 사이에는 아무런 연관성이 없는 것 같아 허황된 이야기라고 치부할 수 있다. 그렇다면 논리와 이성이 필요로 하는 곳에 사용할 수 있는 능력의 증가에는 어떤 문제가 있을까? 개념과 언어를 정제하고 명확히 하는 데 어떤 문제가 있을까? 그건 좋은 일이 아닌가?

문제는 우리가 만든 개념과 정의가 우리의 가정과 숨겨진 전제에서 자유롭다고 생각할 때 발생한다. 만약 우리가 내재되어 있는 가정을 볼 수 없다면 많은 문제가 발생할 수 있다. 더욱이 우리가 그 가정들을 알고 있더라도, 더 이상의 검토 없이 그것들을 사실로 선언하기 쉽다. 이러한 간과는 우리가 실제보다 더 완전한 현실 사진을 가지고 있다고 생각하면서 무지와 순진한 확실성의 장을 마련한다.

환원주의적 패러다임에서, 가장 깊은 형이상학적 전제는 세계가 사물의 세계라는 것이다. 물론, 이것은 분명하다. 어떻게 그렇지 않을 수 있겠는가? 상관관계가 있는 전제는 우리가 하는 정의와 우리가 생각해내는 개념이 객관적인 현실을 직접적으로 나타낸다는 것이다. 이러한 개념들은 현실을 직접적으로 나타내기 때문에 언어는 숨겨진 가정과 함께 오고, 진제 개념은 옳거나 틀렸다고 볼 여지가 없다. 정의는 세계의 직접적인 목록이므로 어떤 주관적인 요소도 허용하지 않는다. 이런 정의 방식은 모순되는 문장이 공존할 수 없는 논리를 만든다. 환원주의적 패러다임은 세상의 복잡성을 처리하는 데 어려움을 겪고 있으며, 가장 중대한 실수는 그 안에 내재된 사람들이 사물을 환상으로 치부할 때, 우리가 "참"이라고 알고 있는 다른 개념과 모순되기 때문에 잘못된 것이라고 지적할 때 온다. 단순한 논리와 분석을 통해 사물을 추론하는 알려진 방법을 따르지 않는다는 이유로 결론을 무효라고 일축한다. 그들은 개념이 다른 일련의 가정과 전제에서 비롯되고 결론을 뒷받침하는 추론이 더 높은 수준의 복잡성과 논리를 따른다는 것을 깨닫지 못하고 있다. 이 실수로 인해 환원주의적 패러다임에 맞지 않는 많은 것들이 넌센스로 치부되고, 현상 유지와 관점을 그대로 유지하는 것을 선호한다. 이러한 묵살은 또한 절대적 객관성에 대한 환상을 유지하는 것 뿐 만 아니라 복잡성으로 인해 발생하는 변칙적인 현상을 더 쉽게 막을 수 있게 해준다. 반면 체계적 패러다임에서 가장 중요하게 유지되는 전제는 사물의 세계보다 프로세스의 세계가 더 많다면 세계가 환원 될 수 없을 정도로 복잡하다는 것이다. 그러므로 이러한 관점에서, 가능한 한 많은 관점을 탐구하고 이용하는 실용적인 입장을 취하는 것이 바람직하다. 가능한 한 완전한 현실 그림을 얻으려는 의도로 서로 다른 관점을 종합하고 호모 사피엔스의 제한된 인지 능력으로만 무장한 결과적 복잡성을 처리하려는 불가능한 위업을 이루려고 노력하는 것을 포함한다. 다른 관점을 탐구할 때 환원주의적 관점은 그들 중 하나일 수 있다.

우리가 언어와 마음의 한계를 알면 언어를 더 나은 방법으로 사용할 수 있다. 우리가 적절한 개념을 구성하는 것이 어렵다는 것을 이해하고 그것들이 우리가 인간이라는 사실에 편향되고, 숨겨진 전제와 가정이 있다는 것을 알 때, 우리는 현실에 대해 덜 경직되어 발전과 진보에 더 개방적인 시각을 가질 수 있을 것이다.

체계적 패러다임에서는 개념이 구성되고 현실을 직접적으로 표현하기 보다는 현실의 근사치라는 인식이 있다. 이 패러다임은 우리가 그 사례를 찾을 수 있을지라도 개념이 우리의 마음속에서 완전히 독립적으로 구성된 것으로 보이는 상대론적 관점이 아니라, 개념이 구성되지만 현실과 전제 그리고 개념 체계의 일관성에 의해 의존되고 제약되는 보다 현실적인 관점이다. 어떤 것들은 직접적으로 거짓으로 분류될 수 있지만, 참과 거짓 사이의 단순한 이분법은 환원주의 패러다임과 같은 방식으로 존재하지 않는다. 더 흥미로운 것은 개념이 어떤 기능을 가지고 있는지, 어떤 역할을 수행하는지, 다른 개념과의 관계는 무엇인지, 그리고 그것이 문맥과 일치하고 우리가 명시한 전제 및 가정과 일치하고 일관성이 있는지 여부이다. 물론 우리는 그 개념이 현실을 어느 정도 반영하는지 확인하기를 원한다. 우리가 서로 다른 관점을 종합하고 현실을 더 잘 반영하는 개념을 만들면 일부 명백한 모순이 사라질 수 있다.

물론 개념의 객관성성 정도는 분야마다 다르다. 물리학이 아마도 가장 객관적인 반면, 사회학과 심리학 같은 분야는 객관성이 덜한 저울의 반대편에서 찾을 수 있다.

비록 물리학이 완전한 객관성의 역할을 하지만 그것도 출발점으로서 몇몇 형이상학적 주장과 가정을 따라야 한다. 이러한 물리학은 고전적인 뉴턴 물리학에서는 그다지 분명하지 않을 수 있지만 양자역학에서는 더욱 분명해졌다.[3] 모든 분야를 물리학으로, 적어도 생물학에서 생화학으로, 생화학에서 물리학으로 환원시킬 수 있는 것이 환원주의자들의 꿈이었다. 그러면 우리는 현실에 대한 지배적인 일관된 관점을 갖게 될 것이고, 다른 일련의 가정으로 다른 관점을 취하도록 강요당하지 않을 것이며, 세계의 통일되지 않은 복잡성에 대처해야 할 것이다. 시스템 관점에서 현실은 하나의 전체이지만, 그것을 하나의 분야로 축소하기에는 너무 복잡하고 그렇게 하려면 상당한 가치 손실이 발생할 수 있다. 그렇다고 완전한 객관성이 없다는 것은 아니며 서로 다른 분야 간의 어느 정도 종속성이나 관계를 따라야 한다. 그러므로 현실을 더 완벽하게 그려낼 유일한 방법은 다른 전제들과 문맥에서 다른 관점을 탐구하는 것이다. 세상의 복잡성은 우리가 서로 다른 관점을 가지도록 강요하고 우리가 어떤 형태의 메타관점, 그리고 현실에 대한 더 나은 관점을 만들 수 있기를 요구한다.

신체에 대한 연구는 이것의 좋은 예이다. 그것은 다른 분야 간의 완벽한 교차점이다. 우리가 속해 있다고 느끼는 분야, 즉 인간의 움직임과 구조에 대한 연구에는 물리학, 생화학, 생물학, 심리학 심지어 사회학까지 모든 분야에서 우연성과 관계가 있다. 만약 이 분야들 중 어느 분야에서든 아주 큰 변화가 일어난다면, 그것은 "인간의 움직임과 구조의 분야"에도 영향을 미칠 것이다.

신체는 복합적인 시스템 내의 시스템의 시스템이다.

환원주의 패러다임에서 세계는 사물의 세계이기 때문에 신체는 어느 정도 발전된 기계로 간주한다. 이런 의미에서 신체는 부분의 합에 지나지 않는다. 전체 시스템으로서 신체에서 나오는 새로운 특성(emergent properties, 창발성)을 위한 어떠한 장소도 존재하지 않는다. 대신 신체 전체의 모든 특성은 신체 부분과 부분들의 상호 작용에서 추론할 수 있다. 일반적으로 이것은 선형 추가 방식으로 진행된다. DNA와 유전자는 일반적으로 DNA에서 RNA, 단백질에 이르기까지 하나의 인과 방식으로 작용하는 지배적인 인과 관계로 간주되어 어떤 형태의 기능을 생성하며, 신체에 있는 대부분의 것들은 이것으로 환원될 수 있다.[4] 완전한 객관성의 관점에서 현실을 묘사하는 것이 핵심이기 때문에 환원주의 패러다임에는 주관성의 여지는 거의 없다. 모든 것은 외부에서 바라보는데, 심지어 주관성마저도 일반적으로 주관성의 외부 관점으로 환원된다.

체계적 패러다임에서는 신체에 대한 관점이 매우 다르다. 신체는 서로 다른 시스템이 병합되어 하나의 전체 안에 포함되는 만남의 장소이다. 이 전체는 자체 외부의 다른 복잡한 시스템과 일정한 관계를 유지한다. 주관성이 발생하는 것이 바로 이 경계면이며, 전체의 창발성(새로운 특성)에 대해 이야기 하는 것도 이와 관련있다. 환원주의 패러다임에서는 이 전체를 존재하는 외부 관계에서 분리하여 객관화하는 것이 일반적이며, 문맥과 분리할 수 없는 반응하는 동적 프로세스보다는 고립된 대상으로 취급한다.

시스템 관점에서 이 전체를 외부에 있는 다른 복잡한 시스템과의 지속적인 관계에서 분리하는 것은 불가능하며, 만약 신체가 그 맥락에서 벗어난다면, 그것은 같은 신체가 아닐 것이다. 또한 전체와 외부의 복잡한 시스템 간의 관계는 신체 내의 시스템을 제한하고 영향을 미친다. 이는 체내 시스템을 개별적으로 연구하고 전체에 대한 결론을 도출하면 신체에 대한 완전성이 떨어지는 보다 기계적이고 정적인 시각, 결정론적 시각을 갖게 된다는 것을 의미한다. 반면에 만약 우리가 시스템 관점을 취하여 시스템 전체와 다른 외부에 복잡한 시스템과의 관계를 인정한다면 우리는 신체에 대한 역동적이고 반응적이며 적응적이고 심지어 지적인 관점을 얻을 것이다.

시스템 관점에서 본다면, 만약 페트리 디시(Petri dish)의 세포에 대한 체외 연구가 살아있는 세포가 체내에서 작용하는 것처럼 보이는 것과 모순된다면, 이것은 별로 놀랍지 않을 것이다. 같은 의미에서 환원주의적 관점에서 본다면, 사람 대신 병을 치료해야 한다는 주장은 우리가 조종하고 있는 관점의 논리적 결과일 것이다.

전 세계 암으로 사망하는 사람의 80% 이상을 차지하는 상피암을 예로 들어보자. 진행성 상피암을 치료하는 전신 화학요법은 종종 "극적인 종양 반응"으로 이어질 수 있다. 불행하게도 이것은 환자에게 더 긴 생존으로 이어지지 않는다.[5] 환원주의적 관점에서 화학요법은 순간적으로 질병을 치료하는 데 효과적이기 때문에 더 이치에 맞다. 시스템적 관점에서 보면 시스템 전체에 대한 지원이 덜한 것처럼 보이기 때문에 말이 안된다.[6]

체계적 패러다임 내에서 조직의 모든 단계는 동일한 존재론적 상태를 갖는다. 즉, 한 단계가 다른 단계보다 더 "실제"로 보이지 않는다. 게다가, 인과적 효력을 갖는 것은 한 단계 뿐만 아니라, 모든 단계들은 그 자체의 단계에서 무언가에 영향을 미치거나 다른 단계에서 다른 것에 영향을 미치거나, 제한하거나, 관련시킬 수 있는 동일한 기회를 갖는다.[7] 이 때문에 주관성이 하찮은 것으로 격하하는 것이 아니라 대리인과 인과적 힘을 조직원리로 작용할 수 있는 것으로 격상된다. 환원주의 패러다임에서 높은 단계의 조직과 주관성은 보통 부수 현상, 즉 2차적 효과로 보여지며, 이는 그것들이 어떤 인과적 힘도 가지고 있지 않다는 것을 의미한다. 이러한 관점과 패러다임을 인간 존재의 기준으로 검토되지 않는 전제로 삼는 것은 적어도 우리 인간 잠재력에 크게 도움이 되지 않는다.

인과관계에 대한 다양한 견해

다른 패러다임의 한 가지 기본적인 차이점은 인과관계 대한 그들의 관점에 있다. 인과관계의 복잡성과 본질 모두에서 차이가 있다. 환원주의 패러다임에서 우리가 인과관계에 대해 어떻게 생각하느냐는 보통 단순하다. 여기서 인과관계는 일반적으로 다른 것을 초래하는 가장 중요한 단일 원인을 찾고자 하는 특징이 있다. 예를 들어 질병의 경우 질병의 원인이 되는 "사물(thing)"을 찾으려는 의도가 있다. 예를 들어 누군가의 유전자 구성으로 쉽게 추적될 수 있는 질병이 있다면, 분명하고 고립된 원인이 된다. 아래층으로 넘어져 발생한 경골 골절은 하나의 분명하고 고립된 원인이 된다. 환원주의 패러다임에 복잡성을 더하기 위해 우리는 보통 원인 추가를 선형적으로 한다. 예를 들어, 우리는 함께 질병을 야기하는 세 가지 다른 원인을 가질 수 있다.

"내 병의 원인은 무엇입니까?"라는 질문은 내 클리닉에서 자주 하는 질문이다. 환자는 내가 그들의 질문에 맞는 답변을 해줄 것을 기대한다. 그러나 체계적 패러다임에서 인과관계는 다른 정도의 복잡성을 가지고 있다. 그것은 고립된 다른 "부분에 영향을 미치는 하나의 고립된 부분"으로 보이지 않는다. 대신에 다른 부분들 사이의 역동적이고 복잡한 상호작용이 강조된다. 다른 말로 하면, 하나의 고립된 원인을 가지기 보다는 시스템의 다른 요소들 사이의 동적인 상호관계의 상호작용, 시스템 전체의 창발성, 시스템 전체가 환경의 다른 복잡한 시스템에 갖는 상호관계적인 측면에 있다.

인과관계의 본질은 패러다임에 따라 매우 다르게 보인다. 환원주의 패러다임의 인과관계는 보통 더 기계적으로 보이고, 여기서 분리된 정적 부분은 어떤 방식으로든 결과를 만들어 내기 위해 다른 고립된 정적 부분에 영향을 미친다. 환원주의적 인과관계에 대한 조잡한 비유는 당구공이 다른 당구공을 치는 것이다. 이 당구공과 직접 접촉하지 않는 것은 영향을 받지 않는다. 체계적 패러다임에서는 시스템 관점에서 볼 때 더 많은 관계적 인과관계가 나타난다. 이것은 각 부분이 다른 모든 부분과 관계가 있음을 의미한다. 그 관계가 다르게 보일 수 있고 어떤 부분은 더 강해질 수 있지만 그래도 한 부분의 변화가 모든 부분에 반영되고, 단일 부분도 시스템 전체와 관계를 공유한다. 시스템 패러다임에서 인과관계는 단독으로 발생하지 않는다. 시스템 인과관계에 대한 적절한 비유를 찾는다면 하나의 행동이 전체 네트워크에 반영되는 일종의 네트워크 상호 작용이 될 것이다. 이 작업은 시스템의 일부와 더 많이 연계되고 다른 부분과 덜 연계될 수 있다. 시스템 관점에서 한 행동이 발생할 때 시스템 전체가 바뀔 수 있다. 그러나 그것은 이전과 같지 않다. 아주 작은 변화일지라도 시스템은 동일하지 않다. 이러한 지속적인 변화 과정은 시스템의 역동적인 행동을 구성하며, 시스템을 정의할 필요가 있다면 시스템의 정적 그림을 그리려고 하기보다 반복되는 행동 패턴을 살펴보는 것이 좋다. 무엇이 변화를 구성하는지에 대한 이 상이한 관점은 패러다임 사이에 상당한 형이상학적 차이를 형성하는데, 환원주의 패러다임은 세상을 더 정적이고 기계적이며 선형적인 관점으로 보고 체계적 패러다임은 변화를 세계의 본질적인 부분으로 보는 것이다.

인과관계의 본질에 대한 이러한 관점의 차이를 감안할 때, 인과성에 관한 복잡성이 다른 패러다임에서 실질적으로 다르다는 것을 보는 것은 어렵지 않다. 체계적 패러다임의 부분들은 고립되어 있지 않고 서로 일정한 관계에 있기 때문에 가능한 관계적 배열, 즉 "가능한 가능성"은 환원주의적 패러다임의 복잡성에 비해 상당히 높다.

우리가 나누고 정의하는 방법의 차이

우리가 부분을 나누고 정의하는 방식도 두 가지 패러다임 간에 다르다. 환원주위 패러다임에서, 우리가 한 부분을 정의하자마자 그 부분은 항상 우리가 정의한 방식으로 유지될 것이다. 부분은 정적이며 부분의 특성은 어떻게든 분해되지 않는다면 거의 동일하게 유지된다. 부분의 정의는 존재론적 진술로 볼 수 있다. 즉, 정의란 설명이 아니라 그 부분이 세상에 무엇으로 어떻게 존재하는지에 대한 실제 진술이다. 앞에서 말했듯이, 그것은 세계의 인벤토리(목록)이다. 정의는 결정적이며 모순되는 다른 정의를 배제한다. 부분의 정의는 세계에 대한 존재론적 진술이기 때문에 정의는 정적이다. 만약 우리가 정의를 바꾼다면 현실 자체도 변화가 있어야 한다. 이렇게 하면 어느 쪽이든 논리가 생성되는데, 이는 부분이 어느 쪽이든 다른 쪽이든 마찬가지라는 것을 의미한다. 부분이 원형이거나 정사각형이다. 둘 다 될 수 없으며 모순되는 속성은 공존할 수 없다. 이러한 정의와 분할 방식은 본질적으로 순전히 기계론적인 현상을 설명할 때 매우 잘 작동한다. 예를 들어, 시계가 어떻게 작동하는지 알고 싶다면, 시계를 분해하고, 모든 부품의 이름을 정하고, 어떻게 작동하는지 확인하는 것이 좋다. 우리가 다른 부분을 나누고 정의하는 방법에 모호함이 없다. 하지만 나무나 신체 같은 유기물을 설명하려고 하면, 구분하고 정의하는 것은 그리 간단하지 않다. 우리가 부분으로 정의하려고 선택한 것은 조금 더 임의적으로 보일 수 있다.

체계적 패러다임에서 우리가 사물을 정의하고 나누는 방식은 맥락에 달려 있다. 무언가를 정의하는 데 한계, 제약, 어려움이 있다. 이 패러다임에서 전제, 관점을 지정하지 않는다면 무엇인가를 정의하는 것은 의미가 없다. 우리가 어떤 관점을 가지고 있는지 지적하는 것은 필수적인 부분으로 간주되기 때문에 중요하다고 인식된다. 정의는 특정 관점과 조건에서만 유효하고 다른 관점에서는 무너질 수 있다. 이 패러다임에서 정의가 근본적인 전제 및 관점과 일관성을 유지하는 것이 필수적이다. 이 패러다임에서, 무언가를 정의하는 중요한 요소 중 하나는 관계적 측면, 즉 한 부분이 다른 부분과 연결되는 것을 의미한다. 이러한 방식으로 정의하는 관계적인 요소는 정의 자체를 덜 정적으로 만든다. 문맥과 관계적인 측면이 변경되면 부분의 특성과 행동양식이 바뀔 수 있기 때문에 어떤 의미에서는 부분이 더 적응력이 뛰어나거나 심지어 더 지능적인 경우도 있다. 부분이 관계적인 측면에 의해 더 적응적이거나 제약을 받기 때문에 우리는 부분이 다른 조건과 관계 배열사이에 존재할 때 모순되는 속성이나 행동양식을 얻을 수 있다.

시스템의 창발성

앞서 언급했듯이 환원주의 패러다임에서는 전체 시스템으로서 신체에서 나오는 창발성을 위한 여지가 없다. 체계적 패러다임의 경우는 그렇지 않으며, 이제 우리는 시스템 관점에서 이러한 창발성(새로운 특성)에 대해 논의하겠다. 이러한 특성은 전체에서 나타나며 항상 전체의 부분으로 축소될 수는 없다. 그 이유 중 하나는 특성들이 전체와 복잡한 외부 시스템과 갖는 관계 안에서 나타나기 때문이다. 창발성은 부분에 따라 다를 수 있지만 부분으로 축소될 수는 없다. 시스템 전체와 다른 외부 복잡한 시스템과의 관계를 고려하지 않고 개별적으로 부분을 연구하는 것은 이러한 창발성에 대해 어떤 결론을 내리기에 충분하지 않다. 이것을 설명하기 위해 일반적으로 제공되는 한 가지 전형적인 예는 물(H_2O)이 있다. 물은 수소와 산소로 구성되어 있지만, 산소와 수소를 따로 연구한다고 해서 물의 습도에 대해 아무것도 알 수 없다.

시스템 생물학에서 일반적으로 언급되는 창발성(새로운 특성) 중 하나는 견고성이다. 견고성은 시스템 수준에서 시스템의 속성으로, 시스템 수준에서 보아야만 이해할 수 있다. 강력한 시스템에서 시스템은 다양한 섭동에도 불구하고 시스템 내에서 중요한 기능을 유지할 수 있다.[8] 이전에 사용했던 언어로 표현하자면, 시스템 전체는 적절한 반응 행동을 통해 변화하는 다른 복잡한 외부 시스템에 적응한다. 시스템의 동작은 시스템 전체 및 다른 외부 복합 시스템과의 현재 관계의 관점에서 논리적으로 보일 수 있다. 그러나 우리가 그 부분들을 조사하여 현재 시스템 상태만 본다면 시스템에 이상이 있거나 시스템 일부에 이상이 있다는 결론을 내릴 수 있다. 만약 우리가 당신의 피를 뽑고 당신에게 꺼진 매개 변수(파라미터)가 있다고 결론을 내리고 그것들이 속한 곳에서 마커를 가져오려고 한다면, 우리는 마커가 단순히 외부 환경에 반응하는 전체의 적절한 행동의 지표라는 것을 보지 못할 수 있고, 결국 시스템 전체에 도움이 되지 않는 일을 하게 될 수도 있다. 이에 대한 예는 혈당치를 더 집중적으로 조절하려고 하면 사망 위험이 높아진다는 결론을 내린 2008년 연구이다. 표준요법에 비해 3.5년간 정상 당화 헤모글로빈 수치를 목표로 삼는 집중 요법은 사망률이 증가하고 주요 심혈관 사건이 크게 감소하지 않았다.[9]

우리 자신의 분야인 인간의 움직임과 구조에 대한 연구를 좀 더 자세히 살펴보면, 우리가 가진 가장 흥미로운 관계 중 하나는 전체 시스템으로서 신체와 중력의 관계이다. 우리가 피할 수 없는 관계가 하나 있다면 그것은 우리가 우주여행을 하지 않는 한 지구와 신체의 관계이다. 이 관계는 생명체가 하나의 체계로 존재하기 위한 제약이자 필요성이다. 우리는 이제 이 관계내의 창발성에 대해 알아보려고 한다.

환자 혹은 일반인, 때로는 동료들과 신체에 대해 이야기할 때 일반적으로 잘 정의되지 않고 앞서 언급한 명확성과 정교함이 많이 부족한 개념을 직면할 수 있다. 누군가가 어떤 것이 강하다거나 약하다거나 혹은 근육이 짧다거나 길다고 말할 때, 보통 그러한 개념들은 더 섬세하게 잘 정의할 필요가 있다. 당신이 개념을 완전히 바꿔서 좀 더 시스템 관점을 나타내려고 할 때 당신과 대화하는 사람들은 때때로 당황하게 된다. 우리 입장에서는 대개 시스템적 관점에서 더 많이 나오는 개념으로 대화하는 것이 더 흥미롭다. 전체 시스템으로서 신체와 중력과의 관계에서 나오는 창발성(새로운 특성)을 나타내는 개념 중 하나가 통합 개념이다.

> 우리는 시스템 내부 요소가 더 큰 통합성과 효율성을 따르는 방식으로 소통하고 협력하며, 그러한 소통과 협력이 전체적으로 중력과의 관계된 시스템 내에서 복합성과 기능성에 고차원적 수준을 만들어내는 것을 통합이라고 정의한다.

시스템에서 더 높은 수준의 통합은 중력과 관련하여 시

스템 전체의 적절한 반응 동작을 제시하는 시스템의 능력을 지원한다. 신체 전체가 어떤 환경에 놓이든지 중력과 일정한 관계에 있는 인간이라는 방정식을 풀기 위해 더 많은 가능한 가능성, 즉 선택할 수 있는 더 많은 옵션을 가지고 있다. 더 효율적이고 적절한 보다 나은 해법을 찾을 수 있을 뿐 아니라 동일한 방정식이나 문제를 해결하는 다른 방법이 있을 수 있다. 이것을 이미 언급한 견고성 개념과 관련시키면 우리는 시스템에서 더 많은 중복성과 다양성을 가지게 되고 이것은 시스템에서 더 많은 견고성을 만들어낸다.[10]

전체 시스템으로서 신체는 더 높은 수준의 기능과 복잡성으로 발전 할 수 있다.

통합 개념의 전제는 신체를 전체 시스템으로 발전시키는 것이 가능하다는 것이다. 이 발달은 운동감각 발달이라고 부를 수 있다. 우리는 운동감각 발달의 특정 측면, 즉 전체 시스템으로서 신체가 시스템 내 요소가 어떻게 중력과 상호작용하는지에 관심이 있다. 중력에 대한 신체의 관계를 직접적으로 포함할 필요가 없는 운동감각 발달을 연구하는 다른 방법이 있다. 예를 들어, 운동제어 복잡성의 발달이나 힘과 속도의 발달 등을 살펴보는 것이다. 하지만 기억해야 할 한 가지는 우리가 종종 전체 시스템의 적응과 개발을 혼동한다는 것이다. 시스템이 적응할 때, 그것은 특정하게 한정된 상황에서 시스템의 기능을 증가시키고, 다른 상황에서 다양성과 기능성의 균형을 맞춘다. 즉, 우리는 적응하지 않는 다른 활동에 관한 다양성과 기능성의 부족으로 인해 댓가를 지불한다. 예를 들어, 열정적인 마라톤 선수의 신진대사율은 그들이 에너지를 절약하기 위해 뛰지 않을 때 더 낮아질 수 있다. 그 대신에, 종합격투기 선수는 그들의 팔 사이에 누군가를 꽉 조이는 것을 매우 잘 할 수 있지만, 이것은 천장의 전구를 바꾸는 것과 같이 어깨의 완전한 굴곡을 요구하는 활동을 할 때 효율성의 일부를 잃는 희생이 일어나게 한다.

대조적으로, 시스템 전체가 발전할 때 시스템 전체의 복잡성과 다양성을 증가시켜 시스템이 위치할 수 있는 어떤 상황에서든 기능을 강화할 수 있는 더 큰 기회가 생긴다. 최고의 엘리트 선수가 되기 위해서는 자신의 시스템을 최대한 개발하고 최대한 적응시키는 것이 필요할 것이다. 하지만 보통 우리는 시스템을 개발하는 것보다 시스템에 적응하는데 더 많은 노력을 기울인다. 예를 들어, 마라톤 선수는 일반적으로 시스템 내 요소의 상호작용과 역학을 어떻게 강화하여 전체 시스템의 효율성을 더 잘 지원할 수 있는지를 살펴보는 것보다 훈련 시스템을 완벽하게 만드는 데 더 많은 노력을 기울인다.

우리는 보통 아이들이 어른이 되기 전에 그들 자신의 특정한 면을 발달시킬 필요가 있다는 것을 이해하는 데 문제가 없다. 예를 들어, 수학을 배우는 것에 있어서, 우리는 그것이 저절로 알아지는 것이 아니라, 그것을 이루기 위해 학교에 가서 공부할 필요가 있다는 인식을 가지고 있다. 하지만 위에서 이야기했던 그런 의미에서 우리의 운동학적 발달에 대해서는 그런 것이 존재한다는 인식이 부족한 것 같다. 중력과 관련하여 신체를 전체 시스템으로 발전시키는 것은 저절로 일어나게 되어 있는 것으로 보인다. 중력은 탈출이 가능한 것이 아니기 때문에 아이는 어떤 식으로든 일어서고 걷고 움직이는 법을 배워야 한다. 그럼에도 불구하고, 중력과 관련하여 운동학적 발달과 신체 전체가 중요하다는 것을 인식한다면 더 나아질지도 모른다.

신체 전체와 관련된 운동학적 발달과 중력에 대한 관계는 신체 내의 다른 형태의 발달 및 다른 체계와 깊은 관계가 있다는 것이 나의 견해이다. 비교를 위해 예를 들면 도덕적 발달은 인지적 발달에 달려있다. 만약 우리가 인지적으로 다른 사람의 관점을 취할 능력이 없다면, 우리의 행동이 다른 사람들에게 미칠 수 있는 영향이나 그렇지 않은 영향을 이해하기 어려울 수 있다. 같은 방식으로, 우리의 감정 발달은 우리의 운동 감각 발달에 의존할 수 있다. 기본적인 운동신경이 발달하지 않으면 감정 상태를 스스로 조절하는 것이 더 어려워 질 수 있다. 한 시스템에서의 견고성, 무결성 및 통합이 다른 시스템에 영향을 미칠 수 있거나, 심지어 한 시스템에서의 무결성과 통합이 다른 시스템에서의 무결성과 통합을 위한 필수 조건임을 보는 것은 어렵지 않다. 사회심리학적 관점에서 상호작용을 살펴보면 운동감각 발달의 한계가 다른 사회적 역할로 성장하는 능력에 제약을 줄 수 있다는 것을 알 수 있다. 만약 우리의 운동학적 발달이 우리의 전반적인 발달에 필수적이고 본질적인 부분이라면 어떨까? 사회적 수준에서 이것에 대한 우리의 관심이 부족한 것을 고려할 때, 이것이 우리에게 남기는 것은 무엇일까?

원칙 요약

원칙 1: 언어와 개념은 근본적인 가성과 전제를 가지고 있다.

원칙 2: 신체는 복합 시스템 내의 시스템들의 시스템이다.

원칙 3: 이 시스템은 더 높은 수준의 기능과 복잡성으로 개발될 수 있다.

원칙 4: 시스템으로서의 신체와 중력과의 관계는 운동감각 발달에 필수적이고 필요한 부분이다.

Note

1. 여기서 묘사된 환원주의 패러다임은 이와 같은 동질적 일관성이 있는 패러다임이 아닐 수 있으며, 이 글의 서술에 맞게 다소 단순하고 다양하지 않다는 것을 잘 알고 있다.
2. 이에 대한 자세한 내용은 Lindberg(1992)를 참조. 과학은 데카르트와 함께 뚜렷하고 더 분석적인 진화를 한 것 같다. Stuart Kauff man와 Arran Gare (2017)는 데카르트와 비슷한 출발점을 가지고 있으며, 거기서부터 일반적으로 일반적인 관점보다 뚜렷하게 더 개방적이고 덜 결정론적 관점을 발전시킨다.
3. 물리학, 즉 내부 물리학에 주관성을 포함시켜야 할 필요성과 우리만의 길을 벗어날 수 없는 사실이 Kauff man 와 Gare(2017)에서 논의 되었다.
4. 분자생물학 초창기(Crick 1970)에 그러하였다. 여기서 요점은 어느 조직의 수준이 인과적으로 강력하고 활동적인지, 인과적 선형성, 그리고 복잡성의 정도를 설명하는 것이다.
5. Mittra(2007)
6. 화학요법은 나의 전문 분야가 아니며, 여기서의 의도는 화학요법의 효과나 비효과에 논하기 보다는 단순히 예를 들려는 것이다.
7. 조직의 다양한 수준과 그 인과적 효능에 대한 논의는 예를 들어 Dupré (2008)를 참조한다.
8. Kitano(2004)
9. 다시 말하지만, 이것은 나의 전문분야가 아니며, 연구의 모순되는 다른 연구가 존재할 수 있다. 요점은 연구가 주장하는 진실의 수준이 아니라 예를 구성할 수 있는 것을 보여주는 것이다(Gerstein et al. 2008)

References

Crick FHC; Central dogma of molecular biology. Nature 1970, 227:561–563. DOI:10.1038/227561a0.

Dupré J; The Disorder of Things: Metaphysical Foundations of the Disunity of Science. Harvard University Press, 2008.

Gerstein HC, Miller ME, Byington RP, Goff DC Jr, Bigger JT, Buse JB, et al.; Effects of intensive glucose lowering in type 2 diabetes. New England Journal of Medicine 2008, 358:2545–2559. DOI: 10.1056/NEJMoa0802743.

Kauffman S, Gare A; Beyond Descartes and Newton: recovering life and humanity. Progress in Biophysics and Molecular Biology 2017, 119(3):219–244.

Kitano H; Biological robustness. Nature Publishing Group. Nature Reviews Genetics 2004, 5(11):826-837.

Lindberg DC; The Beginnings of Western Science. University of Chicago Press, 1992.

Mittra I; The disconnection between tumor response and survival. Nature Clinical Practice Oncology 2007, 4(4):203.

CHAPTER 5

관계(Relationships)

Linus Johansson

당신은 좋은 관계가 정말 환상적일 수 있다는 걸 알고 있다. 사랑하는 사람과의 아름다운 관계나 동료와의 창조적이고 번영하는 관계는 인생에서 일어날 수 있는 매우 위대한 일들 중 하나이다.[1] 좋은 사회적 관계는 또한 건강한 삶에 대한 직접적이고 매우 강력한 지표이다. 당신은 나쁜 관계가 매우 어렵고 힘들 수 있다는 것도 알고 있다. 그것은 당신을 지치게 하고 많은 고통과 괴로움을 줄 수 있다. 관계들을 피하기란 사실상 불가능하다. 당신이 연인, 동료, 아이, 이웃 등 다른 사람과 어느 정도 공존하고 있다면 당신은 관계를 맺고 있는 것이다. 다른 사람과 맺는 관계의 질이 두 사람이 함께 기능하거나 기능하지 못하도록 한다.

관계가 건강하고 번영할 수 있을지는 몇 가지 측면에 달려 있다. 가장 중요한 것들 중 하나는 의사소통이다. 상대방이 인지하고 이해할 수 있도록 당신의 말을 의미, 소망, 서술로 어떻게 구성하는지는 관계의 기초를 강화하거나 무너뜨릴 것이다. 또 다른 중요한 측면은 온전함이다. 비록 당신이 다른 사람과 관계를 맺고 있지만, 상대방에게 방해나 간섭을 받지 않고 개인으로 존재할 수 있으며 당신이 원하는 것을 할 수 있는 공간과 자유를 가지는 것도 관계의 건강을 위해서 매우 중요하다.

이 모든 것은 우리가 관계의 중요성을 과소평가할 수 없다는 것을 말해준다. 그것은 당신이 삶을 어떻게 느끼고 인식하는지에 큰 차이를 만들 수 있다. 그러나 관계는 몸 밖에 존재할 뿐 아니라, 인체의 형태와 구조 안에서도 존재한다. 이 책의 관점에서 볼 때, 인체 내부의 관계를 보고 이해하는 것은 다른 사람이 중력을 통해 움직이고 기능하는 능력을 성공적으로 발달시키도록 돕는 데 있어 가장 중요한 핵심 요소들 중 하나이다. 움직임 통합에서 가장 중요한 쐐기돌 중 하나이다.

외적인 관계에 있어서 소통과 온전함이라는 두 가지 주요 측면이 당신의 삶에 대한 인식의 결과에 큰 역할을 하듯, 인체 형태의 관계에서도 마찬가지이다.

영원한 관계에서의 의사소통은 구조가 좋은 고유 수용 기능을 갖는 능력을 나타낸다. 무결성과 함께 우리는 구조가 "설계된" 작업만 수행해야 하며 설계되지 않은 움직임이나 힘을 수행하거나 처리하도록 강요되어서는 안 된다는 사실을 참조한다.

단순화된 예를 들면, 우리가 움직일 때 발이 발처럼 움직일 수 있는 능력을 가지고 신경계와 궁극적으로는 뇌를 통해 신체의 나머지 부분과 좋은 고유수용성 소통을 하는 것이 가장 중요하다. 이를 통해 우리가 원하는 움직임을 성공적으로 수행할 수 있다. 그러나 예를 들어 부상이나 맞지 않은 신발로 인해 발이 발로써 움직일 수 없게 되면 문제가 발생할 수 있다. 이 경우 발은 더 이상 운동 사슬에서 적절한 작업을 수행할 수 없다. 이는 잘못된 움직임을 초래할 뿐만 아니라 신체의 나머지 부분에 잘못된 고유수용성 정보를 제공하게 된다.

이와 같이 제대로 기능하지 않는 발을 이용해 걷거나 뛰려고 할 때 가장 먼저 일어나는 일은 변화된 운동으로 인해 소통의 수준이 떨어지거나 달라지는 것이다. 관절 표면 위로 미끄러짐이 줄어들고 발을 둘러싸고 상호작용하는 조직의 장력과 부하가 감소할 것이다. 핵심은 움직임이 부족해지면서 뇌로 흐르는 고유감각이 줄어 발이 더 "조용해(quiet)" 진다는 것이다. 그러나 2장에서 이미 언급했듯이, 뇌는 걷기나 달리기와 같은 작업을 성공적으로 완수하려고 시도하고 보상을 만들어낸다.

보상의 목표는 발에서 일어났어야 하는 움직임을 신체 어딘가로 분산시켜 최대한 성공하는 것이다. 이 이론적인 예에서 뇌는 탈출경로로 허리를 선택하고 이전보다 더 많이 움직이고 더 큰 힘을 다루도록 하여 원하는 작업을 할 수 있게 한다. 이것은 곧 운동과 운동력의 과부하로 인해 허리 부위에서 발생하는 통증 패턴으로 이어진다.

이 예에서 일어난 일은 다른 많은 관계에서도 일어나는 일이다. 의사소통이 실패하고 이해 부족은 잘못된 결정으로 이어져 결국 누군가가 자신이 할 능력이 없는 일을 하게 된다. 두 사람 간의 외부 관계에서 이는 논쟁이나 말다툼으로 이어질 수 있다. 체내에서는 거의 항상 통증으로 이어진다.

우리가 이렇게 보려고 할 때 두 사람 간의 평범한 외부 관계와 인체 구조 관계의 유사성은 상당히 두드러진다. 그것들이 같은 원리로 설명될 수 있다는 것은 아주 명백하다. 이런 상황에서 우리의 임무는 개입을 통해 두 당사자 간의 의사소통을 증가시키고 그들 사이의 작업을 분류하여, 중력을 통해 움직일 때 가볍고 방해가 덜하며 심지어는 통증도 덜 느끼도록 최적의 관계 구성을 만드는 것이다.

그러나 환자에게 적용할 때, 구조적으로나 기능적으로 사람이 어떠해야 하는지에 대한 통일된 정의가 없다는 것이 곧 분명해진다. 따라서 신체가 어떠해야 하는지에 대한 정확한 설명을 하는 대신 우리는 개인의 필요와 소망에 맞는, 무엇보다도 생활방식에 알맞은 신체로 정의되는 "최적의 신체"라는 표현을 사용한다.

모든 사람이 빠르게 달릴 수 있거나 무거운 중량의 역기를 들어올릴 수 있어야 하는 것은 아니다. 어떤 사람들에게는 아침에 일어나고 맨 위 선반에 있는 병에 손이 닿는 것이 최적의 삶이다. 따라서 최적의 신체는 가변적인 정의이며 각 사람은 노력해야 할 자신만의 최적의 신체를 가지고 있다.

이 관점에서 "노력"이라는 단어의 개념은 필수적이다. 사람이 도달할 목표를 만드는 것이 한 가지다. 그러나 그 목표에 도달했을 때 몸에 변화가 일어나는 것은 아니다. 오히려 목표에 도달하려고 노력하는 동안 변화와 발전이 일어난다. 즉 우리가 환자를 위해 목표를 설정할 수는 있지만, 발전은 목표를 위해 노력하는 기간 동안 일어난다는 것을 이해해야 한다. 노력 그 자체가 목표라고 말할 수 있다.

인간 구조 내의 관계와 이것이 중력에서 움직이고 기능하는 개인의 능력을 발달시킬 수 있는 가능성을 인식하고 이해하는 이러한 방법은 진정으로 창조적인 노력이다.

관계 만들기(Creating relationships)

인간을 둘러싼 많은 관계들이 있고 우리는 인간의 구조를 연구 대상으로 삼기에, 더 진전하기 위하여 그것들을 모두 인정해야 한다. 매우 모호한 선으로 그것들을 세 가지 주요 범주로 분류할 수 있다. 첫째, 우리가 살아가는 것만으로 만들어 내는 다른 사람들과의 모든 외부 인지적, 정서적 관계가 있다. 그런 다음 중력과 우리가 움직이는 표면, 즉 지구와 신체의 외부 관계를 가지게 된다. 마지막으로 우리 몸 안에서 일어나는 내적인 관계이다. 이러한 내적 관계는 인지적, 정서적 관계, 중력 및 지구에 대한 역동적 관계의 두 가지 다른 범주의 상호 작용에서 형성되고 발전하게 된다.

더 나아가기 전에, 우리는 항상 인간의 구조와 기능의 모든 측면이 서로 연결되고 통합되고 의존적이라는 것을 인식해야하며, 특히 관계의 세 가지 범주에 대해서는 더욱 그러하다는 것을 알아두기 바란다. 그들은 모두 서로에게 깊이 의존하고 만약 그들 중 하나가 바뀌면 다른 것들도 변할 것이다. 이것은 우리가 신체의 관계 하나를 온전히 이해함으로써 다른 곳에서 완전히 다른 관계를 인지하고 바꿀 수 있다는 것을 의미하기 때문에 알고 이해해야 할 매우 강력한 것이다. 인간의 마음을 대하는 모든 의사들은 이것을 알고 있다. 사람의 마음을 변화시키면 그들이 인지하고, 해석하며, 무엇보다도 그들의 몸을 움직이는 방법을 바꿀 수 있다. 이것의 좋은 점은 그것이 반대로도 작동한다는 것이다. 예를 들어, 운동은 우울증을 앓는 사람을 돕는 역할을 할 수 있다.

이런 식으로 보면 이러한 범주의 관계가 몸과 마음에서 우리가 누구이며 어떻게 기능하는지에 대한 많은 부분을 이해할 수 있다. 우리 모두는 그들에게 깊이 의존하고 있으며 우리의 진정한 기능에 대한 해석을 하려면 그들 모두를 이해해야 한다는 것을 알아야 한다.

우리는 12장에서 인지 및 감정적 관계에 대한 우리의 견해를 다룬다. 책의 이 부분에서 우리는 내부 관계에 대한 해석과 그것이 중력 및 우리가 이동하는 표면과 외부 관계에 대한 인터페이스를 만드는 방법을 제공한다.

우리는 인간의 구조가 중력 및 실생활에서 보다 복잡하고 기능적인 움직임의 방식을 이해하려면 먼저 내부 관계를 보고 이해해야 한다고 믿는다. 이것에 대한 우리의 관점을 기술하기 위해 모든 다양한 개념을 분류하는 것으로 시작한다.

오랫동안 이어져 온 고전적인 관계는 수직선과 수평선에 대한 인체의 관계이다. 수직선과 수평선은 두 개의 상수이다: 줄이 행성의 중심을 가리키며, 그것의 끝에 무게가 걸렸을 때 수직선을 만든다. 피타고라스 정리에 따르면, 그 수직선으로부터 수평선은 생성되고 수직선에서 90°까지 확장된다.

이 두 개의 완벽하고 유용한 선들은 건물을 지을 때 사용된다. 이 선들이 없었다면, 예를 들어, 우리는 직선인 벽과 둑을 가질 수 없었을 것이다. 그러므로 그것들은 수백 년 동안 지속될 견고한 구조물을 건설할 때 매우 중요하다. 많은 관행에서 그것들은 주로 자세의 정의와 같은 인간의 구조를 평가하는 데에도 사용된다. 구조는 수직선 또는 수평선을 기준으로 설정되고 그에 따라 평가된다. 선으로부터의 편차를 수정하기 위해 개입이 적용된다.

우리는 인간의 구조를 단순히 이 두 상수와 관련하여 설정될 수 있는 서있는 구조물로 보지 않는다. 인간의 신체를 자유롭고 유동적이며 유기적인 형태로 보는데, 이는 어떠한 고정된 선과도 연관되는 것이 불가능하다. 건물은 움직이지 않고 가만히 서 있어야 하는 반면, 인간의 몸은 정반대로 움직여야 한다. 수십만년간의 변화 통해 우리 몸은 항상 절대 가만히 있지 않고 움직이기 위해 진화해 왔다. 그 이유만으로, 이러한 관점에서, 우리는 어떤 생성된 상수의 경계 안에 결코 신체를 가두지 않을 것이다.

이제 의문점은 더욱 명확해진다. 그렇다면 우리가 "관계"를 가지고 생각할 때 수평선, 수직선, 또는 다른 외부 상수와 관련이 없다고 말할 때, 우리는 무엇으로 관계를 만들 것인가? 우리가 보고 인정하는 관계는 인간의 형태 안에 있으며 궁극적으로 중력과 우리가 이동하는 표면과의 역동적인 상호작용과 관련이 있다.

누군가는 이 시나리오에서 중력의 표현이 수직선이라고 주장할 수 있지만, 우리는 다르게 생각한다. 고전적인 수직선은 끈의 끝에 무게를 단 아이디어에서 파생된 하나의 통일된 상수로 몸의 중앙을 통과하며 곧게 그려진다. 그러나 중력은 인체의 모든 세포에 작용한다. 중력을 세포의 구심점에서만 작용하는 중심을 향하고, 하나로 고정된 힘이 되도록 획일화 시킬수는 없다. 인간 형태에 대한 중력은 인간 형태 하나하나의 내적, 외적, 심지어 감정적 관계에 따라 달라진다.

기본적으로 우리는 중력이 당기는 힘이라고도 말한다. 그것은 끈 끝에 있는 무게에는 해당할지 모르지만, 우리는 끈에 매달리지 않고, 두 발로 땅의 면 위를 움직인다. 많은 측면에서 우리는 중력이 우리를 아래로 끌어당기는 것이 아니라 위로 밀어올리고 있다고 주장할 수 있다. 우리의 발이 땅에 닿을 때마다 우리는 땅에 떨어지지 않고, 대신 "밀려 올라가서" 계속 나아가고 움직이게 된다. 일부 과학에서는 이를 "지반 반응력(the ground reaction force)"으로 해석한다.

모든 형태의 지식은 우리 주변 세계에 대한 인식과 그 해석일 뿐이기 때문에, 우리는 필요하면 자유롭게 판을 뒤집고 다른 시각으로 바라볼 수 있으며, 특히 이것이 우리에게 신선한 관점을 제공하고 환자가 원하는 목표에 더 잘 도달하도록 도울 수 있다면 더욱 그렇다. 이것을 완전히 이해하고 적용하기 위해, 우리는 중력에 접근하기 전에 먼저 내부 관계의 개념에서 이의 설명을 시작한다.

신체를 평가할 때 구조물을 서로 연관시키는 원리로 수직선과 수평선의 사용이 불필요하게 되며, 특히 생명에 가까운 위치와 움직임을 평가할 때는 더욱 그러하다. 이것은 아마도 적어도 우리의 관점에서 더 많은 "진정한" 이해를 줄 것이다.

인간 구조 내의 관계와 이것이 중력에서 움직이고 기능하는 사람의 능력을 발달시킬 수 있는 가능성을 인식하고 이해하는 이러한 방법은 진정으로 창조적인 노력이다. 우리는 이 챕터를 통해 이 개념을 좀 더 자세히 풀어나갈 것이다.

신체의 내부 관계에 적용할 수 있으려면 원칙과 약속된 언어가 있어야 한다. Michael Morrison이 'A structural vocabulary'[2]라는 기사에서 제시하고 Tom Myers가 쓴 『Anatomy Trains』[3]라는 책에서 유명해진 언어가 매우 유용하다. 이 언어에서는 신체에서 발생한 사건을 설명하기 위해 네 가지 다른 운동 용어가 사용된다. 그것들은 경사(tilt), 변위(shift), 회전(rotation), 굽힘(bend)이다.

보다 고전적인 의료 영역에서는 관찰되고 있는 것을 설명하기 위해 정적 관찰과 자세를 사용하는 것이 더 일반적이다. 예: 내반슬, 외반슬, 척추전만증, 척추후만증, 척추측만증, 외번, 내번 등.

움직임을 신체에서 일어나고 있는 일의 서술자로 사용하는 기묘한 측면은 역동적이라는 점과 변화와 발전을 위해 해야 할 일을 관찰자에게 바로 안내한다는 것이다. 어떤 구조가 특정한 방향으로 움직였다고 말한다면, 논리적인 해결책은 그 구조가 다른 방향으로도 움직일 수 있도록 안내하고 촉진하며, 보다 최적의 관계를 만들고, 최적의 몸을 위해 노력하는 것일 것이다.

우리는 책에서 이 원리에 대해 더 깊이 연구할 것이다.

텐세그리티(Tensegrity)

"만약 그것이 어딘가에 있다면, 그것은 어디에나 있다."

몸 안팎의 관계와 온전함의 복잡성을 더 이해하고 보기 위해 우리는 소위 "텐세그리티 모형"을 사용할 수 있다.

텐세그리티(tensegrity)라는 단어는 "긴장성(tensional)"과 "온전함(integrity)"의 합성어이다. 이 개념은 1960년대에 디자이너, 건축가 및 발명가인 Buckminster Fuller와 함께 시작되었다. 텐세그리티 모델은 주로 건축 및 개념에 사용되는 개념이다. 그것은 장력의 그물 내부에

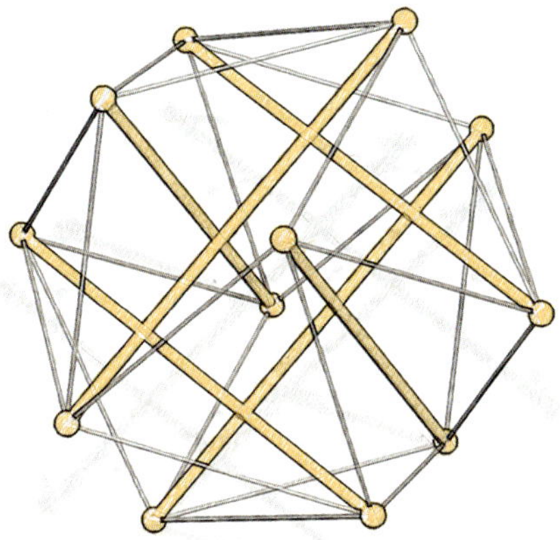

5.1

모든 버팀목들은 서로 간에 독립된 압축으로 유지되며 일종의 부유 구조를 만든다.

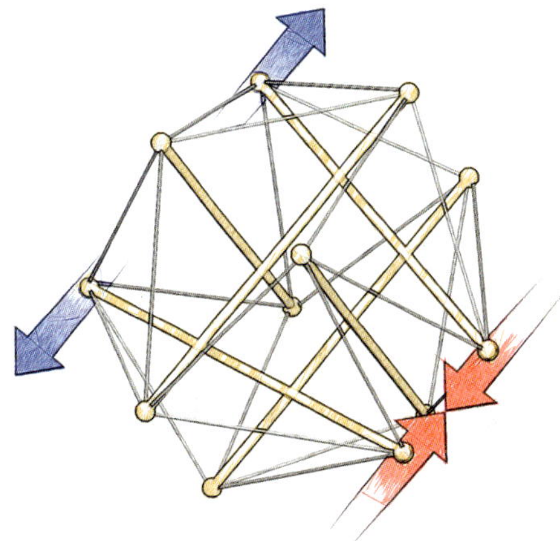

5.2

이 그림에서 우리는 빨간 화살표로 표시된 두 버팀목들 끝의 압축으로 인해, 버팀목의 두 다른 끝 사이에서 동등하게 불균형한 개구부를 얻을 것을 알 수 있다.

서 압축을 통해 독립된 요소들의 사용에 기초한 구조 원리이다. 이것을 예시하는 가장 일반적인 모델은 고무 밴드를 통해 연결된 버팀목으로 구성된다. 버팀목과 밴드가 연결된 방식으로 인해 구성 요소는 서로 접촉하지 않고 부유 구조를 만든다. 이 구조는 장력과 안전성으로 형태를 유지하고 외력이 가해질 때 변형될 수 있으나 풀리면 제 모습을 되찾는다.

텐세그리티 모델은 또한 인간 기능의 몇 가지 특성을 다루기 위해 보다 전체적인 접근법에 널리 사용되어 왔다. 텐세그리티 모델은 인간의 형태에 비해 기능이 제한된 매우 단순한 구조인 만큼, 비유로 제시할 때는 주의해서 사용해야 한다. 이를 염두에 두고 우리는 여전히 텐세그리티의 몇 가지 속성을 사용하여 인간의 복잡성과 그것이 "모두 연결되어 있다"는 생각을 단순하게 통찰할 수 있다.

이를 우리의 관계 비유로 바꾸어 보면, 우리는 인간 형태에서 그렇듯 버팀목 사이에서 고무 밴드가 만드는 장력을 "소통"으로 볼 수 있고 모든 것이 떠 있고 접촉하지 않는다는 사실을 "온전함"으로 볼 수 있다.

모델의 버팀목 중 하나 또는 여러 개에 외력을 가하면, 이로 인해 생성되는 장력이 전체 구조에 분산되고 모든 구성 요소가 이를 처리하는 데 관여한다는 것을 알 수 있다. 이것은 인간의 형태가 중력을 통해 움직이고 힘이 작용되며 시스템에 부하를 가할 때와 매우 유사하다.

전체 텐세그리티 구조에 영향을 미치는 또 다른 방법은 버팀목에 연결된 탄성 밴드의 일부를 줄이는 것이다. 직접적인 변형과 바뀐 관계는 분명히 우리의 손에서 발생할 것이다. 그러나 우리는 또 이 국부 변형이 어떻게 변화되고, 텐세그리티 모델로 더 나아가서 버팀목 사이에 변형된 관계를 만들고 버팀목 사이 고무 밴드의 장력에 영향을 미치며 전체 구조에 영향을 미치는지 알 수 있다.

이 변형은 구조물의 원래 형태와 모양의 상당 부분을 앗아갈 것이 분명하지만, 흥미로운 점은 가해진 외부 하중을 구조 전체에 균등하게 분산할 수 있는 능력에도 영향을 미친다는 것이다. 짧은 유지된 밴드는 모델에 외력이 가해질 때 더 이상 휘어지거나 길어지거나 소통하지 않는다. 이렇게 되면 고무 밴드에 더 많은 움직임이 분산되고 더 큰 장력을 가해진다. 이러한 단순화된 예는 인간 구조에서도 볼 수 있으며, 이와 같은 움직임으로 인한 힘의 불균등한 분포가 구조에 손상이 나타나는 근본적인 이유라고 주장할 수 있다.

고무 밴드의 단축을 앞의 예의 발처럼 볼 수 있다. 발은

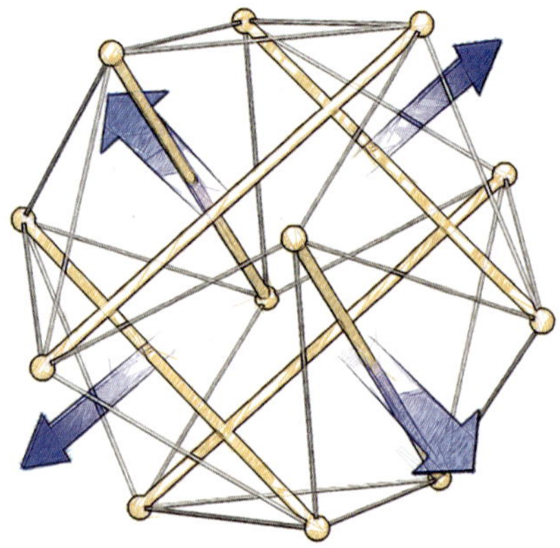

5.3

텐세그리티 모델(tensegrity model)에 균일하고 균형 잡힌 개구부가 적용되면 전체 구조에 개방성이 생긴다.

원래대로 움직이거나 소통하기를 멈췄고, 운동력은 다른 곳으로 분산되어 기능 장애나 통증까지 유발하였다.

그러나 이에 대한 대조가 있다. 우리가 반대로 행동할 때 흥미로운 일이 일어난다. 고무 밴드를 구겨서 길이를 줄이는 대신 두 개의 버팀목을 양 손에 하나씩 잡고 분리한다. 이것은 타협하는 대신에, 전체 구조에 더 많은 부피와 공간을 줄 것이다. 주목할 만한 점은 인간 구조에서도 같은 것을 볼 수 있다는 것이다. 한 곳에서 더 많은 공간과 자유, 개방성이 주어지면, 신체는 타협하지 않고 다른 곳에서 짧아질 것이고, 대신 이것은 물 위의 파도처럼 퍼져 나가 다른 곳에서 더 많은 개방성과 자유를 만들어낼 것이다.

발의 예처럼 만약 발을 통한 움직임과 소통을 전체 시스템으로 재통합하고 보상에서 벗어나기 위해 노력한다면, 사람은 몸 전체에 움직임을 보다 균등하게 배분하기 시작할 수 있다. 그 느낌은 더 많은 개방성과 자유로움, 그리고 더 힘든 운동을 하고 움직일 수 있는 능력이 증가하는 경험이 될 것이다. 물론 이것은 단지 운동 잠재력을 개발하고 증가시키고 싶어하는 특정한 운동 장애가 없는 사람들에게도 적용된다. 이것을 보고 이해한다면 환자와 작업할 때 매우 성공적으로 사용할 수 있다. 그것은 많은 가능성을 열어주며, 무엇보다도 우리가 "조각조각"이라는 개념을 넘어 전체 시스템으로서의 사람에 집중할 수 있게 해준다.

우리는 신체가 텐세그리티 모델보다 무한히 더 복잡하다는 것을 인정한다. 그러나 동일한 단순하고 기본적인 원칙이 적용되고, 우리에게 모든 것이 연결되어 있고 만약 그것이 어딘가에 있다면, 어디에나 있다는 것을 가르쳐 준다.

상호상대운동(Interrelative movement)

봐, 움직였어요!
좋아요, 무엇과 관련해서요?

우리는 간단히 움직임이 인체의 기능과 건강에 관한 모든 것의 중요한 열쇠라고 결론을 내렸다. 그러므로 움직임이 무엇이며 어떻게 정의되는지 이해하는 것이 가장 중요하다.

"물체의 움직임을 설명하려면 다른 정지 물체나 움직이는 물체와 관련하여 해야 합니다."

이 정의로부터 우리는 움직임을 세 가지 하위 범주로 나눌 수 있다 절대운동(absolute movement), 상대운동(relative movement), 상호상대운동(interrelative movement). 절대운동은 움직이지 않는 일정한 기준점, 즉 지구상의 한 지점을 기준으로 설정된 물체의 이동으로 설명된다. 상대운동은 다른 물체에 대한 물체의 움직임으로 설명되며, 이는 다시 지구상의 한 지점과 같은 일정한 기준점을 기준으로 움직일 수 있는 가능성을 가지고 있다.

예를 들어, 당신이 친구와 함께 서있다. 당신이 한 방향으로 공을 던지고 친구는 반대 방향으로 달리기 시작한다.(그림 5.4A) 당신이 서있는 지구상의 지점이 이제 절대적인 기준점이 된다. 각 움직임을 그 지점과 관련하여 따로 설명하면, 두 가지 절대적인 움직임을 기술하게 된

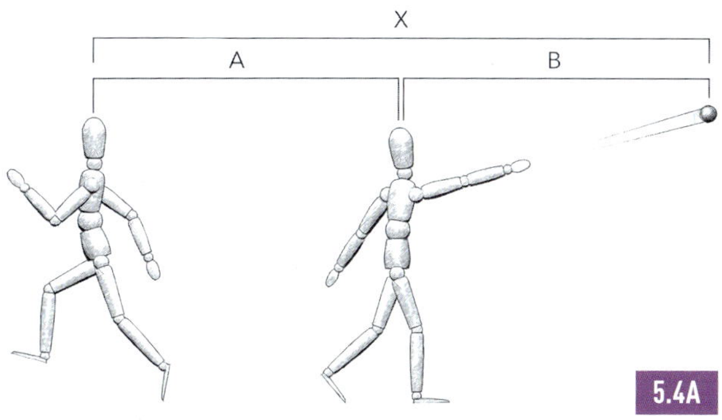

5.4A

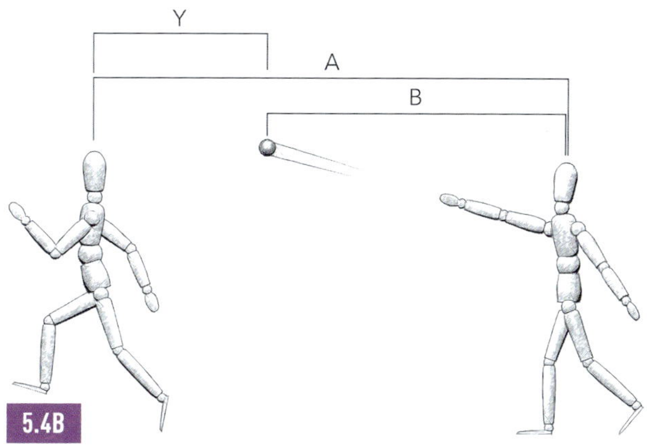

5.4B

다. 같은 시간 동안 공이 간 거리(B)와 친구가 간 거리(A)가 그것이다. 그러나 공과 친구 사이에 발생한 움직임을 서로 관련하여 설명한다면, 하나의 상대적인 움직임(X)을 설명한 것이 된다.

절대운동을 기술할 때 당신이 어떤 방향으로 공을 던지고 친구가 어떤 방향으로 뛰는지는 어떤 차이도 만들지 않으며, 주어진 지점으로부터 항상 같은 거리로 묘사될 것이다. 그러나 상대운동에서는 방향이 큰 역할을 한다. 만약 친구가 반대 방향으로 달리면 상대적인 거리가 늘어난다. 만약 친구가 공을 던진 방향과 같은 방향으로 달리면 상대 거리는 줄어들 것이다. 그림 5.4B에서는 그림 5.4A의 X에 비해 공을 던진 방향의 변화로 인해 상대 거리 Y가 줄어든 것을 볼 수 있다.

절대 공간에서 한 방향 또는 일정 거리에서는 일어나는 것처럼 보이는 운동이, 다른 구조와 관련해서는 전혀 운동을 보이지 않거나 심지어는 반대 방향으로의 운동처럼 보일 수 있다.

운동에 대한 또 다른 심화된 정의를 추가하기 위해, 우리는 두 물체 사이의 "상호상대" 운동에 대해서도 말할 수 있다. 상호상대운동은 절대공간이나 다른 기준점을 고려하지 않는다. 상호상대운동은 주어진 두 물체나 구조 사이의 상호 관계를 설명할 뿐이다. 이런 의미에서 우리가 어떤 물체를 기준으로 선택하는지는 중요하지 않으며, 여전히 발생한 동일한 운동이다.

완전히 텅 빈 공간에 있는 빨간색 우주선과 파란색 우주선을 상상해보라. 당신은 두 우주선들 중 하나에 타고 있으면서 다른 하나를 내다볼 수 있지만, 외부에서 둘 모두를 제 3의 관점으로 관찰할 수는 없다. 빨간색 우주선에 서서 파란색 우주선을 바라보다가, 당신은 갑자기 파란색 우주선이 당신으로부터 멀어지는 것을 경험하게 된다.

이 경우 당신이 말할 수 있는 유일한 것은 당신과 다른 우주선 사이의 공간이 증가한다는 것이다. 파란색 우주선이 당신에게서 멀어지는 것인지, 빨간색 우주선에 탄 당신이 파란색 우주선에서 멀어지는 것인지, 두 우주선이 서로 멀어지고 있는지는 절대 공간이나 제3의 기준점이 없기 때문에 단언할 수 없다.

상호상대운동의 관점에서는 어떤 대상이 어떤 움직임을 하는지는 중요하지 않은데, 절대 공간에 기준점을 포함하고 있지 않으므로 단지 두 대상 사이의 변화된 관계만이 중요하기 때문이다. 만약 더 명확하게 하고 더 높은 수준의 복잡성을 표현하고 싶다면, 세 번째 물체를 포함하고 이 세 물체 사이의 관계와 움직임을 묘사하면 된다.

이 장에서 이 예에 대해 더 자세히 살펴보도록 하자.
상호상대운동은 조직에 원심적으로 부하를 가하는 개념의 핵심 요소이기 때문에, 이것을 파악하고 이해하는 것은 매우 중요하다. 원심적 부하(eccentric load)는 차례로 에너지 효율적인 운동을 만드는 기반이다. 이것은

3장에서 언급되고 6장에서 더 자세히 설명된다.

운동의 원리로 돌아가면, 운동을 설명할 때 사용하는 두 가지 원칙이 있지만, 절대운동이 항상 대상의 움직임을 설명할 때 사용되는 기본 원리가 되는 것으로 결론을 내릴 수 있다. 그 이유는 여러 가지가 될 수 있다. 하지만, 가장 주된 이유는 아마도 절대운동이 우리가 다른 교육과 학교에서 배우는 것이기 때문일 것이다. 그것은 사용하기에 논리적이고 간단한 원리이고 가르치기 쉽다.

그러나 우리의 관점에서 볼 때 절대운동은 분명한 한계가 있고 인간의 형태를 이해하고 작업하는 데 있어서 상호상대운동의 원리만큼 강력하지 않으며, 곧 그 이유에 대해 설명하겠다.

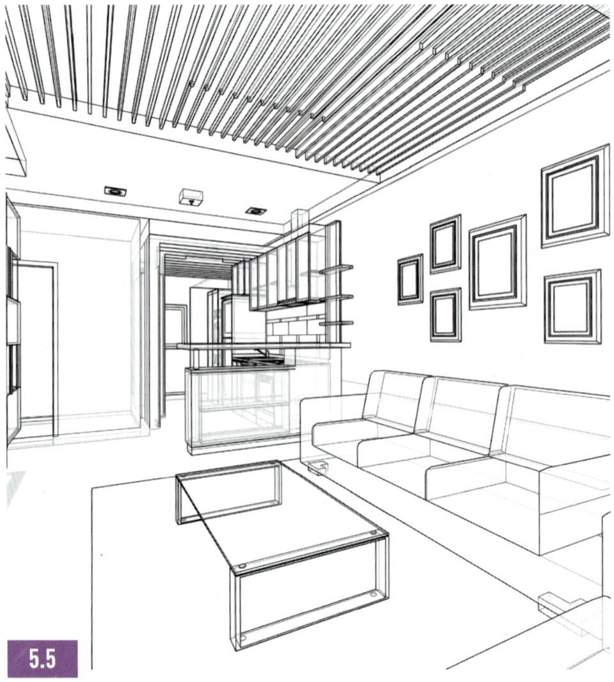
5.5

우리의 경험에 따르면 절대운동은 우리가 주변 세계를 인식하고 설명하는 방식으로 확고하게 고정되어 있으며, 때로는 우리가 그런 사고 방식에서 벗어날 수 없다는 사실을 완전히 망각할 정도이다. 이것을 보고 이해하기 위해서는 먼저 우리가 앞에서 언급한 수직선과 수평선, 그리고 그것들이 절대운동과 어떻게 관련되는지 다시 짚어봐야 한다. 먼저 당신이 현재 있는 곳을 둘러 보아라. 인공 환경에 있고 깊은 숲 속의 돌 위에 앉아 있지 않다면, 당신은 아마 거의 모든 곳에서 수직선과 수평선이 존재하는 것을 볼 수 있을 것이다.

당신 주변의 벽은 수직선처럼 곧게 뻗어 있다. 당신 밑의 바닥은 수평면과 평행하다.

문틀에는 두 개의 수직선과 한 개의 수평선이 있다. 방의 테이블은 수평선과 완벽하게 평행한 표면을 가지고 있다. 어떤 식으로든 무게를 지탱하는, 건설된 당신 주변의 모든 것은 이러한 두 선에 따라 배열된다. 비록 당신이 각도가 있거나 기울어진 지붕이나 벽에 있는 빔을 볼지라도, 그 각도는 항상 피타고라스 정리의 결과이며 삼각형의 수직선과 수평선의 산물이다.

우리의 문제는 특히 중력이 이 모든 것에 활동적이고 강력한 요소로 작용하기 때문에, 우리가 끊임없이 공급받는 이 무의식적인 입력으로부터 벗어날 수 없다는 것이다. 물건이 똑바르지 않고 서로 직각이 아닌 경우에는 계속 넘어지고 뒤집히고 구르면서 우리 주변에 혼란이 생긴다. 그럴 순 없어! 그러므로 우리는 중력을 통해 물체 사이의 가장 안정적인 관계를 만드는 데 전문가가 된다. 우리는 수직선과 수평선과 관련하여 물체를 쌓고 기울이고 묶고 굳혀서 최대한 고정되고 혼란을 일으키지 않도록 한다. 이것은 우리가 살고 있는 자유롭고 유동적인 신체와는 정반대이다.

우리는 이러한 존재의 방식에 극도로 영향을 받으며, 우리는 우리의 마음이 항상 우리를 속이게 하고, 어디에서나 이러한 선들을 보고, 그것들을 모든 것에 참조하도록 한다. 당신이 지금 읽고 있는 책에도 이런 선들이 있다. 책 가운데 접힌 부분이 무의식적으로 수직선이 되고 페이지 위아래가 수평선이 된다. 텍스트의 줄은 수평이 됩니다. 색칠된 그림들도 각 코너마다 90°의 관계를 가지고 있고 아주 훌륭한 미술감독이 이 책의 모든 것, 본문과 그림을 이 두 줄에 따라 아주 깔끔하게 정렬해 놓았다. 책이 완전히 흐트러지고 글과 그림이 서로 다른 방향으로 기울어지면 곧 혼란스럽고 언짢아져서 집중이 안 될 것이다. 그렇지않나?

그러나 이 모든 것에는 역설이 있으며, 그것은 터널 끝의 빛이다. 우리가 어떻게 무의식적으로 모든 것을 이 선들에 맞추는가에 상관없이, 우리는 또한 그것들로부터 벗어나는 유기적인 형태를 매우 높이 평가한다. 예를 들어 네 개의 벽, 여러 개의 직사각형 차문, 그리고 문이 있는 방을 상상해보라. 방 가운데에는 벽과 직각이고 표면이 바닥과 평행한 탁자가 있다. 탁자 중앙에는 꽃병이 있고 이 꽃병에는 무성한 꽃다발이 있다. 꽃은 수평선이나 수직선에 일직선을 이루지 않고, 직선의 바다 가운데에 불규칙하고 유기적인 형태로 있다. 그래서 보기에 매우 매력적이다. 어쩐지 우리는 이 두 세계 사이에서 갈팡질팡한다. 우리가 방과 공간에서 구조를 만들고 절대적인 관계를 설명하기 위해서, 우리가 이 두 선들에 의존한다는 것은 자명하다. 우리는 자연의 아름다움을 감상할 때 이러한 제약으로부터 자유로운 유기적 형태에 더 끌린다.

그럼에도 불구하고, 우리 모두는 이 네모난 세계의 일부이고 우리는 우리 대부분이 특히 인간의 형태에 관한한, 사물을 보는 이런 방식을 벗어나는 데에 어려움을 겪을 것이라는 것을 알고 있다. 우리는 벽이 4개인 방보다는 푸르른 꽃다발에 더 가깝다는 것을 알면서도 세로줄과 가로줄의 개념을 몸에 복사하여 붙여 넣는다.

당신은 아마 그것을 보는 다른 방법이 있다는 것조차 몰랐을 것이다. 그렇기 때문에 우리가 보는 것을 당신이 보게 하고, 당신이 이 두 구성된 선에서 벗어날 수 있도록 도울 수 있을지 보는 것이 흥미로울 것이다.

수직선과 수평선의 개념이나 절대운동 개념의 중요성을 완전히 제쳐 두거나 무시하지 않는 것이 중요하다. 그것

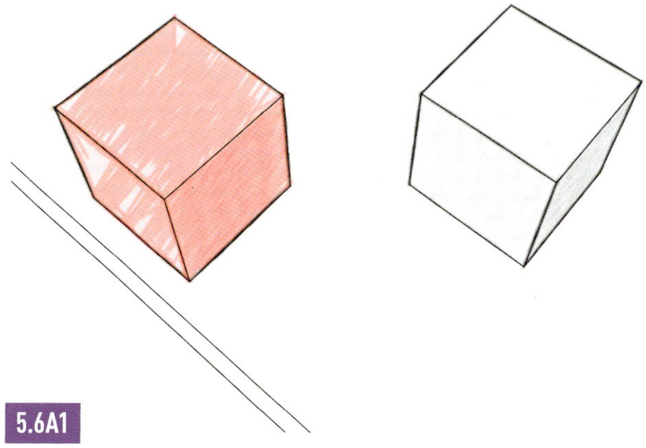

5.6A1

들은 우리가 하는 다른 많은 일들에 필요하다. 그 대신 상호상대운동을 보고 이해하고 평가하는 방법을 배울 수 있고, 환자의 운동 잠재력을 개발하는 데 그 지식을 사용하는 방법을 생각할 수 있는 것이다. 그러므로 상호상대운동의 원리와 그것이 가져오는 잠재력을 완전히 이해하는 것이 중요하다.

우리는 이것을 한 단계 더 발전시키기 위해 또 나른 예를 든다. 당신은 친구와 함께 테이블 옆에 서 있다. 테이블 위에는 빨간색과 회색(그림 5.6A1)인 두 개의 정육면체가 테이블 모서리를 기준으로 배치되어있다. 빨간 정육면체는 가장자리로부터 1cm 떨어져 있고 회색 정육면체는 가장자리로부터 20cm 떨어져 있다.

당신이 방에서 나가면 당신의 친구가 두 개의 정육면체를 재정렬한다. 방으로 돌아가면 이제 정육면체가 테이블에서 어떻게 재배치되었는지 설명하는 것이 과제이다 (그림 5.6A2)를 참조하자.

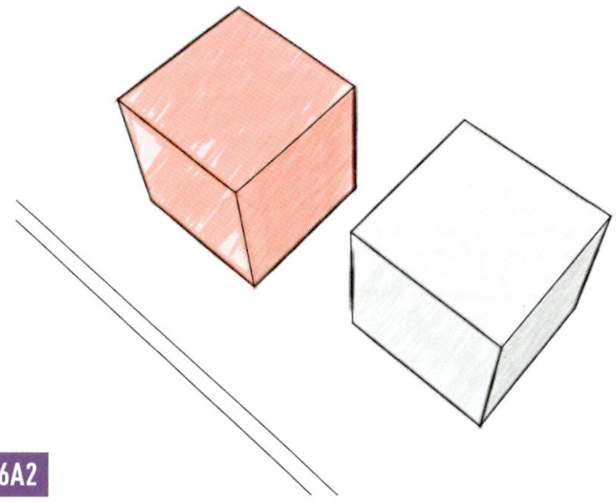

5.6A2

빨간 정육면체가 표의 가장자리에서 5cm만큼 멀어지고 회색 정육면체가 표의 가장자리로 5cm 더 가까이 이동했다는 것을 알 수 있다. 친구에게 무슨 일이 일어났는지 말할 때, 당신은 동일한 기준점 (즉 테이블의 가장자리)과 관련하여 각 정육면체마다의 절대적 이동 동작을 설명했다.

반면 이 시나리오에서 일어나는 상호간의 움직임은 두 정육면체가 서로 10cm 가까이 가까워졌다는 것이다. 테이블의 가장자리에 관해서는 각각 5cm씩 움직였지만, 서로는 10cm씩 움직였다.

상호 상대적인 움직임의 가장 중요한 측면은 만약 두 정육면체가 동일한 거리, 같은 방향으로 움직였다면 두 정육면체 사이에 상호적인 움직임이 없었을 것이라는 것이다. 두 개의 정육면체는 가장자리와 관련하여 방에서 절대적인 움직임을 보였을 것이지만 서로에 대해서는 그렇지 않을 것이다. 이해되지 않으면 큰 혼란을 일으킬 수 있는 대목이다.

이러한 현상은 인간의 움직임과 함께 작업할 때 상대적인 움직임의 사용이 훨씬 더 흥미롭고 강력한 이유이며, 우리는 그 이유에 대해 계속 설명할 것이다.

더 나아가서 세 번째 기준점을 제거하여 상호 상대적인 움직임의 개념을 더 명확하게 알아보자. 당신은 친구와 같은 방에서 이번에는 무한 테이블을 가지고 서 있는데, 이것은 테이블이 모서리가 없다는 것을 의미한다. 즉, 절대 기준점이 없다는 것을 의미한다. 테이블 위에는 같은 정육면체 두 개가 있고, 10cm를 사이에 두고 서로 옆에 서 있다. 당신은 당신의 친구가 두 개의 정육면체를 재정렬하게 하기 위해 다시 1분 동안 방을 비운다.

방으로 돌아가서 정육면체가 어떻게 재배치되었는지 다시 한번 설명한다. 테이블에 모서리가 없으므로 참조로 사용할 수 없으므로, 정육면체를 사용하여 상대적인 움직임으로 변경된 관계를 설명해야 한다.

여러분이 분명히 볼 수 있는 것은 그것들이 약 10cm 정도 서로 더 멀리 움직였고 현재 그들 사이에 약 20cm가 있다는 것이다. 문제는, 빨간 정육면체가 회색 정육면체에서 멀리 이동하였는가, 회색 정육면체가 빨간색으로부터 멀리 이동하였는가, 아니면 새로운 관계를 만들기 위해 그들 둘 다 각 방향으로 이동하였는가이다(그림 5.6B1~3 참조).

정육면체를 연관시킬 절대 기준점이 없기 때문에 알 수 없다. 그리고 그 자체가 답이다. 여러분은 모르고, 알 필

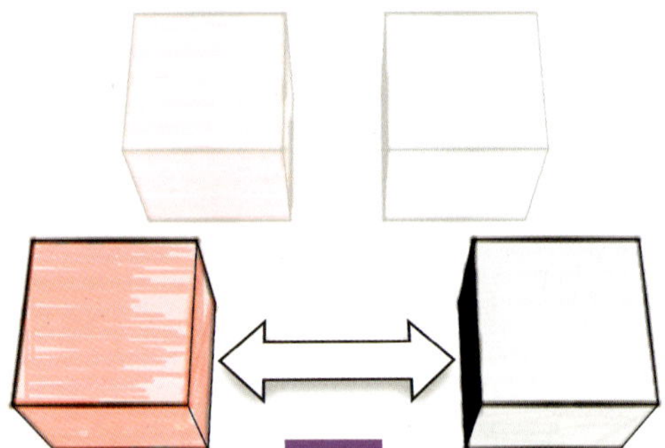

5.6B1

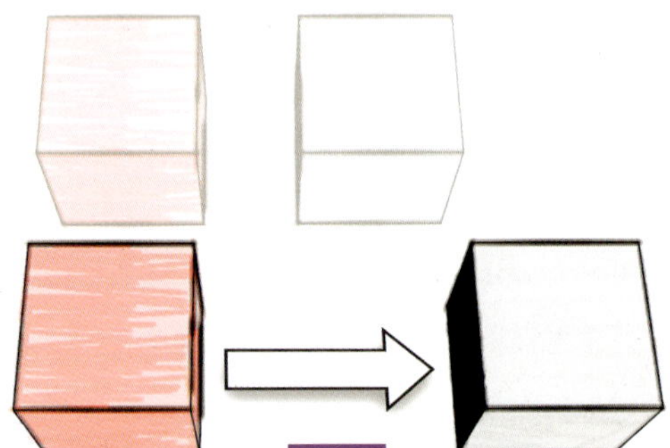

5.6B2

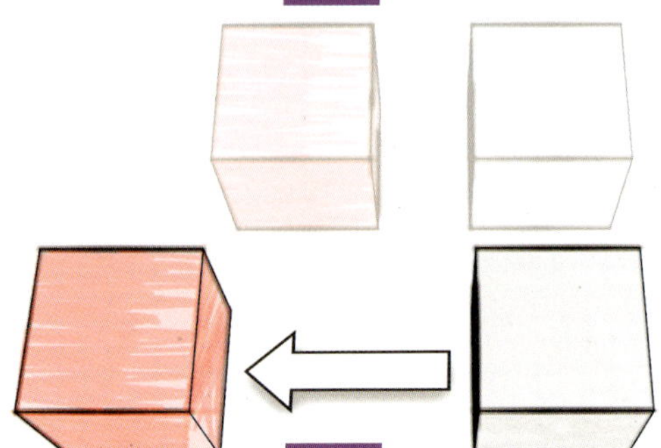

5.6B3

요도 없다! 당신은 단지 두 정육면체 사이의 새로운 관계를 보고 설명할 수 있어야 한다.

이제 상호관계운동의 힘은 관계가 어떻게 변해왔는지 이해하는 것보다 관계를 되살리기 위해 우리가 무엇을 해야 하는지 이해하는 것이다. 이 시나리오에서는 정육면체가 방을 나가기 전에 가졌던 관계를 최적의 관계로 설명하며, 그것이 우리가 다시 가져오고자 하는 관계이다.

환자에게 적용할 때도 마찬가지이다. 우리가 구조들 사이의 변화된 관계를 볼 때, 우리는 이 상태를 설명할 수 있고 그것을 되살리기 위해 우리가 어떻게 하고 싶은지 설명할 수 있다. 우리가 그것을 보고 묘사하는 방식은 우리가 최적의 관계를 되찾기 위해 어떤 것을 할지에 대한 간접적인 묘사가 된다.

정육면체로 돌아가자. 그들을 원하는 관계로 다시 재배열할 수 있게 하기 위해서 우리는 먼저 그들 사이에서 일어난 움직임을 어떻게 묘사할지를 선택해야 하고, 그 후 우리는 관계를 되살릴 수 있는 개입을 선택할 수 있다. 이를 위해 우리는 먼저 움직임을 설명할 수 있도록 두 번째 정육면체의 움직임에 대한 기준점이 될 정육면체 하나를 선택해야 한다.

자, 이것을 할 때 이해해야 할 매우 중요한 것은 다른 두 가지 움직임 옵션도 동시에 발생했다는 것을 받아들인다는 것이다. 당신은 하나를 선택했지만 나머지 두 개는 여전히 적용된다.

이것은 중요한 데, 왜냐하면 인간의 형태를 다룰 때, 우리는 때때로 우리가 선택한 움직임의 첫 번째 옵션이 우리가 바라던 것만큼 변화를 창조하는데 많은 영향을 미치지 않을 것이라는 것을 깨달아야 하기 때문이다. 그럼 돌아가서 다른 옵션을 선택할 수 있다.
그러므로, 어떤 것도 손실되거나 잘못되지 않고, 우리는 단지 우리가 두 물체 사이의 상호적인 움직임을 보고 묘사하는 방법을 조정하고 그에 따라 우리의 개입을 변경하면 된다. 그에 비해, 만약 우리가 변화된 상태를 설명하기 위해 절대적인 움직임을 사용한다면, 우리는 되돌아가서 어떠한 조정도 할 수 없다.

어떻게 기준점(reference point)을 고르는가?

우리는 신체의 어떤 구조든 기준점으로 선택하고 이와 다른 모든 구조의 관계성을 묘사할 수 있다. 다만 기준점을 고르는 논리도 있고, 이런 관점에서 작업할수록 개입과 매우 밀접하게 얽혀서 더 논리적으로 된다.

우리가 사람을 볼 때, 구조들 사이의 변화된 관계와 확실히 변하지 않은 관계를 볼 수 있다. 이 구조들은 서로에게 더 최적의 상태에 있는 것처럼 보인다. 따라서 이들 중 하나를 기준점으로 선택하는 것이 가장 논리적이다.

이것을 설명하는 가장 좋은 방법은 다른 정육면체를 우리의 무한 테이블에 추가하는 것이다. 이제 빨간색, 회색, 파란색 정육면체가 테이블 위에 줄지어 있지만 테이블 위에는 가장자리가 없다. 우리는 그림 5.6C가 정육면체 사이의 최적의 관계라고 결정한다.

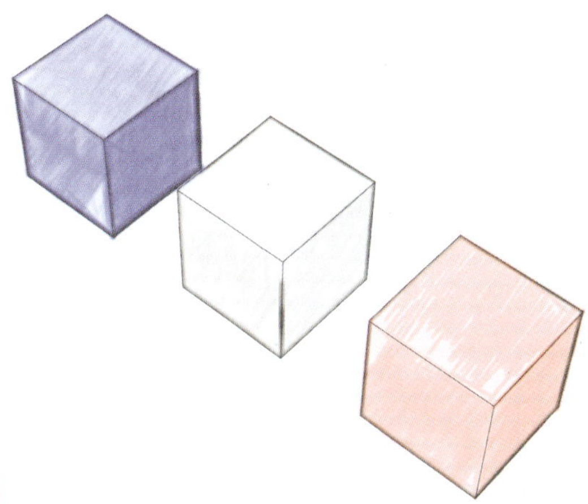

5.6C

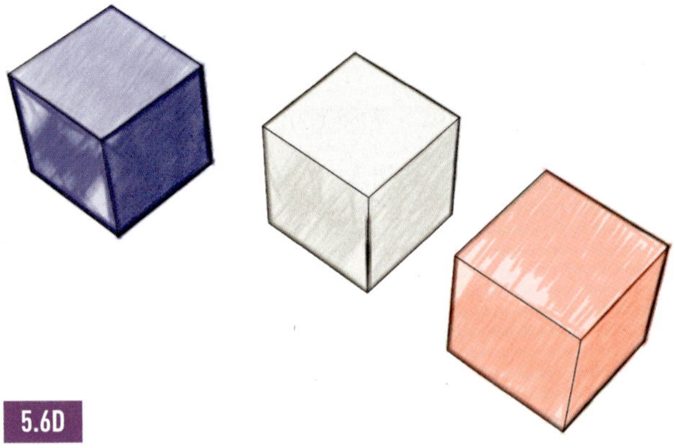

5.6D

그림 5.6D에서 우리는 관계가 변경되었음을 알 수 있다. 우리는 빨강과 회색 정육면체의 이전 예처럼 정육면체 사이에서 일어난 세 가지 다른 움직임 시나리오를 설명할 수 있다. 그러나, 가장 먼저 떠오르는 것은 파란색 정육면체가 회색과 빨간색 정육면체에 대한 최적의 관계를 벗어났다는 것이다. 회색과 빨간색은 예전과 같은 관계다. 비록 누구도 확신할 수 없지만, 회색과 빨간색이 파란색에서 멀어졌을 수도 있다. 그러나 개입을 선택할 때는 시간과 에너지 효율을 고려할 때, 먼저 파란색 정육면체를 최적의 상태로 되돌리는 것이 가장 논리적이다. 이것은 사람에 적용할 때 훨씬 더 분명해진다.

그림 5.6E에서 우리는 또 다른 변경된 관계를 볼 수 있다. 회색 정육면체가 움직였나요, 빨간색과 파란색이 움직였나요, 아니면 세 개 모두 움직였나요? 우리는 모르지만, 최적의 관계를 되찾기 위해 회색 정육면체를 이동시키는 것이 더 논리적으로 보인다.

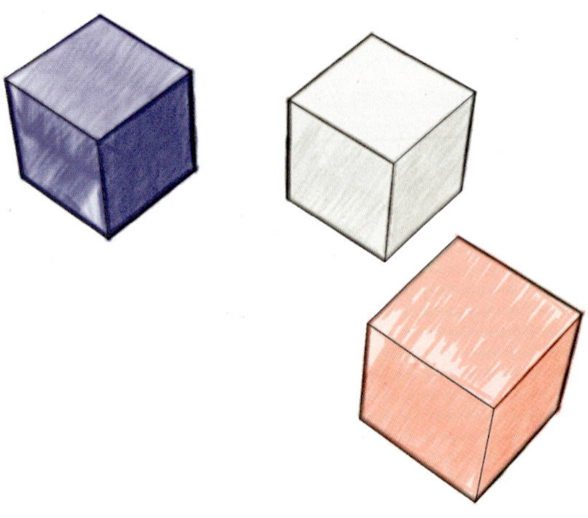

5.6E

정육면체의 예는 간단하다는 것을 명심해야 한다. 인체의 구조물을 다루는 일은 완전히 다르며 훨씬 더 복잡하다. 그러나 동일한 간단한 원칙이 적용된다.

그림 5.6F와 같이 사람을 볼 때, 가슴과 발이 서로 상대적으로 최적의 관계에 있다는 것을 알 수 있다면, 가장 논리적인 설명은 골반이 그 관계에서 멀어지고 앞으로 이동했다는 것이다. 이를 통해 관계를 되돌리기 위해 개입을 선택하는 것이 쉬워진다.

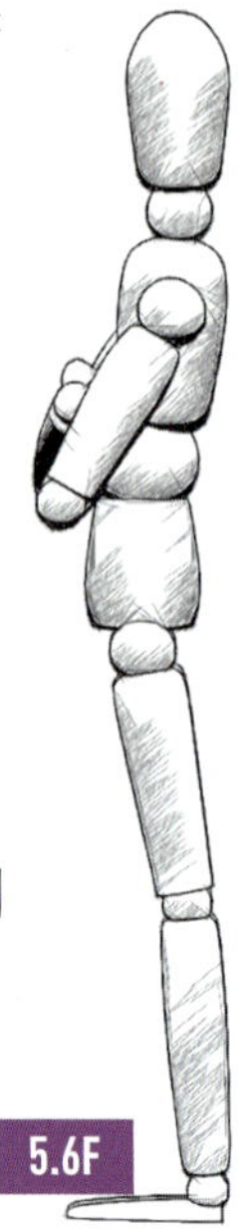

5.6F

그러나, 만약 우리가 처음 설명한 관계에 기초한 개입으로부터 결과를 얻지 못한다면, 우리는 다른 기준점으로 설명을 빠르게 변경할 수 있고 더 나은 결과를 바라며 개입을 변경할 수 있다. 상호간 움직임이 역동적인 원리에 따라 작동하므로 신체 구조의 변화하는 관계에 대한 여러가지 해법이 존재하는 이유이다.

말할 필요도 없이, 지금까지 우리는 단지 구조적인 관계에 대해서 이야기했다. 우리는 아직 이 원리가 어떻게 움직임에도 적용되는지 배우고 이해하지 못했다. 모든 것을 움직임으로 보고 묘사하지만, 그것을 정적 자세에서 하게 된다. 하지만 나중에 우리가 그 구조물을 시험해보고 그것들이 실제로 움직일 수 있는지 없는지 볼 때는 또 다른 차원이 열리게 된다.

이는 차례로 많은 관계가 다루어지고 변경되는 전체 치료 계획의 일부가 될 것이며, 최종적으로 다루어야 할 궁극적인 관계가 지구의 중력과 관련된 전체 운동 시스템이 될 것이다. 이 모든 것이 그 사람을 장애나 고통 없이 자유롭게 움직이는 상태로 되돌려 놓기를 바란다.

다시 한번 인간이 추구해야 하는 하나의 일반적인 최적의 구조적 관계는 없다는 것을 상기하자. 사람마다 각자의 최적의 관계 상태를 가지고 있다. 이것을 배우고 볼 수 있는 유일한 방법은 이러한 관점을 이용하여 사람들을 평가하고 적용하기 시작하는 것이고, 곧 개개인의 최적 버전이 어떻게 되어야 하는지가 명백해질 것이다. 개인의 최적의 관계 상태는 항상 그 사람의 소망, 능력, 전제조건이 현재의 기술 및 지식과 융합되어 만들어진다.

정육면체를 떠나 인간 구조에 초점을 맞추면 고려해야 할 구조가 한두 가지가 아니라는 것을 단숨에 알 수 있다. 인간의 몸은 복잡한 관계와 구조로 가득 차 있고 모두 연결되어 있어 광대하고 매우 정교한 변수의 미로가 된다.

두 개의 정육면체와 달리 중력을 통한 신체의 구성과 기본 기능은 통합된 관계에 내한 몇 기지 분명한 규칙을 제시한다. 예를 들어 정육면체를 사용하면 방해 없이 쉽게 쌓을 수 있다. 인체의 경우, 모든 구조물은 실제 관계에 묶여 있으며 보행 패턴의 리듬을 따르도록 "설계"된다. 이 사실은 우리가 내부에 머물 수 있는 일종의 놀이터를 만들고 그것은 우리의 일을 더 논리적이게 만들며 동시에 더 복잡하고 어렵게 만든다.

구조의 움직임(The movement of structures)

움직임을 보고 해석할 수 있으려면 움직임을 묘사할 수 있어야 한다. 앞에서 언급했듯이, 우리는 인간 형태 내의 관계에서 무슨 일이 일어났는지를 설명할 때 4가지 운동 용어를 사용한다. 우리는 이것을 구조 평가라고 부른다. 정확하고 적절하게 사용되면 우리는 그 사람의 형태 안에 존재하는 현재의 관계를 묘사하는 "이야기(story)"를 만들 수 있다. 그리고 나서 우리는 우리의 개입을 선택하고 이야기를 다시 쓸 수 있는 기반을 만들 수 있다. 그것은 우리가 그 사람을 그들의 바람과 필요에 해당하는 방법을 찾는데 도움을 줄 것이다.

이 네 가지 움직임 용어는 그 자체로 간단하지만, 신체 내의 상대적인 움직임을 묘사할 때 그들은 "구식" 용어를 사용하여 기술하는 것이 다소 불가능했을 매우 복잡한 관계를 설명할 수 있다.

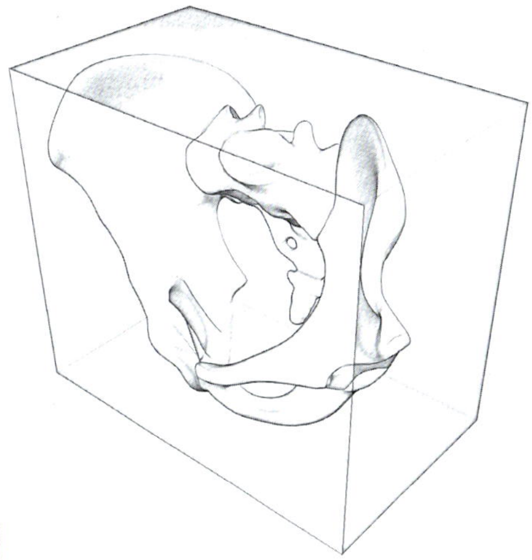

5.6G

이러한 움직임 용어를 신체의 구조와 함께 사용할 수 있으려면 먼저 각 구조를 이론적인 상자로 만들어야 한다. 상자에는 6개의 면이 있지만, 우리는 움직임의 방향을 설명할 때 앞면과 윗면만 사용한다. 그 구조 상자의 앞면과 윗면은 그 사람의 형태 안에 존재하는 앞면과 윗면의 관계를 어떻게 포괄적으로 묘사하느냐에 따라 결정된다.

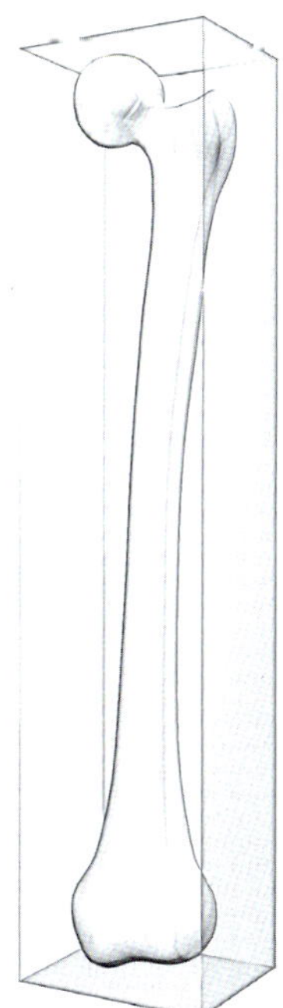

5.6H

우리는 또한 옆쪽으로의 움직임을 묘사할 때 그 사람의 왼쪽과 오른쪽을 사용하고, 몸의 중간에서 멀어지고 더 가까운 움직임을 묘사하기 위해 바깥쪽과 안쪽을 사용한다.

이 시점에서 각 운동 용어의 속성을 설명하고 명확히 하기 위해, 그것들을 다른 구조와 관련되지 않고 공간에서의 이전 위치와 관련하여 묘사하고 설명할 것이다.

4가지 운동 용어:

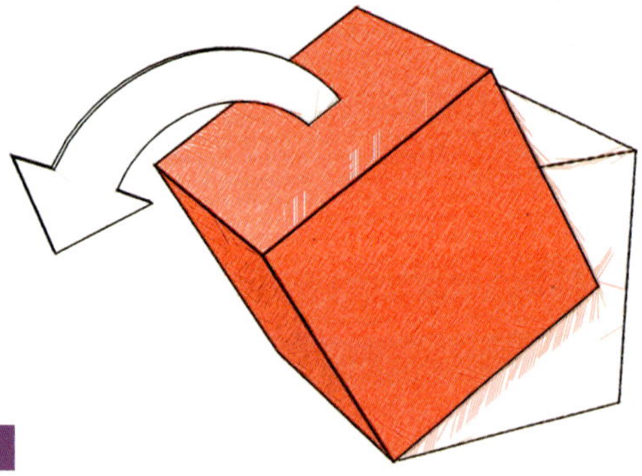

5.7

• **경사**(tilt)– 구조물이 경사를 지게되며, 관상면 또는 시상면에서 축을 중심으로 회전

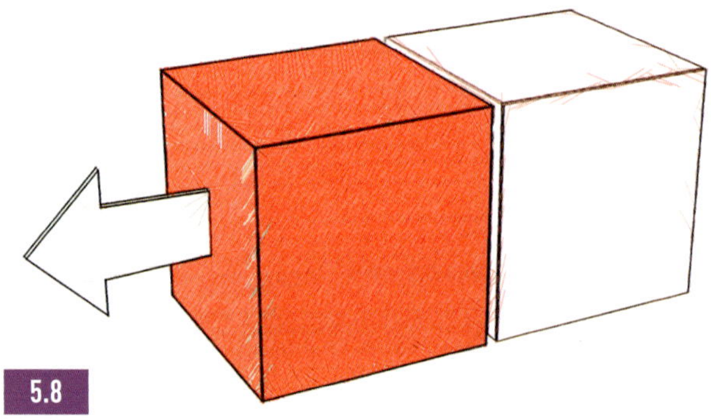

5.8

• **변위**(shift)– 관상면 또는 시상면에서 구조물이 한 위치 또는 방향에서 다른 위치로 이동하거나 변경될 때

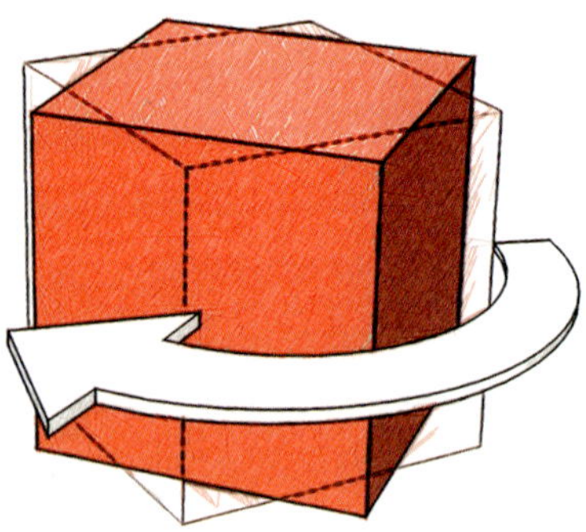

5.9

• **회전**(rotate)– 구조물이 가로 평면에서 축을 중심으로 회전할 때

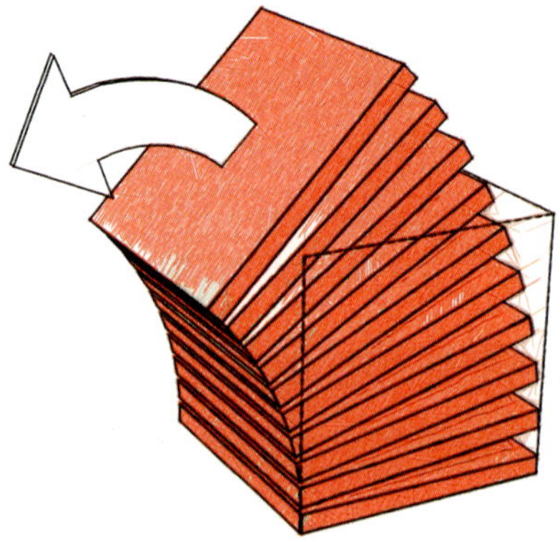

5.10

• **굽힘**(bend)– 구조물에 곡선이 생성되거나 일련의 구조물이 순차적으로 기울어져 곡선을 만들 때 (예: 척추뼈)

고전적인 예(A classic example)

이제 신체에서 변화된 관계의 몇 가지 예를 들어 어떻게 상호운동을 묘사하는지 설명할 것이다. 또한 스스로 생각해볼 수 있도록 다음 예를 구성했으며(절대공간 같은) 수평선과 수직선의 움직임은 연관시키지 않는다. 시야를 넓힐 수 있는지 보자.

시상면에서의 기울어짐(Tilt in the sagittal plane)

첫번째 예는 아마 환자에게서 가장 흔히 볼 수 있는 관계일 것이다. 그것은 관상면에서 골반과 흉곽의 상대적인 기울어짐이다.

그림 5.11A를 보면 발, 골반, 가슴, 그리고 머리가 최적의 관계에 놓여있다. 이제 다른 3가지 그림인 5.11B, C, D를 보자. 이들은 확실히 다른 변경된 위치를 가지고 있다. 정말 그런가?

이 예에서 골반과 가슴의 변화된 관계는 B, C, D가 사실 동일하다. 우리는 그것을 최적의 자세 A에 대해 골반과 가슴 사이에 변화된 각도인 델타 각도 Δ°로 묘사

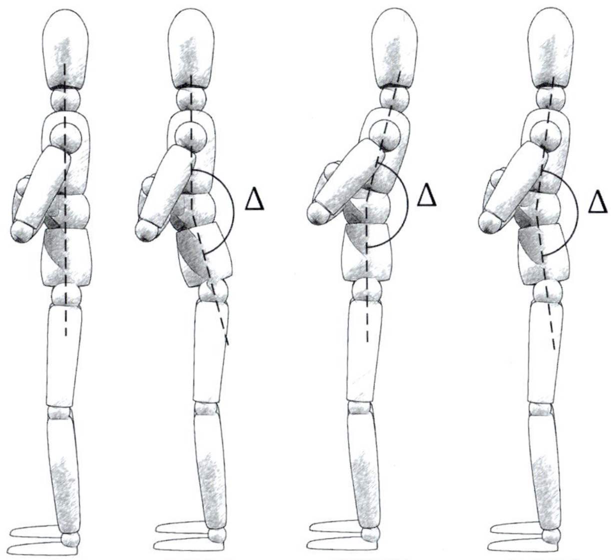

5.11A 5.11B 5.11C 5.11D

한다. 세 가지 시나리오에서 더미의 "자세"가 매우 다르게 보일지라도 골반과 가슴 사이의 관계는 일정하다.

비록 골반과 가슴 사이의 관계가 이 예에 걸쳐 일정하지만, 그들이 차례로 신체의 나머지 부분과 어떻게 연관되는지는 우리에게 관계의 큰 변화를 줄 것이고 그것은 개입의 다양성으로 나타날 것이다.

구조적 접근(Structural assessment)

그림 5.11B를 보면 델타각인 Δ°로 표시된 골반과 가슴 사이의 변화된 위치가 분명하게 보인다. 앞서 언급한 바와 같이 신체의 나머지 부분에 대한 내부 관계를 설명하기 위해서는 먼저 설명하기 위한 기준점을 선택해야 한다.

그림 5.11B를 볼 때, 우리의 눈은 즉시 골반과 일어난 기울기로 쏠립니다. 발을 기준점으로 삼는다면 골반이 수직선이 아닌 앞쪽으로 기울어진 것으로 설명할 것이다. 그러나 가슴과 발을 볼 때, 우리는 시상면에서 기울어지는 것에 관해서는 변한 관계가 없다는 것을 알 수 있다. 대신 흉부가 시상면의 발에 비해 앞으로 이동했다는 것이다.

그림 5.11C로 넘어가면 그림 5.11B와 골반과 가슴 사이의 관계가 정확하게 동일하지만, 이 시나리오에서 골반은 발에 중립적이다. 대신 골반을 기준으로 하면 가슴이 골반에 대해 뒤로 젖혀진 것을 설명할 수 있다. 그림에서 머리를 기울였다면 골반과 발에 중립이었겠지만 머리는 골반에 비해 뒤로 이동했다.

마지막 그림 5.11D로 넘어가면 이전의 두 개의 더미와 마찬가지로 가슴과 골반의 관계는 동일하다. 여기서 일어난 일은 5.11B와 5.11C의 특징을 혼합하여 가지고 있다. 먼저 알 수 있는 것은 발과 머리가 중립적인 관계를 가지고 있다는 것이고, 시상면에서 기울어짐이나 이동이 일어나지 않았다는 것이다. 따라서 다시 한번 발을 기준점으로 꼽는다면 골반이 발에 대해 앞으로 기울어지는 것을 설명할 수 있고 가슴은 발에 대해 뒤로 기울어진 것으로 설명할 수 있다.

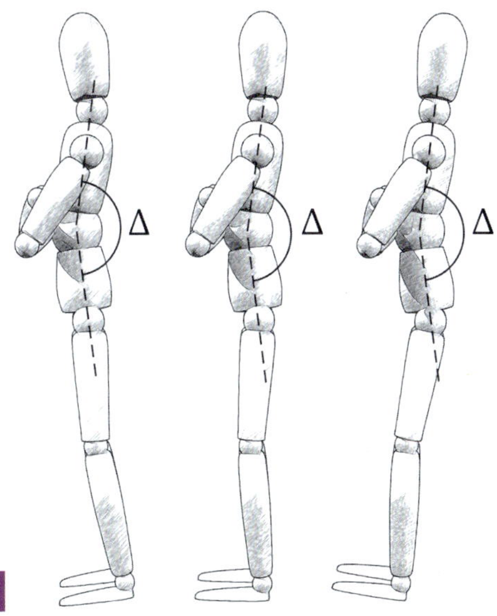

5.12

단지 골반과 가슴의 관계가 세 개의 더미 모두에서 동일했음을 보여주기 위해, 우리는 가슴과 골반과 함께 세 개의 그림을 모두 서로 중립적인 관계로 배치했다(그림 5.12). 각 그림에는 이전의 내부 관계가 그대로 있다는 점에 유의하자. 이 편찬된 그림으로부터 모든 것이 어긋나는 것처럼 보이지만, 이는 단지 눈이 그것을 수직선에 맞추려고 하기 때문이다.

이제까지 우리는 단지 골반과 가슴의 기울기 사이의 관계와 그것을 다른 모든 구조와 관련하여 설명할 수 있는 방법에 초점을 맞췄습니다. 이제 다시 돌아가서 그림 5.11B, C, D와 머리를 보고 그것의 관계를 좀 더 자세히 설명해보자. 모든 그림에서 머리는 수직선과 관련하여 일반적으로 "중립"으로 묘사된다.

다시 말하지만, 이것은 수직선이나 수평선과는 아무런 관련이 없다. 이것은 사람이 정면을 바라보도록 요청받았을 때 보통 머리가 취하는 자세이다. 우리의 눈과 귀의 감각 기관은 우리가 가장 최적의 방법으로 우리 주변의 세상을 관찰하고 지각할 수 있는 위치로 머리를 조정하도록 도와주며, 이것은 신체의 나머지 부분의 계속되는 관계와 상관없이 거의 항상 이루어진다.

그림 5.11B와 머리와 발의 관계를 살펴보면, 머리와 발 사이에 분명한 이동이 있지만 기울어지지는 않는다. 머리와 가슴의 관계를 살펴보면 기울거나 이동하지 않고 중립이다. 다만 머리와 골반의 관계를 살펴보면 머리가 골반에 비해 뒤로 기울어져 있고 가슴도 그렇다. 이것을 보고 이해하는 것이 중요하다. 왜냐하면 만약 우리가 발에 대한 골반의 위치만 바꾸고 가슴과 목을 조정하지 않는다면 그 사람은 뒤로 젖혀질 것이기 때문이다. 즉, 5.11C로 배치된다. 따라서 5.11B에서는 골반이 뒤로 기울어져야 하는 만큼 5.11A의 위치로 가려면 골반과 관련하여 가슴과 머리도 앞으로 기울어져야 한다.

그림 5.11C에서는 이것이 더욱 분명해진다. 여기서 머리가 가슴과 비교하여 앞으로 기울어져 있는 것을 분명히 알 수 있다. 가슴과 골반과의 관계만 바꾸고 앞쪽으로 기울이고 머리와 가슴의 관계는 변화가 없다면 더미는 아래를 내려다보고 서 있을 것이다.

현실에서는 이런 일이 절대 일어나지 않을 것이다. 사람은 중재 후에 절대 평지에서 바닥을 내려다보고 서 있지 않을 것이다. 아마도 무의식적으로 가슴과 골반 사이의 변화된 관계를 받아들이지 않고 대신 이전 위치로 돌아가려 할 것이다. 또한 그 관계의 정도에 따라 머리의 위치를 스스로 바꿀 수도 있다. 그러나 가슴과 머리 사이의 관계를 넘어서서 더 많은 관계도 해결해야 한다는 것을 확인하고 이해할 수 있을 때까지는 원하는 결과를 얻을 수 없다.

골반과 관련하여 가슴을 앞으로 기울이기 위해서는 가슴과 관련하여 머리를 뒤로 기울이는 것도 필요하다. 만약 신체의 변화를 얻고자 한다면, 머리와 나머지 신체에 대한 위치 관계는 매우 중요하다. 그 이유는 사람들은 항상 나머지 신체와 중립적인 관계에서 머리를 잡으려고 노력하지만 턱 아래에서는 관계가 바뀌어도 머리는 항상 다른 신체와 다소 떨어져 있기 때문이다.

따라서, 우리가 머리를 수직선과만 연관시킨다면, 우리는 아마도 신체의 나머지 부분과 변화된 관계를 만들 필요가 없다고 생각할 것이다. 머리가 수직선과 완벽하게 일직선상에 있다면 뒤나 앞으로 기울일 필요가 있다고 말하는 사람은 없을 것이다. 그렇기 때문에 특히 이런 관점에서는 신체 내부의 구조에 대한 상호적인 움직임이 매우 강력한 시각과 작용 방법이다.

우리가 여기서 한 일은 꽤 긴 결론을 내리는 것이다. 사실, 우리는 우리가 보는 관계가 사실인지 아닌지를 시험해보기 전까지는 알 수 없다. 우리가 이런 구조적 평가를 할 때 하는 것은 의혹을 제기하는 것이다. 그런 다음 이러한 의혹은 확인되거나 기각되기 위해 테스트된다. 구조적인 평가와 검사 결과 모두 발전 가능성이 있다고 판단되면, 그 부분을 가지고 가서 치료 계획으로 종합할 것이다.

횡단면에서의 회전(Rotations in the transverse plane)

좀 더 쉽게 이해할 수 있도록 한번에 하나의 평면 이동에 대해서 설명한다. 하지만 실생활에서는 운동 평면이 없다. 모든 운동은 항상 모든 평면에서 동시에 발생한다. 우선 이해하기 쉽도록 각 평면으로만 축소하여 설명하겠다. 추후에는 이 책에서 더 연결된 설명 모델로 통합할 것이다.

이 사실은 횡단면으로 분명하게 볼 수 있으며, 많은 경우 변경된 관계는 시상면과 관상면에서의 산물이기 때문이다. 따라서 다른 두 평면에서 찾은 것으로 먼저 생각하면 횡단 평면에서 변경된 관계를 다룰 필요가 없을 수도 있다. 그러나 지금은 가로 평면과 그 속성을 다룬다.

구조적 접근(Structural assessment)

시상면과 앞의 예에서와 마찬가지로 우리는 구조를 살펴보고 무슨 일이 일어났는지 설명하기 위해 기준점을 선택한 다음 균형과 더 높은 수준의 기능을 하는데 도움이 되도록 이 사람을 위해 무엇을 하고 싶은지에 대한 아이디어를 제시해야 한다.

학습 과정을 돕기 위해 머리, 가슴, 골반 및 발에 점선을 추가하여 모든 구조를 수평선에 즉시 참조할 수 있도록 의도적으로 이 예제를 만들었다. 그런 생각에서 벗어나 우리가 보는 것을 볼 수 있는지 보자.

그림 5.13A로 시작하면, 이는 최적의 상태와 원하는 관계를 표현했다.

그림 5.13B는 골반과 발이 가슴을 기준으로 왼쪽으로 회전한 모습이다. 그렇게 말하는 이유는 가슴과 머리가 중립 상태이기 때문이다. (앞으로도 사람의 왼쪽과 오른쪽을 위 방식으로 묘사할 것이다.)

그림 5.13C를 보면 가슴과 머리가 골반과 발에 대해 오른쪽으로 회전했다. 이 그림에서는 골반과 발이 중립 상태에 있다.

여기서 흥미로운 것은 관계에서 변한 것은 더미가 아니라 당신이라는 것이다. 머리/가슴과 골반/발 사이의 관계는 그림 5.13B와 C에서 정확히 동일하다. 변한 것은 당신뿐이다. 그림 5.13B에서 머리/가슴이 중립에 있으므로 골반/발을 변경된 관계로 설명한다. 그리고 나서 5.13C를 볼 때, 우리는 마법 같은 이유로 생각을 바꾸게 된다. 골반/발이 중립적이며 머리/가슴이 변경된 관계로 설명된다.

당신이 이해해야 할 것은 환자의 상태가 당신이 인지하는 관계에도 영향을 미친다는 점이다. 따라서 위 두가지 묘사는 모두 옳으며 동시에 존재한다고 볼 수 있다. 우

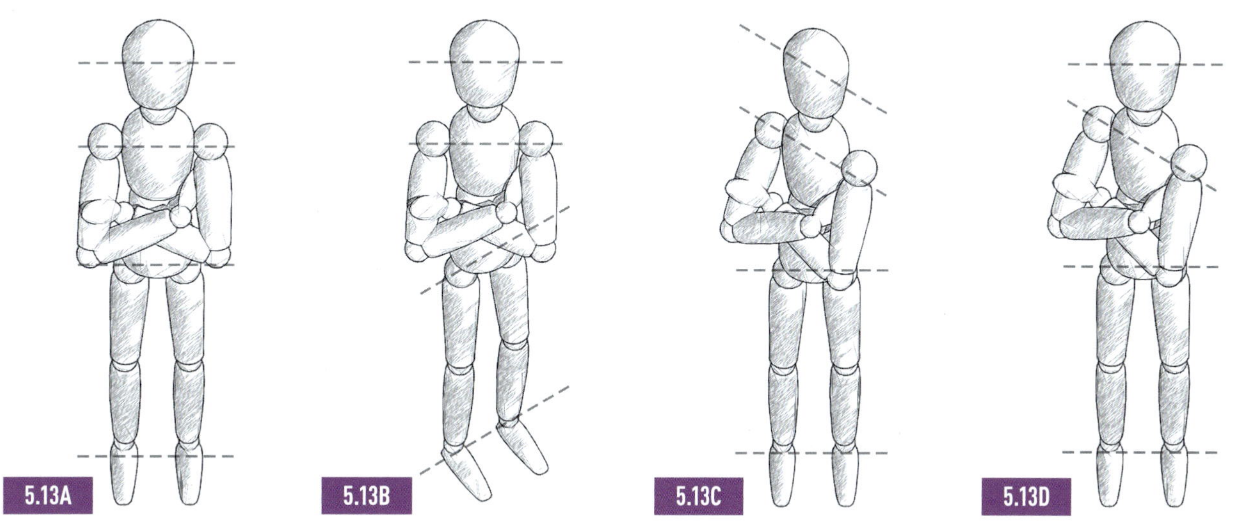

5.13A 5.13B 5.13C 5.13D

리는 무엇을 해야하고 왜 해야하는 지에 대해서만 결정하면 된다.

이제 그림 5.13D를 보자. 무슨 일이 일어났는가? 한가지 측면에서 5.13C와 다르다. 머리 또한 골반, 발과 관련하여 중립 상태에 있다. 가슴이 이제는 "최적의 관계"에서 가장 많이 벗어난 구조이다. 이 경우 지배적 여러 구조와 변경된 하나의 구조가 있다. 따라서 가슴이 머리, 골반, 발에 대해 오른쪽으로 회전한다고 말할 수 있다. 그러나 머리, 골반, 발이 모두 가슴을 기준으로 왼쪽으로 회전했다고 말해도 틀리지 않는다.

결론(conclusion)

관계는 내부 및 외부 모든 곳에 있다. 우리가 그것을 인식하고 설명하는 방법에 따라 환자에게 최상의 효과를 내기 위하여 관계를 변경하고 최적화하기 위해 창의적이고 역동적으로 개입할 수 있다.

19장에서 Julian Baker는 다양한 근막 구조가 신체에서 갖는 관계에 대해 설명한다. 각 구조의 개별 특성과 그 관계를 통해 이동 및 기능 능력에 대한 큰 잠재력을 제공한다.

이 장에서 우리는 보다 정적이고 구조적인 의미에서 관계에 대해 이야기했다. 변경되고 향상되고 보다 역동적인 움직임이 우리가 추구하는 것이며 이것이 우리의 원칙과 나아가 우리의 개입 및 방법을 뒷받침하는 이론적 설명이다.

우리는 다음 장인 '대립(Oppositions)'에서 관계의 세계에 대해 더 깊이 파고들어 관계의 더 기능적인 측면을 논할 것입니다.

Notes

1. Holt–Lunstad (2018).
2. Morrison (2001).
3. Myers (2014).

References

Holt-Lunstad J; Why social relationships are important for physical health: a systems approach to understanding and modifying risk and protection. *Annual Review of Psychology* 2018, 69:437–458.

Morrison M; *Structural Vocabulary—A Plain English Vocabulary for Describing Geometric Relationships.* Boulder, CO: Rolf institute, Rolf lines, July 2001.

Myers TW; *Anatomy Trains: Myofascial Meridians for Manual and Movement Therapists, 3rd edn.* Edinburgh: Churchill Livingstone, 2014.

CHAPTER 6

대립(Oppositions)

Linus Johansson

인체 구조 안에서의 모든 관계들은 우리의 운동 능력과 기능을 위해 매우 중요하다. 그러나 우리는 사람 몸 안에서 아마도 다른 것들 보다 훨씬 더 흥미로운 두가지 관계들이 있다고 주장하고 싶다. 흥미로운 이유는 그것들은 사람 몸 안에서 다른 모든 운동관계들이 더 성공적이고 더 잘 동작하게 되는 두가지 핵심 관계들이기 때문이다.

이들 두가지 관계를 내포하고 있는 독특한 특징 때문에 혹자는 그것들이 인간 보행의 매우 기초적인 것이라 주장할 수 있다.

이러한 두가지 관계들은 발 앞쪽과 발 뒤쪽 사이의 관계이거나 골반과 가슴 간의 관계이다.

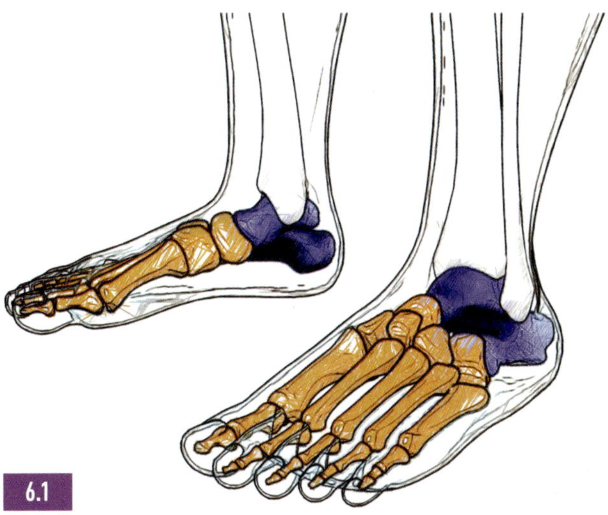

6.1

발 뒤쪽은 거골(talus)과 종골(calcaneus)를 말한다. 발 앞쪽은 모든 중족골(metatarsal bone)들을 말한다. 이 부분에서 앞쪽과 뒤쪽을 나누는 경계선은 없으며 만약 필요하다면 이러한 정의들은 변경될 수 있다.

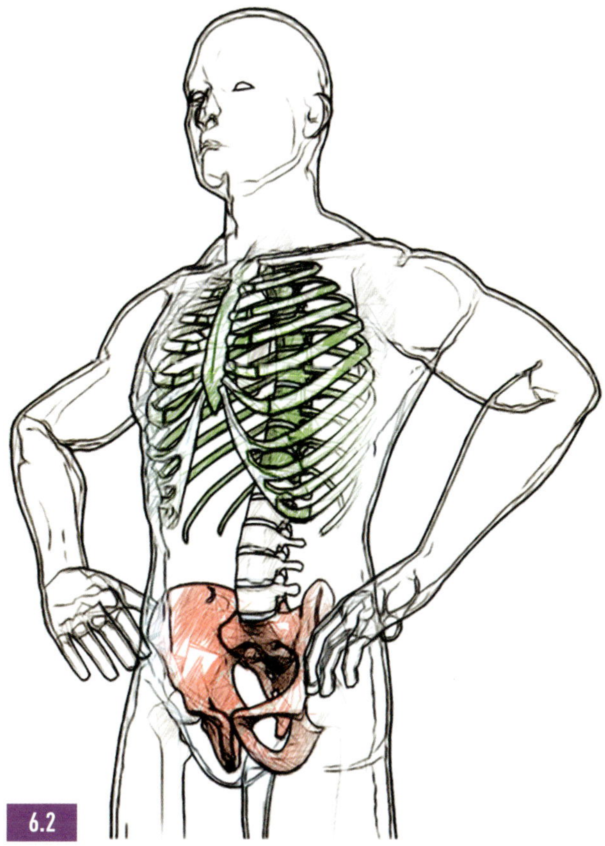

6.2

골반은 장골(ilium)과 천골(sacrum) 그리고 하부 요추 뒤에 가려진 부분으로 관찰된다. 흉곽은 아래 등과 경추에 가려져 있는 흉추들과 흉골(sternum)에 연결되어있는 늑골(rib)들로 관찰된다. 견갑대는 흉곽과 관련을 가지며 움직이고 견갑대는 독립체로 보인다.

10장에서 설명하겠지만, 구조간에 경계선은 없다. 이것은 모두 하나다. 그래서 우리는 우리가 말하고 있는 구조들이 오직 기능을 통해서만 보여진다는 점을 알려야 한다. 우리가 "부분(parts)"라고 명명한 모든 구조들은 흐릿한 경계선으로 보여져야 하고 이러한 가상의 선들이 오로지 교육과 설명을 위한 것이라는 점을 알린다.

우리는 앞쪽발과 뒤쪽발의 관계 그리고 골반과 가슴과의 관계라는 두가지 독특한 관계에 대해 기술할 것이고 우리는 이러한 관계들이 어느 하나가 다른 그 하나에 대해 반대에 있다고 말한다. 그러한 관계에서 반대에 있다는 것은 관계안에서의 다른 하나의 작용에 대해 반대로 작용하는 것으로 항상 정의된다.

그것은 우리가 한 방식으로 움직이는 반대의 관계 속에 있는 구조물들을 볼 때 우리는 상호연관되는 반대방향 속에서 움직임의 관계들이 다른 파트들을 기술할 수 있기를 원한다.

우리가 발을 기능적으로 봤을 때, 이상적으로 우리는 앞발과 뒷발 사이의 명확히 반대되는 움직임을 관찰하기를 원한다. 기능이 방해받지 않는 상황에서 그들은 서로의 움직임을 항상 반영해야 하고 그리고 그것들이 작동할 때 우리는 회내(pronation)과 재회외(resupination)의 편집된 운동(compiled movement)로서 기술한다.

기능적으로 같은 이와 같은 현상들이 골반과 흉곽간의 관계에서도 일어난다. 이상적으로 우리는 서로가 반대방향으로 상호 연관되어 움직이는 두 구조물들을 기술하기를 원한다(이것들은 8장에서 더 자세하게 설명할 것이다)

우리는 반대되는 움직임의 목적이 무엇인지, 그러고 어떻게 그것들이 인간 기능의 복잡성에 기여하는지를 좀더 자세하게 설명할 것이다. 그러나 나아가기 전에 우리는 일단 뒤로 돌아가서 몇가지 중요한 결론들을 내릴 필요가 있다.

우리는 시상면(sagittal), 관상면(frontal), 횡단면(transverse)의 세가지 다른 운동평면들의 어떤 것 안에서도 그들 스스로에 의한 경사(tilt), 변위(shift), 회전(rotate) 그리고 굽힘(bend)의 각각의 운동 용어들을 보고 설명할 수 있음을 안다.

이것은 순수하게 교육적 목적에 의해 행해지는 것이고, 이것은 각각의 움직임들과 그것들이 가지고 있는 특성을 이해하는 것을 시작할 수 있기 위함이다. 현실적으로 우리가 중력속에서 움직일 때 그 어떤 운동도 단 하나의 운동평면에서만 일어나지 않는다 – 그것들은 모든 3가지 평면안에서 항상 동시에 발생한다.

우리가 각 운동면에서 움직임을 하나씩 제시하는 이유는 단순히 우리의 마음이 크고 복잡한 과정을 개관하는 능력이 부족하기 때문이다. 인간의 기능에서 일어나는 모든 일을 우리가 동시에 보고 설명하는 것은 불가능하다. 우리는 그 능력을 가지고 있지 않다. 우리는 배우기 위해 “분리(segregate)”해야 하지만, 더 중요한 것은 우리는 또한 분리되지 않는 법을 배워야 한다.

그러므로 분리는 어느 정도 받아들여질 수 있지만, 우리는 평면들 중 하나의 움직임을 보고 이해하자마자 한 발 물러서서 전체론적 현실에 고정시켜야 한다. 우리가 신체를 분리할 수 없고 지능적인 단위처럼 다루지 않는다면 우리가 추구하는 깊은 반응이나 결과를 얻지 못할 것이다.

3장에서 우리는 인간 진화의 이면에 있는 이론들과 습관적으로 두 다리로 걷는 유일한 포유류들에 대해 이야기했다. 우리가 두 다리로 일어선 주된 이유는 아마도 에너지 효율이 더 높아졌기 때문일 것이다. 이러한 에너지 효율에는 신체 내 반대되는 움직임의 기능이 큰 역할을 한다.

움직임을 만들기 위해 근육을 능동적으로 수축시키는 것은 많은 에너지를 요구하며 매우 비효율적인 움직임 방법이다. 근육을 수축시키는 것만으로 움직여 본 적이 있는가?

당신은 로봇처럼, 전혀 어떤 연결성이나 부드러움없이 움직일 것이다.

역설적으로, 비록 근육은 구심성(concentric) 수축 방식으로 할 수 있지만 에너지 효율적인 움직임과 흐름 발생시키는 것은 정반대의 움직임이다. 인간의 움직임 체계에서 조직들은 탄성 반동이라고 불리는 것을 만들 수 있는 방식으로 배열되어 있다. Robert Schleip은 그의 책 『Fascial Fitness』에서 탄력 반동과 그 주변의 특성에 대해 자세히 설명한다.[1]

구조물이 서로 가까이 움직이는 근육의 구심성 단축과는 대조적으로, 탄성 반동은 중력을 통해 구조물이 더 멀리 움직이는 통제된 움직임을 통해 근육이 원심성(eccentrically)으로 부하가 가해질 때 발생한다. 조직의 탄성 특성으로 인해 다시 반동하여 구조 사이에 수동적인 수축과 단축을 생성한다. 이것은 우리가 신체 자체의 무게를 이용하여 중력을 통해 우리의 운동 체계를 적재할 수 있고 매우 적은 노력과 에너지로 수동적으로 반동의 움직임을 받을 수 있다는 것을 의미한다. Gary carter는 이 현상에 대해 17장에서 더 자세히 설명한다.

이 차이를 느끼기 위해 지금 바로 시도해 볼 수 있다. 두 다리로 서서 구심성으로 종아리 들어올리기를 시작해봐라. 지지대가 필요하면 의자 등받이를 붙잡아라. 5, 10, 15, 20 …회를 해라. 곧 하퇴부에 종아리 근육이 느껴지기 시작한다. 걷고, 뛰고, 이것을 느낀다고 상상해봐라. 그런 식으로는 움직임을 일으키지 못할 것이다. 이제 1~2분 정도 쉬자.

이번에는 종아리를 움츠리고 여전히 곧은 다리로 뛰는 대신 발볼로 튕겨봐라. 종아리 근육에 큰 수축감이 느껴지지는 않지만, 오히려 고무줄에 가까운 것을 느낄 수 있다.

발볼에 착지하면 종아리는 원심성으로(eccentrically) 신장하여 발뒤꿈치가 바닥에 닿기 전에 반동하여 다시 위로 튀어 오른다. 당신은 이제 지치지 않고 20번, 30번, 40번 혹은 그 이상을 할 수 있다. 당신은 이것이 여러분이 걷고 뛸 때 느끼는 더 많은 느낌이고 당신이 훨씬 더 에너지가 효율적으로 된다는 것을 느낄 수 있는가?

Kawakimi 등의 2002 연구[2]에서 원심 하중(eccentrically loaded)을 받는 발의 발바닥쪽 굽힘의 반대되는 운동이 일어나는 동안 종아리의 근육 부분이 좀 더 혹은 덜 등척성으로 남아있거나 신장되지 않는다는 것을 보여주었다. 반면에 종아리의 근막적 요소들은 신장되었고 움직임에 기여했다. 당신이 튕기면서 같은 것을 했을 때 이것을 알아차렸기를 바란다.

여기에 제시된 예는 종아리 근육에 대한 것이다; 그러나 이 현상은 인간의 움직임과 관련된 모든 구조에서 일어난다. 원심 운동을 만들고 조직에 하중을 가하기 위해서는 조직이 도달하는 부분이 원심 운동을 일으키도록 분리되어야 한다. 이것이 반대 운동의 주요 특징 중 하나이다. 한 구조는 가만히 있고 다른 구조는 필요한 거리를 움직이는 대신, 그들은 각각 필요한 거리와 조직의 충분한 신장을 만들기 위해 반대 방향으로 움직인다. 반대되는 움직임의 기능은 탄성 반동을 만들기 위해 조직의 신장을 위한 최적의 기초를 제공하기 때문에 중력과 상호작용하기 위한 최적의 동적 및 구조적 내부 관계도 만든다.

우리가 보행에서 한 발로 착지할 때 균형을 유지하기 위해 상체 전체를 한쪽으로 옮길 필요가 없다. 대신 우리는 내부적으로 구조물들을 조직할 수 있고, 그러한 방식들이 우리의 무게중심이 발 같은 지지 기반을 넘어설 수 있게 한다.

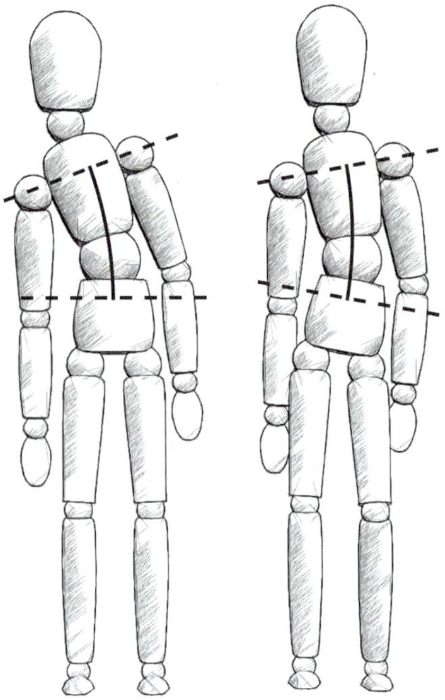

6.3A 6.3B

스스로 이 동작을 해보라. 곧게 서고 한쪽으로 몸을 기울여봐라(figure 6.3A). 이것을 하면서 몸 바깥에 있는 조직의 신장을 얻기 위해 필요한 노력을 느껴보아라. 이제 그림 6.3B의 인체모형이 한 쪽 무릎을 굽히고 골반을 먼저 기울인 다음 가슴을 반대 방향으로 기울여서 하는 것을 시도해 보아라. 당신은 훨씬 적은 힘으로 몸통 바깥의 신장을 느낄 수 있나?

그림 6.3A에서 우리는 인체모형이 어떻게 골반을 발에 중립으로 유지하고 가슴을 기울여서 흉곽의 아랫부분과 장골의 윗부분 사이에 원하는 신장을 만드는지를 본다. 그러나 그림 6.3B에서, 인체모형은 골반을 한 방향으로 절반, 가슴을 반대 방향으로 절반 기울여서 중심을 벗어나거나 지지의 중심을 잃는 것 없이 그림 6.3에서의 인체모형과 동등한 신장(elongation)을 만든다. 그림 6.3A에서 우리는 상체의 상당한 경사 때문에 오른발에 더 많은 체중이 실려 있음을 이해할 수 있다. 대신 왼쪽 무릎을 구부리고 골반을 왼쪽으로, 가슴을 오른쪽으로 기울여 두 발의 무게를 어느 정도 동일하게 유지한다.

또 다른 분명한 것은 그림 6.3A의 인체모형이 가슴과 관련하여 왼쪽을 향해 뒤로 보상적으로 기울어지는 것 때문에 곧 목이 아플 것이다. 그림 6.3B에서 머리의 보상적 기울어짐은 그림 6.3A에서처럼 가슴이 많이 기울어지지 않은 것만큼 요구량이 많지는 않다. 따라서 그림 6.3B에서 머리와 가슴의 관계는 반대 원칙이 보다 효과적인 움직임의 분포라는 것을 분명하게 보여준다. 머리의 보상 움직임은 그림 6.3A보다 그림 6.3B에서 덜하며, 보상이 적으면 항상 더 에너지 효율적이다. 그림 6.3B에서 인체 모형은 골반을 왼쪽으로 기울일 수 있도록 왼쪽 무릎을 구부려야 했다. 반대 원칙이 작용하면 더 많은 움직임이 연결된다는 의미다.

이것은 발에서 훨씬 더 뚜렷하다. 보행에서 발이 회내와 재회외의 움직임이 순환하면서 설계된 대로 움직일 때, 이것은 생체역학적인 리듬을 거골을 지나 몸위로 움직이게 하고 몸통에서 반대되는 움직임과 연결된다.
비록 우리가 사물을 어떻게 보고 표현하기 원하는지 달려있긴 하지만, 우리는 또한 신체의 나머지가 거골을 따라 회내외 재회외(resupination)의 순환을 통해 발을 따라 올라간다고 말할 수 있다. 이 모든 것은 8장에서 더 자세히 설명될 것이다.

결론(conclusion)

우리는 인간 움직임의 반대를 보행에서의 생체역학적 리듬을 증폭시키고 조직에서 탄성 반동의 최적 생성에 기여하는 깊이 통합된 기능으로 본다. 탄성 반동과 이동할 때 매우 좁은 지지 기반에 우리를 집중시키는 능력을 통해, 반대 기능은 우리를 매우 에너지 효율적인 이동자로 만드는 근본적인 부분 중 하나이다.

우리는 차례로, 중력을 통해 움직일 때 움직이고 기능하는 사람의 능력을 평가하고 테스트하고 개발하기 위해 이러한 상관관계를 사용한다.

이 책에서 더 나아가서, 설명 모델로 더 깊이 들어가면서, 우리는 곧 이 모든 것을 보행에 대한 더 역동적인 관계로 설정할 것이다.

8장에서는 우리의 진화 산물을 관계의 이론으로 초대하고 인간의 기능과 움직임을 보고 인식하고 이해하는 또 다른 수준을 제시한다.

Notes

1. Schleip and Bayer (2017).
2. Kawakami et al. (2002).

References

Kawakami Y, Muraoka T, Ito S, Kanehisa H, Fukunaga T; In vivo muscle fibre behaviour during counter-movement exercise in humans reveals a significant role for tendon elasticity. *Journal of Physiology* 2002, 540(2):635–646. doi: 10.1113/jphysiol.2001.013459.

Schleip R, Bayer J; *Facial Fitness: How to be Vital, Elastic and Dynamic in Everyday Life and Sport.* Chichester: Lotus, 2017.

CHAPTER 7

컬러 일러스트레이션 모델: 움직임을 설명하는 새로운 방법

Martin Lundgren

몸속에서의 움직임과 복잡한 현상을 언어로만 설명하는 것은 어려운 작업일 수 있다. 만약 우리가 서로 연관된 움직임을 설명하기 위해 언어로만 한다면, 그 내용을 읽는 것이 어렵고, 지루한 느낌을 줄 것이다. 따라서 어떤 형태로든 삽화(illustration)에 대한 필요성이 분명히 존재한다. 일반적으로 한 장의 사진은 천 마디 말보다 더 많은 것을 알려준다. 이런 방식으로 서로 연관된 운동을 삽화를 그려서 하는 의도는 가능한 명확하게 하고 모호함과 혼란을 최소화하려는 것이다. 추가적인 필요 사항을 통해 작업을 매우 복잡하게 만들지 않고도 높은 수준으로 표현해낼 수 있다.

정적인 그림에서 어떤 형태의 움직임을 보여주는 표준적 방법은 예를 들면 그림 7.1처럼 뼈대가 움직였거나 어떤 식으로든 움직이고 있음을 보여주기 위해 뼈대 부분 위에 화살표를 표기하는 것이다. 이런 방식으로 설명할 수 없는 가설은 지난 장에서 이야기한 것처럼 골격 부분은 절대적인 공간 자체와 연관되어 움직인다는 것이다. 이것은 우리의 사고에 매우 뿌리 깊게 박혀 있는 것으로 우리가 움직임에 관해 생각할 때 무의식적으로 고려하는 것처럼 보인다. 만약에 이를 좀 더 심도 있게 표현해 본다면, 관절 내에서 뼈들이 움직일 때 관절 내의 각도의 변화나 관절 내의 뼈의 움직임의 속도 차이에 관해 이야기하게 된다. 예를 들어, 대퇴골이 그림 7.1에서 보는 바와 같이 대퇴골이 움직이는 정도보다 빠르지 않고 더 적은 정도로 움직였을 때 이것은 일반적으로 경골이 상대적으로 외회전하였다는 것을 말한다. 그림 7.2에서 왼쪽의 경골은 대퇴골만큼 많이 혹은 빠르게 회전하지 않았다. 이는 오른편에서처럼 경골이 상대적으로 외회전을 하였다는 것을 의미한다. 그러나 대퇴골이 "더 많이" 또는 "더 빠르게"

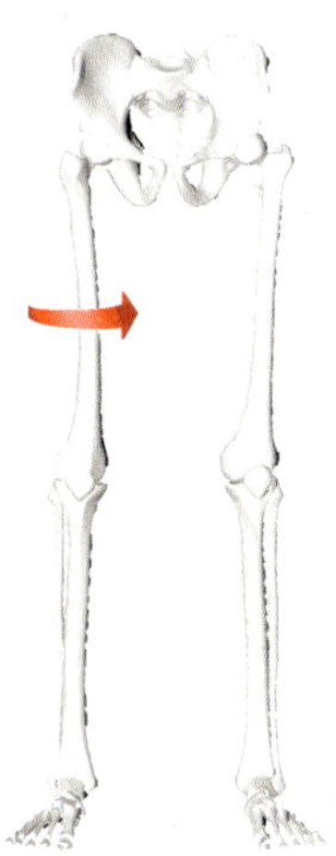

7.1

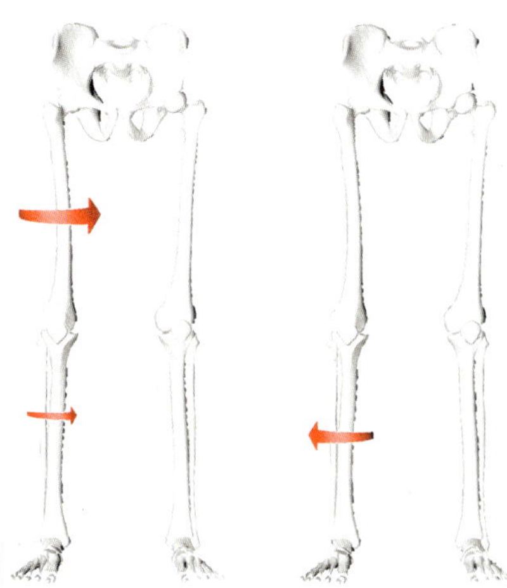

7.2

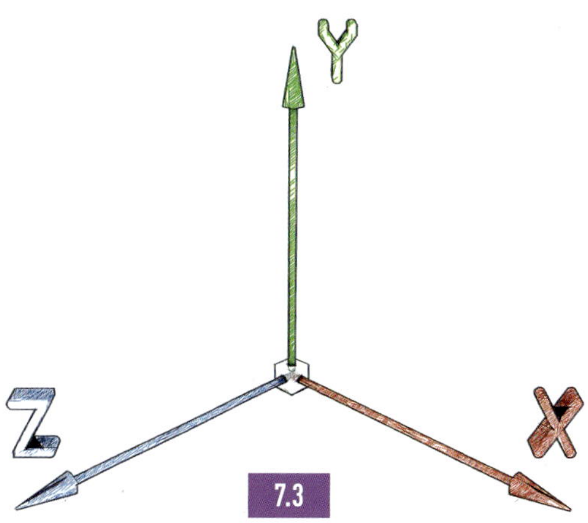

7.3

회전한다고 표현할 때 이것은 절대 공간 자체의 기준점과 관련해서 그렇다는 것이다. 여기서 전제조건은 뼈가 절대 공간 자체와 관련하여 움직인다는 것이다. 움직임에 대한 이런 상대적인 관점은 절대 공간에 관한 기준점을 전제로 하지 않는 상호 상대적인 관점과 대조를 이룬다. 상대적인 관점에서 우리는 뼈가 상대적으로 움직이는 보이지 않는 격자와 같이 앞뒤, 왼쪽과 오른쪽 등이 있다는 결론을 내렸다. 일반적으로 이 절대 공간은 그림 7.3과 같이 데카르트 좌표계로 표시된다.

유일한 문제는 현실 세계에는 좌표(grid)가 없고 우리가 결정했던 것 외에 전방 또는 후방이 없다는 것이다. 일반적으로 전방이라는 것은 코나 눈이 가리키는 곳, 또는 발이 가리키는 곳, 우리가 여행하는 방향 또는 관찰자의 관점을 말한다. 물론 컴퓨터 분석으로 격자를 만들거나 혹은 구조 평가를 할 때 벽에 격자를 그릴 수도 있지만, 이것은 요점을 놓친다. 이것이 우리가 상호 상대적인 움직임에 대해 말할 때 다른 뼈와 관련된 한 뼈의 움직임에 대해서만 이야기하고 절대 공간 자체에 대한 비교가 없는 이유이다. 이것을 설명하는 방법은 주로 전신의 운동 관계를 설명하거나, 혹은 다른 말로 하면 신체 내의 서로 다른 부분이 각각의 부분과 관련하여 어떻게 움직이는가로 설명한다. 이것에 대해서는 여러 이유가 있다. 첫째, 상호 관계적 움직임을 설명하는 이런 방식은 평가부터 시술까지 진행하는 것을 훨씬 쉽게 만든다. 둘째, 표준적인 방법으로 움직임을 관찰하고 표현하는 것보다 세밀하게 하고 싶다면, 이는 상황을 매우 빠르게 복잡하게 만들 수 있다.

이에 비해, 우리가 대표하는 움직임에 대한 이러한 조직 내에서의 상호상관적 관점은 상황을 지나치게 복잡하게 만들지 않으면서 복잡성을 매우 잘 처리할 수 있다. 이것은 움직임을 설명하는 표준 생체역학적 방법이 아무런 가치가 없다는 것을 말하는 것이 아니라 단지 이 맥락에서 적용이 덜 된다는 것이다. 어떤 상황에서는 시스템을 다음과 같이 연관시킬 필요가 있다. 시스템의 전체 또는 일부를 자체 외부의 무언가, 즉 지구 자체에 연결한다. 그러나 이것은 우리가 신체 내에서 움직임을 연관시킬 때와 같은 논리를 명확하게 가리키고 있으며 이를 따른다.

우리는 주로 뼈가 몸에서 어떻게 움직이는지 살펴보기로 했다. 먼저 신체의 다른 구조나 "부분"을 보도록 선택할 수 있지만 움직임을 볼 때 가장 논리적인 출발점은 뼈가 어떻게 움직이는지 살펴보는 것이라고 결론지었다. 일단 우리가 뼈가 어떻게 움직이는지, 또는 육체 안에서 "부유(float)"하는 방법을 이해한다면, 우리는 신체안의 다른 구속 요인을 살펴보고, 하중 패턴을 추론하고, 연조직의 질 또는 움직임과 관련된 다른 부분을 관찰할 수 있게 된다. 우리 몸에서 뼈가 어떻게 움직이는가를 볼 때 우리는 관절에서 국소적으로 일어나는 것보다 하나의 뼈가 다른 뼈와 관련하여 전체적으로 어떻게 움직이는지 본다. 움직임에 대한 상호상대적인 관점에서 그 뼈 또는 그 뼈와 연관되어 움직이는 또 다른 뼈를 선택하는 것은 기준점과 어떤 방향이 "전방" 인지를 결정한다.

컬러 일러스트레이션 모델

상호 상대적인 움직임을 보는 이러한 방식을 설명하기 위해 나는 컬러 일러스트레이션 모델을 만들었다. 이것을 통해 너무 복잡하게 만들지 않고도 신체의 복잡한 움직임의 패턴을 조금 더 쉽게 이해할 수 있을 것이다. 이름에서 알 수 있듯이 골격계의 주어진 움직임은 연관된 움직임이며, 색상으로 표시된다. 예를 들어, 그림 7.4에서 대퇴골은 골반과 관련하여 내회전하고 있다. 이것은 대퇴골 앞쪽의 화살표에서 빨간색으로 표시된다. 골반을 기준점으로 하여 동일한 움직임을 설명할 수 있다. 그림 7.5에서 왼쪽을 가리키는 골반 앞에 노란색 화살표가 있는데, 이는 골반이 대퇴골과 관련하여 왼쪽으로 회전하고 있음을 나타낸다. 이것은 동일한 움직임을 설명하는 방법이다. 이것은 우리가 빨간색 화살표를 보든 노란색 화살표를 보든 이것과 상관없이 여전히 상호 상대적인 관점에서는 동일한 움직임이다.

반면에 대퇴골이나 경골의 움직임은 신체의 다른 것과 매우 다를 수 있다. 좀 더 심도 있게 한다면 움직임을 신체의 다른 것과 연관시켜야 한다. 그림 7.5를 다시 보면 대퇴골과 경골 사이에는 움직임이 없다. 대퇴골과 경골이 같은 방향을 가리키고 있다. 그림 7.6을 보면 여전히 대퇴골과 골반 사이에 동일한 움직임이 발생하고 있지만 대퇴골과 경골 사이의 관계를 보면 대퇴골도 경골에 대해 내회전하고 있음을 알 수 있고 이것을 파란색 화살표로 표시하였다. 따라서 대퇴골은 골반과 경골에 대해 내회전한다. 그림 7.7에서 우리는 그림 7.5에서와같이 대퇴골과 골반 사이에 동일한 움직임이 있음을 알 수 있지만, 이번에는 골반과 흉곽 사이의 관계가 다르다. 이제 골반이 대퇴골과 흉곽 모두에 대해 왼쪽으로 회전한다. 간단히 말해서, 신체에서 일어나는 일을 더 완벽하게 파악하려면 다음을 수행해야 할 수도 있다. 움직임을 신체의 하나 이상의 뼈(또는 뼈의 선택)와 연관시키는 것이다.

화살표의 크기는 얼마나 많은 움직임이 일어나고 있는지를 나타내고, 작은 화살표는 큰 화살표보다 적은 움직임을 나타낸다. 달리 명시되지 않으면 그림의 화살표

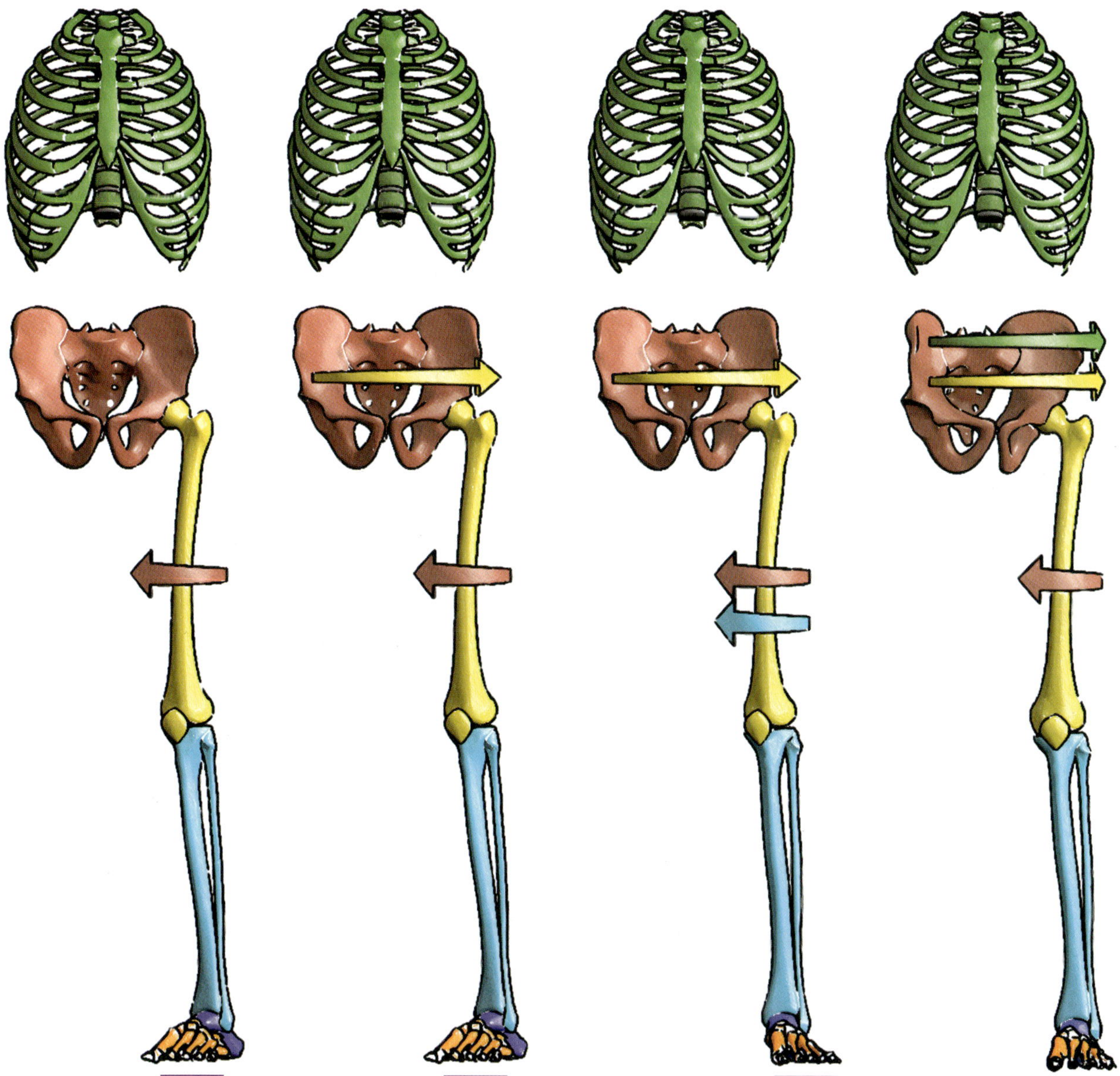

7.4 7.5 7.6 7.7

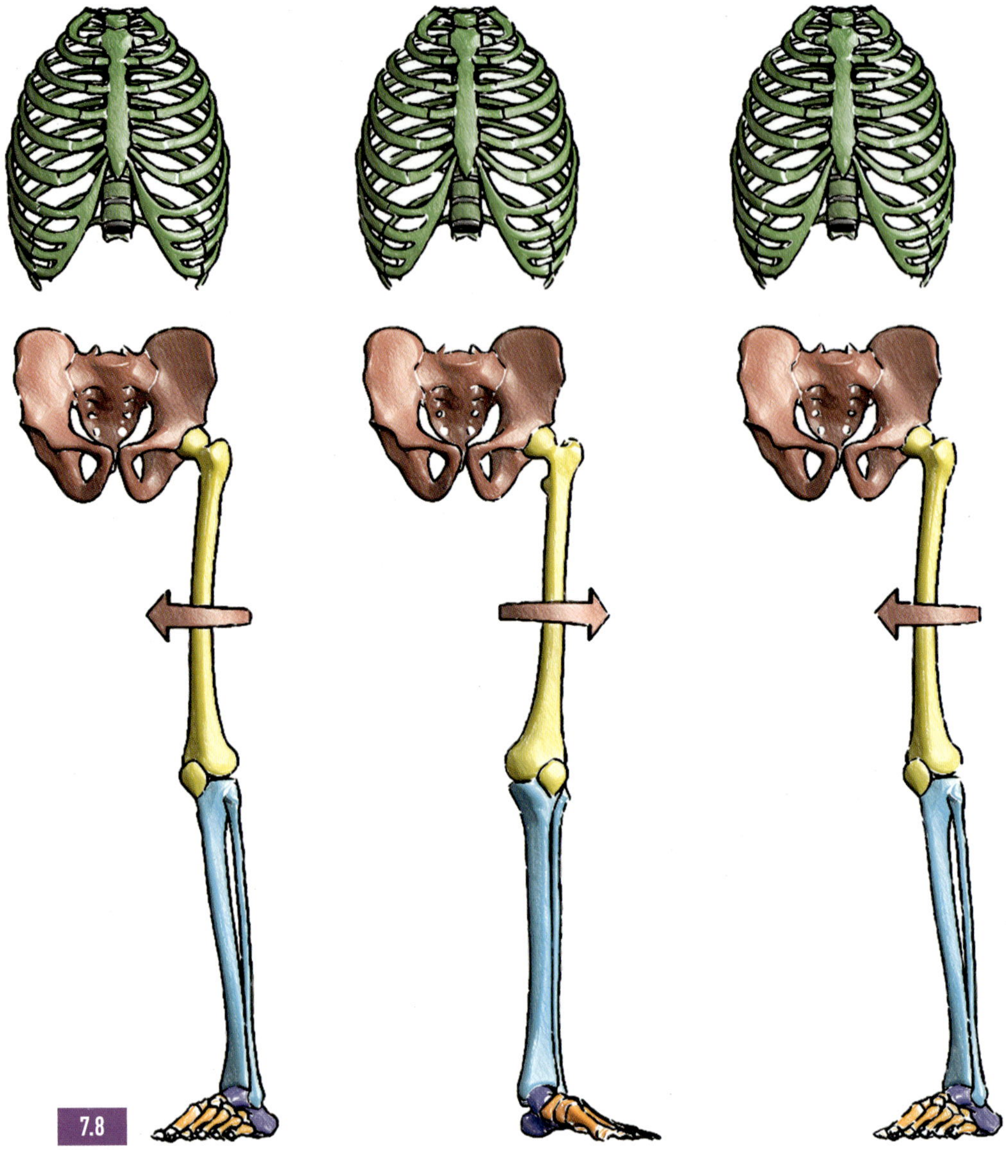

7.8

는 움직임을 나타낸다. 우리는 움직임을 설명하는 것은 정적인 위치를 설명하는 것과 매우 다르다는 것을 기억해야 한다. 정적인 위치를 기술하는 것은 어떤 식으로든 움직임을 수반하지 않는다. 그림 7.8의 왼쪽에 있는 뼈들이 정적인 위치를 설명한다고 상상해 보자. 대퇴골은 골반과 관련하여 내회전된다. 대퇴골이 이 위치에 고정되어 있을 수 있다. 이것은 우리가 중간 위치에 있는 뼈들과 같이 골반과 관련하여 대퇴골의 외회전 운동을 얻지 못한다는 것을 의미한다. 오른쪽 뼈들과 같이 골반과 관련하여 대퇴골의 내회전 운동도 발생하지 않는다. 이것이 발생하려면 먼저 대퇴골이 골반과 관련하여 더 중립적이거나 외회전 되어야 한다. 그렇지 않으면 대퇴골이 이미 끝 범위에 있으므로 이동할 거리가 없게 된다. 대퇴골이 골반과 관련하여 내회전된 상태로 있지만, 이 위치에 "고정"되지 않고 대퇴골을 움직일 때 골반과 관련하여 내회전 및 외회전의 움직임이 사용될 수 있다. 따라서 우리가 몸과 관련되어서 작업할 때 위치뿐만 아니라 움직임을 포함하는 어떤 형태의 평가가 필요하다.

CHAPTER 8

Gait made simple(GMS)

Martin Lundgren

서론(Introduction)

이 책을 통해 이미 언급했듯이, 보행은 인간에게 필수적인 활동이다. Gait Made Simple의 목적은 사람들이 어떤 상태인지, 어디를 다뤄야 하는지 알리고, 어떻게 사람들의 운동 능력을 향상하는지 알려주는 것이다. 사람은 서로 다르고 걸음도 다르다. 그럼에도 사람이 보행할 때, 우리가 보고자 하는 핵심적인 운동 들이 있다. 무엇에 대해 상대적으로 무엇이 움직이는지 아는 것은 여러 치료형태를 구성하면서 전략을 형성할 때 중요하다. GMS는 어떻게 보행 평가를 하는지 배우고, 전반적으로 운동에 대한 이해를 향상하는 방법이다. 게다가 이것은 상대적인 움직임에 대한 도입이고, 시스템적인 관점에서 몸의 역동을 이해하는 방식이다. 덧붙여, 이것은 인식하고 이해하기 어려운 관계를 명확히 하는 방식이다. GMS의 의도는 단순화된 시스템을 제안하는 것이다. 그럼으로써 우리는 평가에서 치료까지 더 쉽게 접근하고, 무엇을 다뤄야 하며 다음 단계에는 어디로 가야 할지 알 수 있다.

배경, 전제, 대립의 개념

GMS의 바탕에 깔린 전제 혹은 발상 중 하나는 골반과 흉곽 사이, 그리고 뒷발과 앞발 사이의 대립이다. 그림 8.1처럼 대립이란 두 물체가 서로 반대 방향으로 움직이는 것이다. Gary Ward는 2011년에 그의 Anatomy in Motion 과정에서 이런 개념을 나에게 제시했다. 대립

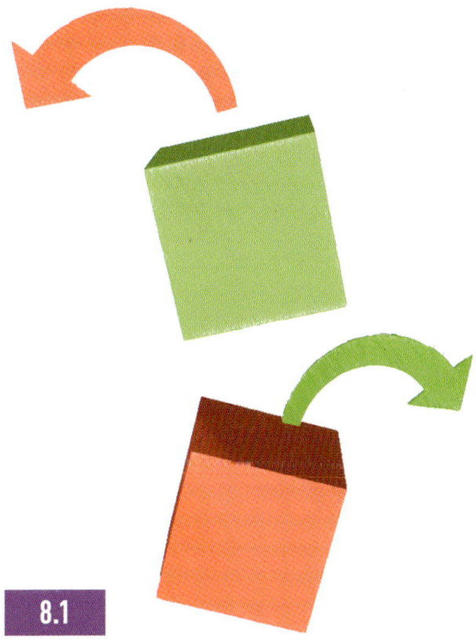

8.1

운동은 그의 Flow Motion Model of Gait™ 에서도 깔려있는 주제이다. 대립 개념은 나에게 효과가 있었고, 수년간 내 작업을 어떻게 발전시켰는지 설명할 때, 도입점으로 잘 작용했다. 그래서 이 원칙은 GMS에서 기초가 된다. GMS를 통해서 보행에서 필수적인 동작과, 각 요소의 상호관계를 당신에게 이해시키고자 한다. 설명은 지나치게 난해하지 않으면서도 충분한 수준의 복잡성을 유지하겠다. 컬러 일러스트레이션 모델(Color Illustration Model)은 GMS의 고유하고, 필수적인 부분이다. GMS를 운동학 연구들과 그 외 관련된 조사들과 연결하는 것은 이번 교육학적인 맥락에서 범위를 벗어난다. 그러한 노력은 다른 방식으로, GMS가 좀 더 확장되고, 발전된 형태에서 더 적합해 보인다.[1]

나는 한 번에 한 평면에서 일어나는 여러 운동을 설명하겠다. 상황을 이해하기 쉽게 만들기 위해, 이러한 운동

들은 단지 한 평면에서만 동시에 일어난다. 당연히 몸은 여러 평면에서 동시에 움직인다(한 평면이 다른 평면보다 더 움직일 수는 있겠지만).

보행 평가 시 서로 다른 평가 전략

보행 평가를 할 때, 세 가지 전략을 사용할 수 있다.

1. **측면끼리의 비대칭을 보자.** 우리의 움직임은 좌우가 똑같을까? 예를 들어 관상면에서 골반이 좌우로 동일하게 기울어질까? 예를 들어 그림 8.2를 보면 흉곽을 기준으로 골반이 우측보다 좌측으로 더 기운다.

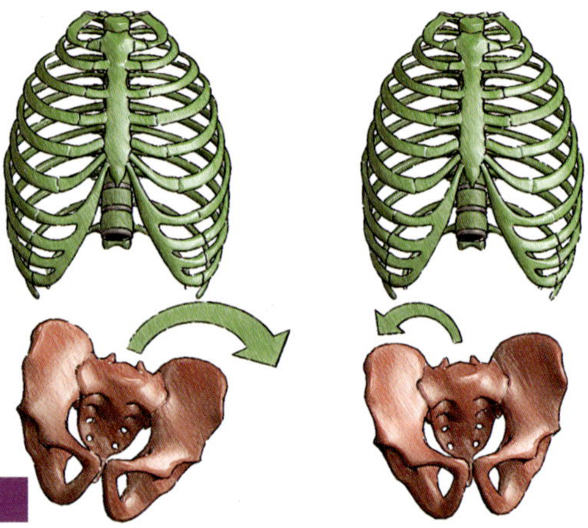
8.2

2. **일반적으로 특정 분절이나 뼈가 얼마나 많이 움직이는지 평가해보자.** 예를 들어 관상면에서 골반이 얼마나 많이 기우는지 볼 수 있다. 골반이 양측으로 덜 움직이거나 더 움직일 수 있다. 그림 8.3을 보면 흉곽을 기준으로 골반이 좌우 양측으로 많이 움직인

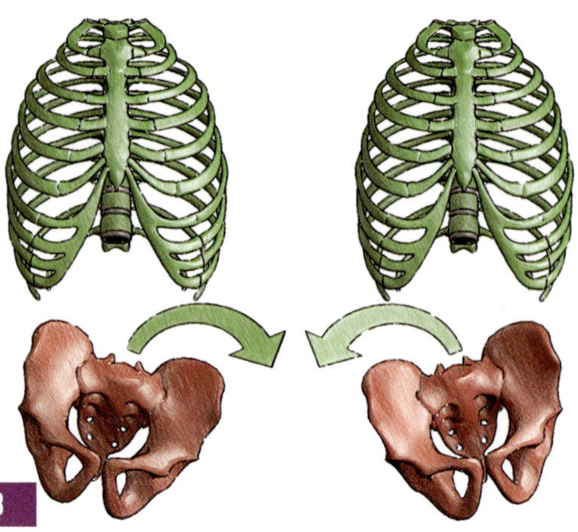
8.3

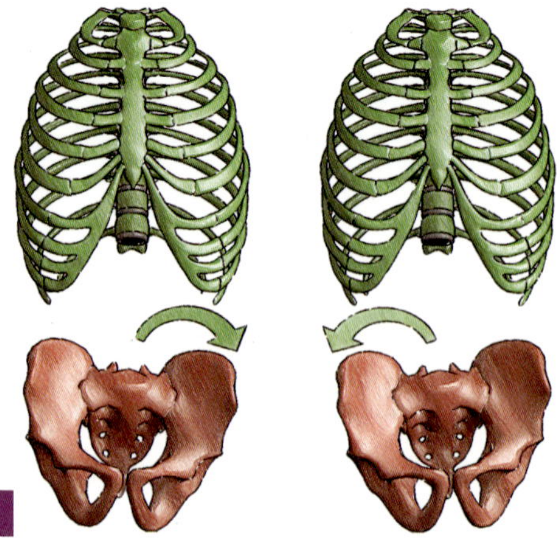
8.4

다. 그림 8.4를 보면 관상면에서 흉곽에 대해 골반이 좌우 양측으로 거의 움직이지 않는다.

3. **서로 다른 뼈들 간에 움직임의 관계를 검사해 보자.** 그리고 그것이 몸의 또 다른 위치에서 어떻게 연관되는지 지켜보자. 한쪽에서 움직임이 부족하거나 과하면 다른 부분의 움직임에 영향을 줄 수 있다. 예를 들어, 거골과 경골 사이에 움직임이 줄어든다면 그 영향으로 골반에 대한 대퇴골의 전방경사 정도가 변한다. 그림 8.5의 좌측 그림을 우측 그림과 비교하면 골반 기준으

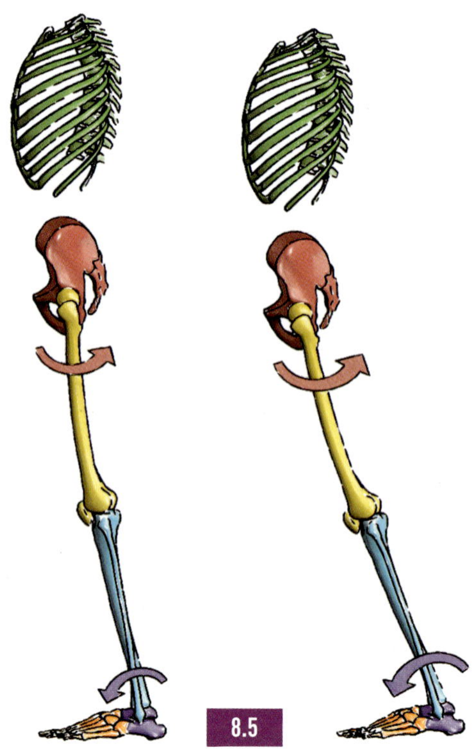
8.5

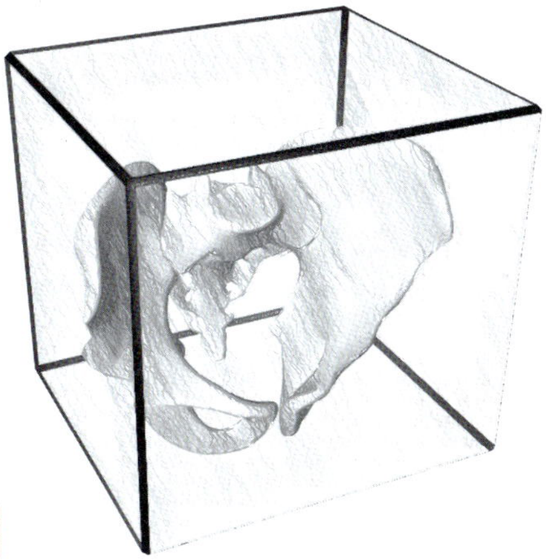

8.6

로 대퇴골의 전방경사가 덜 일어나는데 이는 거골과 경골에서의 움직임 차이 때문이다. 우측 그림에서 골반에 대해 대퇴골이 좀 더 전방경사가 되는데 이는 거골과 경골 간에 움직임 제한이 없기 때문이다.

전략 1은 양측을 직접 비교하기 때문에 관찰이 쉽다. 전략 2에서는 어느 정도의 움직임이 적절한지에 대해서 더 추상적인 관점에서 비교해야 한다. 이런 식의 비교는 알아보기가 좀 더 어렵고 참고치에 대한 감을 익히기 위해 연습이 필요하다. 전략 3은 구조적인 안내가 필요해서 좀 더 분석적인 수행이 필요하다. GMS의 의도가 바로 그 안내 역할이다.

보행 시 골반의 움직임

보행 시 골반이 어떻게 움직이는지 알아보자. 우리는 골반 내의 움직임은 무시하고, 골반을 하나의 단위로 다룰 생각인데 단순화를 위해서 골반을 상자 모양처럼 시각화하겠다.(그림 8.6) 이런 식으로 우리는 골반 움직임을 포괄적으로 이해할 수 있다. 골반의 움직임을 보고, 그 움직임이 흉곽, 대퇴골과 어떻게 연관되는지 알아보자.

관상면에서 골반의 경사(tilt)

발을 내디딜 때마다 무게가 실리고, 골반이 기운다. 그래서 오른발을 내디디면 골반이 좌측으로 기운다(그림 8.7). 왼발을 내디뎌 땅을 짚으면 우측으로 기운다. 그림 8.7에서 골반은 흉곽과 대퇴골에 대해 좌측으로 기울고 있다. (각각 녹색, 노란색 화살표로 표시돼 있다.)

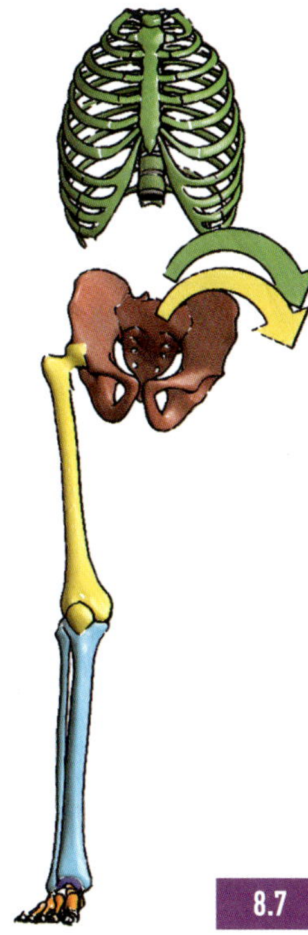

8.7

관상면에서 골반의 변위(shift)

골반은 관상면에서 평행이동한다. 골반이 통째로 한 측에서 다른 측으로 이동한다. 한 다리를 앞쪽으로 흔들 때 골반은 뒷다리에서 앞다리 쪽으로 쏠린다. 그림 8.8을 보면 골반은 좌측 다리 쪽으로 더 쏠려 있는데 골반이 평행이동하면서 우측 다리 쪽으로 좀 더 쏠린다.

골반의 평행이동은 발에 대해 우측으로 이동하는데 오렌지색으로 표시되어 있다. 골반은 흉곽에 대해서도 평행이동한다. 그림 8.9에서 흉곽에 대해 골반이 우측으로 평행이동함이 골반 옆 녹색 화살표로 표시되어 있

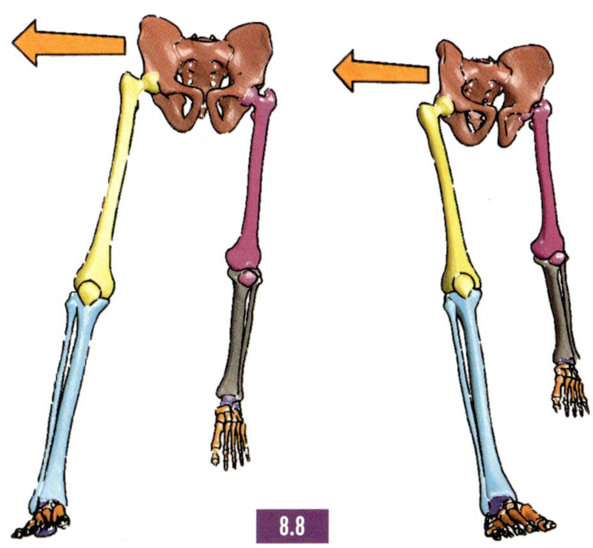

8.8

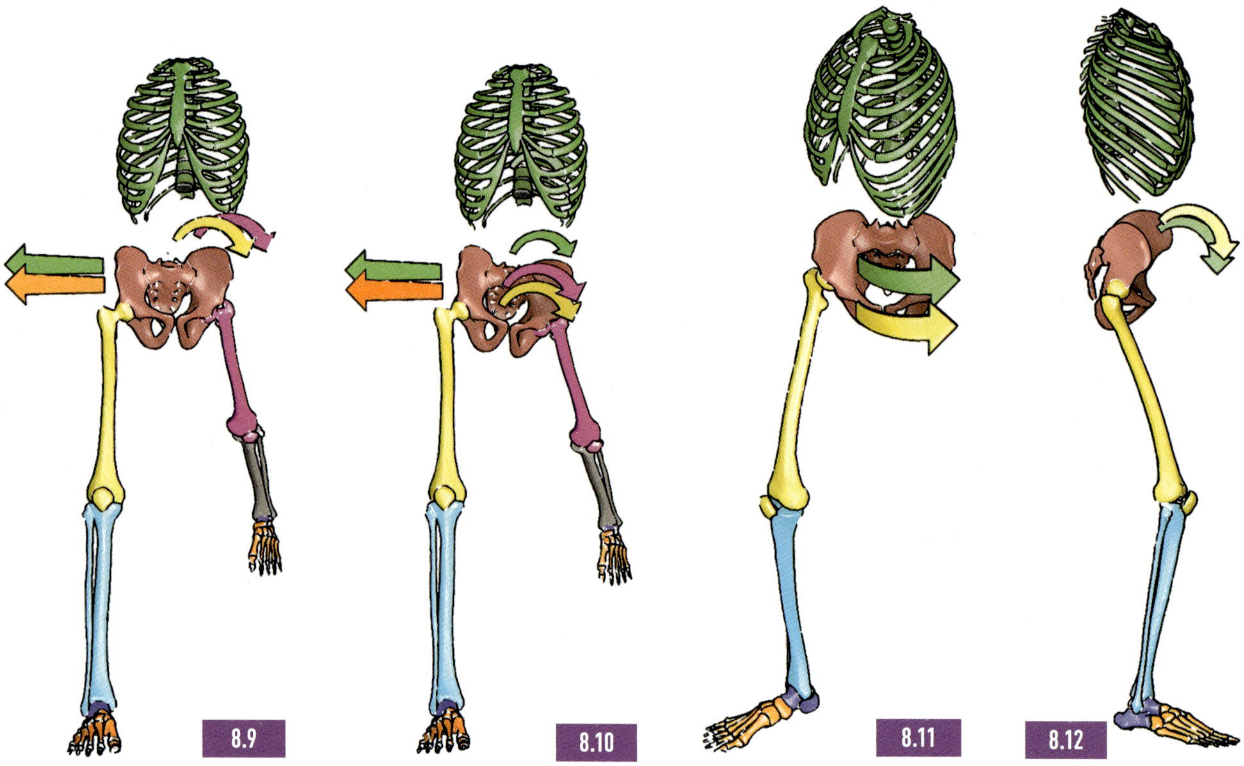

다. 대퇴골에 대해 골반이 경사지는 것은 골반 위 노랑과 분홍 화살표로 표시되어 있다. 그러나 그림 8.7처럼 경사를 나타내는 녹색 화살표가 없는데 이는 흉곽에 대해서 골반이 기울지 않았기 때문이다. 한편 대퇴골에 대해서는 골반이 기우는데 발에 대해 골반이 평행이동할 때 대퇴골과 골반 사이에 경사가 필요하기 때문이다.

흔드는 발이 공중에 머무는 동안은(보행 시 발의 유각기에는) 골반과 흉곽 사이에 경사가 생기지 않는다. 그러나 발전체가 땅을 짚을 때 그림 8.10처럼 골반의 평행이동과 경사가 만난다. 골반의 평행이동이 경사보다 일찍 시작하지만, 끝에서는 같이 이뤄진다.

횡단면(transverse plane)에서 골반의 회전

골반의 회전은 횡단면에서 발생한다. 우리가 발을 내밀 때마다 골반은 앞다리에 대해 회전한다. 오른발을 앞으로 내밀면 골반은 대퇴골과 흉곽에 대해 좌측으로 회전한다(그림 8.11). 회전은 뒷다리가 땅에서 떨어지기 직전에 최대화된다.

양측에서 이 움직임의 차이를 보는 것은 매우 흔하다. 그 징후는 누군가 걸을 때, 배꼽이 한쪽으로는 움직이지만, 중심선을 지나서 반대 방향으로는 절대 가지 않는 것이다(전략 1).

시상면(sagittal plane)에서 전방경사 및 후방경사

시상면에서 골반은 전후로 기운다. 앞다리를 앞으로 내밀어 발전체가 땅을 짚을 때마다 골반은 전방경사 된다. 그림 8.12에서 골반은 대퇴골과 흉곽에 대해 전방경사 된다. 전방경사를 통해 몸이 충격을 흡수하고 연부조직을 들어 올린다. 이런 움직임은 뒷다리가 전방으로 이동할 때 끝나면서 골반은 후방경사되기 시작한다(그림 8.13). 이런 후방경사는 발이 땅을 짚을 때까지 지속되고 이후에 골반은 다시 전방경사 된다. 이 움직임은 다소 관찰하기 힘든데 보통은 사람이 우리에게 다가오거나 멀어질 때를 보기 때문이다. 그래도 골반이 후방에서 전방으로 기우는 동작은, 매우 중요한데 특히, 척추를 후방굴곡할 때 그렇다. 한 발이 땅을 짚을 때와 다른 발이 땅을 짚을 때 전방경사되는 정도를 비교하면 큰 차

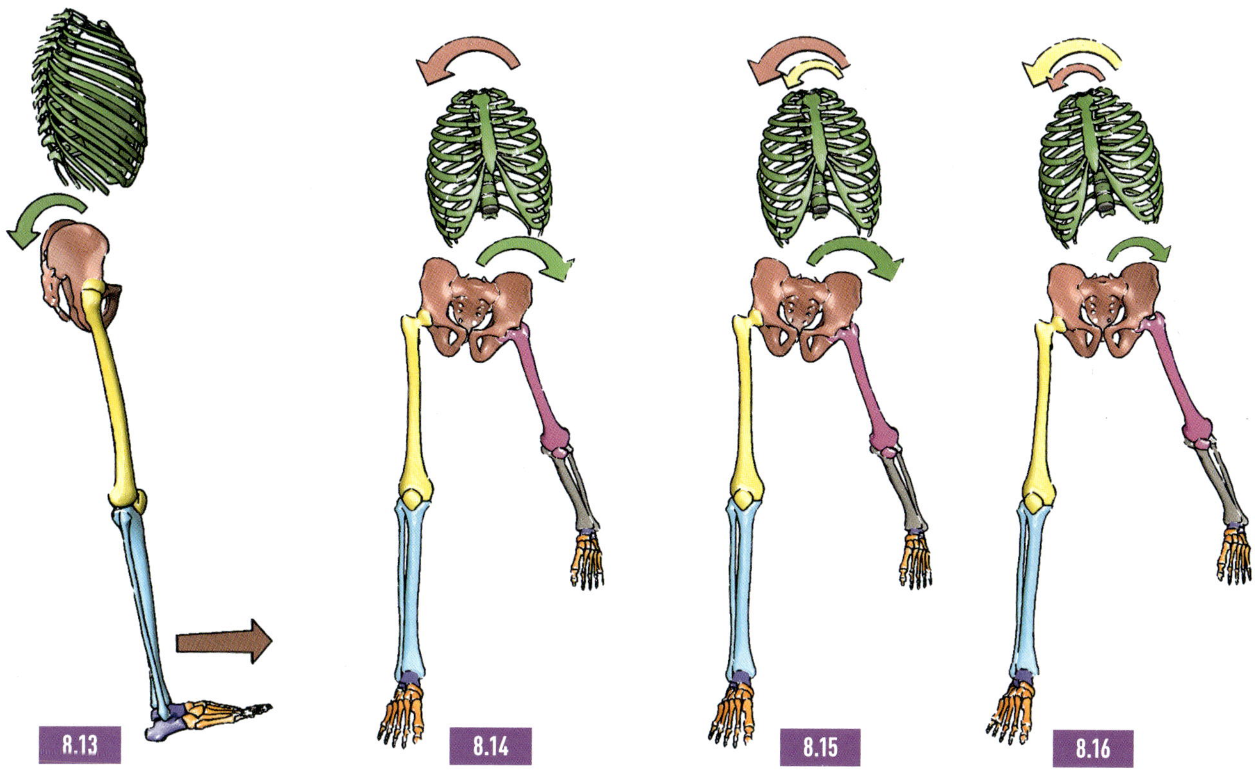

이가 없다. 마찬가지로 한 발이 지면에서 떨어져 움직일 때(유각기)와 다른 발이 지면에서 떨어져 움직일 때의 후방경사의 정도도 비교하면 큰 차이가 없다(전략 1). 이유는 대부분은 골반 양측이 전방 혹은 후방 상태로 치우쳐 있기 때문이다. 보행시 다리가 지면에서 떨어져 움직일 때 골반은 항상 후방경사는 되지 않고 전방경사 된채로 움직인다. 그리고 발전체가 지면을 짚을 때 항시 후방경사 되면서 전방경사 되지 않는다(전략 2)

흉곽과 골반의 관계

우리는 골반을 볼 때 골반 내부의 움직임은 무시하고 골반을 하나의 단위인 양 관찰했다. 마찬가지로 흉곽도 부분으로 쪼개지 않고 마치 하나의 상자처럼 다뤄보겠다. 흉곽은 당연히 상자가 아니고, 거기에는 많은 흉곽 요소 간에 이뤄지는 다양한 운동이 있다. 그러나 이렇게 함으로써 우리는 신체의 움직임을 포괄적인 양상으로 이해할 수 있다. 흉곽에서 일어나는 일을 이해하는 가장 쉬운 방법은 그것이 골반의 정확히 반대라고 생각하는 것이다. 골반과 흉곽은 상호 상대적인 관점에서 대립을 이룬다. 이제부터 흉곽과 골반의 역학에 대해 알아보자.

관상면(frontal plane)에서 움직임

골반과 흉곽 사이가 대립 관계라면 관상면에서 흉곽은 골반에 대해 멀어지려 할 것이다. 오른발을 앞으로 내디디면 그림 8.14처럼 골반은 좌측으로 기울고, 흉곽은 골반에 대해서 우측으로 기운다. 흉곽을 다른 부위와 비교한다면 예를 들어 우측 대퇴골과 비교해보면 대퇴골에 대해 역시 흉곽이 경사짐을 볼 수 있다(그림 8.15). 앞서 설명한 골반의 경사와 평행이동을 통해, 우측 발 위에서 사람의 무게가 균형을 잡는다. 이런 움직임이 부족하다면 어딘가에서 보상해야 한다. 대표적인 경우는 골반의 움직임이 떨어져서 흉곽이 좀 더 움직이는 상황이다. 상호 상대적인 관점에서 그림 8.16을 보면 흉곽이 그림 8.15에서 보다 대퇴골에 대해서는 좀 더 기울고, 골반에 대해서는 덜 기움을 알 수 있다. 아주 특수한 경우 골반이 여기서 설명한 방식과 반대로 기우는 경우, 흉곽은

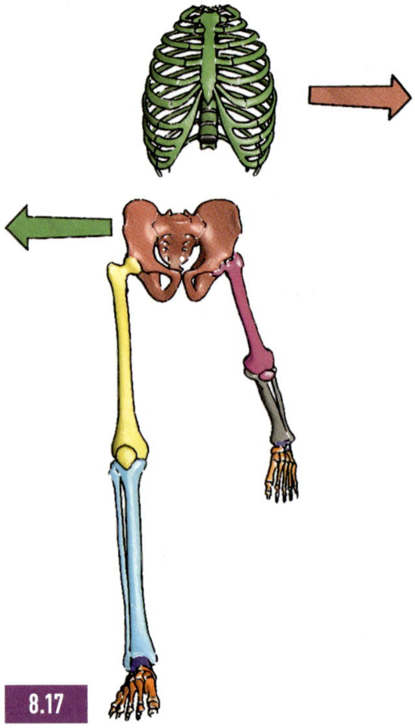

8.17

이를 보상하기 위해 대퇴골에 대해 더욱 기운다.

앞서 언급했듯이, 골반은 관상면에서 평행이동한다. 골반이 뒷다리에서 앞다리로 평행이동할 때, 흉곽은 좀 더 뒷다리에 중심을 잡고 있다. 흉곽이 이런 식으로 뒤에 남아있다는 뜻은 흉곽과 골반 사이에 평행이동이 일어났다는 뜻이다. 우측 발이 앞쪽으로 흔들리면서 땅을 짚을 때 골반은 흉곽에 대해 우측으로 평행이동 된다(그림 8.17) 이런 식으로 우리 몸은 뒷다리에 앞다리로 무게 중심을 옮길 준비를 한다. 평행이동은 주로 한 발만 땅 위에 있을 때 일어난다. 앞발 전체가 땅에 닿자마자 흉곽이 따라잡아 흉곽과 골반의 평행이동이 감소하고, 대신 그림 8.14처럼 골반과 흉곽의 경사가 증가하기 시작한다.

흉곽과 골반 사이에 평행이동은 잘 밝혀져 있다. 일반적으로 흉곽은 골반에 대해 좌측과 우측의 평행이동에서 상당한 차이가 있다. 관상면에서 정적인 관찰 시 흉곽과 골반에 유의한 평행이동이 있다면, 일반적으로 보행 시에도 동일한 평행이동이 보인다. 그림 8.18A가 정적자세에서의 관찰이라면 골반과 흉곽 사이에 평행이동이 있다(시각적 목적으로 과장됨). 보행 시에 평행이동이 증가하는 것이 보통이다. 그림 8.18B를 보면 우측 발이 앞으로 흔들릴 때 흉곽은 골반에 대해 좌측으로 평행이동한다. 반대로 좌측 발이 흔들릴 때 그림 8.18C처럼 흉곽과 골반에 평행이동이 보이지 않는다. 움직임을 평가할 때, 흉곽을 수평하게 유지하면서 골반과 흉곽을 서로 평행이동 해보라고 하면, 그 사람이 서 있을 때 그리고 걸을 때 편향된 위치로 평행이동이 더 쉬움을 알 수 있다.

흉곽과 골반의 평행이동 관계는 척추의 두 굴곡과 연관되지만, 흉곽과 골반의 경사는 하나의 굴곡과 연관됨을 기억해두면 좋다(그리고 그 하나는 아마도 목의 상부이거나 흉추 구역의 상부이다). 내가 임상에서 보면, 어느 정도는 허리 부위의 척추가 평행이동하는 능력에 제한이 생겨서, 일반적으로 T12 위에서 T11의 평행이동이 증가하고, 후관절의 각도가 변화하여 11번 늑골과 12번 늑골의 관계에 영향을 미친다. 어느 쪽으로도 평행이동하지 않는 예도 있고, 시각적 평가에서의 평행이동이 보행 시에도 그대로 유지될 수도 있는데, 내가 깨달은 것은 주로 척추측만증이 있는 사람의 경우에 흔하다.

횡단면(transverse plane)에서의 대립

관상면처럼 골반과 흉곽은 횡단면에서도 반대 방향으로 움직인다. 골반이 흉곽에 대해 좌측으로 회전하면, 흉곽은 골반에 대해 우측으로 회전한다. 이런 움직임은 대측성 보행으로 언급되는 것을 설명한다. 골반에 대해 따르는 다리(trailing leg)의 대퇴골이 전방경사 되면서 골반은 회전한다. 그래서 우측 다리가 앞으로 나가고 좌측 다리가 골반에 대해 전방경사되어 있다면 골반은 흉곽에 대해서 좌측으로 기우는데, 그림 8.19에서 녹색 화살표가 가르키고 있다. 흉곽은 좌측 팔을 흔들면서 골반에 대해 우측으로 회전하는데 붉은 화살표가 이를 나타낸다. 좀 더 복잡하게 접근하면 흉곽과 골반을 몸의 다른 부분과 연계시킬 수 있다.

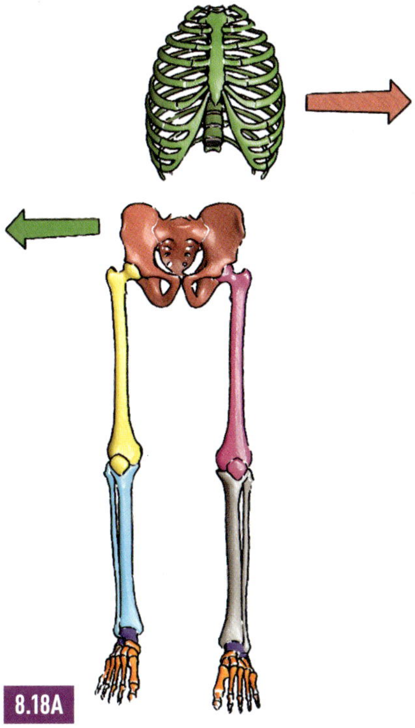

8.18A

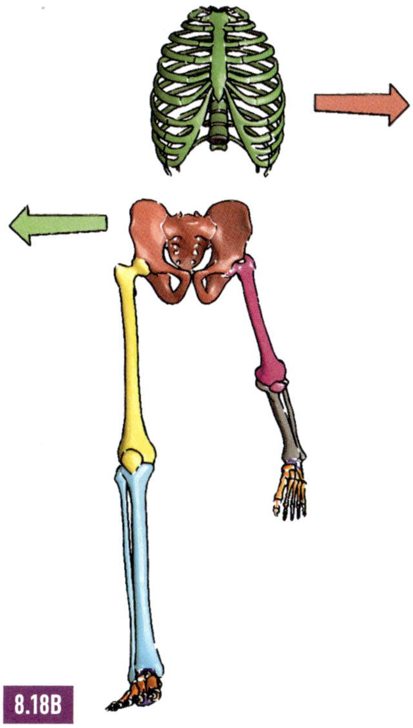

8.18B

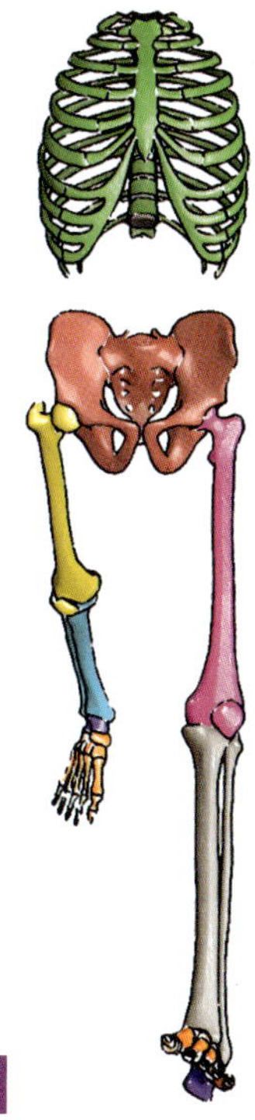

8.18C

예를 들어 흉곽과 골반을 우측 대퇴와 연관 시을 수 있는데, 대퇴에 대해 흉곽이 더 움직일 수도 골반이 더 움직일 수도 있다. 그림 8.20을 보면 골반은 우측 대퇴에 대해 움직이지만, 흉곽은 그렇지 않다. 노란 화살표는 골반이 대퇴에 대해 왼쪽으로 회전하는 것을 가리킨다.

그림 8.21에서는 반대인데 대퇴골에 대해 골반은 크게 움직이지 않고, 흉곽은 움직인다. 노란색 화살표는 흉곽이 대퇴골에 대해 우회전함을 나타낸다. 그럼에도 이 그림에서 흉곽과 골반 사이의 관계는 붉은색과 녹색 화살표처럼 여전히 같다는 사실을 기억해야 한다. 이 경우 차이점

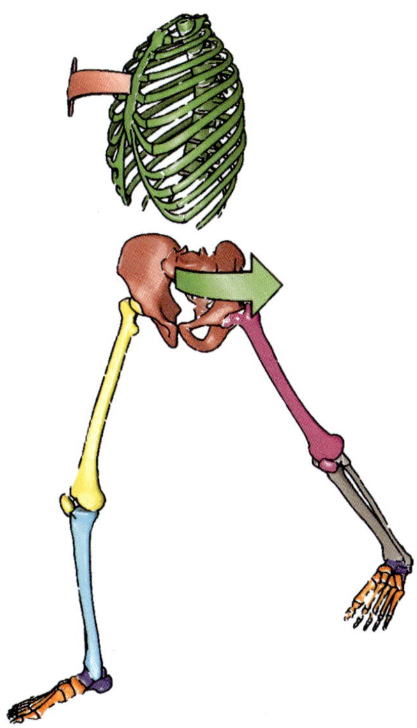

8.19

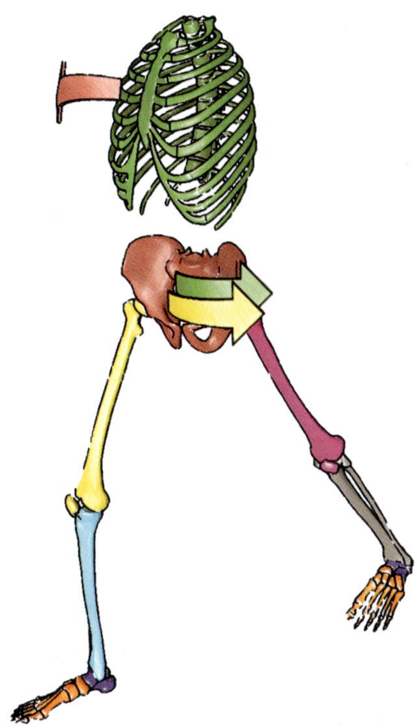

8.20

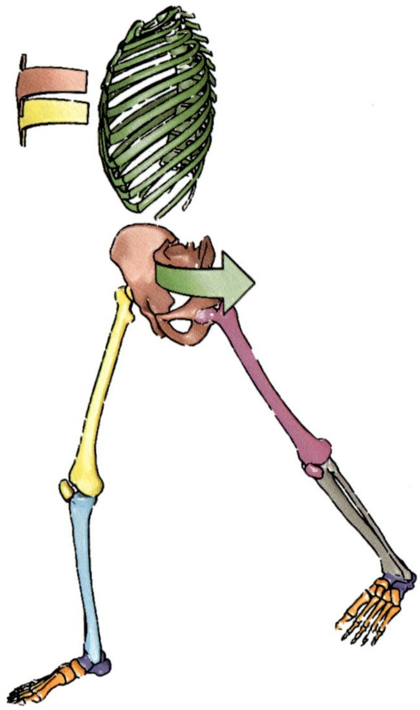

8.21

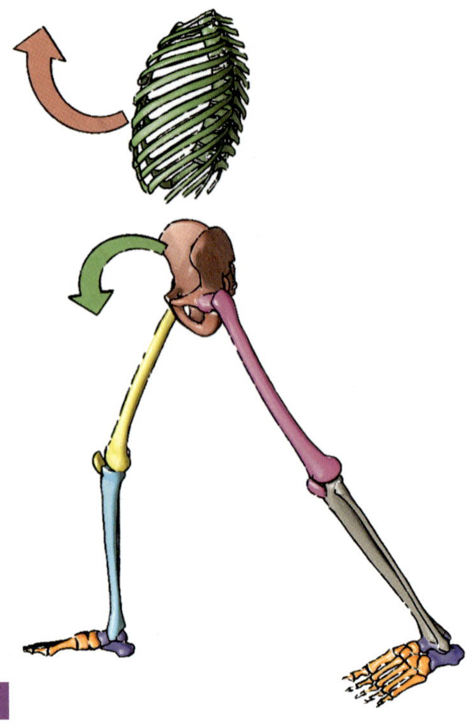

8.22

은 우측 대퇴골에 대해서 일어난다. 뒷장에서 우리는 횡단면에서 이뤄지는 모든 운동을 발에서부터 흉곽까지 연결할 것이다.

흉곽과 골반의 평행이동도 강력한 회전 운동에 관여한다. 흉곽이 끌리는 발에서 멀리 회전한다면 흉곽과 골반 사이의 평행이동도 더 수월하다. 그림 8.18A에서처럼 바로 서서 흉곽을 골반에 대해 평행이동시켜 보자. 그리고 흉곽을 우회전시켜보고, 좌회전시켜 보자. 우회전 시 평행이동은 증가함을 깨달을 것이다. 그리고, 좌회전 시 흉곽과 골반은 평행이동이 사라지고, 경사 관계로 변화한다.

시상면에서의 대립(Opposition in the sagittal plane)

흉곽과 골반이 대립한다는 우리의 전제를 따라온다면 (서로를 기준으로) 골반이 전방으로 기울 때 흉곽은 후방으로 기울어야 한다. 구조적 통합의 세계에서 흉곽의 후방경사를 논할 때는 흉곽의 후방 평행이동도 고려해야 한다.[2] 이것은 이번에 논하지 않는다. 이번 맥락에서는 후방경사에 대해 말할 때 후방 평행이동은 관여하지 않는다. 흉곽은 골반 위 중앙에 위치하거나 어느 쪽이라고 한다면, 골반에 대해 전방으로 평행이동되어 있다.[3] 골반이 전방경사 되고, 흉곽이 후방 평행이동 없이 후방경사 된다면 이는 척추 전체의 후방굴곡(신전)을 뜻하고, 이는 신체의 전면을 개방한다(그림 8.22). 완전히 후방굴곡된 상태에서 흉곽에 대해 골반은 다리를 흔들면서 후방경사 될 수 있고, 골반에 대해 흉곽은 후방경사 상태에서 전방경사될 수 있다(그림 8.23).[3]

골반이 전방경사될 때 흉곽은 복부 측에서 들려야 한다(흉곽의 후방경사). 그런데 누군가 걸을 때를 보면 보통은 이렇게 되지 않는다. 흉곽의 후방경사와 들림은 후방에서 전방으로 이동하는 골반에 의존적이다(천골의 움직임에도 의존한다). 골반이 전방경사로 고착돼 있으면 후방에서 전방으로 경사지는 움직임을 얻을 수 없다. 왜냐하면, 이미 그 방향으로 기울어져 있기 때문인데 그로 인해 흉곽이 후방경사 되고, 척추가 후방굴곡되는 기회를 잃어버린다. 골반이 후방에서 전방으로 이동하더라도, 흉곽과 흉추지역은 후방으로 굴곡되는 능력을 잃어버릴 수 있는데, 이는 척추 아래까지 후방굴곡되는 것을

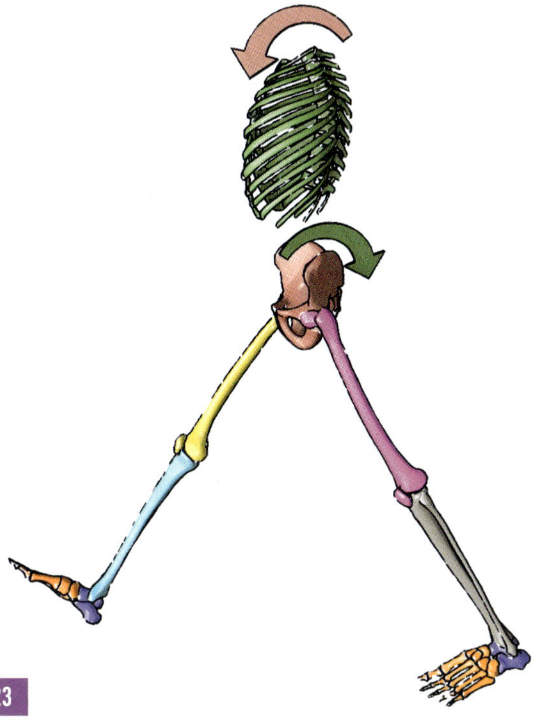

8.23

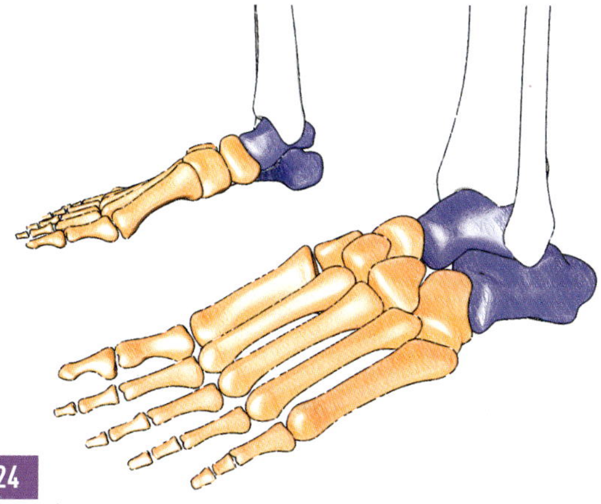

8.24

막는다.

다른 상태는 골반이 후방경사에 고착된 상태이다. 이렇게 치우쳐져 있으면 골반이 전방으로 기울 수 없고 따라서 척추를 통해 적절한 후방굴곡이 형성될 수 없다. 골반이 후방굴곡도 할 수 없는데 우선 골반이 전방으로 위치할 필요가 있기 때문이다. 흉곽과 골반이 적절한 대립을 갖추고 있다면, 골반이 전방경사 될 때 흉추 지역의 척추 전면에서는 들림이 나타난다[4]. 요추는 그때 골반과 흉곽에 대해서 전방으로 평행이동한다(이 운동은 천골에 의해 강화된다)[5]. 이 운동은 골반이 후방경사될 때 반대로 되고, 대신 요추 전면이 들리는 걸 볼 수 있다. 다음 장에서 발과 다리에서 일어나는 운동과 이 움직임이 어떻게 연관되는지 설명하겠다.

발에서의 대립(opposition)

발의 움직임을 전반적으로 이해하기 위해 우리는 발을 앞발과 뒷발로 나누겠다. 앞발과 뒷발은 하나의 단위인 양 다루고, 둘 각각 내부에 움직임은 없다고 가정하겠다. 분명히 앞발과 뒷발 사이에는 많은 움직임이 있지만, 단순화함으로써 발의 움직임을 포괄적 관점에서 이해하기 쉬워진다.

발이 어떻게 나뉘었는가를 보면 뒷발은 거골과 종골로 되어있고, 앞발은 그 앞의 모든 뼈이다(그림 8.24). 발에서 어떤 일이 일어나는지 완전히 이해하려면 우리는 모든 다른 뼈들과의 관계에서 움직임을 정확히 알아야 한다. 우리가 명확한 의도를 취하고, 치료에서 지속적인 효과를 만들려면 이 점이 매우 중요하다. 그러나 세부적인 것을 알아보기 위한 전제조건은 발의 움직임을 포괄적 관점에서 이해하는 것으로 여기서 우리가 목표하는 바이다. 따라서 상황을 단순화하기 위해 발을 앞발과 뒷발로 나눈다.

발에서 회내, 재회외 두 가지 운동을 탐색해 보자. 회내와 재회외는 발 전체에서 발생하는 역동적 사건으로 설명된다. 이 움직임은 뒷발과 앞발의 대립으로 설명된다.

회내(pronation)

어떤 부위의 운동과 그 운동의 말단 범위에서 고착되는 것 사이에는 큰 차이가 있음을 제일 먼저 기억해야 한다. 내 환자들이나 대중과 소통해 보면, 회내는 뭔가 나쁘고 피해야 할 것이라는 인식이 만연하다. 그러나 회내는 우리 몸에서 핵심 동작이고, 나쁘다는 것은 보통 그 움직임이 말단 범위에서 고착된다는 뜻이다. 회내의 완전한 동작은 발 전체가 지면에 닿을 때 이뤄진다(비록

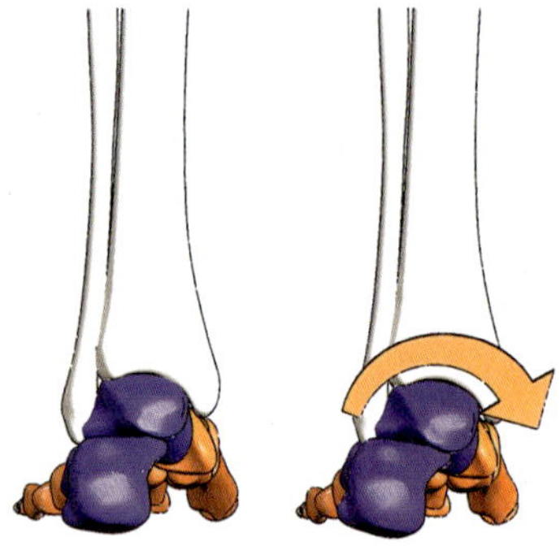

8.25A

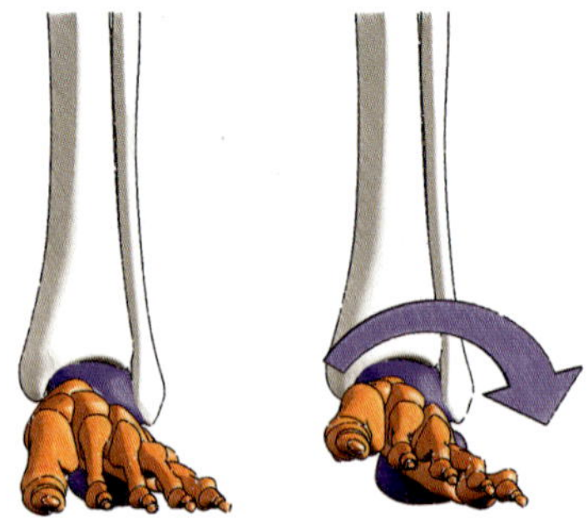

8.25B

조금 이른 시기에 이미 시작되지만). 모든 평면에서의 움직임을 조사해보면 우리는 다음을 알아낼 수 있다.

관상면(Frontal plane)

관상면에서 그림 8.25A처럼 뒷발은 앞발에 대해 내측경사 된다(왼쪽의 발은 참고용이다.) 앞발은 바닥에 대해 그대로이지만 뒷발이 내측경사 되면서 실질적으로 앞발이 뒷발에 대해 외측경사 된다. 만약 뒷발을 경골에 대해 수직으로 유지하면서도 앞발과 뒷발의 상태가 같다면, 앞발은 외측경사 된다. (그림 8.25B) 누군가를 테이블에 눕혀놓고 테스트해 볼 수 있다. 종골을 경골에 대해 일직선으로 놓고 앞발이 관상면에 대해 어느 쪽으로 기우는지 본다면 발이 중력에 대해 어떻게 행동하는지 신호를 얻을 수 있다. 만약 앞발이 그림 8.25B처럼 외측경사 된다면, 이것은 발이 회내 상태에 고착된 것이고 재회외와 앞발의 내측경사가 어렵다는 것이다(뒤에 설명된다).

발이 지면을 내딛을 때, 뒷발이 앞발에 대해 내측경사 되려면 우선 뒷발이 지면을 때리기 전에 외측경사 혹은 중립 상태여야 한다. 뒷발이 이미 내측으로 상당히 기울어져 있다면, 더는 움직임이 힘들고, 외측에서 내측으로 뒷발이 더 기울 수 없게 된다.

횡단면(Transverse plane)

횡단면에서 뒷발은 앞발에 대해 내측으로 회전한다(그림 8.26A). 종골이 내측으로 기울면 거골은 종골에 대해 내측으로 회전하기 쉽다. 이는 발을 열어서 주상골이 거골에 대해 외회전하도록 만든다. 이는 앞발이 뒷발에 대해 외회전하기 쉽게 한다(그림 8.26B). 이것은

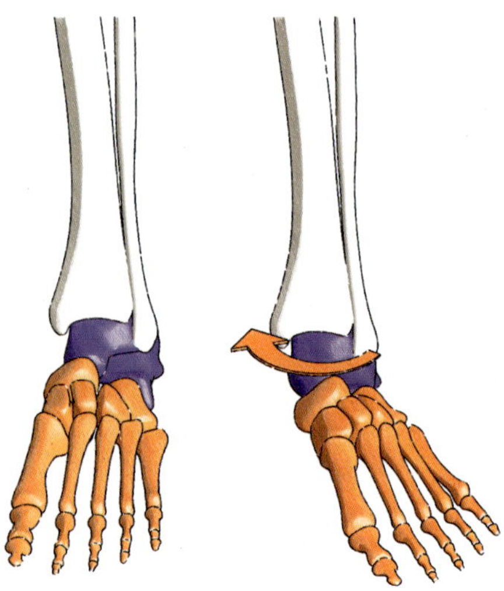

8.26A

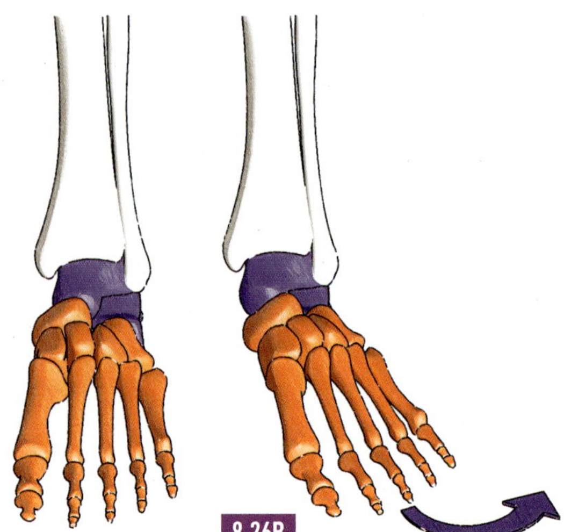

8.26B

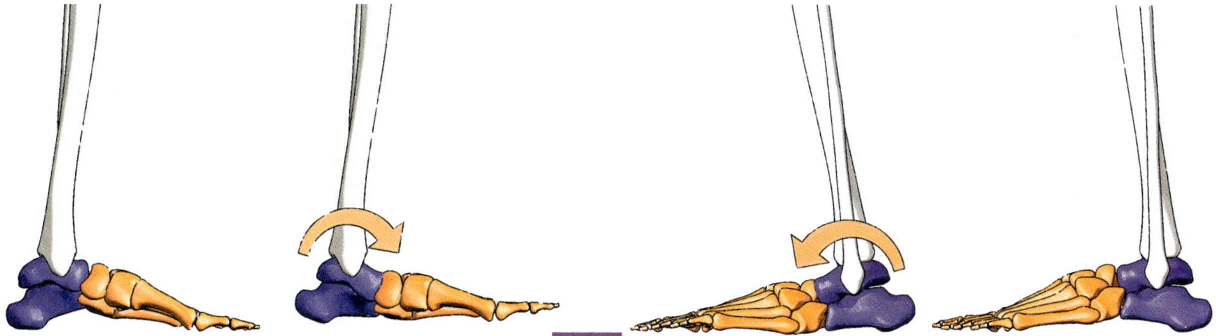

8.27

입방골 역시 열어서 뒷발에 대해 앞발이 외회전하도록 돕는다. 앞발이 외회전 되어있는 상태이면서 발이 이미 회내 되어있다면, 우리는 앞발에 대해 뒷발의 내회전하는 운동을 놓치게 된다.

시상면(Sagittal plane)

시상면에서 뒷발은 앞발에 대해 전방으로 기운다(그림 8.27). 이것은 바닥이 앞발을 지탱하기 때문이다. 이 운동은 종골과 발가락 사이를 늘리고, 회내 시 내측 궁이 낙하하는 원인이 된다. 발이 시상면에서 이미 완전히 평평하다면, 뒷발은 전방경사될 수 없는데 이미 말단 범위에까지 이르렀기 때문이다.

재회외(Resupination)

재회외 운동으로 일컫는 이유는 보행 시 발이 회내 이전에 이미 회외 되어있기 때문이다. 다시 말해, 발이 땅을 밟기 전에 이미 회외 되어있고, 발이 땅을 짚으면서 회내된 이후 다시 회외가 일어난다. 전에 말했듯이, 운동 그 자체와 운동 말단 범위에서의 고착은 다르다. 재회외 운동은 회내 운동과 독립적이다. 발이 회외 상태로 고착되어 회내가 안되면, 재회외하기 어려운데 이미 회외 상태이기 때문이다. 회내 상태로 고착되어도 마찬가지이다. 재회외는 회내에 대한 반응이기 때문에 회내가 더는 일어나지 않으면 재회외도 어렵다. 재회외 시 뒷발은 앞발에 대해 후방경사, 외측경사 그리고 외회전을 일으킨다. 이 운동은 함께 일어나는데 모든 평면으로 분해해 보면 다음 상황을 알게 된다.

관상면(Frontal plane)

관상면에서 뒷발은 앞발에 대해 외측경사를 이룬다(그림 8.28). 외측경사는 내측경사 상태 즉, 회내의 내측경사 말단 지점에서 시작한다. 외측경사는 발을 안정화하는 데 중요한데, 우리가 앞으로 전진하도록 추동한다. 뒷발이 외측경사 될 때 앞발은 지면과 접한 상태이므로 뒷발에 대해 앞발은 내측으로 기운다. 뒷발이 회내 상태처럼 항시 내측경사를 이루고 있다면, 경골은 딸려오는 경향이 있고, X 다리 상태로 고착되고, 무릎은 내측으로 평행이동한다. X 다리 교정에 중요한 전략은 따라서 앞발에 대해 뒷발이 외측경사를 이루도록 치료를 고려하는 것이다.

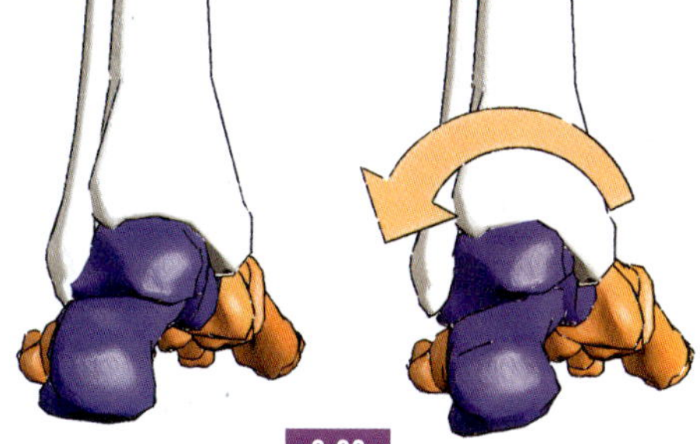

8.28

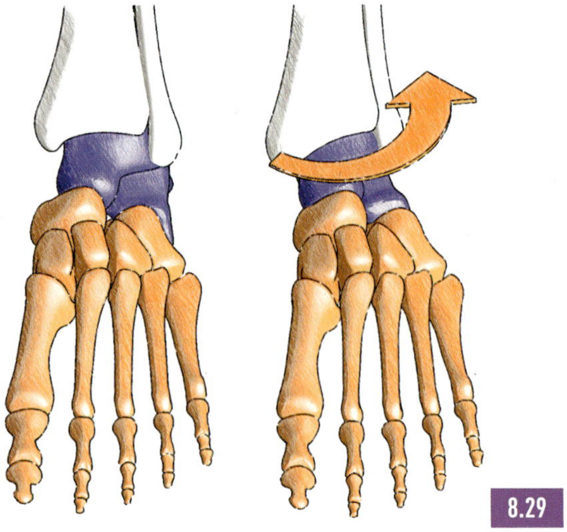

8.29

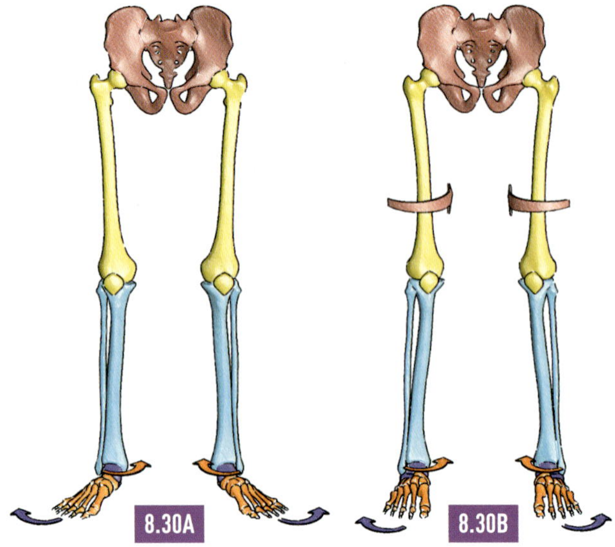

8.30A 8.30B

횡단면(Transverse plane)

횡단면에서 뒷발은 앞발에 대해 외회전한다(그림 8.29). 재회외에서 거골은 종골에 대해 외회전한다. 이는 뒷발에 대해 앞발이 내회전하기 쉽게 만든다. 이 회전의 상당량은 거골과 주상골 사이에 일어나고 일부는 종골과 입방골 사이에 일어난다. 시각적 평가를 통해 당신 앞에 있는 사람의 앞발이 뒷발에 대해 외회전 되어있다면, 이는 뒷발이 앞발에 대해 외회전 운동이 부족한 경우이다.

이 운동이 발생하지 않는다면, 우리는 몸의 좀 더 상부 횡단면에서 "보상"을 보게 될 것이다. 이런 운동이 부족한 징후는 우리가 바로 섰을 때 발이 그림 8.30A처럼 틀어져 나타난다. 앞발을 정면을 향해 곧게 돌리면 그림 8.30B처럼 대퇴골이 내회전하는 걸 느낄 수 있다. 이유 중 하나는 뒷발이 앞발에 대해 외회전이 부족하기 때문이다(그리고 종골에 대해 거골의 외회전도 부족하다.). 앞발이 정면을 향하게 서면, 경골도 거골과 뒷발을 따라 움직여 내회전하게 된다(붉은 화살표). 이것이 우리가 발이 벌어진 상태로 서 있는 이유 중 하나이다.

시상면(Sagittal plane)

시상면에서 뒷발은 앞발에 대해 후방으로 기운다. 혹은 앞발이 뒷발에 대해 전방으로 기운다(그림 8.31). 이것은 발을 짧게 만들고 내측 종축 궁을 거상 시킨다. 이 운동의 가장 큰 영역은 뒷발에 대해 첫째 중족골이 전방경사 된 것이다. 첫째 중족골이 전방경사 되면 주상골은 거골에 대해 낙하하고, 전방으로 기운다[6]. 그림 8.32에서 좌측 발 그림의 주상골 아래 오렌지 화살표가 이 운동을 묘사한다. 이 운동은 약간 혼란스러울 수 있는데 왜냐하면 동시에 그림 8.32에서처럼 주상골이 경골이나 지면에 대해 상방 평행이동하기 때문이다(좌측 발 그림의 파란 화살표로 지시). 발이 회내하면 반대 운동이 발생한다. 뒷발에 대해 시상면에서 첫째 중족골이 후방경사 됨과 동시에 주상골은 상방 변위, 후방경사가 일어난다.

주상골 낙하를 말할 때는 보통 지면을 기준으로 말한다. 만약 거골이 전방경사되어 (내측경사, 내회전 동반) 고착되어 있는데 주상골을 거상 시키려면, 오히려 상황을 악화시키는데 왜냐하면 이런 시도는 첫째 중족골을 뒷발에 대해 후방경사 시키기 쉽고(배굴), 결국 주상골이 더 "낙하"하기 때문이다.

이것은 한편 회외에 고착된 발을 화내 시킬 때 좋은 전략이다. 회내에 고착된 발을 치료하려면 대신 거골과 뒷

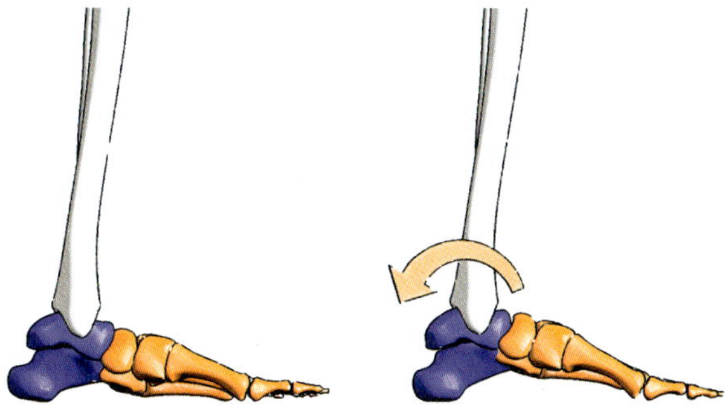

8.31

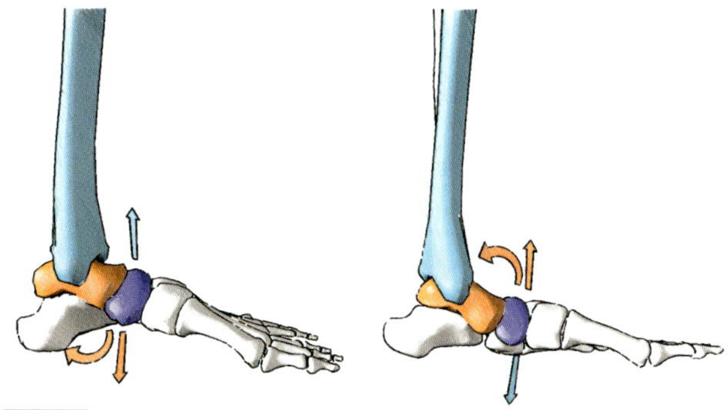

8.32

발에 대해 주상골을 하방 평행이동, 전방경사, 내측경사/평행이동 그리고 내회전시켜야 한다(경골에 대해 뒷발은 후방경사 시켜야 한다). 이렇게 하면 첫째 중족골이 전방경사 되기 쉽다. 뒷발이 외측경사(그림 8.28) 그리고 외회전(그림 8.29)하는 재회외도 첫째 중족골이 전방으로 기울기 쉽게한다.

엄지의 후방경사(Posterior tilt of the big toe)

뒷발에 대해 첫째 중족골의 전방경사와 엄지발가락의 후방경사(배굴)는 밀접히 연관된다. 재회외의 마지막 단계에서 앞발만 지면 위에 있고, 서로에 대해 앞발은 내측경사, 뒷발은 외측경사 된다. 이것은 엄지의 후방경사를 쉽게 한다. 기회가 되면, 뒷발에 대해 앞발을 외측경사 시킨 후 환자에게 엄지를 후방경사 시켜보라, 그리고 앞발을 다시 내측경사 시킨 후 엄지를 후방경사 시켜보라. 아마 앞발의 외측경사 상태에서 엄지의 후방경사가 훨씬 어려울 것이다. 앞발이 외측경사 되면, 불가피하게 첫째 중족골은 뒷발에 대해 후방경사 된다. 이것은 엄지가 후방경사되기 더 어렵게 한다. 이것은 똑바로 서서 그림 8.33처럼 한발을 회외시키면서 엄지발가락을 들어 올리거나 그림 8.34처럼 한발을 회내시킨 후 엄지를 들어 올리는 동작과 같다. 당신은 아마 회내 자세에서 엄지를 들기가 더 어려움을 알아낼 것이다.

이런 맥락에서 엄지의 후방경사는 두 가지 요소로 생각하면 좋다. 첫째 중족골에 대한 엄지의 후방경사, 뒷발에 대한 첫째 중족골의 전방경사이다. 이 두 운동은 발의 재회외와 연관되고, 발을 단축시키고, 첫째 중족골의 머리를 뒷발로 끌고 온다. 그림 8.33에서 첫째 중족골 머리 뒤에 파란 화살표가 이를 가리킨다.

시상면에서 거골과 경골의 관계

회내자세로 고착된 발에서는 뒷발이 앞발에 대해 만성적으로 전방경사 된다. 앞발에 대해 뒷발이 후방경사되는 전제조건은 때때로 경골에 대해 뒷발이 충분히 후방경사되는 것이다. 이런 움직임의 제한은 뒷발이 앞발에

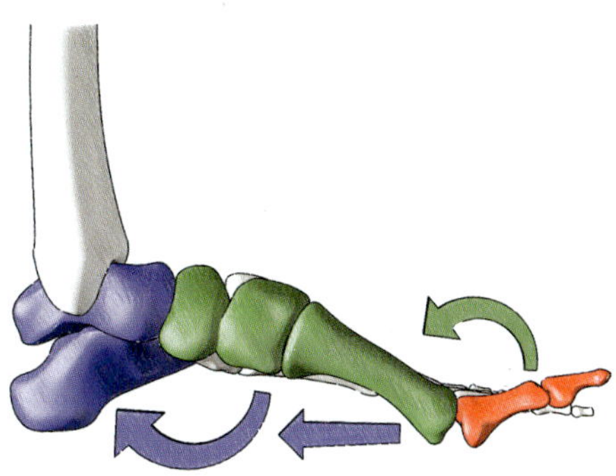

8.33

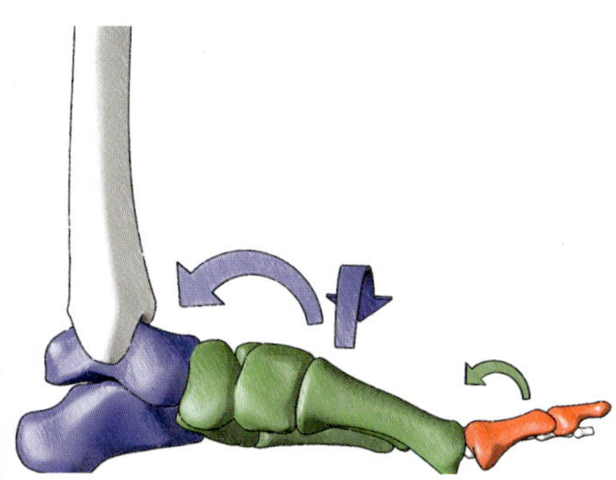

8.34

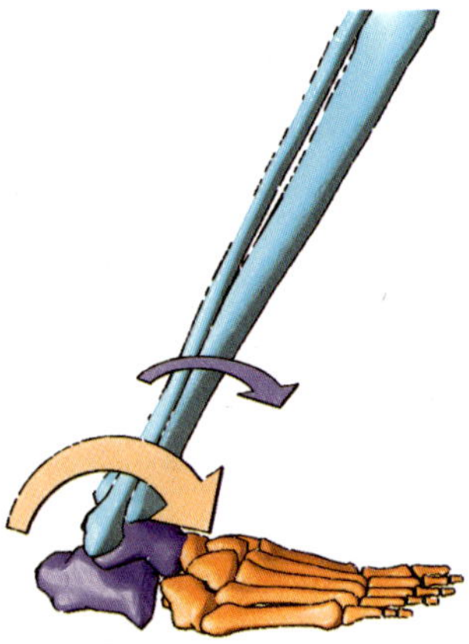

8.35

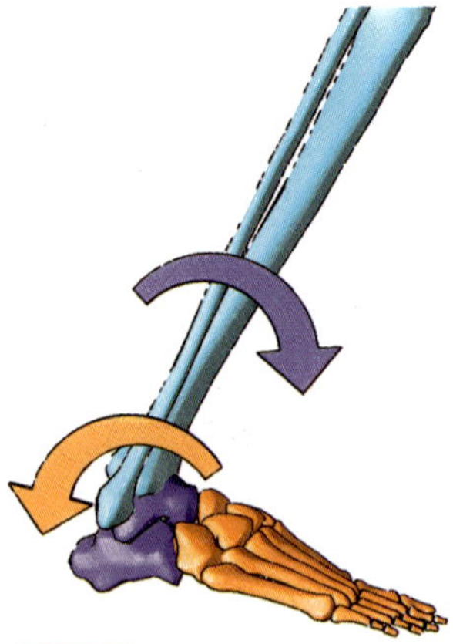

8.36

대해 후방경사에서 전방경사되게 강제한다. 그림 8.35에서 뒷발은 앞발에 대해 전방경사 된다(오렌지 화살표). 그리고 경골은 거골에 대해 다소 전방경사 된다. 이는 작은 파란색 화살표로 표시했다.

거골과 경골 사이에 움직임이 더 많다면 그림 8.36처럼 뒷발은 앞발에 대해 후방으로 기울기 더 수월하며 이는 재회외를 더 수월하게 한다(오렌지 화살표는 뒷발과 앞발의 관계, 파란색 화살표는 뒷발과 거골의 관계를 나타낸다).

뒷발에 대해 경골의 전방경사가 부족하면 그 보상으로 뒷발이 평소보다 지면을 더 일찍 떠난다. 그림 8.37처럼 이를 앞발에 대한 뒷발의 전방경사와 대퇴골에 대한 경골의 전방경사 조합으로 다룰 수 있다. 대퇴골에 대한 경골의 전방경사는 뒷발이 지면과 떨어질 때를 좀 더 빠르게 한다. 이는 앞으로 나갈 때 뒷발과 경골 사이의 운동을 줄인다. 다음절에서는 이런 운동이 인체 상부에서는 어떻게 이뤄지는지 좀 더 알아볼 것이다.

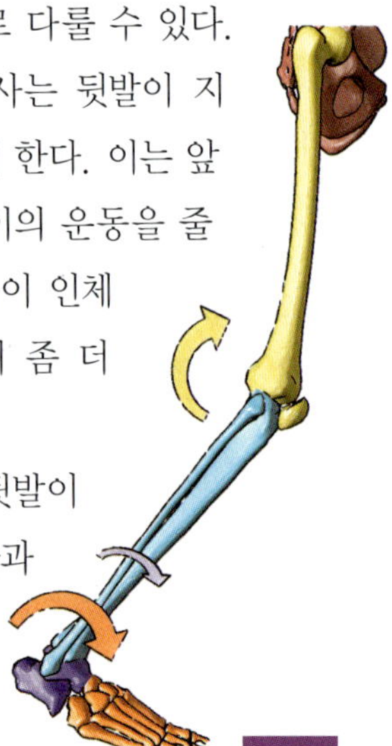

8.37

마치 발이 회내로 고착된 양, 뒷발이 항상 전방경사 상태라면 경골과 비골은 거골 위에서 후방으로 이동하는 경향이 있다. 거골은 쐐기 모양처럼 전방이 후방보다 넓어서 경골이 거골에 대해 배굴 시 복사뼈가 서로 벌어질 필요가 있다[8]. 뒷발이 만약 만성적으로 경골과 앞발에 대해 전방경사 된 상태라면 이는 복사뼈가 서로 벌어지기 힘들게 만드는데 추동력이 없기 때문이다. 발에서 재회외는 거골과 경골, 비골 사이에 운동을 추동하며 동시에 경골에 대한 뒷발의 후방경사가 발의 나머지 부분이 재회외하기 쉽게 만든다.

횡단면에서 거골과 경골의 관계

나는 회내 상태로 고착된 발에서 거골과 경골/비골 사이에 강력한 회전 요소가 있다고 믿는다. 발이 회내 상태에 고착되면 그림 8.38처럼 거골은 종골뿐 아니라 앞발과 경골에 대해서도 내회전한다. 거골과 경골 사이에 어떤 일이 생기고, 거골에 대해 경골이 전방경사 될 때 그것이 어떻게 관여하는지에 집중해 보자. 경골에 대해 거골이 내회전하면 이는 거골 위에서 경골의 외측 하관절면이 활주하기 힘들게 한다. 그림 8.39에서 좌측 발은 "중립 자세"이다. 중간에 있는 둘째 발은 앞발이 없는 같은 발이다. 그리고 우측 발은 경골에 대해 거골이 내회전 혹은 거골에 대해 경골이 외회전 되어있고 이는 오렌지 화살표로 되어있다(이때 화살표는 움직임이 아니라 상태를 뜻한다.)

발이 회내로 고착되면 경골의 내측은 거골에 대해 전방 수평이동하고, 외측은 따라오지 못해 거골에 대해 후방에서 고착된다. 거골에 대해 경골을 전방경사 시킬 때 경골의 외측은 거골 위에서 활주하지 않으려 한다. 그림 8.40에 검은 화살표가 이를 나타낸다. 활차(거골의 윗부분)의 외측 경계는 더 길어질 것으로 예상하고 이는 경골의 외측이 내측보다 더 오래 이동함을 뜻한다9. 발이 회내로 고착된 누군가를 눕혀서 경골에 대해 발전체를 후방경사 시키면 아마 발이 회내된 상태가 후방경사 시키기 더 수월함을 발견하게 된다. 대신 발을 회외시켜서 검사하면 경골에 대해 발을 후방경사 시키기 더 어려움을 알게 된다. 거골과 경골의 적절한 운동을 원한다면 치료

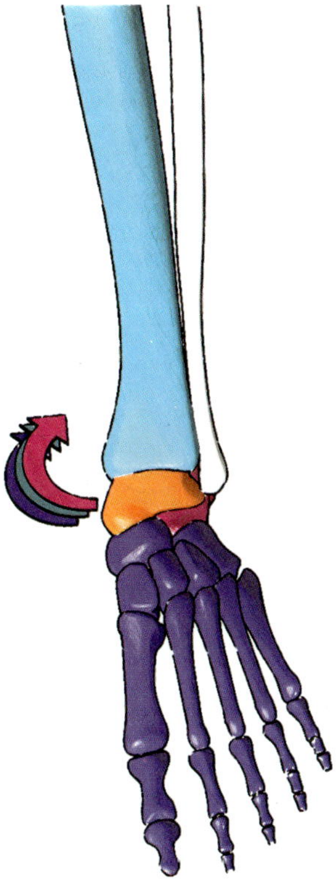

8.38

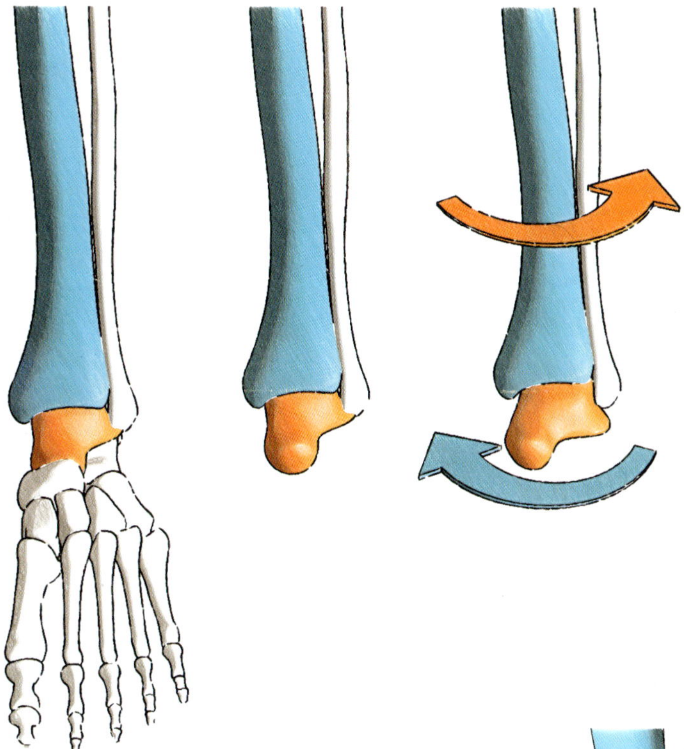

8.39

도 그사이의 회전 요소를 고려해야 한다. 나는 진료 시 경골과 거골의 회전을 고려할 때가 유익하고, 또 거골과 주상골, 종골의 관계를 고려할 때 거골과 경골의 움직임을 좀 더 증진시킬 수 있어 유익함을 깨달아 내디디면 이 모든 것은 발의 재회외와 거골과 경골 간의 적절한 움직임이 서로 연관됨을 지시한다.

내가 깨달은 또 다른 보편적 현상이 있다. 이는 회내로 고착된 발이 재회외를 시작할 때 발이 종국에는 더 회외된 자세로 되며, 거골과 경골의 회전은 더 두드러진다는 점이다. 그림 8.38을 다시 보면 경골이 앞발에 대해 다소 내회전 되어있다. 발을 재회외 시키면 결국 거골은 종골과 주상골에 대해 더 외회전하게 되고, 경골은 앞발에 대해 더 외회전하게 된다. 그림 8.41에서 거골은 앞발과 종골에 대해 회전하여 더 회외되고, 결과적으로 경골은 앞발에 대해 더 외회전한다(파란 화살표). 이것은 거골과 경골 사이의 회전을 더 "시각화"한다(거골의 내회전이 사라져 이것을 숨기지 못하기 때문이다). 그렇지만, 거골과 경골의 관계는 여전히 같다. 노란색 화살표는 거골에 대한 경골의 위치를 보여 준다(움직임이 아님).

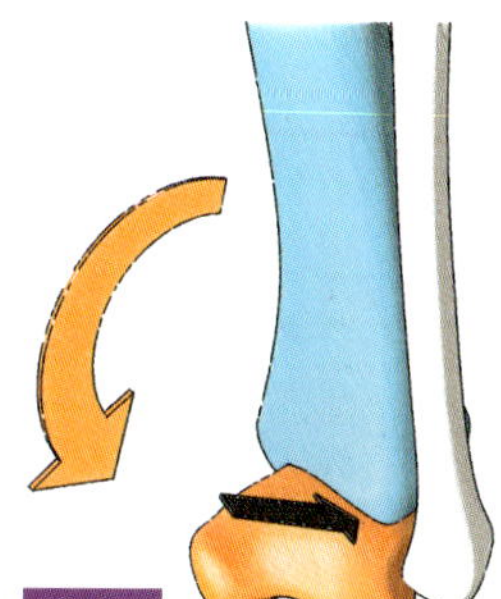

8.40

반직관적이지만 때로는 이것이 경골과 대퇴골 사이의 회전에 영향을 줘서 경골이 대퇴골에 대해 더 외회전하게 한다. 대퇴가 골반에 대해 더 이상 외회전하지 않으면 대신 경골과 대퇴골 사이에 회전이 발생한다. 이에 대응하기 위해 대퇴골을 골반에 대해 외회전시키고, 거골을 경골에 대해 외회전시킬 수 있다. 다시 말해 경골을 대퇴골과 거골에 대해 내회전시킨다.

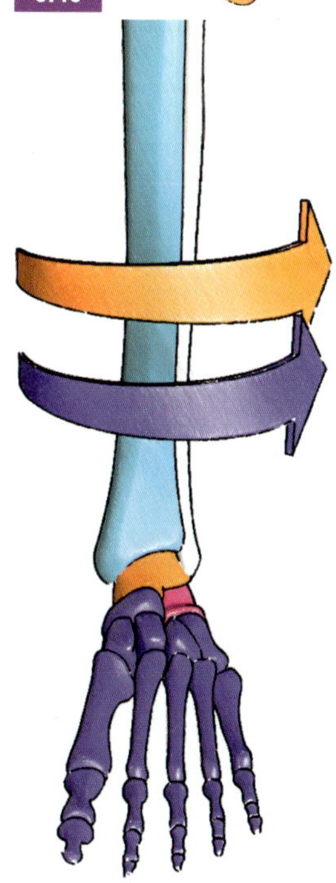

8.41

함께 고려하기

이제부터 발이 몸의 다른 부분과 어떻게 연계되는지, 혹은 몸의 다

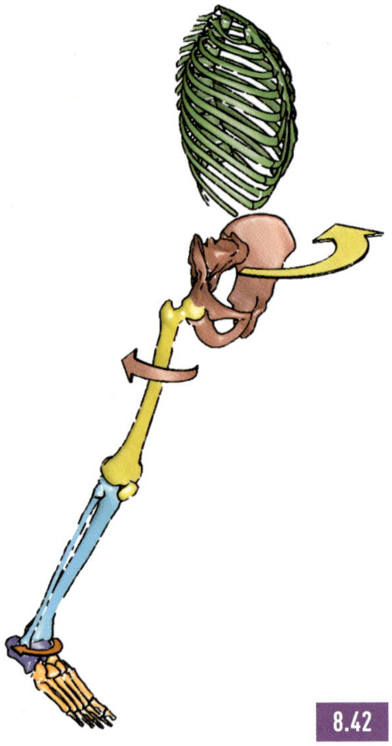

8.42

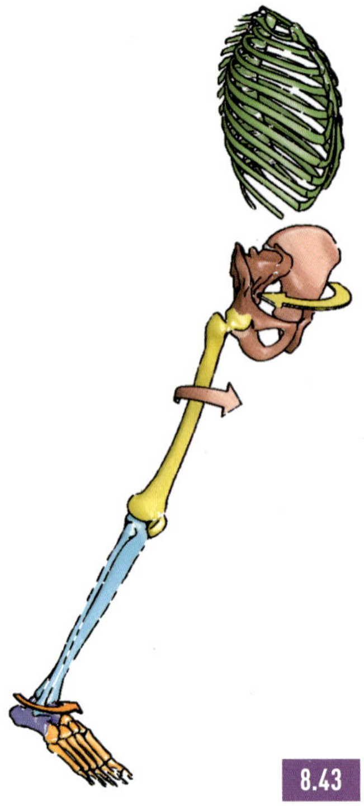

8.43

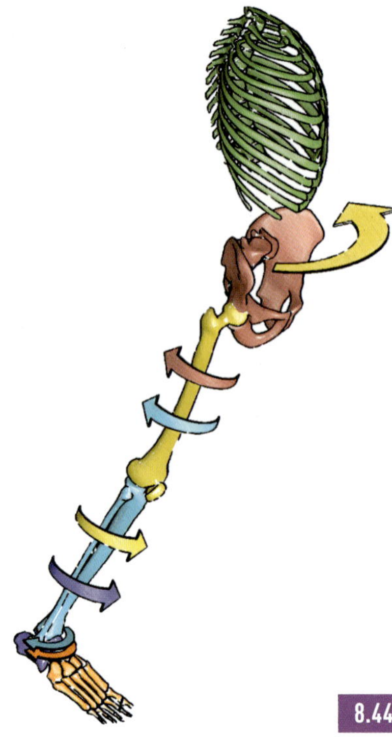

8.44

른 부분이 발과 어떻게 연계되는지 알아보자. 우선 발이 대퇴골과 골반 사이의 운동에서 어떻게 연계되는지 그리고 흉곽과 골반 사이의 대립이 어떻게 연계되는지 보자.

횡단면에서 재회외(Resupination)

횡단면에서는 어떤 차이가 있는지에서부터 시작하겠다. 발의 재회외 즉, 앞발에 대한 뒷발의 외회전은 골반에 대해 대퇴골의 외회전과 관련된다. 발이 적절히 회외 한다면 그림 8.42처럼 골반에 대해 대퇴골은 좀 더 외회전 한다. 이는 대퇴골에 대해 골반이 좌회전함을 의미한다(노란색 화살표). 발이 재회외 하지 않으면 대퇴골도 덜 외회전한다. 그림 8.43처럼 발이 회내 된 상태에서는 골반에 대해 대퇴골이 내회전한다. 혹은 골반이 대퇴골에 대해 우회전한다.

뒷발과 경골 사이에 일어나는 일을 좀 더 자세히 들여다 보면, 그림 8.44에서 오렌지와 밝은 파란색 화살표처럼 뒷발은 앞발과 경골에 대해 외회전한다. 이는 뒷발에 대해 경골이 내회전했다고 말하는 것과 같다. 경골 위의 파란색 화살표가 이를 가리킨다. 경골은 또한 대퇴골에 대해 내회전하는데 노란색 화살표로 표시했다. 이것은 대퇴골 위에 표시된 파란색 화살표의 움직임과 같다. 대퇴골은 경골과 골반에 대해 외회전한다. 단순화 해보면 앞발, 경골 그리고 골반은 그대로 있고, 뒷발과 대퇴골은 다른 부위에 대해 외회전한다.

내가 진료 시 가장 많이 보는 양상은 발의 회내를 동반한 X다리이다. 이것은 그림 8.30A에서와 유사하지만 다소 차이가 있다. 그림 8.45를 보면 앞발은 뒷발에 대해 외회전되어 있고, 뒷발은 앞발에 대해 내회전, 경골은 뒷발과 대퇴골에 대해 외회전 그리고 대퇴골은 경골과 골반에 대해 내회전되어 있다(이것은 정적 자세의 묘사이다). 무릎이 내측으로 평행이동하기 때문에 이를 X다리라 한다. 무릎은 내측으로 일부 평행이동 하는데 이는 경골과 대퇴골 사이에 회전 때문이다. 앞발은 벌어지는데 만약 발을 정면으로 곧게 뻗으면 대퇴골은 더욱 내회전한다(그림 8.30B에서 묘사). 이런 양상의 자세는, 위에서 설명한 재회외 시 몸의 상부에서 횡단면 상 움직이는 양상과 반대로 설명된다(그림 8.44). 따라서 이런

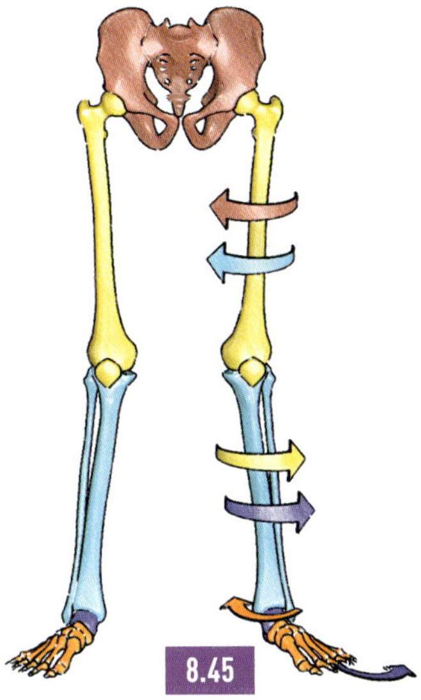
8.45

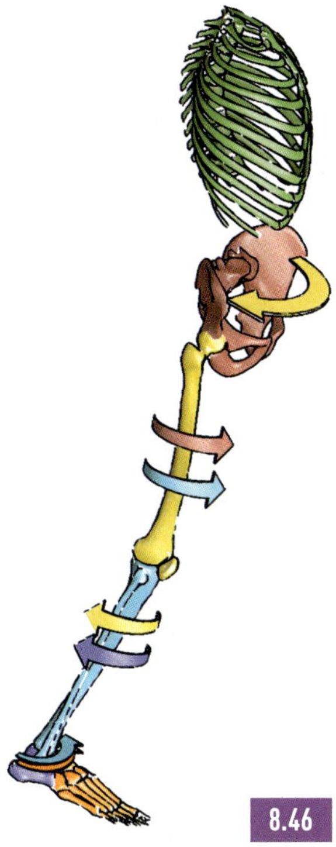
8.46

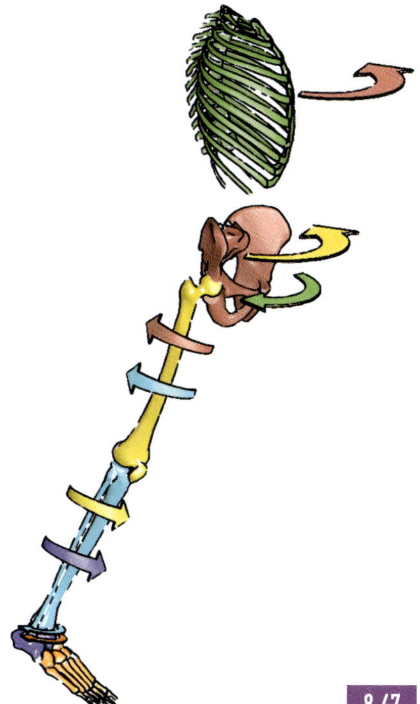
8.47

양상이 부족한 운동이라는 점은 더는 놀랍지 않다[10]. 그래도 제대로 알려면 적절한 운동 평가를 수행하고, 몸이 어떻게 움직이는지 봐야 한다.

보행 시 횡단면에서 이런 양상이 어떻게 이뤄지는지 보려면 전에 기술한 것을 반대로 적용하면 된다. 그림 8.46을 보면 뒷발은 앞발과 경골에 대해 내회전하고, 경골은 대퇴골과 뒷발에 대해 외회전하며 대퇴골은 경골과 골반에 대해 내회전한다. 재회외(뒷발의 외회전)가 부족하면 대퇴골이 골반에 대해 외회전하기 힘들 것이다. 왜냐면 뒷발이 내회전되어 다리 전체를 골반에 대해 내회전시키고, 대퇴골이 골반에 대해 외회전하는 걸 방해하기 때문이다. 대퇴골이 내회전 되지 않는 방법은 걸을 때 발을 벌리는 것이다. 이래야 덜 비틀리는 느낌을 받으면서 전진하기가 쉽다. 그러나 이것은 보통 경골에 대해 대퇴골이 외회전하는 대신 대퇴골에 대해 경골이 외회전함을 의미한다. 이것은 재회외를 더 어렵게 한다. 이런 움직임 양상은 앞서 말한 정적 자세와 상응한다.

많은 경우 대퇴골의 외회전 부족 역시 발이 재회외하는 걸 막는 요소이다. 진료할 때 발의 재회외 시키는 것은 흔한 주제인데 대퇴골을 골반에 대해 외회전시키지 않으면 소용이 없다. 대퇴골의 외회전을 교정하면 골반이 전방에서 후방경사로 이동하기 쉬워진다. 대퇴골이 골반에 대해 외회전하면 골반의 하부를 눌러 대퇴골에 대해 (또는 공간상 또는 발에 대해) 전방으로 밀고, 이는 골반이 후방경사되기 쉽게 한다.

몸의 위쪽까지 올라가 대퇴골, 골반 그리고 흉곽까지 살펴보면 그림 8.47처럼 골반은 대퇴골에 대해 좌측으로 돌지만, 흉곽에 대해서는 우측으로 회전한다. 이것은 대퇴골과 흉곽 사이에 최대 길이 "비틀림" 또는 횡단면에서의 부하 증가를 설명하는 방식이다. 대퇴골의 외회전은 대퇴골과 골반 사이에 차이를 만들 뿐 아니라 골반과 흉곽에도 차이를 만들고, 흉곽을 회전시키는 대립 운동으로 작용한다. 대퇴골이 그림 8.48처럼 골반에 대해 외회전하지 않으면, 골반은 발에 대해 (또는 우리가 이동하는 방향에 대해) 충분히 우회전하지 못한다. 이는 흉곽과 골반이 덜 분리된다는 뜻이다. 이것은 흉곽이 "더 많이" 좌측으로 움직이지 않는다는 뜻이다. 흉곽이 우회전

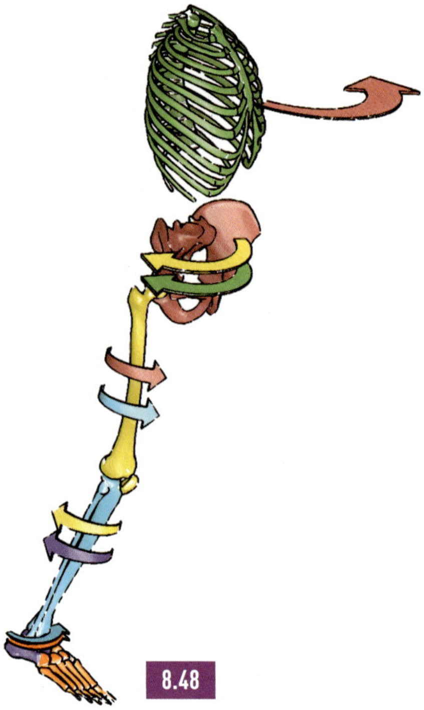

8.48

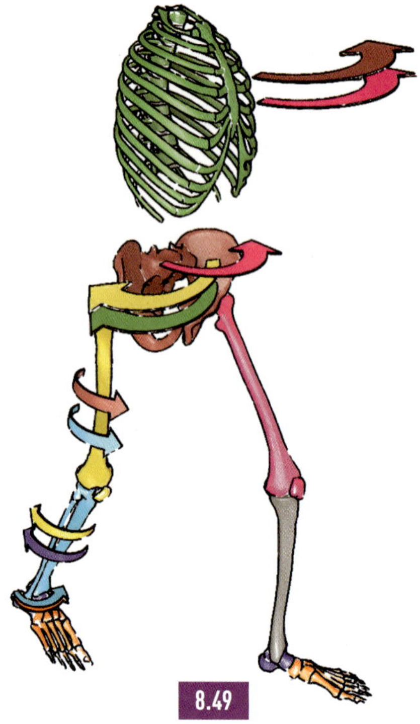

8.49

된 골반과 외회전된 대퇴골에 의해 제한되지 않기 때문이다. 이것은 그림 8.20과 8.21에서 묘사된 현상과 같고, 여기서 흉곽이 대퇴골에 대해 더 혹은 덜 회전한다. 그러나 이제 우리는 발에서 재회외 정도가 이것과 어떻게 연결되는지 알아볼 수 있다. 발이 재회외를 안 하면 그림 8.48처럼 골반에 대해 대퇴골이 덜 외회전하고, 흉곽의 "대립(opposite)" 운동이 더 이상 없어서 횡단면에서 대퇴골과 흉곽의 분리가 덜 발생한다.

좀 더 설명하면 그림 8.49에서 골반과 흉곽은 좌측 대퇴골에 대해 좌측으로 회전한다(분홍색 화살표). 흉곽은 흉곽 앞에 표시된 더 큰 분홍 화살표처럼 더 이동한다. 둘 다 재회외의 부족으로 좌측 대퇴골에 대해 좌측으로 회전한다. 이는 뒷발이 앞발에 대해 외회전하지 않으며 골반에 대해 대퇴골의 외회전이 부족하기 때문이다. 이런 부족으로 좌측 대퇴골에 대해 골반이 우측으로 회전하지 못한다. 골반은 흉곽을 따라 "반대 방향"을 향해 좌측 대퇴골에 대하여 좌측으로 회전한다. 분홍색 화살표가 이를 가리킨다. 보시다시피, 재회외 또는 재회외의 부족은 골반과 좌측 대퇴골 사이의 관계에 영향을 미친다. 재회외의 부족은 골반에 대한 우측 대퇴골의 외회전을 덜 만들면서 골반에 대한 좌측 대퇴골의 외회전도 덜 형성한다. 좀 더 단순하게 표현해서, 우측 발의 재회외는 횡단면에서 우측 대퇴골두와 좌측 대퇴골두 사이의 공간을 확장한다. 대신 재회외의 부족은 횡단면 상에서 양측 대퇴골두 사이의 공간을 축소한다. 그림 8.50에서 발이 재회외되면 골반이 좌측 대퇴골로부터 멀어지게 회전한다.

재회외의 부족은 대퇴골과 골반의 관계에서 동측 뿐 아니라 대측에도 영향을 미친다는 사실 때문에, 시각적 평가에서 골반이 왜 (예를 들어 발이나 흉곽에 대해) 좌 혹은 우로 회전하는가, 무슨 움직임이나 부족이 회전한 골반과 연결되는가를 이해하기 혼란스럽게 한다. 그러나 한가지 단순한 지침은 보통 골반은 회내운동과 특히 재회외 운동이 더 잘 일어나는 방향으로 회전하고, 회내 상태로 고착되어 회내, 회외가 안되는 방향에서 멀어진다는 것이다. 그림 8.46, 8.48, 8.49처럼 회내와 재회외의

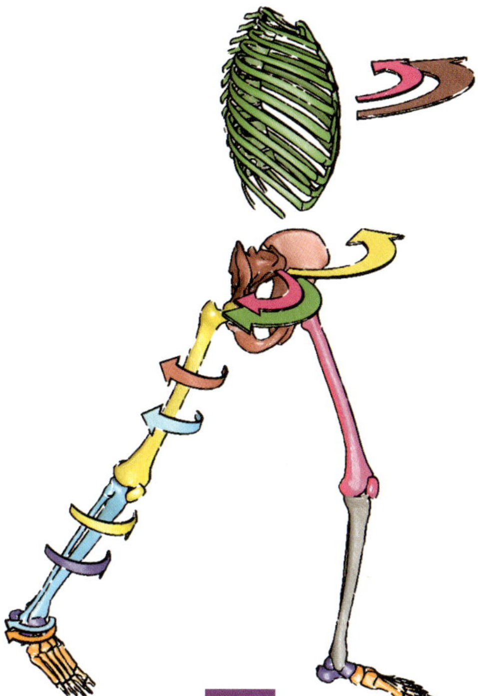
8.50

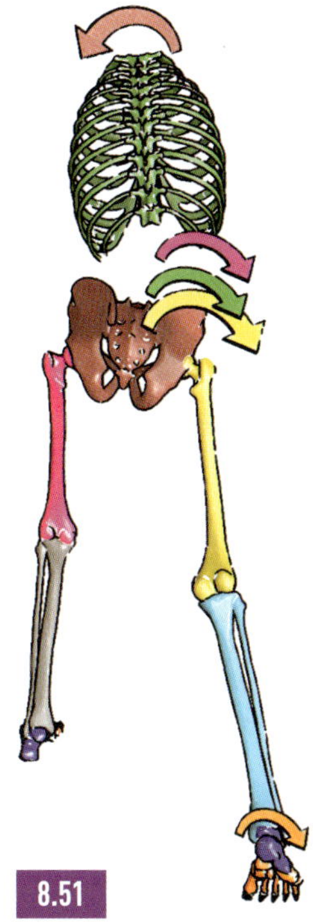
8.51

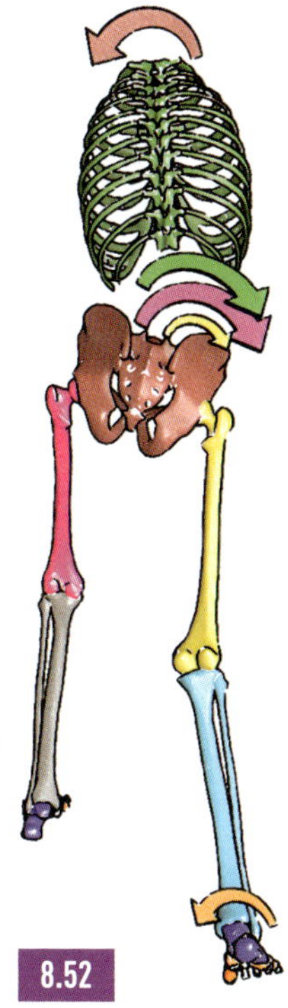
8.52

부족은 실제로는 재회외가 일어나야 할 때 회내를 주로 동반한다. 골반은 보통 "거짓" 회내 측에서 멀어지게 회전한다[11]. 좀 더 섬세하게 무슨 운동 혹은 운동의 부족이 골반의 회전과 관계되는지 이해하려면, 적절한 움직임을 수행해서 보행평가를 해야 실제로 일어나는 일을 알 수 있다(전략3)[12]. 물론 모든 회전이 오로지 운동과 연관되지는 않고, 골격에서 구조적인 비대칭이 있을 수 있다(또는 다른 요인) 섬세한 보행 평가는 이러한 것들의 지표를 제시한다.

관상면에서 재회외(Resupination)

다음으로 관상면에서의 관계를 알아보자. 발이 회외 하면서 뒷발이 앞발에 대해 외측으로 기울면 골반은 관상면에서 같은 방향으로 기운다. 그림 8.51을 보면, 앞발에 대해 뒷발이 외측으로 기울고, 골반이 좌우 대퇴골과 흉곽에 대해 우측으로 기우는 것을 볼 수 있다. 이는 골반에 대해 우측 대퇴골이 좌측으로 기움을 의미한다. 발에서 재회외, 골반의 경사 그리고 흉곽의 경사는 관상면에서 길이를 연장하고 이는 관상면에서 부하 증가를 의미한다. 발의 재회외가 없다면 관상면에서 이런 길이 효과를 놓치게 된다. 뒷발이 외측 대신 내측으로 기울면, 골반에 대해 우측 대퇴골은 내측경사가 동일량으로 생기지 않고, 대퇴골에 대해 골반의 경사도 그렇다. 그림 8.52에서 우측 대퇴골에 대해 골반이 덜 경사지나(노란색 화살표) 좌측 대퇴골과 흉곽에 대해서는 더 경사진다. 재회외와 골반에 대한 우측 골반의 내측경사는 좌측 대퇴골과 흉곽에 대해 골반이 기우는 것을 조절하고 대립한다. 대퇴골에 대해 경골이 전방경사 되면 무릎이 내측 평행이동할 확률이 높다.

그림 8.51에서처럼 자세를 취하고 서서, 경골을 대퇴골에 대해 최대한 후방경사(무릎 신전)시킨 상태로 무릎을 내측 평행이동시켜보면 매우 힘들다는 걸 알 수 있다. 대신 무릎을 구부리고 무릎을 내측 평행이동 시키면 꽤 잘 되는데 특히 발 뒷꿈치를 들면 더 그렇다. 무릎을 구부리면 무릎이 좀 더 다른 방향으로 움직이기 시작한다. 지난 절에서 설명했듯, 대퇴골에 대한 경골의 외회전은

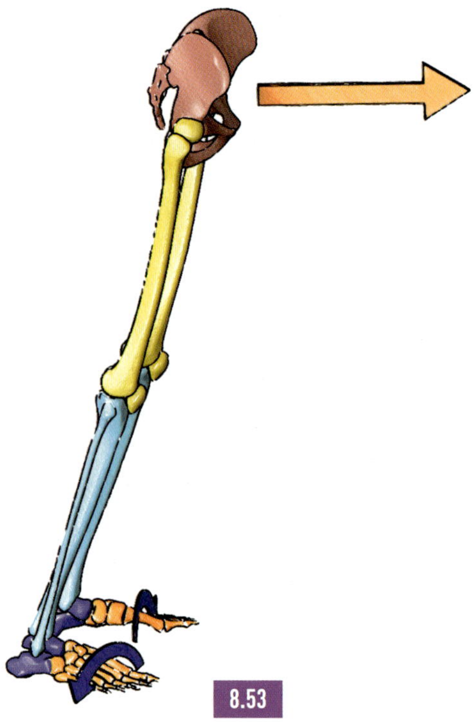

8.53

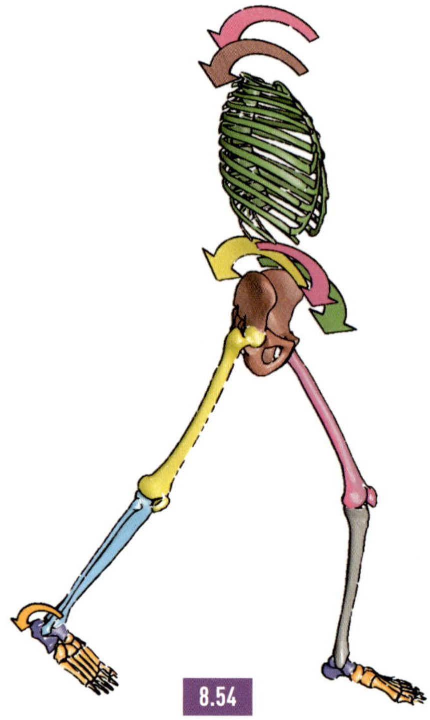

8.54

무릎을 내측으로 평행이동할 때 관여한다. 앞서 기술했듯이, 재회외가 없다면 무릎이 내측 평행이동하면서 X 다리 상태가 되더라도 이상하지 않다.

움직임 없이 서있는 자세에서 가장 흔한 변위는 발에 대해 골반이 전방으로 평행이동하는 것이다. 이것은 재회외의 부족이 원인이다. 뒷발이 외측(그림 8.51) 대신 내측(그림 8.52)으로 경사지면 이는 앞발이 뒷발에 대해 외측경사 된다는 뜻이다. 바로 서 있을 때 첫째 중족골에서 지지를 받지 못하면, 골반으로 후방으로 미는 힘이 없다.

외측경사 된 앞발이 이런 지지를 덜 이루면 몸은 그림 8.53처럼 되기 쉽다. 그림 8.45에서 설명된 횡단면에서의 관계와 그 연관된 운동(또는 운동의 부족)은 모두 역시 첫째 중족골에 의한 지탱을 감소시키고, 전방경사를 더 만든다.

시상면에서 재회외(Resupination)

이제부터 시상면에서 어떻게 진행되는지 알아보자. 보행을 평가할 때 한가지 핵심은 골반에 대한 대퇴골의 전방경사(고관절 신전)이다. 발이 회외하면 발은 더 안정화되서 더 나은 방식으로 우리를 앞으로 추동시키며 골반에 대해서 다리가 더 전방경사되게 한다. 이것을 보는 것은 약간 어려운데 보통은 우리에게 다가오거나 멀어지는 방향으로 관찰하기 때문이다. 관찰하는 방법은 환자가 우리에 멀어질 때 대퇴골/햄스트링의 후면이 얼마나 되돌아오는가, 또는 환자가 우리를 향해 걸어올 때 대퇴골이 얼마나 사라지는가 또는 얼마나 "고관절"이 열리는가를 보는 것이다. 알아두면 좋은 것은 보통 골반에 대해 대퇴골의 전방경사는 말의 재회외를 동반하고, 골반에 대해 대퇴골이 외회전하며, 전 절에서 언급했듯이 골반이 동측으로 더 회전한다.

발이 재회외할 때 뒷발은 앞발에 대해 후방으로 기운다. 다시 한번 이런 움직임은 몸의 윗부분에서 "대립"함으로써 길이는 신장되고 시상면으로 부하가 실린다. 이것은 그림 8.54에 설명되어 있다. 여기서 뒷발은 앞발에 대해 후방경사(오렌지색 화살표)되어 있고, 골반은 대퇴골에 대해 후방경사(노란색 화살표)되어 있다. 이는

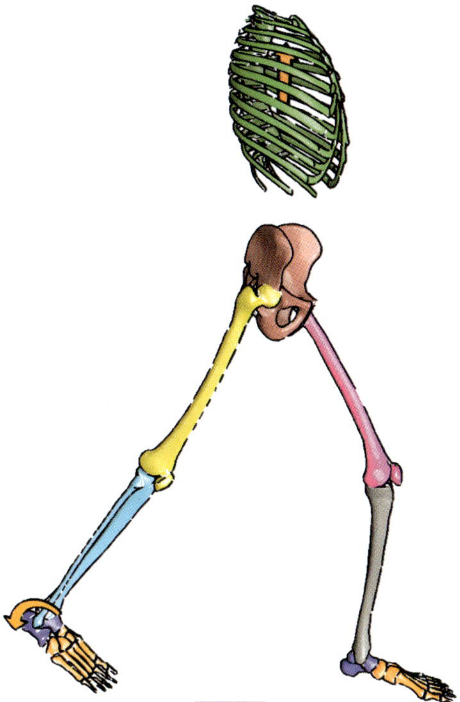

8.55

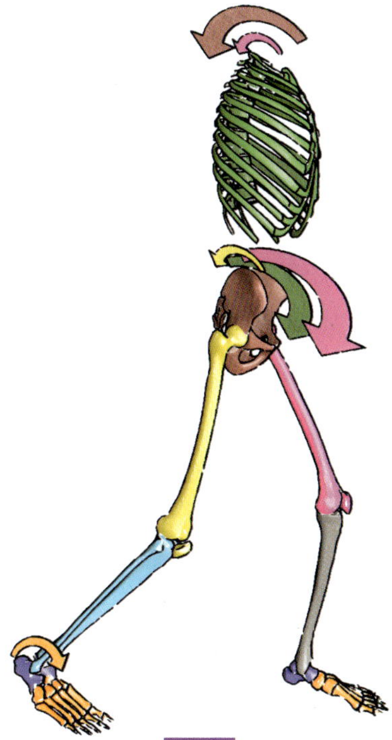

8.56

다른 말로 대퇴골이 골반에 대해 전방경사 되었음을 말한다. 골반은 흉곽에 대해 전방경사, 흉곽은 골반에 대해 후방경사 된다. 몸의 다른 부분과 연관 시킨다면, 골반은 좌측 대퇴골에 대해 역시 전방경사 되고, 흉각은 좌측 대퇴골에 대해 역시 후방경사 된다. 대퇴골이 골반에 대해 전방경사 되면서, 골반과 흉곽은 서로에 대해 골반은 전방경사, 흉곽은 후방경사 된다. 이것은 시상면에서 "길이"를 최대화 한다. 예를 들어 대퇴골이 덜 전방경사 되거나 혹은 골반이 덜 전방경사 되거나 또는 흉곽이 덜 후방경사 되면, 시상면에서 "길이"는 덜 형성된다. 이는 흉추의 전면이 들리는 순간으로써 내가 흉곽과 골반 사이의 대립에 대해 논할 때 언급했던 것이다. 그림 8.55를 보면, 흉추의 전면이 (절대공간 혹은 발에 대해서) 들리는 것을 볼 수 있다. 오렌지 화살표가 이를 가리킨다. 그와 동시에 요추는 흉곽과 골반에 대해 전방으로 평행이동 한다. 이를 설명하는 다른 방식은 내가 전에 그랬듯이 척추 전체를 후방굴곡 시키는 것이다.

뒷발이 앞발에 대해 후방경사 대신 전방경사 되어 있다면, "대립" 운동을 잃어버리고, 시상면에서 길이와 부하의 형성이 덜 된다. 이것은 대퇴골에 대해 전방경사 된 경골을 설명한 그림 8.37과 동일한 현상이다. 이것은 보통 골반에 대해 대퇴골이 덜 전방경사 되고, 흉추전면은 들리지 않는다는 것을 뜻한다. 흉곽은 좌측 대퇴골에 대해 그대로이거나 거의 후방으로 기울지 않는다. 골반은 우측 대퇴골에 대해서는 거의 후방경사 되지 않고, 우측 대퇴골에 대해서는 많이 전방경사 된다. 그림 8.56에서, 노란색 화살표는 골반이 대퇴에 대해 거의 후방경사 되지 않음을 보여주고, 큰 분홍 화살표는 골반이 좌측 대퇴골에 대해 더 많이 전방경사 됨을 보여준다. 척추 전체의 후방굴곡 대신, 요추에서의 후방굴곡이 강화되는데 이는 골반의 증가된 전방경사와 우측 대퇴골의 전방경사 부족 그리고 흉추의 들림 부족(작은 분홍색 화살표) 때문이다. 이는 흉추의 후방굴곡 없이 요추가 전방으로 평행이동함을 뜻한다. 이 같은 사람은 골반이 전방으로 이동되어 걷는데 골반과 우측 대퇴골 사이의 움직임이 적고, 좌측 대퇴골에 대해 흉곽의 후방경사(흉추의 후방굴곡)가 떨어진다. 그림 8.54와 8.56을 비교해 보면 시상면에서 그림 8.54가 "길이(length)"와 "들림(lift)"이 더 많다.

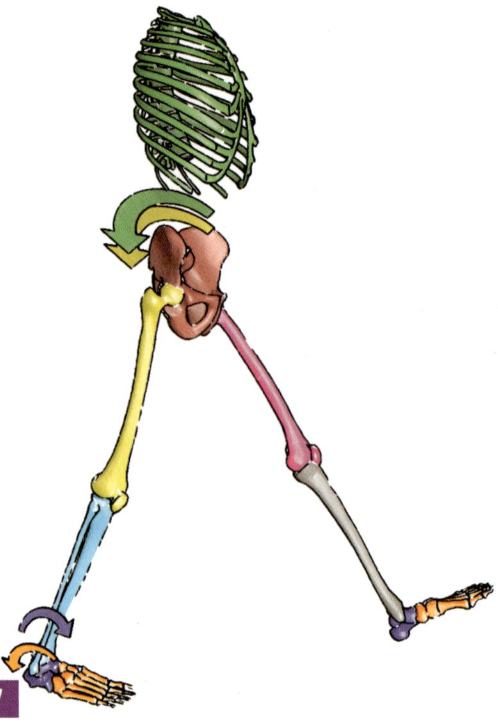

8.57

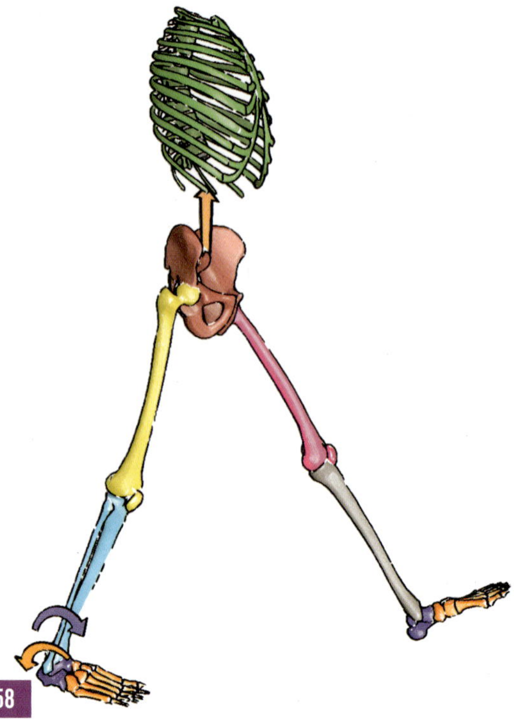

8.58

누군가 걸을 때 대퇴골에 대해 경골이 얼마나 오래 직선 상태로 뻗어 있는지 관찰해 볼 수 있다. 경골이 대퇴골에 대해 일찍 전방경사 되면 골반에 대해 대퇴골이 전방경사 되지 못한다. 이는 발이 재회외 하지 못한다는 지표이다. 그게 아니라면, 골반에 대해 대퇴골이 전방경사 하지 못하여 발이 재회외 하지 못한다. 다시 언급하지만, 동작 평가 수행은 가장 제한된 위치에 대해 명확한 그림을 그려준다.

이제 골반이 후방경사 될 때 무슨일이 일어나고, 골반과 흉곽 사이에 이것이 어떻게 대립하는지 알아보자. 다리를 앞으로 흔들 때, 그림 8.57에서처럼 흉곽과 대퇴골에 대해 골반은 후방경사 된다. 동시에 경골과 거골 사이에 움직임과 함께 발은 재회외한다. 파란색 화살표가 이것을 나타낸다(이것은 그림 8.36에서 설명한 것과 같다). 그림 8.58에서와 같이, 허리 앞부분에서 들림이 발생될 때, 골반과 흉곽에 대해 허리는 후방 평행이동한다.
발이 재회외하지 않고, 골반에 대해 대퇴골이 전방경사 되지 않으면, 흉곽에 대해 골반이 후방경사되기 어렵다. 그림 8.59를 보면, 발의 재회외 부족, 골반에 대한 대퇴골의 전방경사 부족 그리고 흉곽에 대한 골반의 후방경사 부족을 보게 된다. 그림 8.37에서 나는 뒤꿈치가 지면에서 일찍 떨어질 수 있으며 이는 경골과 거골의 운동 부족 때문이며 이것이 발의 재회외 능력에 영향을 미친다고 설명했다. 우리는 이제 골반에 대해 대퇴골의 전방경사가 어느 정도 영향을 받는지 명확히 볼 수 있다. 발이 재회외 하면서 경골과 거골 사이에 적절한 움직임이 있다면 무릎을 구부릴 필요가 없고 골반에 대해 대퇴골을 전방경사 시키기 더 쉽다(몸이 허락하는 한도에서). 그림 8.58에서 들림을 놓쳤는데 그림 8.59와 8.58을 비교하면 8.58에서 길이 신장과 들림이 명확히 보인다. 다른 측면은 골반이 후방경사 되지 않으면 전방경사 된 덜 적합한 자세에 빠지게 된다. 골반이 전방경사 되어 이미 앞으로 치우쳐 있으면, 멀리 이동할 수 없고, 이는 앞서 논의처럼 척추 전체의 후방굴곡 능력에 영향을 미친다.

재회외와 대퇴의 전방경사가 적절하면 무릎이 구부러지지 않는다는 사실은 다리가 더 오래 "높게" 유지된다는 뜻이다. 이런 높이는 대퇴골에 대한 골반의 경사처럼, 발에 대한 관상면 상 골반의 이동 증가로 해석된다. 그

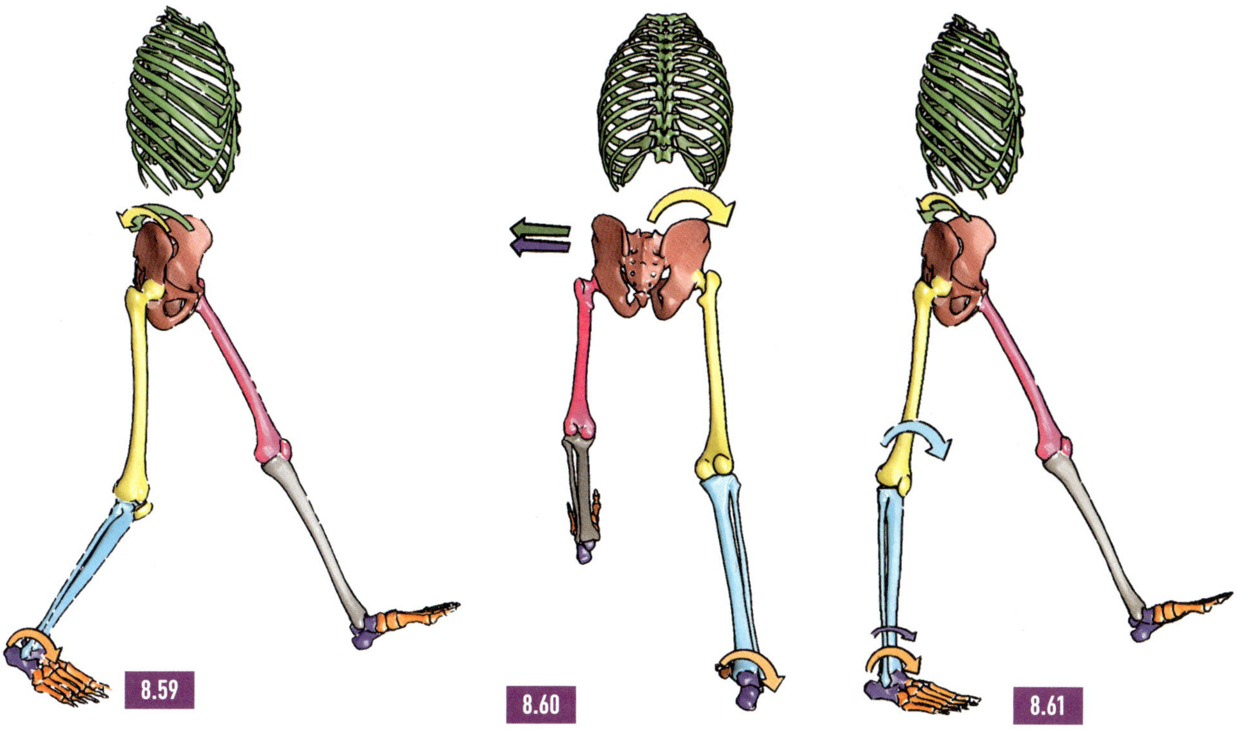

8.59 8.60 8.61

림 8.60에서 골반은 우측발과 골반에 대해 평행이동한다(파랑과 노란색 화살표 이동 때문이다). 골반이 평행이동하면, 우측 다리는 짧아진다. 다른 말로, 대퇴골두간 거리와 지면에서의 높이가 감소한다. 발에서 재회외가 없다면 그림 8.59처럼 관상면에서 이런 움직임을 놓친다. 그림 8.60은 8.57과 같은 그림이지만 뒤에서 보고 있다. 공중에 있는 앞발은 골반을 후방으로 이동시킨다.

그림 8.36에 묘사된 것처럼 발이 재회외 시 경골과 거골 사이에 적절한 움직임이 부족할 때 나타나는 다른 현상은 경골에 대한 대퇴골의 전방경사이다. 뒷다리를 앞으로 흔들 때, 이는 골반을 후방경사 시키고, 지면에 있는 발은 재회외하기 시작한다. 경골과 거골 간에 적절한 움직임이 있다면 자세는 그림 8.57처럼 마무리된다. 발의 재회외가 일어나지 않고, 거골과 경골 간에 적절한 움직임이 없다면 그림 8.59처럼 마무리된다. 그림 8.59에처럼 마무리되기 전, 여전히 발 전체가 지면에 있을 때는 거골과 경골의 제한으로 인해, 거골에 대해 경골이 전방회전하는 대신 경골에 대해 대퇴골이 전방경사 된다. 그림 8.61을 보면 대퇴골이 경골에 대하여 전방경사 되고, 뒷발은 앞발에 대해 전방경사 된다. 다시 거골에 대해 경골이 적절히 전방경사 된다면, 앞으로 이동하기 위해 경골에 대한 대퇴골의 전방경사나 앞발에 대한 뒷발의 전방경사는 필요치 않다. 경험 상 골반에 대한 대퇴골의 전방경사 부족은 흔한 양상인데 대퇴골과 골반 사이가 벌어지기 전에 골반이 전방경사되기 때문이다. 이것은 뒷발이 경직되고 경골에 대해 회외된 체로 잡혀있는 발에서 흔한 양상이고, 동시에 앞발은 뒷발에 대해 매우 가동성있고, 쉽게 외측으로 기운다.

횡단면에서 회내(Pronation in the transverse plane)

그림 8.46에서 경골이 어떻게 대퇴골에 대해 외회전하는지 묘사했고 이런 움직임은 다리가 우리를 지지하기 시작할 때 원치 않는 동작이다. 그렇지만 필요한 순간도 있는데 발이 회내 할 때이다. 그림 8.62를 보면 경골은 대퇴골에 대해 외회전하고 동시에 발은 회내한다. 즉, 뒷발은 앞발에 대해 내회전한다. 골반은 발이 회내 할 때 대퇴골으로부터 회전하며 멀어지는데 이는 재회외한 뒷발에 의지한다. 뒷발이 재회외 하지 않으면 골반은 대

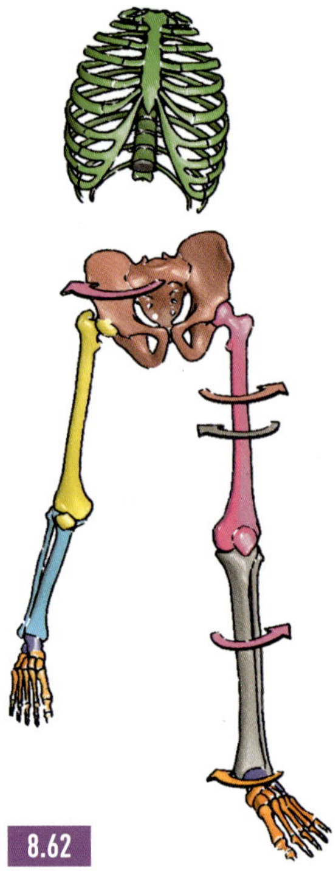

8.62

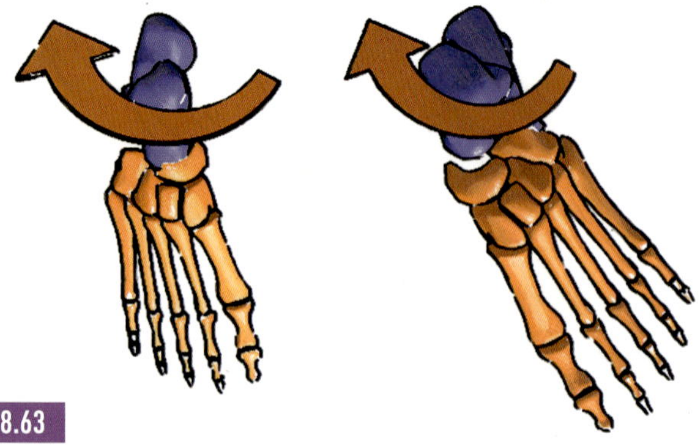

8.63

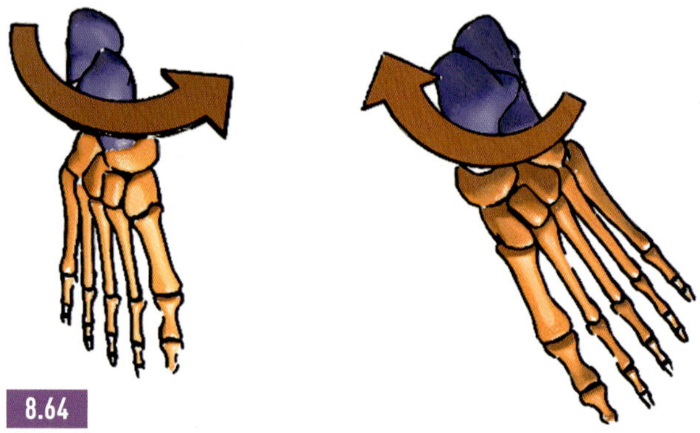

8.64

신 대퇴골에 대해 좌측 회전한다(골반에 대해 대퇴골의 내회전), 이는 그림 8.49와 8.50에서 설명했다. 뒷발의 재회외와 앞발의 회내는 양 뒷발이 앞발에 대해 우측으로 회전함을 의미한다(그림 8.63). 따라서 골반이 (앞발 또는 흉곽에 대해) 우측으로 회전하는 게 자연스럽다. 그 대신 뒷발이 재회외해야할 때 회내하면, 양 뒷발이 내회전하면서(그림 8.64) 횡단면에서 확보 가능한 "길이"가 단축되면서 대퇴골은 골반에 대해 내회전 하려한다.

관상면에서 회내(Pronation in the frontal plane)

앞서 언급했듯, 무릎을 구부릴 때, 경골과 대퇴골 사이에 좀 더 많은 움직임이 가능하다. 발이 회내하고 뒷발이 앞발에 대해 내측으로 경사질 때, 경골은 뒷발을 따르며 이는 무릎이 발과 골반에 대해 다소 내측 평행이동하게 한다. 그림 8.65를 보면, 무릎이 내측 평행이동함과 동시에 발이 회내 한다. 무릎의 평행이동은 첫째 중족골로 부터 지지를 받을 때 매우 다르다. 발이 지면에 닫기 전에 이미 회내 되어 있다면, 첫째 중족골과 접하기 전에 무릎이 내측으로 많이 이동해서 첫째 중족골이 지면에 닫을 때는 더 멀리 갈 수가 없는데 이미 "멀리" 가 있기 때문이다. 이런 이유로 발이 회내 운동할 기회를 잃는다. 그림 8.66에서 무릎은 내측으로 많이 이동했는데 첫째 중족골은 아직 지면에 닫지 않았다. 뒷발 위에 오렌지 화살표는 뒷발이 앞발에 대해 내측으로 기울었는데 첫째 중족골이 지면에 닫기 전에 뒷발과 앞발 사이에 적절한 움직임이 없기 때문이다. 이런 경우 무릎이 이미 충분히 내측으로 평행이동 되어 첫째 중족골이 매우 늦게 지면을 때리는데 회내가 진행될 여유를 제공하지 않는다. 발의 회내와 골반 경사는 전체 다리에 부하를 적절히 부담한다.

시상면에서 회내(Pronation in the sagittal plane)

시상면에서도 비슷한 일이 생긴다. 양 뒷발과 골반이 전방경사 되면서 동시에 무릎은 굽혀진다. 뒷발은 앞발에 대해서 전방경사 되고 경골은 거골에 대해 전방경사 된

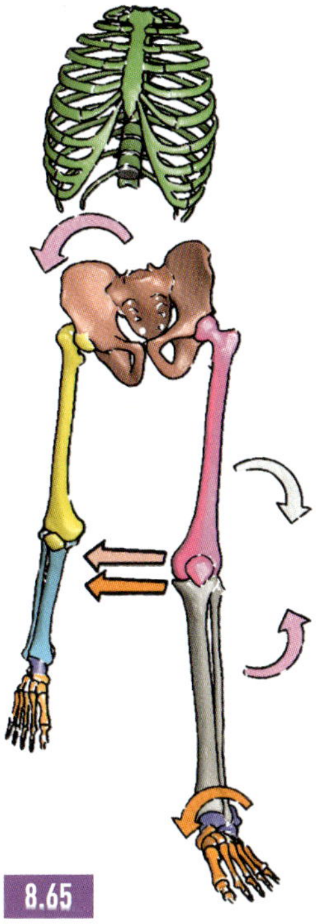

8.65

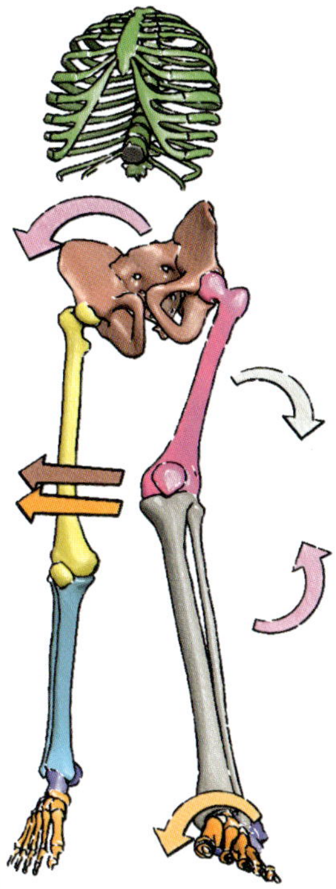

8.66

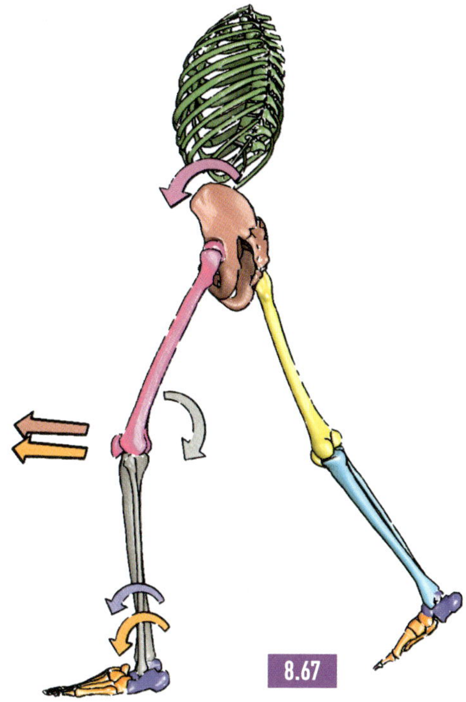

8.67

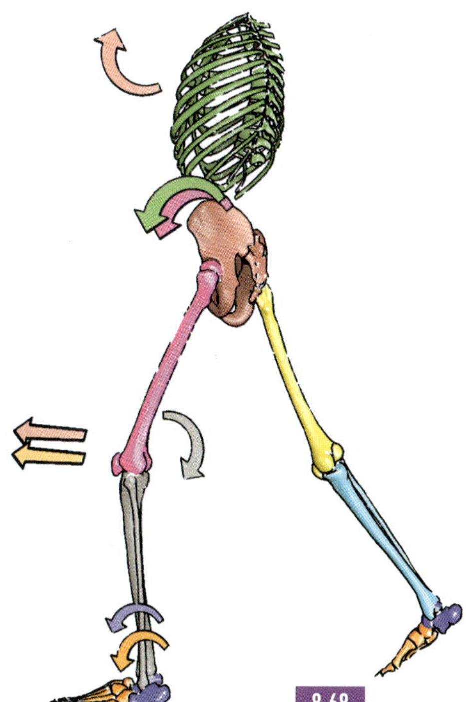

8.68

다. 무릎은 골반에 대해 전방 평행이동하고 골반은 대퇴골에 대해 전방경사 된다(그림 8.67). 뒷발이 앞발에 대해 이미 전방경사 되고, 골반이 이미 흉곽에 대해 전방경사 되면 더 이상의 움직임이 불가하고 이런 움직임을 잃는다. 뒷발과 골반의 전방경사는 상호연결되고 이는 몸이 충격을 흡수하고 지탱하는 방식이다. 그래서 앞발에 대해 뒷발이 후방경사 된 채로 회외 된 자세에 고착되면, 골반에 대한 뒷발의 전방경사를 잃게 된다. 뒷발과 골반이 전방경사 되지 않으면 우리 몸은 충격을 흡수할 다른 방법을 찾아야 한다. 달리기 선수에게 흔한 것처럼, 아마 무릎을 좀 더 전방경사 시키거나 흉추를 후방굴곡 시키는 대산 전방굴곡시킬 것이다. 몸의 위쪽에서의 움직임은 그림 8.54에서 말한 것과 같다. 그림 8.68을 보면, 골반은 흉곽과 대퇴골에 대해 전방경사되, 흉곽은 골반에 대해 후방경사 된다. 다시 말해, 이것은 척추 전체에 걸쳐 후방굴곡을 설명하고, 회내하는 발에 뒷발에 일어나는 운동과 교차연결된다.

임상적인 고려사항(Practical considerations)

이제부터 치료할 때 도움이 될 만한 임상적 지침을 알아보겠다. 이것들은 모든 경우에 적용되는 정확한 규칙보다 몸이 어떻게 연결되는지 더 임상적인 제안이다. 어떤 부위이든 예상하지 못한 측면과 복잡성이 많다.

만약 흉곽이 그림 8.69처럼 시각 평가에서 골반에 대해 좌측경사 되고, 좌측 화전한다면, 걸을 때와 흉곽이 좌측없이 오로지 우측으로 경사지고, 회전할 때 이런 이것은 강조된다. 동작평가를 할 때, 어떤 사람이 골반에 대하여 흉곽을 우측으로 회전하고, 기울기 힘들다면, 이런 움직임과 관련된 치료를 하거나 환자가 이런 움직임에 접근하기 쉽게 만드는 게 꽤 자연스러워 보인다. 그러나 Gait Made Simple의 입장에서, 이런 경사와 우회전의 부족이 좀 더 하부에서 일어나는 일과 연관됨을 알 수 있다. 쉽게 확인해 볼 부분은 골반에 대해 대퇴골이 전방경사할 수 있는 능력의 차이 여부이다. 골반에 대해 좌측 대퇴골을 전방경사시키기 어려운 사람을 봤다면, 우리는 이런 제한이 흉곽이 우측으로 경사지고, 회전할 능력의 부족과 관련됨을 안다. 이런 운동은 상호연결되어 있기 때문이다. 전방경사의 제한은 흉곽에 대해 골반이 좌회전 하는데도 영향을 미친다. 그림 8.50, 8.51, 8.54를 보면, 이런 움직임이 연관되어 있음을 보게된다. 이것과 관련된 운동을 탐색하다보면, 그림 8.57과 8.36처럼 회외된 거골에 대해 경골이 적절히 전방경사 되고 골반에 대해 대퇴골이 외회전 되는 것이 경사를 만들고 우측으로 회전하는 능력에 영향을 미침을 보게 된다.

다른 예를 들어 그림 8.70에서처럼 시각 평가에서 흉곽이 우측으로 평행이동하고, 좌측으로 회전한 경우를 논해보자. 이런 운동은 독립적으로 생기지 않는다. 종종 흉곽의 경사와 흉곽 안에서의 운동이 발생하지만, 지금은 단순화를 위해 남겨둔다. 우리는 보행 시 골반에 대해 흉곽이 우측으로 평행이동하고, 좌측으로 회전하는 것을 보게 되는 데 반대 방향은 그렇지 않다. 운동 평가 시, 골반에 대해 흉곽이 좌측으로 평행이동하고 우측 회전하기 어려움을 보게 된다. 가장 쉬운 접근은 환자가 골반에 대해 흉곽을 좌측 평행이동하고, 우측으로 돌리게 하는 치료 형태로 다루는 것이다. 그것이 몸의 다른 부분과 어떻게 관련되는지 보려면 발을 보자. 예를 들어, 왼발이 재회에 하면서 동시에 우측 발이 앞으로 흔들리고, 골반이 후방경사 되면서 흉곽에 대해 우측으로

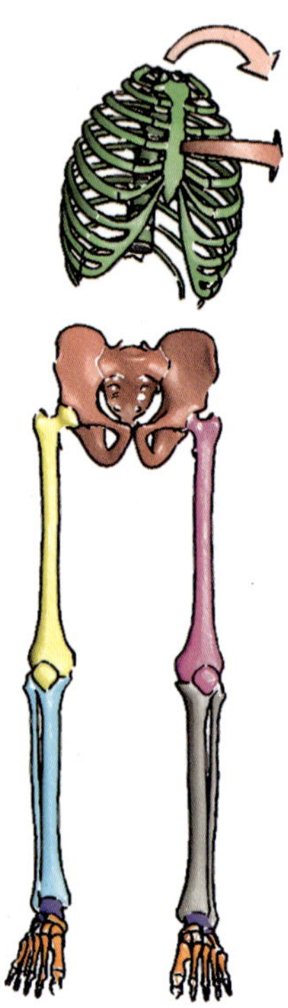

8.69

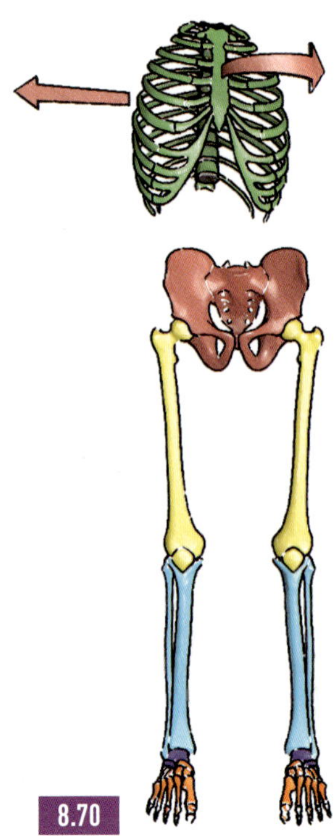

8.70

평행이동할 때 부족했던 흉곽의 좌측 평행이동과 우회전이 발생할 수 있다. 이것은 그림 8.58, 8.57 그리고 8.60에서 묘사된 것이다(이 그림에서는 상황이 반대이고, 우측 발이 우리 뒤에 있다는 것을 제외하고). 보행 평가와 몇 운동 평가를 통해, 우리는 환자가 이런 움직임에 적절히 접근가능한지, 어떤 운동이 부족한지 볼 수 있다. 환자가 발을 재회외하고, 골반에 대해 대퇴골을 외회전, 내측경사, 전방경사시킬 수 있는가? 지켜볼 다른 점은 재회외가 예상되는 시점에 우측 다리가 회내되는가이다. 그림 8.59처럼 회내 된다면, 골반을 좌측으로 평행이동하는 통제력과 대립력이 없게되고, 골반에 대해 대퇴골의 내측경사가 덜 이루어지므로, 우리는 우측 역시 재회외를 교정할 필요가 있다.

만약 누군가 그림 8.71처럼 무릎이 내측으로 평행이동하고(X다리) 발이 회내하면서 바깥으로 벌어진다면, 우리는 그 사람의 재회외하는 능력을 평가하고, 골반까지 추적하여 평가할 수 있다. 그림 8.71에서 발은 회내하고, 경골은 거골과 대퇴골에 대해 외회전되어 있다. 대퇴골은 골반에 대해 내회전되고, 골반은 대퇴골에 대해 전방경사되어있다. 정확히 이 자세의 반대 운동이 그림 8.57에서 발견된다(횡단면에서는 그림 8.44과 같다). 발이 재회외할 때, 거골은 경골에 대해 외회전하고, 경골은 거골에 대해 전방경사되며, 대퇴골에 대해서는 내회전한다. 대퇴골은 골반에 대해 외회전하고, 골반은 대퇴골과 흉곽에 대해 후방경사 된다. 이 모든 움직임은 연계되어, 같이 교정하지 않으면 골반을 후방경사 시키기 어려워진다.

그림 8.72에서 좀 더 흔한 사례를 볼 수 있다. 이 그림을 보면 골반이 흉곽과 대퇴골에 대해 후방경사 되어있다. 흉곽은 골반에 대해 전방경사 되어있다. 이것이 전체 척추가 전방 굴곡 됨을 설명하는 방식이다(경추는 포함하지 않는다). 흉곽과 골반의 관계를 보면, 우리는 골반이 전방경사 되는 능력을 먼저 평가해 볼 수 있다. 운동 평가를 하고, 보행 평가를 할 수 있다. 골반이 전방경사 되지 않으면, 우리는 흉곽과 대퇴골에 대해 골반을 전방경사 시키는 치료를 만들어 볼 수 있다. 지켜볼 다른 점은 흉곽은 후방경사이다. 이것은 골반의 전방경사와 연계된다. 우리는 그림 8.68처럼 전방경사와 후방경사가

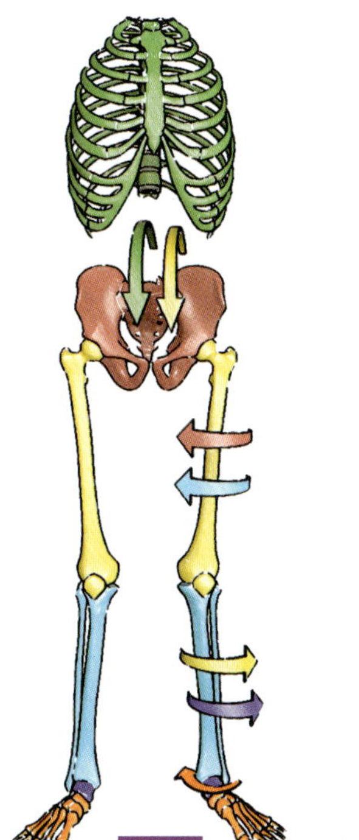
8.71

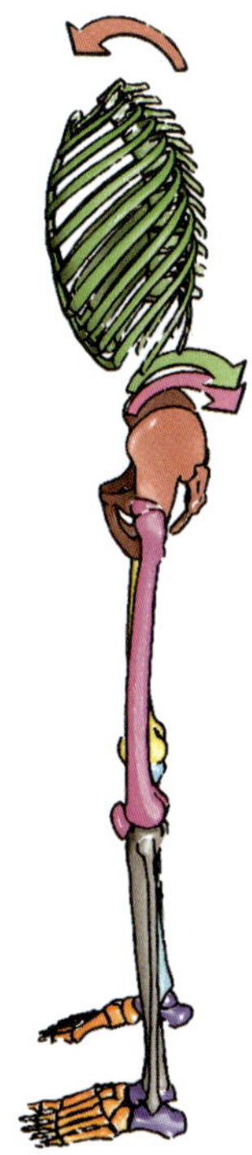
8.72

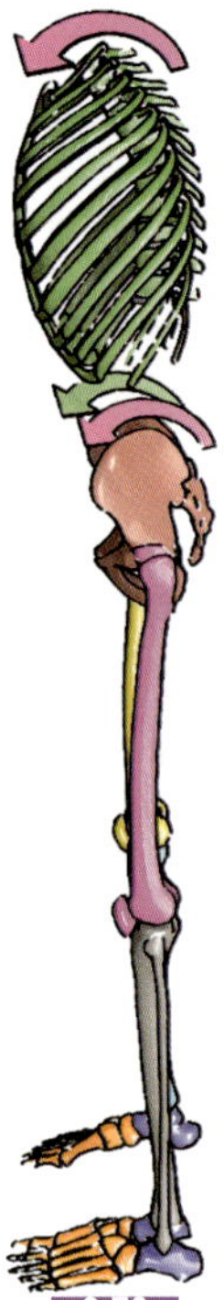

8.73

같이 일어나길 원한다. 우리는 그림 8.55처럼 전체 척추가 효율적으로 후방굴곡되고, 흉추 전면이 거상 되길 원한다. 만약 몸이 고착되어, 척추가 후방굴곡되기 힘들다면, 발을 관찰하고, 발의 회내 운동이 가능한지 지켜볼 수 있다. 뒷발이 전방경사 되어있으면, 골반은 그림 8.68처럼 전방경사 되기 쉽다.

마지막으로 그림 8.73에서는 골반이 흉곽과 대퇴골에 대해 전방경사 되고, 흉추 구역도 전방 굴곡 즉, 전방경사 되어있다. 이것은 그림 8.71과 비슷하지만, 더 상부를 포함한다. 골반이 후방경사 되기 어려우면, 전에처럼 모든 가능성을 탐색해야 한다(그림 8.57). 이것은 그림 8.58처럼 요추 전면의 거상을 일으키지만 그림 8.55처럼 흉추 전면의 거상도 확인해야 한다. 이런 거상은 골반의 후방에서 전방으로의 이행에 의존하지만, 이런 양상의 주 경향은 골반이 전방경사에 고착시키므로 골반의 전방경사 없이 흉추의 후방굴곡을 달성하는 것이 도움이 된다.

Notes

1. 저는 2011년부터 Gait Made Advanced에서 일하고 있습니다. 'Gait Made Simple'은 Gait Made Advanced에 대한 교육학적 소개로 더 보여져야 한다.
2. 구조적 통합의 맥락에서 흉곽의 후방경사의 개념을 조금 더 세밀하게 보자면, 흉곽의 하부는 후방경사, 흉곽의 상부는 전방경사가 되었다고 할 수 있다. 이것은 또한 척추의 전방 구부림(bending) 또는 굴곡(flexion)에도 해당된다.
3. Thorstensson 등(1984)에 따르면 척추 전체가 전방으로 평행이동(및 신전) 되어 보인다. C7에서 1~1.5cm, L3에서 2~2.5cm 전방으로 평행이동 된다.
4. 여기서 들림(lift)은 절대공간 또는 원한다면 지면/바닥에 대해서이다.
5. 나의 관점에서 보자면, 보행 중 신체 기능 면에서, 천골의 움직임은 분명하게 중요하다. 그러나 이 맥락에서 논의 하는 것은 이 주제의 복잡성(및 불확실성) 때문에 부적합하다. 자세한 내용은 Gait Made Advanced를 참조하시오. 단순하게 보자면, 골반 전체가 전방 경사될 때(천골에 관해서 장골이 후방경사됨을 의미한다), 천골은 장골에 대해 전방경사 되었다 볼 수 있다. 이는 시스템을 적재하고 충격을 흡수할 수 있는 이중 스프링 시스템으로 만들 수 있다.
6. 주상골(navicula)은 거골(talus)에 대해서 내측으로 기울어져 있다.
7. Brockett and Chapman (2016).
8. Bozkurt et al. (2008).
9. Isman and Inman (1969).
10. 물론 이것은 일반화이며 모든 사람은 고유한 특성을 가지고 있다. 예를 들어 뼈 구조의 회전은 횡단면 상에서의 관계가 달라질 수 있다. 우리가 주의 깊고 상세한 움직임 평가를 한다면 어떤 움직임이 관련되어 있는지 더 잘 알 수 있다. 물론 어떤 사람들은 다른

영역에서 이 패턴의 다소간 또는 일부 영역에서 모순된 패턴을 가지고 있지만 다른 영역에서는 그렇지 않다. 때로는 이보다 더 자세한 설명을 할 필요가 있다.

11. 거짓 회내(false pronation)는 실제 회내와 상당히 다르다; 실제 회내에서는 연조직의 적절한 부하와 재회외를 통한 신체반응을 갖는 반면, 거짓 회내에서는 조직의 반동이나 재회외없이 원심 수축을 유지하려고 한다.
12. 나는 보행 평가가 필수적이라고 생각하지만 일반적으로 전체 그림을 얻기에는 충분하지 않다고 생각한다. 나의 진료에서 실제로 일어나는 일을 완전히 이해하기 위해서 Hesch(2015)에 설명된 바와 같이 다른 형태 평가와 함께 스프링 테스트를 광범위하게 사용한다.

References

Bozkurt M, Tonuk E, Elhan A, et al.; Axial rotation and mediolateral translation of the fibula during passive plantar flexion. *Foot and Ankle International 2008, 29:502.*

Brockett CL, Chapman GJ; Biomechanics of the ankle. *Orthopaedics and Trauma* 2016, 30(3):232–238.

Hesch J; The Hesch Method; integrating the body, recognizing and treating inter-linked whole-body patterns of joint and dense connective tissue, and reflex dysfunction. Workbook. Aurora, CA: Hesch Institute, 2015.

Isman RE, Inman VT; Anthropometric studies of the human foot and ankle. Biomechanics Laboratory, University of California San Francisco Medical Center, San Francisco. *Bulletin of Prosthetics Research* 1969, Spring: 97–129.

Thorstensson A, Nilsson J, Carlson H, Zomlefer MR; Trunk movements in human locomotion. *Acta Physiologica Scandinavica* 1984, 121:9–22.

CHAPTER 9

엔소마토시(Ensomatosy)

Linus Johansson

수천 년 동안 인류는 위대한 인지적, 문화적 발전의 여정을 걸어왔다. 이 여정에서 우리는 우리 주변의 세계를 이해하고 설명하려고 노력해왔고, 우리가 더 많이 발전할수록 설명 모델은 더 진보하게 되었다. 이 책은 이러한 큰 그림을 더 선명하고 다양하게 만들기 위한 또 하나의 노력이다.

우리의 인지 상태와 세계에 대한 관점의 발달과 함께 우리는 또한 덜 적대적이고 까다로운 세상을 만들기 위해 노력해왔다. 그러한 노력은 시간이 지남에 따라 우리를 항상 변화하는 혼돈의 살아있는 세계로부터 인간이 만든 "죽은" 세계로 인도하고 있다.

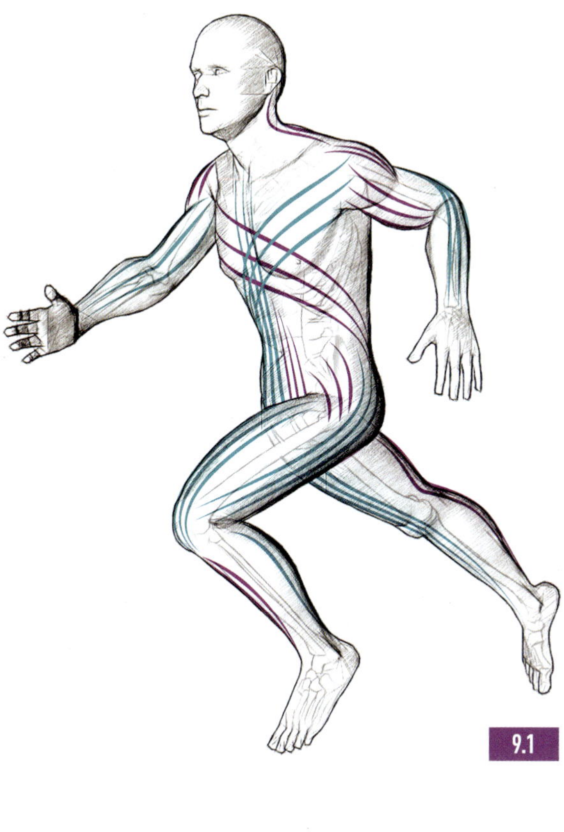

9.1

당신도 알듯이, 당신은 곧은 벽과 바닥, 열기, 흐르는 물, 그리고 똑똑한 음식 저장고가 있는 집에 살고 있다. 그러한 집이 당신을 따뜻하고, 건조하고 안전하게 지켜주기 때문에 당신은 그런 방식의 삶을 선택했다. 자연이 제공하는 것과는 꽤나 반대되는 방식이다. 그리고 흥미롭게도 우리는 이런 발전의 마지막 경계선에 서 있다. 집들은 더 똑똑해지고 적은 에너지를 소모하며, 가전제품들이 여러분과 소통하고 거의 모든 것이 당신의 손길이 닿는 곳에 있다.

이 모든 것은 우리 선조들이 맨 처음 단순한 거처나 오두막을 지을 때부터, 당신이 바라는 것과 똑같이 따뜻하고, 건조하고, 안전한 것을 바라는 마음에서 시작되었다. 그들이 최초의 거처를 만들었을 때, 그들은 아마도 막대기와 나뭇가지와 같은 주변에서 발견한 것들로 지었을 것이다. 최초의 거처와 집은 아마도 동굴과 같은 자연 공동이었을 것이다. 그러한 집과 환경은 선택할 수 있는 것이 아니었다 – 그들은 그들이 있던 곳에서 살았다. 원하는 장소에 우리만의 집을 짓는 것은 아마도 인류가 자연의 구성원의 지위를 벗어나는 첫 번째 걸음마였을 것이다.

자신의 집을 지을 수 있다는 것은 곧 성공적인 전략임이 증명되었고, 이 방법을 배운 조상들은 살아남았다. 시간과 문화를 통해 우리는 집을 만드는 기술을 발전시켜왔고, 아마도 집은 인류 존재의 역사를 통틀어 가장 중요하고, 보편적이며 통일된 건축물이 되었다. 튼튼하고, 안전하고, 따뜻한 집들 덕분에 우리는 지구표면의 더 많은 지역에 살게 되었고 우리의 인지적 발달도 훨씬 더 진전시킬 수 있었다.

새로운 환경은 새로운 기회를 만들었다. 잘 지어진 주거지와 경작의 발달이 어우러져 어느 순간 시간이라는 귀하고 가치 있는 것을 열어주었다. 우리는 더 이상 숨을 곳을 찾거나 먹을 음식을 찾는 데 오랜 시간을 할애할 필요가 없게 되었다. 우리는 이러한 일에 너무 많은 에너지를 사용하는 것을 멈추고 새로운 것에 집중할 수 있게 되었다. 우리 머리 위의 지붕과 풍족한 음식 덕에 우리는 인지력을 더욱 발전시키고, 더불어 우리의 문화를 성장시키고 확장시켜 더욱 더 섬세하고 다양하게 만들 수 있었다.

우리 문화의 큰 부분 중 하나는 항상 우리 주변의 세계, 특히 우리 자신에 대해 철학적 관점에서 그리고 가장 확실히 인간의 형태와 기능의 관점에서 더 많이 이해하려는 노력이었다. 우리가 무엇이고, 어떻게 기능하고, 무엇으로 만들어졌으며, 우리 안에 무엇이 있는지에 대한 질문은 항상 우리를 매료시켜 왔다. 이런 질문들이 어떻게 해석되었는지를 돌아보면 우리 선조들이 주변 세계를 참고하여 답을 찾아왔음을 알 수 있다.

먼저, 현재까지도 많은 문화에서 여전히 인간 형태의 주요 설명 모델 중 하나로 자리 잡고 있는 유기적 연결이 있다. 몸은 흙, 불, 물, 공기와 같은 다른 요소들로 구성되어 있다고 여겨졌다. 이 네 가지 요소가 삶의 가장 중요하고 강력한 요소였기 때문에 이러한 관점은 놀라운 것이 아니다. 그것들은 또한 인간의 형태가 무엇으로 만들어졌는지에 대한 가장 명백한 설명이 되었을 것이다.

하지만, 시간이 지나면서, 우리는 항상 우리의 발전을 더 진전시켰고 새로운 인식 상태에 도달했다. 이와 병행하여 우리는 더 복잡한 삶의 방식과 그에 맞는 더 복잡한 설명 모델을 만들었다. 우리는 또한 인간 형태에 대한 해석에 구조와 기능과 관련하여 변화를 만들었다. 유기적이고 자연에 기반을 둔 신체를 설명하는 방법은 덜 중요해졌다. 대신 "조각조각"으로 건설된, 인간이 만들어낸 새롭고 "죽은" 세계를 참고하기 시작했다.

인간의 형태가 작은 부분들이 하나로 합쳐져 만들어졌다는 생각은 현재 우리가 어떻게 살고, 보고, 설명하고, 우리 주변의 세상을 창조했는지에 비하면 훨씬 더 적절한 관점이었다.

우리의 진화는 최초의 작은 거처에서 우리가 현재 살고 일하는 견고하고 큰 건물로 변화시켰다. 숲속의 단순한 피난처든 맨해튼의 고층 빌딩이든, 둘 다 부분들이 서로 연결되고 쌓여 지어졌다. 우리는 조각조각을 이용해 우리 주변의 세상을 창조했는데, 왜 인간의 형태나 유기적인 세계의 다른 부분이 다른 것일까?

인간의 정신이 현재 우리가 사는 세상을 형성한 것과 동시에 세계가 인간의 마음을 형성한 것은 분명하다. 우리의 선조들이 처음으로 인간 형태의 "지도" 즉 해부학을 만들기 시작했을 때, 그들의 견해는 분명히 조각과 조각으로 세상이 만들어졌다는 개념 때문에 영향을 받았을 것이다.

하지만 한 가지는 알아둬야 한다 – 당신은 항상 찾고 있는 것을 발견하게 된다는 것을. 만약 당신이 조각난 조각들을 찾고자 한다면, 여러분은 조각난 조각들을 찾을 것이다. 당신의 의도를 바꾸면 당신은 다른 것을 발견할 수 있다. 그러나 최초의 탐험가들이 가졌던 의도는 조각과 조각들을 이해하는 것이었고, 그래서 인간 해부학의 첫 번째 개념은 이 의도에 기초하여 만들어졌다.

우리는 선조들이 우리에게 준 이러한 관점과 통찰력에 감사해야 한다. 왜냐하면, 이것들이 없었다면 우리는 현재 우리가 있는 곳에 있을 수 없었을 것이고, 우리가 지금 가지고 있는 깨달음에 도달할 수 없었을 것이기 때문이다. 앞으로 우리 역시 "선험자(predecessors)"로 거론되고 우리가 제시하는 "진실(truth)"도 수정·개혁되기를 바란다.

우리가 지금 알고 있고 진실이라고 생각하는 것은 우리는 조각조각으로부터 만들어지지 않았다는 것이다. 인간의 형태는 다른 생물학적 현상처럼, 자궁속에서 하나의 씨앗으로부터 분리될 수 없고 완전히 연결된 단위로 자라게 된다. 우리는 또한 우리가 이 분리할 수 없는 단위를 분리했을 때, 적어도 인간의 기능을 이해하는 데 있어서 큰 인지적 오류를 범했다는 것을 알고 있다.
우리의 인식과 문화가 발전함에 따라 우리의 의도도 발전하고 변화한다. 사실 그것들은 항상 변화하는 과정에 있었고, 앞으로도 계속 변화할 것이다. 인간 발달의 스냅샷을 볼 때 우리가 보는 것은 단지 다음 인지 상태로의 전환의 한 단계일 뿐이다. 고정된 것은 아무것도 없고, 모든 것이 항상 변화한다.

인간의 형태를 하나의 분리할 수 없는 단위로 보고 감상하는 것이 지금 우리가 처한 과도기의 주요 특징이다. 점점 더 많은 신체 노동자, 개인 트레이너, 그리고 치료사들은 더 포괄적이고 총체적인 그림을 보기 위해 노력하고 있다. 이 통찰을 향한 길은 우리 이전의 많은 사람에 의해 정리되었다. 우리는 그 생각에 눈을 뜨게 해준, 그리고 우리가 토대로 삼는 발견을 해온 우리 이전의 분들을 받아들이고 항상 그들에게 감사한다. 후계자가 된다는 것은 거인의 어깨에 서는 것이다.

이 책, 특히 이 장에 대한 우리의 의도는 새롭고 완벽한 인간 형태에 대한 아이디어와 그림을 제공하는 것이 아니라 전환의 일부가 되어 계속되는 인식의 성장에 기여하는 것이다. 우리는 "진실"에 대한 또 다른 관점을 창조하려고 시도하고 있고, 아마도 미래에 더 명확하게 그림을 그릴 수 있는 누군가의 전임자가 될 수 있을 것이다.

해부(Anatomy)

해부라는 단어는 잘라낸다는 의미의 *anatemnō*라는 단어를 형성하는 두 그리스어 단어 ἀνά ana "위"와 τέμνω temnō "자르다"에서 유래했다. 해부는 방법론적 환원주의라고 불리는 것으로 우리를 둘러싼 세계를 더 작은 실체로 설명하려는 시도이다. 따라서 해부에 대한 설명은 이미 존재하는 다른 무언가를 파괴함으로써 존재하지 않는 것을 창조하는 것일 수 있다. 줄리언 베이커는 이것에 대한 통찰력과 훌륭한 지식을 19장에서 설명할 것이다.

살아 숨 쉬는 인간에게는 해부구조는 없다고 주장할 수 있다. 신체가 잘리고 조각으로 나누어지고 나서야 우리는 해부구조에 대해 묘사할 수 있다. 해부구조는 오직 죽은 신체 또는 이론적으로 우리 인식에서만 존재하며 살아있는 유기체에서는 존재하지 않는다. 이것이 좀 더 전체적인 접근에서 해부학을 교육적 도구로써 사용하기 어렵게 만드는 이유다.

이것은 말하기 쉬울 수도 있고 무시하기는 더 쉬울 수도 있다; 하지만 해부에 참여해 본 사람은 누구나 자신이 무엇을 마주하는지 알고 있고, 그것은 조각과 조각들이 아니다. 사람의 몸을 분해하는 것은 매우 힘든 일이며, 서로 레고 블록을 떼어내는 것과 전혀 다르다. 죽어있는 사람의 몸을 마주할 때 처음 마주치게 되는 것은 하나로 통합되어 덮고 있는 피부인데, 이것은 신체의 내부를 안전하게 격리하는 동시에 인체 형태에서 가장 위대하고 민감한 기관 중 하나이다.

심지어 사체에서도 그 아래에 있는 것을 보호하기 위한 피부의 저항은 대단하다. 피부를 절개하기 시작한 지 몇 분도 지나지 않아 메스의 날카로운 칼날이 뭉툭해져 피부를 그 아래 조직에서 제거하는 작업을 어렵게 만든다.

피부가 제거되면 아름다운 색상과 패턴의 세계가 드러난다. 층층이 쌓여 분리될 수 없는 조직의 감각은 피부 아래에 위치하여 모든 방향으로 도달하고 신체의 전체 형태를 매끄럽게 관통한다. 이것을 보면, 피부 표면에서 뼈까지 그리고 머리에서 발끝까지 우리가 분리될 수 없는 하나의 단위로 연결되어 있다는 것을 부인할 수 없다.

이것의 기만적인 측면은 인간의 눈이 모양, 형태, 선, 색상에 매우 민감하다는 것이다. 우리는 항상 차이점과 대비점을 찾고 그것들은 우리가 분리, 구분, 축소하려는 경향을 보이게 한다.

다른 맥락에서 이것을 보는 것은 어렵지 않다. 당신 주변의 사회라고 불리는 또 다른 시스템을 본다면 명확히 알 수 있다. 당신은 아마도 우리 사회에서 함께 살고 함께 기능하려는 사람들의 집단들 사이에 통합보다는 구분하려는 것을 더 많이 목격할 수 있을 것이다. 이것은 사람의 마음이 어떻게 작용하는지를 보여주는 가혹하고 불쾌한 반영이다. 불행하게도 우리는 모든 삶의 층위에서 악명 높은 방법론적인 환원주의자이며 모든 시스템을 이런 방식으로 보는 경향이 있다.

이것은 인간 인지 능력의 분명하고 명백한 약점이다 – 우리는 이해하기 위해 분리를 해야 한다. 우리는 그것을 보고, 설명하고, 다른 사람들에게 소통할 수 있도록 한 번에 한 가지에 집중해야만 한다. 만약 작은 조각으로 볼 수 없다면 우리는 큰 그림을 이해하는 데 어려움을 겪는다.

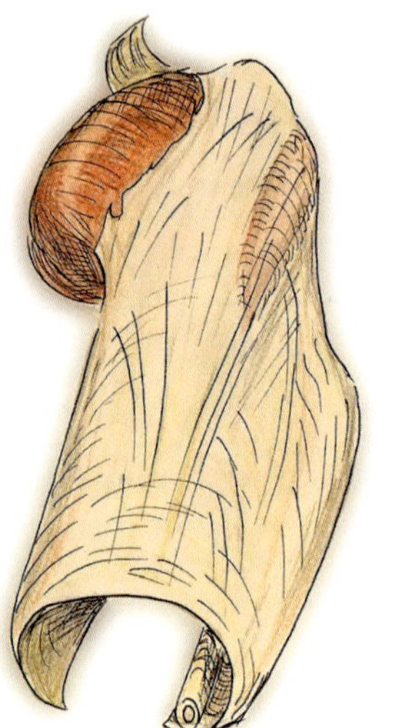

9.2A

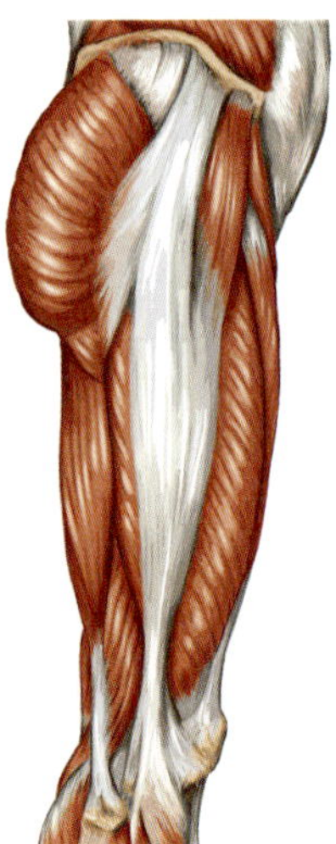

9.2B

이것은 다른 종류의 이해와 마찬가지로 인간의 형태를 이해하는 데도 적용된다. 우리는 끊임없이 경계, 명확한 구조적 범위, 그리고 색깔과 모양의 차이점을 찾는다. 우리는 이러한 대비를 통해 우리의 정신적 메스가 조직을 통과하고 지나가게 하여 분리, 축소, 감소시키고 그 결과 우리는 그것들을 이해하게 된다. 과연 우리가 계속 이러한 방식으로 나아간다면 인간의 형태를 진정으로 이해할 수 있을까?

실용적인 예로 IT band 또는 장경인대라 불리는 것이다. 이것은 많은 문헌에서 엉덩이에서 무릎까지 다리 바깥쪽을 통과하는 두꺼운 띠로 묘사된다(그림 9.2B). 대부분의 해부도감에서 명확하고 분리된 조각으로 표현하고 있지만, 치료 분야 특히 피트니스 산업에서 부당한 부담을 지는 많은 구조물 중 하나이다. 사랑받거나 감사받는 일은 좀처럼 없이 비난과 고문이 잦은 구조물이다.

"우리는 여기서 단지 시체를 해부하는 것이 아니라 우리의 지식을, 우리의 언어와 믿음을 해부하고 있다."

—Julian Baker

2017년 4월 3일 노팅엄에서 있었던 해부 첫째 날 줄리언 베이커가 한 이 말은, 그 한 주 동안 우리가 배우고 이해한 것의 핵심이 되었다.

해부실에서 피부가 제거된 허벅지를 보면 장경인대가 책에서 보는 것과는 달리 엉덩이에서 무릎까지 이어지는 별도의 조직이 아니라는 것이 아주 분명하다. 장경인대는 다리를 둘러싸고 있는 근막 조직의 층이 두꺼워진 것이다(그림 9.2A). 두꺼워진 구조는 우리의 몸이 보행 주기 중 움직일 때 중력을 통해 적용되는 신체 바깥쪽에 부담되는 힘을 조정하고 전달하는 요구가 높아진 데 대한 근막층 적응의 결과물이다.

따라서 장경인대는 맨손으로 제거할 수 없다. 장경인대가 있다라고 말할 수 있는 유일한 방법은 우리가 메스로 허벅지를 둘러싼 구조물을 잘라내고, 장경인대가 연결되어있고 관련된 모든 조직들을 파괴한 뒤 분리해 내는 방법 뿐이다. 즉 장경인대를 만들어 낸다는 것은 동시에 복합체의 완전한 파괴를 동반한다는 것이다.

대퇴근막과 장경인대에 대해 Gary Carter가 더 자세히 설명하고 논할 것이다.

다시 한번 우리는 우리의 제한된 정신이 너무 많은 복잡한 변수들을 동시에 받아들일 수 없기 때문에 이해하기 위해 파괴하고 분리해야 한다는 것을 알게 되었다. 분리하고 구분하는 것은 단지 교육적인 목적일 뿐이고 전체 중 일부를 보여주려는 의도라고 주장할 수 있다. 문제는 장경인대 또는 다른 어떤 구조물이라도 분리해 내어 만들게 된다면, 그리고 기시와 정지, 기능을 부여하게 된다면 그 목적에 대한 이해도 역시 제한적일 수밖에 없다는 것이다. 메스는 단순히 신체의 살을 자르는 것뿐만 아니라 마음까지 자르기에 우리가 더 큰 그림을 보고 이해하는 방법을 더욱 제한한다. 인간 형태의 모든 구조물은 모든 방향과 깊이로 연결되어 있기 때문에 그것들을 창조함으로써 우리 자신을 제한하고 축소한다. 말하자면 전형적인 헛스윙이다.

다리의 외측부를 보면, 구조가 두꺼워져 있는 부분은 인체를 통합하는 복잡하고 방대한 3차원적 구조가 합쳐지는 부분이다. 모든 구조물은 동작 때문에 발생하는 힘을 받아들이고 또 전달하며 완벽하고 에너지 효율적인 움직임을 만들기 위해 그것들을 엮어낸다. 따라서 장경인대는 다리 바깥에서 한 가지 역할만 하는 측면의 단순한 띠라고 할 수 없다. 그것은 인체의 거대한 복합체에 속한 수많은 연속적으로 정렬된 조직 중 하나인 것이다.

"그것은 어디로부터 온 것도 아니고, 어디에도 없다."
– Martin Lundgren

우리가 함께했던 많은 강의 중 하나에서 마틴은 이러한 명언을 남겼다. 우리 학생 중 한 명이 고전적인 "어디서 오는가"라는 질문을 했다. 단순하지만 대답은 그 자체로 매우 심오하고 복잡하다.

인간의 구조를 이런 식으로 보는 것은 다소 까다로울 수 있다는 것을 알아야 한다. 왜냐하면, 우리의 모든 구조가 상호 작용하는 방법의 수는 무한히 많고 한 방향이나 하나의 운동 평면으로 제한될 수 없기 때문이다. 우리가 깨달아야 할 것은 – 그리고 이것은 인간의 모든 특성에 해당하는 데 – 우리의 제한된 정신은 그 복잡성의 광대함을 결코 이해할 수 없을지도 모른다는 것이다; 우리가 할 수 있는 유일한 것은 그것을 받아들이는 것이다. 그것은 우리가 그저 감수해야만 하는 거대한 역설이다.

반면에, 만약 우리가 복잡성을 이해하려고 노력하는 대신 그것을 인정하기로 선택한다면, 우리는 다른 가능성에 도달할 수 있을 것이다. 이 책에서 우리는 당신에게 받아들일 수 있는 원칙을 알려주기 위해 노력할 것이다. 당신이 견고하고 근거 있는 원칙을 가지고 있다면 그러한 원칙들이 복잡성과 연계될 수 있을 것이다. 이러한 방식에서는 더 이상 일어나는 모든 일을 이해하고 설명할 필요가 없다; 단지 복잡성의 존재에 대해 감사하면 되고 그것은 원리를 통해 인간 기능의 발전을 위해 일할 때 당신을 돕게 될 것이다.

이 모든 것에 비추어 볼 때 의문점은 분명해진다; 우리는 환원주의를 배제한 체 설명적 모델을 만들 수 있을까? 우리는 인간의 형태와 기능에 대한 또 다른 시각을 줄 수 있는, 설명할 필요 없이 복잡성을 그냥 인정하도록 하는 수단을 제공할 수 있는 무언가를 창조해낼 수 있을까?

그러한 원리를 이용하여 설명 모델을 유지하는 관점을 견지한다면 답은 "그렇다" 일 것이다. 하지만, 우리는 정말로 인간의 형태가 어떻게 움직이고 기능하는지에 대한 모든 관점과 비전을 다룰 수 있는 설명 모델을 만들 수 있을까? 그것에 대한 대답은 "아마 불가능!"일 것이다. 그다음 질문은, 우리가 꼭 만들어야 하는가? 하는 것이다. 그것에 대한 대답은 "분명 아니다!"이다.

왜냐고? 고전 해부학도 마찬가지이기 때문이다; 그것은 진실에 대한 한 가지 특정한 관점을 제공하고 비록 모든 관점으로부터는 멀지만, 일부 관점으로는 완벽하게 잘 작동하는 좋은 설명 모델이다. 우리의 설명 모델도 마찬가지이다. 전부는 아니지만, 일부 관점에는 잘 작동할 것이다.

새로운 표현(The new expression)

우리가 이 책에서 제시하는 관점에서 고전적 해부학은 우리의 설명 모델을 충분히 수반하는 능력이 부족하다. 우리는 고전적인 해부학을 인정하고 그것이 우리의 유산과 문화의 일부이며 다른 많은 관점에 잘 적용된다는 것을 이해한다. 그것은 또한 우리가 인체의 구조물과 형태를 말할 때 사용하는 언어의 큰 부분이다. 그러나 우리의 관점에서 보면, 서로 다른 "부분"의 이름들은 우편번호와 더 비슷해서 의사소통과 인간의 형태에 대한 방향을 설정하기 위해 그것들을 사용한다.

우리는 고전 해부학을 폄하하지 않는다는 것을 강조하고 싶다; 그렇지만 그것을 우리의 관점에서 충분히 의도된 대로 적용할 수 없다는 것을 언급해야만 한다. 앞서 언급했듯이 해부라는 단어는 무언가를 더 작은 조각으로 자르는 행위에서 비롯되는데, 인간의 형태와 기능에 대한 설명 모델로 사용하려는 의도가 담겨 있다. 다시 말해, 해부학은 우리가 이해할 수 있도록 재구성 하기 위해, 우리의 몸을 우리도 이해할 수 없는, 우리가 아닌 어떤 것으로 나눈다는 것이다.

하지만 다른 방식으로 하면 어떨까? 조각과 조각들로 나누기보다는, 우리가 신체를 전체적으로 이해하고, 기능을 통해, 그리고 모든 것이 연결되어 있다는 생각을 잃지 않고, 그 구조에서 핵심적 내용과 더 지엽적인 현상들을 다루려고 한다면 어떨까?

해부학이라는 단어는 환원주의적 유산 때문에 불행하게도 인간의 형태에 대한 선입견으로 가득 차 있다. 그러므로, 더 앞으로, 어쩌면 그 너머로 나아갈 수 있으려면 우리는 함께 일할 새로운 표현, 즉 새로운 관점과 새로운 통찰력을 담을 수 있는 표현이 필요하다.

해부학이라는 단어는 아름다운 그리스어에서 유래되었으므로 우리의 유산과 우리의 선대 여성과 남성을 기리며 새로운 표현 또한 그리스어에서 찾는 것이 옳다.

새로운 표현에 대한 기준은 아래와 같다:

- 새로 만들어낸 말은 안된다.
- 그리스어로 개념과 일치하는 실질적인 의미를 지녀야 한다.
- 말하고 쓰기에 쉬워야 한다.
- 발음상 "anatomy"와 유사해야 한다.

2018년 5월 어느 날, Brighton의 Mad Hatter Cafe에서, 새로운 단어가 발견되었다; 바로 *ensomatosy* 이다.

엔소마토시는 해부학이라는 단어의 대체나 교체물이 되어서는 안 된다. 해부학은 이러한 종류의 작업에서 입지를 가진 매우 명확하고 확립된 관점이다. 엔소마토시는 해부학과 병렬적 관점으로 형성되었다. 엔소마토시는 인간 형태에 대한 비 환원주의적 관점, 즉 전체론적 관점이 있을 수 있다는 것을 보여주기 위해, 설명 척도의 반대쪽 극단에 서 있다.

* 엔소마토시(Ensomatosy)는 그리스어로 통합, 구체화, 결합을 의미하는 ενσωματωση–Ensomátosi로부터 유래되었다.

정의:

** 엔소마토시는 내부적으로 인체 구조 간의 관계와 외부적으로 중력과 운동에 대해 인체 전체로서 관계에 대해 해석하고 연구하는 학문이다.

** 엔소마토시는 해부학과 병렬적 관점으로, 인간의 형태를 분리할 수 없고 완전히 상호 연결된 단위로 묘사한다.

** 엔소마토시는 신체를 하나의 시스템으로 보고 다루어야 인간의 움직임과 기능을 이해하고 설명할 수 있다는 해석이다.

우리는 이러한 종류의 단어와 표현에 대한 필요성이 이 책보다 훨씬 오래전부터 있었고, 이러한 종류의 다른 표현들이 이미 존재하고 사용되고 있을 수 있다는 것을 인정한다. 하지만, 우리는 우리의 요구에 맞는 표현을 찾지 못했기 때문에 우리는 우리의 표현을 주장한다.

우리는 또한 원래의 "ensomatosi"에서 "i"를 "y"로 대체했다. 그 목적은 그리스어에서 실제 의미를 가지며 다른 많은 문맥에서 사용되는 그것의 원래 형태와 구별하기 위함이다. 엔소마토시 끝에 "y"를 붙이면, 여전히 그것의 유산과 본래의 의미와 매우 밀접한 연관성을 가진 독특한 표현이 된다.

우리는 이에 ensomatosy라는 새롭게 정의된 표현이 업무상 유용하다고 판단되는 누구든지 자유롭게 사용할 수 있음을 선언한다.

대퇴근막과 장경인대(Fascia lata and the iliotibial band)

Gary Carter, 독일 Human Fascial Net Project

"장경인대의 내측과 외측의 경계를 구분하는 것은 불가능한데, 이는 대퇴 근막까지 이어져 세로 방향의 보강처럼 보이기 때문이다."

– Carla Stecco

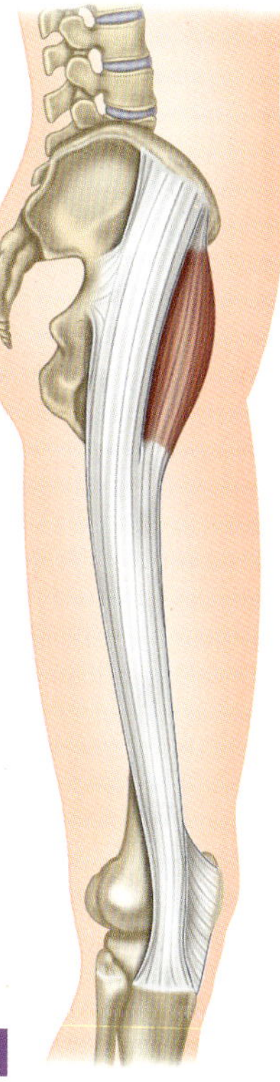

9.3

장경인대에 대한 형태와 묘사는 장경인대를 별개의 구조로 보여주는 많은 삽화로 인해 가장 오해받는 근막 해부구조 중 하나일 것이다.

장경인대(ITB)는 실제로 살아있는 형태에서 독립적인 구조로 존재하지 않으며, 오히려 대퇴부 전체를 감싸는 근막의 측면 강화구조이다. 이 강화구조는 하중을 가한 결과이며 걸음마를 배우기 전에는 아기에게 존재하지 않는다.

곰, 고릴라, 오랑우탄, 침팬지, 그리고 다양한 네발 동물의 장경인대에 관한 해부 연구는 모든 네발 동물이 대둔근과 대퇴근막을 가지고 있지만, 장경인대는 가지고 있지 않다는 결론을 내렸다. 장경인대의 존재가 무릎의 측면부 안정화 구조가 되어 직립 자세에 필수적이라는 점을 보여주는 것이다.

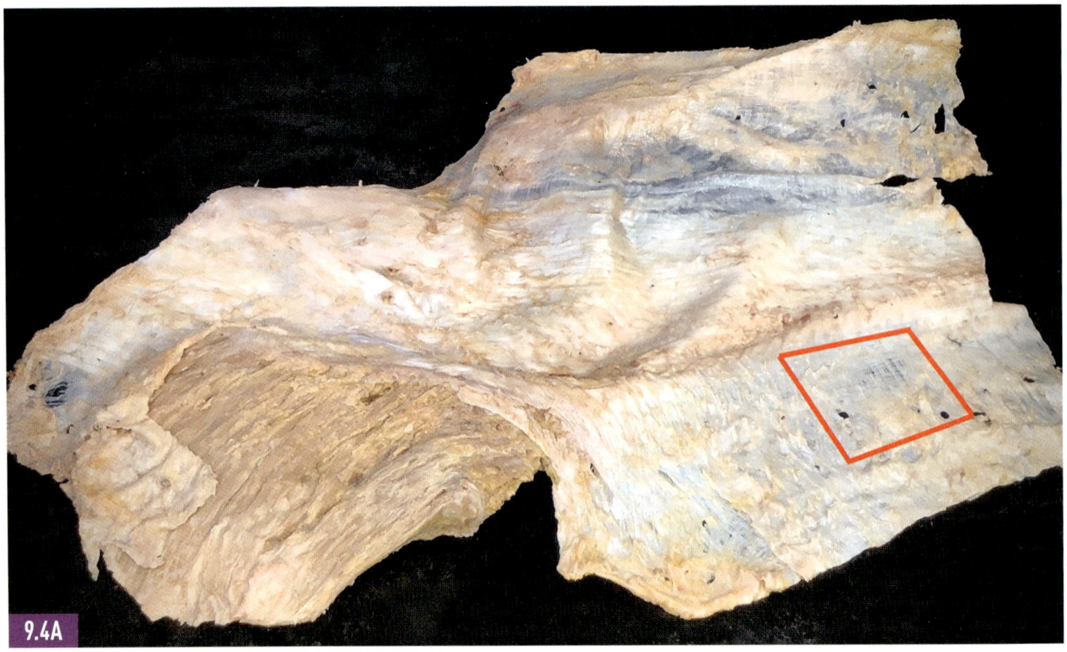

9.4A

대퇴근막의 해부와 확대. 섬유의 방향과 조직의 특성을 보여준다.
이미지는 Fascial Plastination Proect(https://fasciaresearchsociety.org/plastination)의 허락하에 수록하였음.

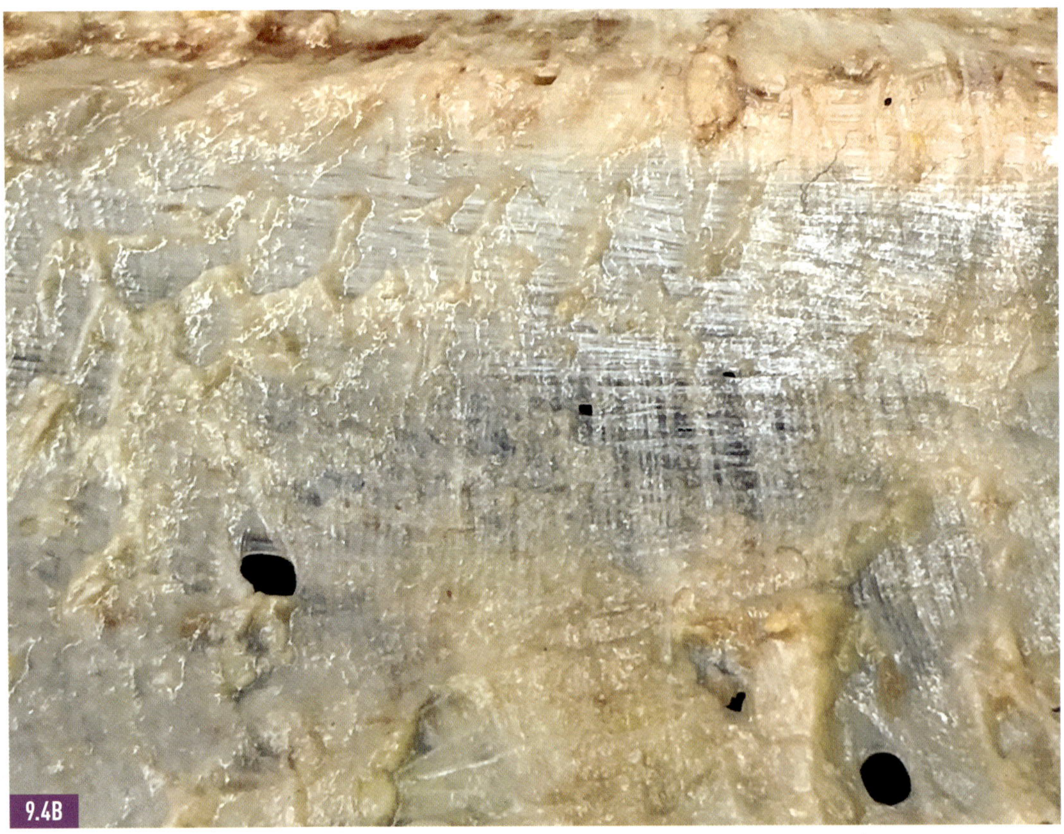

9.4B

대퇴근막의 확대. 콜라겐 섬유들의 전형적인, 힘의 전달로 인한 반복적인 손상으로 야기된 강화된 조직들을 볼 수 있다.
이미지는 Fascial Plastination Proect(https://fasciaresearchsociety.org/plastination)의 허락하에 수록하였음.

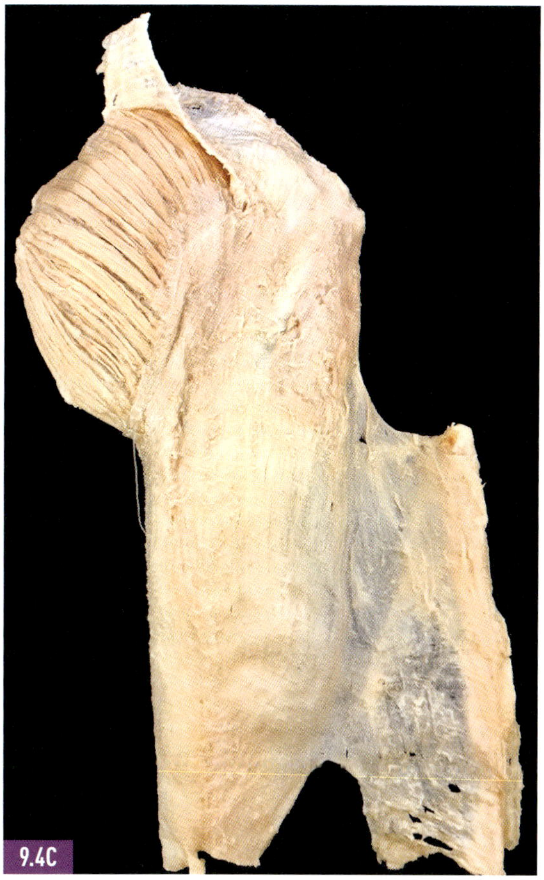

9.4C

Plastination 과정을 위한 마지막 준비를 위해 펼쳐진 대퇴근막.
이미지는 Fascial Plastination Proect(https://
fasciaresearchsociety.org/plastination)의 허락하에 수록하였음.

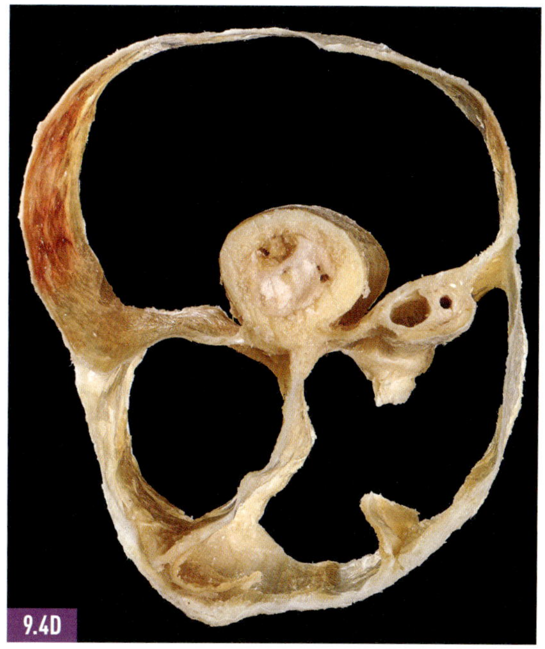

9.4D

Plastination을 마친 허벅지의 5cm 단면. 대퇴근막이 대퇴골을 중심으로 하는 외부 원형구조물을 형성하고, 근막의 격벽이 대략적인 구획을 나눈다.
이미지는 Fascial Plastination Prooct(https'//
fasciaresearchsociety.org/plastination)의 허락하에 수록하였음.

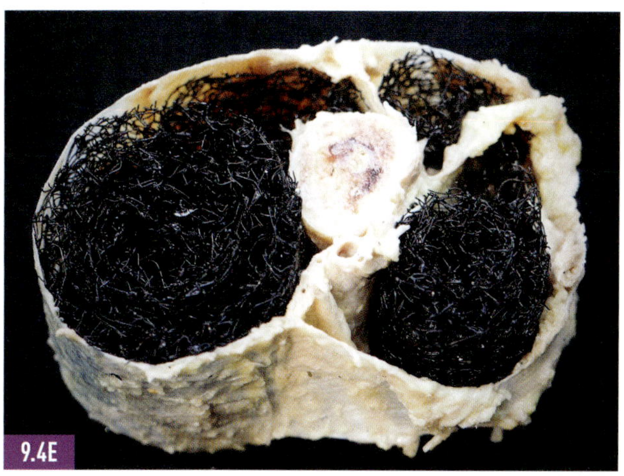

9.4E

대퇴의 3D 근막구조의 5cm 단면. 전체 대퇴근막이 둘레를 형성하며 대퇴골이 그 중심이 되고, 큰 격벽이 대략적 구획을 나눈다. 단면해부는 표본화(plastination)과정 전에 그물구조로 속을 채워 그 형태를 유지하였다.
이미지는 Fascial Plastination Proect(https://
fasciaresearchsociety.org/plastination)의 허락하에 수록하였음.

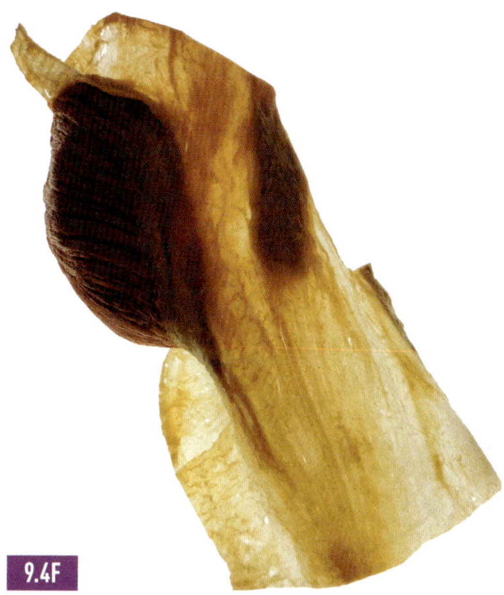

9.4F

대퇴근막 표본화(plastination)의 최종 형태. 근막을 왼쪽 상방으로 절개해 개방하여 대둔근의 근육이 노출되어있다. 대퇴근막은 오른쪽 위쪽의 조직 내에서 보여진다. 대퇴근막과 장경인대의 연속성을 아래쪽 1/2 부위에서 볼 수 있다. 장경인대가 약간 더 어둡게 보이는데 이는 세로 방향으로 정렬된 콜라겐 섬유들이 두꺼워진 탓이다.
이미지는 Fascial Plastination Proect(https://
fasciaresearchsociety.org/plastination)의 허락하에 수록하였음.

장경인대는 수직 자세에서 형성되고, 종방향 하중과 움직임에서 생성되며, 움직임에 의한 근육 유압력을 효율적으로 견제하여 긴장을 통한 지지와 탄력성의 잠재적 저장역할을 한다. 이것은 측면 조직에 종방향의 외형을 만들게 했고, 외측과 다방향으로의 힘의 패턴을 나타내어 독특한 외형을 형성하게 되었다.

대퇴근막은 허벅지의 심부 근막을 하퇴(lower leg)까지 둘러싸고 있는 근막이다; 이것은 대퇴사두근 군, 햄스트링, 내전근 군, 봉공근과 대퇴박근까지 포함하며, 이 모두 천과 같은 대퇴근막에 얽혀있다.

그것의 가장 윗부분에는 대퇴근막장근, 대둔근이 있고, 표면으로부터 깊이 중둔근까지 연결되어 있다. 아랫부분에서 대퇴근막은 아랫다리의 종아리 근막과 연결되어 있다; 이 조직들은 아랫다리 근막으로 접혀 들어가 연속적으로 근섬유막 단위들을 둘러싸고 있다.

이러한 조직의 밀도와 질감은 영역마다 다른 양상을 보인다. 대퇴근막은 허벅지 바깥쪽에서는 두꺼워지고 안쪽과 뒤쪽에서는 더 얇아지고 탄력적으로 변한다.; 아랫다리 쪽으로는 경골의 골막과 어우러지며 전경골근이 심부 표면부터 부착할 수 있게 한다. 아랫다리 뒤쪽에서는 대둔근을 둘러쌀 때 얇아졌던 것처럼, 비복근과 가자미근 같은 종아리근육군의 확장이 가능하도록 얇아지는 모습을 보인다.

장경인대가 두꺼워진 부분은 직립 하중을 받는 부위뿐만 아니라, 내측광근과 대퇴이두근이 심부에서 나뉘는 부위부터 대퇴골의 골막 뒤쪽 면의 "거친 모서리"라는 뜻의 linea aspera라고 불리는 부위까지 이어져 나타난다; 여기서부터 이어져 대퇴내전근군을 나누고, 나아가 전체 내전근 근육군의 격벽을 형성하며, 다시 대퇴근막과 내측에서 합쳐져 허벅지를 둘러싸게 된다.

대퇴근막의 피복과 단면으로의 근막 표본화 (plastination)

이 구조물은 독일 Guben의 Gunther von Hagens Plastinarium의 Fascial Net Plastination Project에 의해 해부 및 표본화(plastination) 기법을 사용하여 3

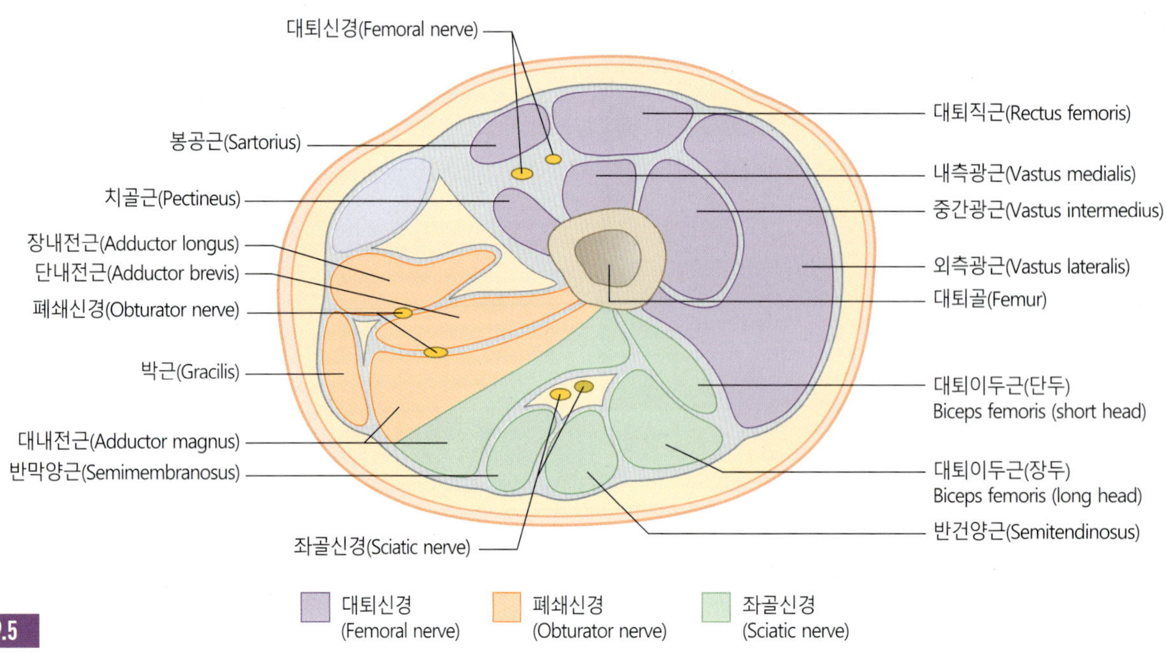

9.5

차원 구조로 이미지화되었고, 베를린에서 열린 2018 World Fascia Research Congation Congress에서 처음으로 전시되었다. 그림 9.4A, B, C 그리고 F는 당시 모습이다.

이 작품을 만드는 과정은 지방 조직을 포함하는 피부와 천층근막 조직을 제거함으로써 이루어졌다. 근육 덩이 전체가 대퇴골에서 조심스럽게 제거되었고, 봉공근 레벨과 따라 중심선을 절단하였고, 무릎 바로 위부터 둔근 전체 영역이 포함되어 제거되었다. 심부 표면이 위를 향하도록 하여 근막에서 모든 근육 조직을 제거하는 동시에 일부 중격을 보존했다. 남은 것은 무릎 위부터 골반까지 전체 근막과, 내측 대퇴부의 심부 중격, 심부 대퇴동맥, 외측광근과 대퇴이두근 사이의 중격 뿐이다. 유일하게 손상되지 않은 근육 구조는 대둔근과 대퇴근막장근이다. 이후 처치, 형태의 배열과 배치, 약품처리, 표본화(plastination) 등 다양한 과정 거쳐 최종적인 결과를 만들어냈다.

여기 그려진 표본(plastinate)은 오른쪽 허벅지의 심부근막인 대퇴근막으로, 아래쪽으로는 무릎 바로 위부터 위쪽으로는 장골능까지, 대둔근과 대퇴근막장근이 여전히 부착되어있고 보존되어있다. 중둔근, 내측광근, 외측광근은 모두 이 덮개의 부착부로부터 제거되었다. 대퇴근막은 대둔근, 중둔근과 대퇴근막장근의 근막과 연결되어 있다. 이 원통형 구조의 절개는 봉공근의 경로를 따라 이루어졌다. 이 플라스티네이트의 내부를 수직 방향으로 보면, 이전에 대퇴골에 부착되어 대퇴 구획을 형성하던 두 근막으로 형성된 중격의 잔해를 관찰할 수 있다. 그들 중 하나는 여전히 중격에 둘러싸인 심부 대퇴동맥의 한 부분을 차지하고 있다.

또 다른 관점은 대퇴 중앙부의 5cm 단면이다.

대퇴심부의 근막, 대퇴근막, 그것들의 격벽에 대해 좋은 시야를 제공하기 위해 대퇴 중앙부의 5cm 두께의 단면 플라스티네이트를 만들었고 그림 9.4D와 E에서 볼 수 있다. 천층근막과 근육 조직은 완전히 제거되어 심부건막에 의해 형성된 별개의 구획들이 잘 드러나게 된다: 대퇴골을 중앙에 두고 전방, 중앙, 후방 구획을 형성한다. 중격이 시스템에 구조적 안정성을 제공하는 방법은 쉽게 알 수 있습니다. 중격은 자전거 바퀴의 바큇살처럼 "타이어"에 해당하는 외측 대퇴근막에 연결되어 있고 중심의 "허브(hub)"에 해당하는 대퇴골에 단단히 고정되어있다.

장경인대가 나타나는 이미지의 왼쪽 측면에서도 볼 수 있는데, 장경인대를 분리된 별도의 구조로 "만들기(create)" 위해서는 특정 영역에서 대퇴근막을 절단해야만 한다.

References

Kaplan EB; The iliotibial tract; clinical and morphological significance. *Journal of Bone and Joint Surgery* American volume 1958, 40-A:817–832.

Stecco C; *Functional Atlas of the Human Fascial System*. Edinburgh: Churchill Livingstone, 2015.

Stecco A, Gilliar W, Hill R, Fullerton B, Stecco C; The anatomical and functional relation between gluteus maximus and fascia lata. *Journal of Bodywork and Movement Therapies* 2013, 17(4):512–517. http://dx.doi.org/10.1016/j.jbmt.2013.04.004.

Wilke J, Engeroff T, Nürnberger F, Vogt L, Banzer W; Anatomical study of the morphological continuity between iliotibial tract and the fibularis longus fascia. *Surgical and Radiologic Anatomy* 2016, 38(3):349–352.

CHAPTER 10

엔소마토시 시각화(Ensomatosy visualized)

Linus Johansson

이 장에서 우리는 엔소마토시(ensomatosy)의 시각적 표현에 대한 해석을 제시한다. 이 시각화는 과학적으로 절대적인 이론이라기보다는 좀 더 예술적 표현에 가깝다는 것을 밝혀둔다.

처음 인간 형태의 시각화는 이 책에 제시된 관점에서 시작된 수습 프로그램의 학습 과정을 지원하기 위해 만들어졌다. 새로 습득한 지식과 통찰력을 시각적으로 연결하는 것은 학생들의 이해를 돕는 데 결정적인 역할을 했다. 고전 해부학에 따른 해석은 이러한 관점에서 필요한 지원을 제공하지 못했기 때문에 새로운 시각적 표현의 개발이 필요했다.

이 시각화의 주요 목적은 인간 형태의 모든 것이 연결되어 있어 조각조각 나눌 수 없다는 것을 한 번에 보여주기 위함이다. 따라서 그림의 선은 모든 공통 경계와 경계를 넘어 지금껏 오랫동안 "분리"되어 온 것을 하나로 묶는다. 색상 그라디언트는 경계를 줄이고 보는 이에게 형태 변화가 분리 없이 연결되어 있음을 이해하는 데 도움을 준다.

이 선들은 오래된 근육 지도와 유사한데 이는 우연이 아니다. 우리 몸에는 "계통(lineage)"가 있고 그것이 우리의 기능과 밀접하게 연결되어 있다는 것은 분명하다. 그러나 이 시각화의 선은 오로지 신체의 근육 섬유나 근막 구조를 표현하는 것은 아니다.

대신 선(lines)은 세 가지 주요 측면을 표현한다:

1. 첫째, 물체가 중력을 받아 이동할 때 이 경로는 다른 패턴과 조합으로 원심성 하중을 받아 하중 경로가 된다.
2. 둘째, 이러한 관점에서 선은 신체의 잠재력을 개발하기 위해 움직일 때 손이 이동하는 "가장 일반적인 경로"이며 발달의 경로이기도 하다.
3. 셋째, 경로는 모든 것이 연결되어 있음을 명확하게 볼 수 있는 시각적 보조 장치이며 통합의 경로이기도 하다.

함께 부하(load), 발달(development), 통합(integration)의 이러한 경로는 인간 형태에 대한 새로운 시각적 표현을 제시한다. 이것은 이 이론의 원칙과 결합하여 인간의 움직임을 보고 탐구하는 새로운 방법이 될 것이다.

지금부터 각 측면에 대해 조금 더 자세히 살펴보겠다.

부하, 발달 및 통합 경로

인체는 가능한 한 에너지 효율적인 방식으로 움직일 수 있도록 "설계" 되어있다. 이를 수행하는데 필요한 속성 중 하나는 조직의 원심성 부하에 의하여 탄력적 반동을 생성하는 것이다.

우리는 이 설명 모델에서 "원심성(eccentric)"및 "탄력적(elastic)" 반동(recoil)이라는 용어를 가볍게 다룰 것이다. 우리가 밑줄을 긋고 싶은 것은 이 두 용어가 인간 기능의 광범위한 복잡성에 대한 해석이기도 하다는 것이다. 즉, 우리가 그것들을 인식하고 이름을 지정할 수는 있지만, 진정으로 설명할 수 없고 무엇보다도 복잡한 운동 시스템에서부터 분리하지 말라는 의미이다. 우리가 해야 하고 할 수 있는 모든 것은 우리가 이 해석을 만들고 우리의 실천에서 사용할 수 있다는 것을 인정하는 것이다.

우리가 중력 안에서 움직일 때, 특히 보행 중에 우리를 떠 있게 하는 것은 인간 형태의 복잡한 구조 때문이다. 이 떠(afloat) 있는 구조에서 뼈는 서로 연계되어 움직이고 뼈와 뼈 사이를 연결하는 조직을 늘린다. 이 신장(elongation)은 운동 에너지로 조직에 부하를 가하고, 움직임이 변하고 구조 간의 관계가 변화할 때 탄력적 반동을 생성한다. 인체의 많은 뼈는 같은 종류의 속성을 가지며 하중이 가해지면, 탄력적 반동과 결합하여 스프링 역할도 한다.

시각화 경로의 첫 번째 측면은 신체가 보행을 통해 이동할 때 이러한 조직이 늘어나고 부하가 걸리는 가장 일반적인 방식을 표현해주는 것이다. 비록 이 시각화는 2차원적이지만 우리는 움직일 때 모든 조직이 항상 세 가지 운동 평면 모두에서 동시에 부하를 받는다는 것을 알고 있다.

부하 경로의 보기는 두 번째 측면인 **발달 경로**와 직접 연결된다.

5장에서는 각 개인이 자신의 능력을 개발할 때 목표로 삼고 노력할 수 있는 이론적 최적의 신체를 갖는 방법에 관해 설명했다. 인간의 잠재력과 능력을 찾는 방법은 중력 속에 정지해 있는 상태에서 구조를 평가하는 것이다. 우리가 찾는 것은 5장의 앞부분에서 논의한 바와 같이 구조 간의 관계 변화이다. 그런 다음 움직임이나 기능이 손실되거나 여전히 존재하는지를 확인하기 위해 이러한 변경 사항을 테스트한다.

이제 그림 10.1과 같이 골반과 흉곽 두 구조 사이의 변화된 관계를 발견했다고 가정해 보겠다. 우리가 보는 것은 흉곽과 비교하면 골반이 왼쪽으로 기울어져 있다는 것이다. 골반의 왼쪽과 흉곽의 왼쪽 사이의 거리는 구조가 더 가까운 오른쪽보다 더 멀다. 그런 다음 오른쪽의 골반과 흉곽 사이에 분리가 있는지 알아보기 위해 검사를 하게 되면 검사가 그 사람에게는 어려운 일임을 알게 된다.

이것을 시각화에 연결하기 위해 서로 더 가까운 관계에 있는 두 개의 뼈 구조를 보면 이 구조 사이에서 늘어나는 조직의 길이가 변화되었음을 알게 되고 이것을 "짧게 유지"한다고 설명한다. 반대의 경우도 마찬가지이다. 두 구조가 서로 너무 멀리 떨어져 있으면 그사이의 조직이 길게 유지되는 것으로 설명할 수 있다. 위의 예에서 우리는 짧게 잡아야 하는 몸통의 오른쪽에 있는 조직과 길게 잡아야 하는 왼쪽에 있는 조직을 설명할 수 있다. 여기에서 "짧게 유지"라는 표현은 보다 일반적인 표현인 "긴장된 근육" 또는 "짧은 근육"과는 다른 의미라는 것을 기억해야 한다. 이것은 완전히 다른 두 가지 해석에 기초한 완전히 다른 두 가지 견해이다.

이것은 엔소마토시(ensomatosy) 시각화가 사용되는 곳이다. 이제 이를 지도 또는 차트로 사용하여 이 변화된 관계에 영향을 받는 경로를 결정하고 이러한 경로가 이동 시스템에 어떻게 더 연결되는지 확인해 볼 수 있다.

문제의 더미를 보면 골반이 왼쪽으로 기울어진 것 외에도 더 많은 일이 발생했음을 알 수 있다(그림 10.1). 그것은 항상 있는 일이다. 이것은 인간 형태의 관계 변화가 아니다. 어떤 이유에서든 문제가 발생하면 항상

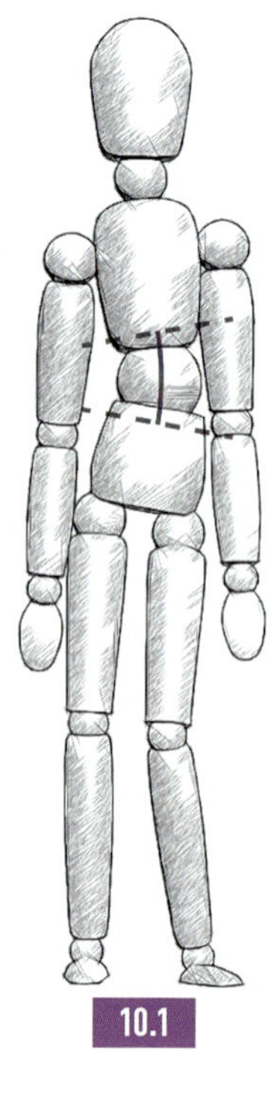

10.1

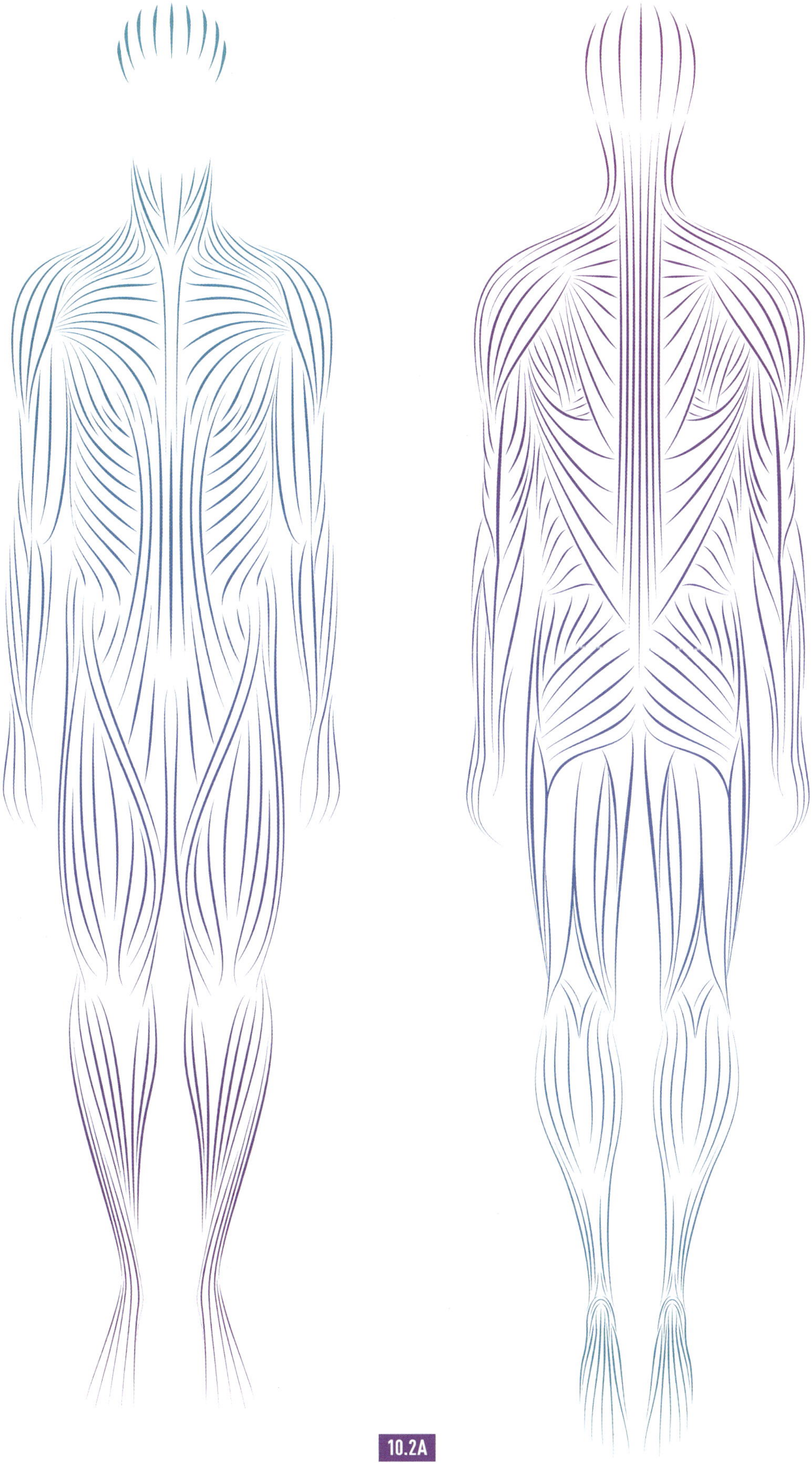

10.2A

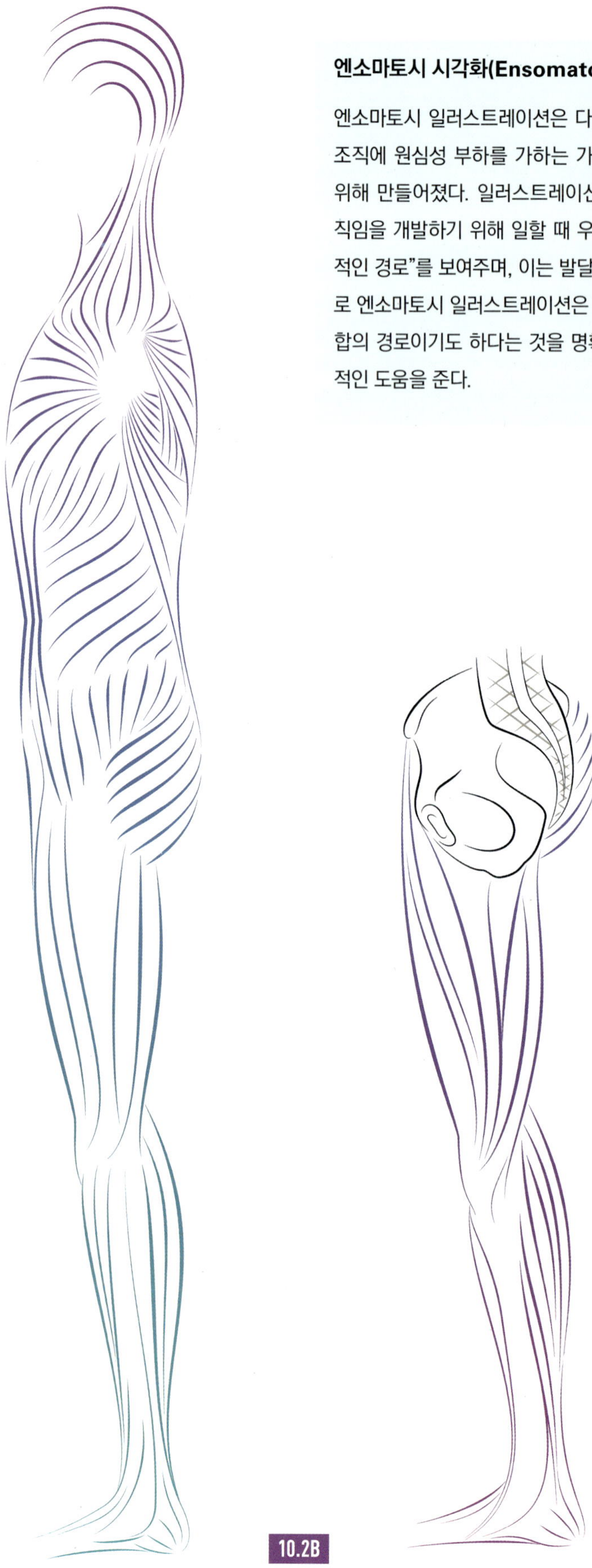

10.2B

엔소마토시 시각화(Ensomatosy visualized)

엔소마토시 일러스트레이션은 다양한 패턴과 조합으로 신체의 조직에 원심성 부하를 가하는 가장 일반적인 경로를 보여주기 위해 만들어졌다. 일러스트레이션은 또한 신체의 잠재적인 움직임을 개발하기 위해 일할 때 우리 손이 이동하는 "가장 일반적인 경로"를 보여주며, 이는 발달의 경로이기도 하다. 마지막으로 엔소마토시 일러스트레이션은 모든 것이 연결되어 있으며 통합의 경로이기도 하다는 것을 명확하게 이해할 수 있도록 시각적인 도움을 준다.

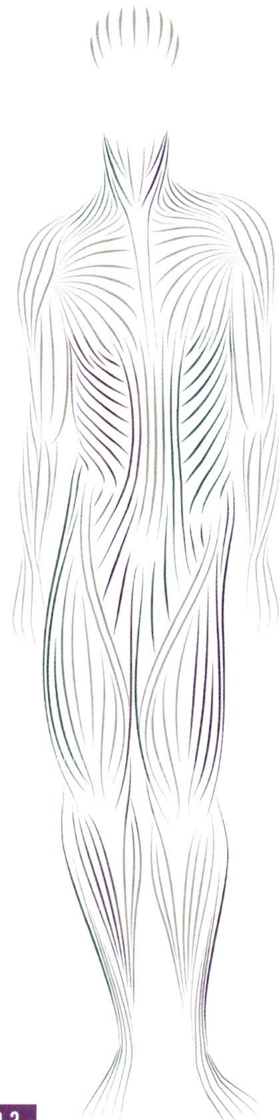

10.3

이 그림은 구조적으로 고정된 패턴이 엔소마토시(ensomatosy) 모델을 사용하여 시각화되는 방법을 보여준다. 보라색은 조직이 짧게 유지되는 곳을 나타내고 녹색은 길게 유지되는 곳을 표시한다.

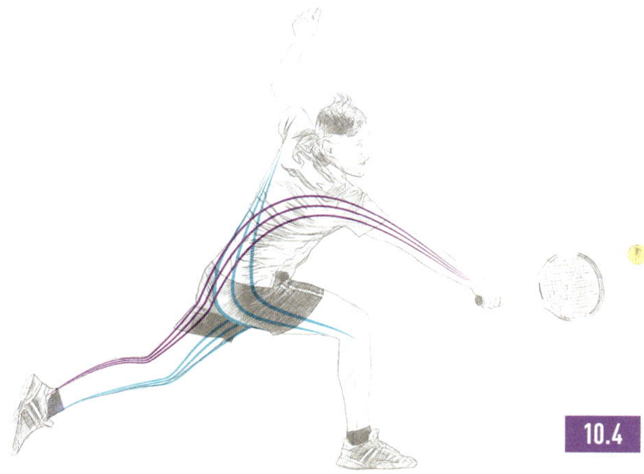

10.4

이 그림은 엔소마토시(ensomatosy) 모델을 사용하여 스냅샷의 기능적 관계를 시각화하는 방법을 보여준다. 보라색은 조직이 구심성으로 짧게 유지되고 움직임의 반동 단계에 있는 곳을 나타낸다. 녹색은 부하가 걸리는 조직과 원심성으로 길어진 부위를 나타낸다.

움직이는 사슬(movement chain) 위아래로 관계가 바뀌는 도미노 효과가 발생한다.

엔소마토시(ensomatosy) 시각화 모델에서 이 변화된 패턴을 표현하기 위해 다른 영향을 받는 영역이 강조 표시된다. 이 경우 짧게 유지되는 조직은 자주색으로, 길게 유지되는 조직은 녹색으로 표시된다.

이 예에서는 시각화를 사용하여 가상 환자의 패턴을 설명하지만, 이 원칙을 사용하면 인간 형태의 모든 상황, 패턴 또는 움직임의 설명도 가능하다. 그림 10.4에서와 같이 스포츠 경기중인 사람의 사진을 찍었다고 가정해 보겠다. 우리는 그 짧은 시간 동안 기능상 어떤 조직이 짧고 길게 유지되었는지 표시할 수 있다. 그러나 이것은 구조적 변화로 인한 보상 때문이 아니라 전체 움직임에서 특정 조직의 부하나 폭발을 그린 것이다. 이것은 스냅샷으로 설명할 수 있다. 그러나 잠시 후에 선수가 다른 패턴으로 움직임을 계속했을 때에는 상황은 상당히 달라질 것이다.

우리의 환자의 경우 이동하는 데 문제가 있는 고정 패턴이 있다면, 우리의 임무는 운동선수의 스냅샷을 보는 것처럼 그들을 보고 그들이 다음 단계의 움직임으로 더 나아갈 수 있도록 도울 방법을 찾고자 노력하는 것이다.

따라서 우리는 우리가 보는 것, 그리고 감각 기관의 시각화가 나타내는 것이 항상 움직임이라는 것을 이해해야 한다. 이러한 방식으로 설명하는 것은 움직이는 인간 형태의 복잡성을 보고 이해하는 또 다른 관점이다. 이 이론의 장점을 보는 사람이라면 누구나 자유롭게 수용하고 활용할 수 있다.

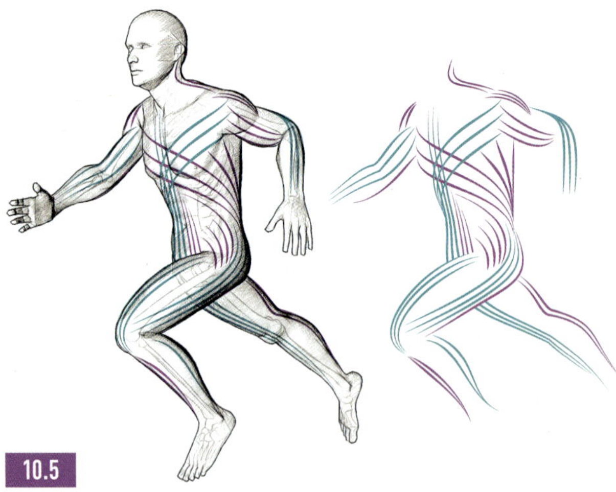

10.5

구심성(concentric) 움직임과 원심성(eccentric) 움직임을 도식화한 것만으로도 여전히 사람의 모습을 볼 수 있다는 것은 아름다운 일이다.

가상의 환자로 돌아가자. 이러한 관점에서 개입(intervention)하고 발달을 이끌어내기 위해서는 체계적인 접근 방식과 전체적인 참여가 필요하다. 우리는 머리에서 발끝까지, 피부에서 뼈까지, 살에서 영혼까지 인간 형태의 모든 면에서 결합된 측면을 생각해 볼 필요가 있다.
그러므로 우리가 환자를 만날 때 무엇이 뻣뻣하고, 약하고, 불충분한지를 결정하려고 노력하는 대신에, 엔소마토시(ensomatosy) 시각화가 그 사람의 신체에 연결된 잠재력을 나타낸다는 것을 이해하는 것이 중요하다. 이것은 우리가 발달 및 기능적 변화를 만들기 위해 사람과 협력하는 방법과 장소를 알려준다.

따라서 이 시각화에서 보라색은 잠재력의 표현이 된다! 이것은 시각적 평가에서 찾은 결과와 움직임 테스트에서 얻은 결과를 조합하여 시각화한 것이다.

두 번째 색상인 녹색도 움직임의 부족을 나타내지만, 완전히 반대의 이유는 구조가 너무 멀리 떨어져 있어 더 이상 실행할 움직임이 없으므로 영향을 받는 조직이 길게 유지되기 때문이다.

이러한 조직이 길게 유지되는 이유는 구조적 관계에서 한 곳에서 한 움직임이 발생하면 항상 다른 곳에서는 반대 움직임이 있기 때문이다. 이것은 인간 운동의 기본 속성 중 하나이다. 따라서 짧게 유지되는 부분과 길게 유지되는 부분은 항상 서로 시너지 효과를 발휘한다.
흥미롭게도 이 두 가지 측면은 객관적으로 연구할 때에는 상당히 다른 것처럼 보이며 실제로도 그러하다. 반면 주관적으로 경험할 때에는 대부분은 같은 느낌을 받는다. 부족하다고 평가되는 조직을 움직이려고 한다면 움직임에 대한 요구는 실행을 필요로 하기 때문에 "뻣뻣한" 느낌이 든다고 말할 것이다. 이미 최대 길이에 도달하여 더 이상 늘어날 수 없는 조직을 늘리려고 할 때 이와 동일한 느낌을 표현할 것이다. 이 두 경우 모두 자유롭게 움직일 수 없다는 느낌을 강하게 느낀다.

이러한 경험은 대부분의 사람이 신체의 다양한 관계에 대한 이러한 통찰력에 접근할 수 있는 신체적 인식이 없기 때문이다. 대부분의 사람들은 걸을 때 자신의 신체를 가능한 한 적게 사용하려고 한다. 이것은 마비를 일으키고 구조적 차이가 거의 모두 같은 방식으로 나타나게 한다.

혼란스럽고 다소 우울한 사실은 고도로 훈련된 사람이라도 이에 대한 통찰력이 놀라울 정도로 낮고 이러한 차이를 구별하는 능력이 거의 없다는 것이다. 이것은 부분적으로 그들이 원리가 아니라 방법을 연구하기 때문일 수 있다.

이러한 상태를 접했을 때 우리의 임무는 기회를 포착하여 개인의 발달을 촉진하고 인식을 높이는 것이다. 우리는 사람의 움직임 시스템 내에서 관계의 역동성을 회복하고 움직임 속에서 만나도록 한다. 육체적으로 생리적 변화와 발달을 만들어내고 그것을 정신적 심리적 확장으로 연결한다. 몸과 마음이 자유롭게 움직일 수 있게, 사람을 진화적 유토피아에 가까이 갈 수 있도록 노력한다. 이를 달성하는 방법은 개입의 선택에 달려 있다. 운동 및 교육과 함께 도수 요법은 일반적으로 우리가 선호하는 방법이다. 우리의 개입을 통해 신체의 복잡성, 지능 및 욕망을 활용하여 항상 에너지 효율을 높이고 내부 구조 간의 역학을 재통합할 수 있다. 그 후 완전한 시스템, 즉 사람과 지구의 중력 사이의 관계를 재통합할 수 있다.

그러나 이것을 어떻게 체계적으로 달성하느냐는 우리의 원칙을 통해 사람의 형태로 어떻게 관계가 나타나는지에 대한 체계적인 설명, 즉 그 사람이 어디에 있는지, 앞에 놓여있는 여정의 본질, 그리고 그것을 가능하게 하기 위해서는 무엇이 필요한지에 대한 정보를 제공할 수 있다는 사실만큼 중요하거나 흥미롭지 않다.

경로가 나타내는 것(What the paths represent)

논의한 바와 같이, 우리는 엔소마토시 시각화 모델의 경로를 부하, 발달 및 통합의 경로로 설명한다. 그러나 이는 이론적인 설명에 불과하며, 인간 형태 위에 선명한 선이 그려져 있는 실제 일러스트레이션과 비교해 본다면 상당히 모호해진다.

이론적으로 그것들은 부하, 발달 및 통합의 경로이지만 실제로는 인간 형태의 표현이다. 즉 피부, 지방, 조직의 표층과 심층, 근육 섬유, 근육 간 구획, 뼈, 인대, 신경, 신경 종말, 통각수용기, 열수용기, 기계수용기, 정맥, 동맥, 림프계와 내장, 그리고 아마도 영혼까지 포함하는 인간 형태의 표현일 것이다.

그러므로 우리가 의도를 가지고 손이나 움직임을 사용하여 인간 형태를 취할 때, 피부에서 뼈로, 머리에서 발 끝으로, 살에서 영혼으로, 모든 것이 연결된 불가분의 단위로 움직인다는 것을 알아야 한다. 따라서 움직임 통합의 경로에서는 우리가 어딘가를 만지면 모든 곳을 만지는 것이고 무언가를 움직이면 모든 것을 움직이는 것이라고 말한다.

이 책에서 엔소마토시 시각화 모델을 공유하려는 의도는 당신이 이 관점에서 주어진 원칙과 연결할 수 있도록 하고 아마도 당신의 클라이언트와 작업할 때 보다 전체적인 접근 방식에 영감을 주기 위한 것이다. 엔소마토시 모델은 환자에게 전체론적 원칙을 전달하고 시각적 표현을 통해 전체론적 원칙과 연결되도록 하는 데에도 유용하다.

그런데도, 엔소마토시 시각화 모델을 통합하더라도 여전히 하나의 큰 오류가 있다. 불행히도 어떤 시각화에도 포함될 수 없지만, 매우 중요한 한 가지가 부족하다. 이것은 또한 성공적인 운동 통합에서 가장 중요하고 동시에 가장 어려운 부분이기도 하다. 그것은 바로 인간의 마음이다.

우리는 고통을 포함한 많은 인간의 장애가 인간의 마음에서 부터 시작될 수 있고 움직임과 도수 치료가 모든 문제를 해결하지 못한다는 것을 알고 있다. 그중의 일부 문제는 심리 치료를 통해서만 해결할 수 있다. 그러나 인간의 모든 면과 마찬가지로 명확한 선은 없고 회색 영역만 있다. 따라서 움직임 및 도수 치료사로서 성공적인 치료를 하거나 우리가 목표로 하는 발달 단계에 도달하기를 원한다면 방정식에서 인간의 마음을 절대 배제해서는 안된다.

엔소마토시의 개념이나 시각화는 그 정의와 구조에 인간의 마음을 포함시킬 수는 없다. 그러나 엔소마토시가 우리의 다른 원리와 융합되어 전신 운동 통합의 개념으로 형성되면 인간의 마음이 매우 많이 포함된다.

이 주제는 12장에서 더 다루어지고 통합될 것이다.

CHAPTER 11

엔소마토시 공부하기(To study ensomatosy)

Linus Johansson

"엔소마토시(Ensomatosy)를 공부하는 것은 끝없는 탐험의 여정에 자신을 바치고 지적인 몸을 신뢰하는 법을 배우는 것입니다."

"더 이상 기능하지 않거나 움직이지 않는 사람들을 해부하는 것을 근거로 기능과 움직임에 대하여 가정하는 것은 위험한 일입니다."
—Julian Baker

고전 해부학을 공부하는 사람 중 해부 과정에 참여하고 인간의 모습을 진정으로 들여다볼 기회가 주어진 사람은 거의 없었다. 대부분의 학생은 책을 통해서 근육의 이름, 그 기시와 종지 그리고 근육의 기능을 공부하면서 해부학을 배운다. 이 모든 것들은 누군가의 아이디어가 확립된 "진리"로 만들어낸 사체와 방부 처리된 시체에 관한 연구에서 가져온 것이다.

우리는 이미 고전해부학에 대한 우리의 견해와 특히 Ensomatosy의 관점에서 보았을 때, 그것이 결함이 있다고 믿는 방법에 대해 논의하였다. 우리는 해부학이 틀렸다고 주장하지는 않지만, 단지 그것이 이상하다고 생각한다. 이상한 이유는 우리 모두가 살아있는 인간 형태에 완전히 접근할 수 있기 때문이다. 그것(살아 있는 인간 형태)은 우리 주변 어디에나 있고 시체 안치소에 방부 처리된 시체들과 달리 자유롭고 쉽게 접근할 수 있다. 우리는 우리 직업 안에서 일할 것이기 때문에 왜 우리가 살아있는 형태를 연구하지 않는지 묻는다. 우리가 산 사람과 함께 일해야 할 때 죽은 사람을 연구하는 것은 이상하게 보인다. Julian Baker는 산 자와 죽은 자를 비교하는 것의 위험성을 강조하였다.

누군가는 우리가 확립된 교육과정에서 살아있는 인간의 형태를 연구한다고 주장할 수도 있지만, 과연 그럴까? 평가와 기능에 대한 학습하기 전에 고전 해부학을 학생들에게 먼저 교육하지 않는 치료와 움직임의 강좌가 얼마나 됩니까?

고전 해부학을 먼저 배우지 않고도 인간의 생활기능을 이해할 기회를 얻는 학생은 거의 없다. 그들은 몸이 조각조각으로 만들어졌고, 몸을 치료하고 움직이기 시작할 때 다른 무엇과도 관련될 수 없다는 환원주의적 생각으로 지배된다.

우리는 초기 고전교육을 받은 사람들이 참여하는 공개 교육 세션에서 이것에 대해 많이 접한다. 피부 아래 신체가 어떻게 보이는지에 대한 선입견을 가진 학생들은 고전적인 해부학이 그들에게 잘 정의된 경계와 경계를 제공했기 때문에 성장할 수 있는 공간이 훨씬 더 좁다. 그들은 또한 전체론적인 생각을 배우기 위해 환원주의적 접근을 사용하려고 할 때 그들 자신과 더 쉽게 대립하게 된다. 그들이 더 복잡한 관계를 넘어서서 보기 위해서는 많 은 추가적인 에너지와 노력이 필요하다.

그렇다면, 해부학과 해부학이 주는 해석이 완전한 진실이 아니라면 어떻게 될까요? 인간의 모습을 보고 이해할 수 있는 다른 방법이 있다면 어떨까요? 우리는 우리가 확립된 정통성에 대한 우리의 비판으로 인해 많은 독자를 화나게 할 수 있다는 것을 알고 있지만, 우리는 당신이 우리의 추론을 되새겨 보고 우리의 결론을 따르기를 바란다. 모든 패러다임은 의문을 제기할 수 있다. 그렇지 않았다면 어떠한 진보나 발전도 없었을 것이기 때문이다. 우리의 입장도 마찬가지이며, 우리는 당신이 우리에게 질문하고 우리가 주장하는 것에 대해 질문할 것을 권한다; 그것이 건전하고 합리적인 태도이다.

우리가 확립된 패러다임에 의문을 제기하는 이유는 우리가 공부한 햇수나 우리가 취득한 학위 때문이 아니라, 그것이 우리의 환자를 위한 결과이고, 중요한 유일한 것이기 때문이다. 당신이 고도로 훈련을 받았다고 해서 환자가 더 좋아지는 것이 아니다. 환자들은 당신이 환자들을 구속되고 해부된 관념이 아니라 있는 그대로 자유롭고 흐르는 존재로 보고 다루기 때문에 더 좋아진다.

이 책과 엔소마토시의 개념을 통해 우리는 진리에 대한 이러한 해석에 기여하고 또한 아이디어에 도전하고, 많은 질문을 제기하고자 한다. 우리는 카데바가 아닌 살아있는 인간의 모습을 있는 그대로 보고 이해하는 법을 배울 수 있을까? 우리가 환원주의적 개념을 버리고 성공할 수 있을까? 엔소마토시가 이러한 모든 아이디어를 수용하는데 사용할 수 있는 개념이 될 수 있을까? 이것이 우리에게 더 많은 사람에게 다가가 그들이 더 잘 움직이고 더 잘 기능하게 할 수 있는 다른 방법들을 줄 수 있을까?

이러한 질문에 답하기 위해 우리는 그것들을 증명하기 위해 도전한다. 앞서 언급한 도제 프로그램에서 학생 중 누구도 이전에 해부학 연구를 해 본 적이 없고 생리학적 또는 치료적 연구를 수행한 적도 없다. 그러나 그들이 가진 것은 움직임에 대한 사랑과 인간의 형태와 기능에 대한 더 많은 이해에 관한 관심이었다. 책에서 고전적인 해부학 연구를 수행하는 대신에 그들은 엔소마토시에 대한 연구에 입문했다.
엔소마토시 연구는 이론적인 만큼 임상적이다. 그러나 실제로는 해부학의 실제 연구와 달리 살아 숨 쉬는 신체가 필요하므로 훨씬 더 쉽게 접근할 수 있다. 그러나 죽은 몸과 방부 처리된 몸에서 엔소마토시를 연구하지 못한다는 것은 아니다. 중요한 것은 행동이 아니라 당신이 원하는 것이다.

메스로 인간의 모습을 탐구하고 고전적인 조각을 찾지 않고 연결과 연속성을 찾는 동료와 친구들이 많이있다. 그들 중 Gary Carter와 Julian Baker는 이 책에 기여하고 있다. 특히 Gil Hedley, Tom Myers, Tod Garcia의 위대한 업적을 인정하지 않고는 이 개념을 언급할 수 없다. 이들은 이 분야와 해석의 선구자들이다.

엔소마토시를 연구하기 위해서는 다음과 같은 세 가지 기본 요구 사항이 있다.

첫째. 전체론적 원칙이 필요하다.
둘째. 그 원칙에 대한 진입점이 필요하다.
셋째. 긍정적이고 창의적인 마음이 필요하다.

우리가 이 모든 것을 가지고 있다면, 우리는 엔소마토시에 대한 연구를 시작 할 수 있다.

우리가 어떻게 엔소마토시를 연구할 수 있을까 ?

우리가 이 책에서 제시하는 원리는 삶의 의미가 "몸과 마음을 자유롭게 움직이는 것"이며 우리는 매우 특정한 생체역학적 리듬을 통해 두 발로 걷도록 진화했다는 것이다.

이 원칙의 진입점은 우리가 곧 자세히 설명할 "두 가지 패턴"이다.

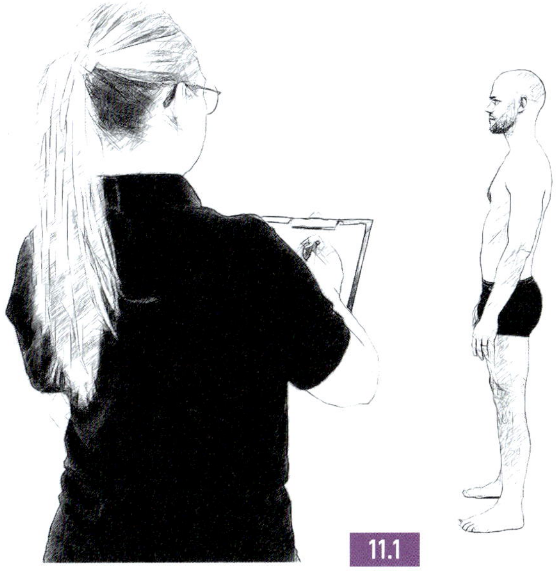

11.1

이 모든 것을 배우는 것은 그 자체로 훌륭한 과정이다. 우리는 고전 해부학 연구처럼 단일 문화를 만들지 않도록 조심해야 한다. 해부학에서 이두박근은 항상 똑같은 위치에 부착되어 항상 똑같은 움직임을 한다. 우리가 엔소마토시에서 목표하는 것은 우리가 아직 인간의 형태와 기능을 완전하게 발견하고, 완전히 이해하지 못했다는 것을 인정하고 다문화를 만드는 것이다. 이것은 다른 가능성에 대해 우리의 마음을 열고 살아있는 탐구를 하게한다.

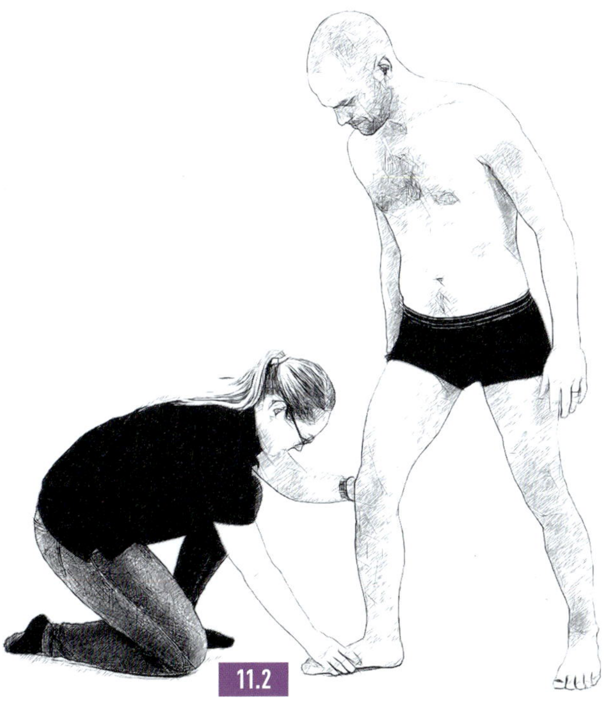

11.2

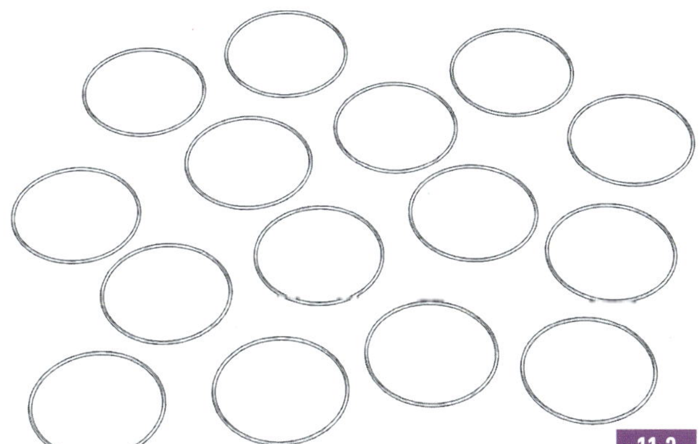

11.3

위 모식도는 인체에 대한 환원주의적 차별적 접근의 시각화에 해당한다. 인체에 대한 각각의 주제를 원으로 표시했고, 이 원들은 옆에 놓인 다른 원들과 아무런 관계가 없듯이 보인다.

긍정적이고 창의적인 마음은 삶의 원동력이다. 우리는 12장에서 마음의 힘에 관해서 이야기할 것이다. 우리를 안내하는 원리와 기회, 잠재력, 그리고 기회를 찾으려는 의도로 모든 것을 물어보고, 보고, 움직이고, 느끼고, 만지고, 감지하고, 평가하고, 시험함으로써 우리가 탐구하는 실용적인 방법으로 원리를 입력하기 위해 두 가지 패턴을 사용한다.

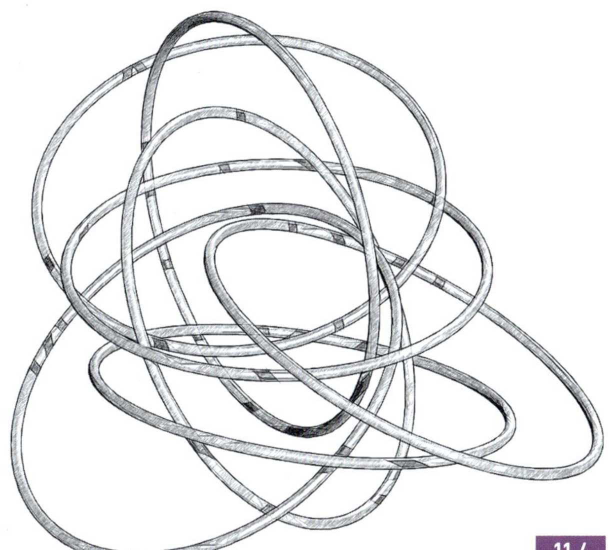

11.4

위 모식도는 인체에 대한 전인적인 그리고 통합적인 "진실"을 나타낸다. 각 원들은 밀접하게 연관되어 있고 서로에게 깊이 의존한다. 하나의 원에 영향을 미칠 경우 결국 전체에 영향을 미치는 결과를 유발한다.

그러므로 우리는 다시 한번 엔소마토시가 과학적인 접근보다는 예술적인 접근에 가깝다는 점을 강조한다. 만약 과학적이고 환원주의적인 접근 방식을 사용하는 해부학이 스펙트럼의 한쪽 끝에 위치할 수 있다면, 전체론적이고 예술적인 접근 방식을 사용하는 엔소마토시는 다른 쪽 끝에 위치할 수 있다.

두 가지 패턴(The two patterns)

인간의 형태가 가진 거대하고 미로 같은 복잡성으로 들어가려고 할 때, 우리는 그것을 좁히기 전에 들어올 명확하고 넓은 진입점이 필요하다. 우리는 제8장에서 설명한 바와 같이 발의 회내와 재회외 능력에서 명명되고 파생된 두 가지 이론적이고 다소 유토피아적인 패턴을 만들어 이를 수행한다.

우리는 이들 패턴을 "회내 패턴(the pronated pattern)"과 회외패턴(the supinated pattern) 이라고 명명한다. 이론은 발에 회내 또는 (재)회외의 움직임이 발생했을 때, 이 두 가지 움직임의 패턴에 기반한 특별한 움직임의 연쇄반응이 신체를 이동하고 특정 생체 역학 리듬을 생성한다는 것이다. 이 리듬은 우리가 두발로 보행하며 움직일 때 움직임 체인(movement chain)에서 앞뒤로 이동한다.

각 움직임 패턴(movement pattern)은 신체의 어느 곳에서나 시작하여 발아래로 리듬을 동일하게 생성하는 것으로 설명할 수 있다. 이것이 우리가 걷고 달릴 때 몸을 위아래로 움직이는 특정한 고리를 구성한다. 이것은 우리의 진화적 유산이 우리에게 준 리듬이며 우리를 독특하고 에너지 효율이 높은 이동자로 만들었다. 이 두 가지 패턴의 특성 때문에 우리는 그것들을 구조적이고

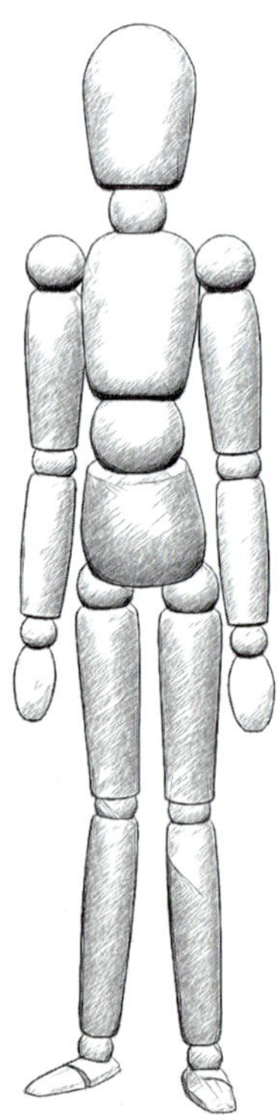

11.5

"회내 패턴(pronated pattern)"의 가장 흔한 구조적 외형으로 발이 회내, 내회전되어 있다. 골반과 흉부 사이에 관련된 기울어짐(tilt)에 의해 배는 길어보이고 등은 짧아 보이게 된다.

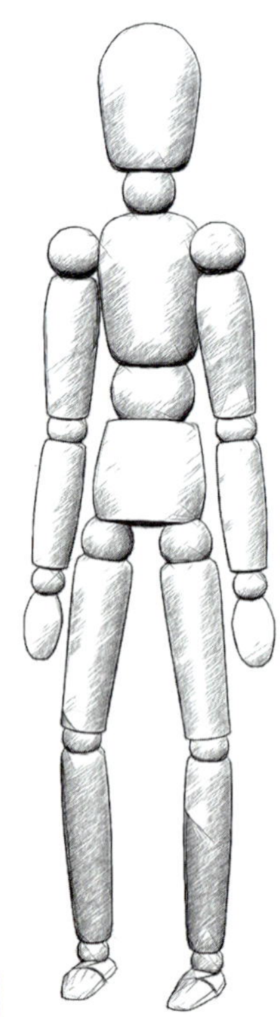

11.6

"회외 패턴(supinated pattern)"의 가장 흔한 구조적 외형으로 발이 회외, 외회전되어 있다. 골반과 흉부 사이에 관련된 기울어짐(tilt)에 의해 등이 길고 곧게 보이게 된다.

기능적인 현상으로 설명할 수 있으며, 구조적인 평가에서 그것들을 다루고 우리의 시험에서 그것들을 평가할 수 있다. 이러한 패턴은 구조 간의 특정 관계를 생성하고, 구조적 평가에서 패턴이 사람의 몸 전체에 걸쳐 어느 정도 "유지" 되는 것을 볼 수 있게 한다.

이러한 패턴은 걷고 달리는 능력의 산물이기 때문에 기능적으로도 평가할 수 있다. 우리는 변화된 관계를 이해하고 우리가 예상한대로 움직일 수 있는 능력이 있는지 보기 위해 그것들을 기능적인 움직임으로 바꿀 수 있다.

패턴을 사용하여 개인의 구조적이고 기능적인 관계에서 우리를 향하게 함으로써 그것들은 복잡성에 대한 진입점이 된다. 패턴을 사용하는 이점은 전체론적 관점을 잃지 않고 개인의 현재 구조적, 기능적 상태에서 대한 단순화된 설명을 제공한다는 것이다. 우리는 패턴을 사용하여 더 작고 더 좁은 관계와 속성을 확대하고 전체론적인 연결을 유지하여 다시 축소하고 어떻게 우리의 개입이 전체 개체로 연결되었는지 설명할 수 있다. 이것이 환원주의의 함정에 빠지는 것을 피하는 가장 좋은 방법이다.

패턴의 개념에 얽매이지 않고 패턴을 이론적 진입점과 우리의 설명 모델을 확대하고 축소할 수 있는 능력이 있다는 것을 인정하고 이해하는 것이 중요하다.

패턴을 사용함으로써 우리는 또한 그 사람이 현재 어디에 있는지, 구조에서 기능면에서, 그리고 발달을 수행할 수 있는 능력과 내일 다른 곳에 있는 능력에 대한 명확한 통찰을 얻을 수 있다. 패턴은 각 환자가 수행하고자 하는 프로세스 지향적 여정(process-orientated journey)의 시작이 된다. 이 주제에 대한 내용은 14장을 참조하라

우리의 간단한 결론은 엔소마토시를 연구하는 것은 끝없는 탐험의 여정에 헌신하고 지적인 몸을 신뢰하는 법을 배우는 것이다.

CHAPTER 12

긍정적인 의도(The positive intention)

Linus Johansson

초심(初心), "초보자의 마음에는 많은 가능성이 있지만, 전문가의 마음에는 거의 없다."
– Shunrye Suzuki

고객이나 환자와 일할 때 항상 의사소통(communication), 상호작용(interaction), 참여(engagement), 접촉(touch) 및 움직임(movement)의 인터페이스(접점)에 직면하게 된다. 이 인터페이스는 다방면에서 독특하고, 이러한 심오한 측면들은 두 인간 사이의 다른 상황에서는 나타나지 않는다. 이 책에서 주요 초점은 신체의 실제 구조와 기능이다. 이것은 심리학이나 인간의 마음에 관한 책이 아니다. 그러나 우리는 마음이 갖는 엄청난 중요성과 그것이 우리의 구조, 특히 움직임과 기능에 얼마나 밀접하게 연결되어 있는지 결코 부정하거나 배제할 수 없다. 이 장에서는 이를 알고 우리의 관점에서 사람의 마음을 다루는 명확하고 간단한 방법을 제시하고자 한다.

우리는 고객, 환자 그리고 우리 모두가 같은 인간이라는 것을 기억해야 한다. 비록 우리가 심리적 문제를 다루도록 특별히 훈련받지 않았더라도, 그들의 정신적인 상태와 건강에 대해 어느 정도 책임져야 할 어떤 의무가 있다. 대화 중 상대방의 생각과 질문을 경청하고 성찰하는 같은 인간이라는 것만으로도 때로는 충분할 수 있다. 우리가 그 정도까지 하기 위해 심리학 학위를 가질 필요는 없다, 단지 약간의 예의와 상식만 있으면 된다.

그러나 치료사 또는 운동 교사로서, 주요 초점은 항상 개입으로 나타나는 결과이다. 어떻게 하면 한 사람이 처한 상태에 영향을 미치고 변화시킬 수 있으며 그들을 더 최적 버전으로 이끌 수 있을까? 일반적으로 치료사에게 통증 감소가 목표이고, 운동 교사는 움직임의 진행과 다른 단계가 초점이다. 2장에서 논의한 바와 같이 움직임과 통증은 종종 함께 진행되기 때문에 거의 항상 이 둘의 조합이 있다.

중재의 성공과 원하는 결과를 얻는 것은 항상 두 사람 사이에 무슨 일이 일어나는지에 달려 있으며, 단지 어떤 수기 기술이나 특정 동작 때문은 아니다.

아시다시피 우리는 퓨즈가 끊어져 교체해야 하거나 전원이 꺼져서 다시 켜야 하는 버튼이 있는 기계가 아니다. 때때로 우리는 우리가 그렇게 복잡하지 않기를 바라기도 하지만, 불행하게도 우리는 그거보다 훨씬 더 복잡하며, 이는 모두 고도로 발달된 마음 때문이다. 우리는 인지적으로 발달되어 있고 심리적으로 매우 주도적인 존재이다. 우리가 촉각과 움직임에 민감한 것처럼 언어 의사소통에서 일어나는 일에 대해서도 똑같이 민감하다.

이 장에서 우리는 인간의 마음이 개입의 결과에 중요한 역할을 한다는 사실을 인정한다. 그러므로 이를 장애나 장애물로 보지 않고 인간의 마음을 가장 큰 자산으로 만들기 위한 간단한 방법으로 여러분을 초대한다.

긍정적인 마음의 방식

우리 중 많은 이들이 훈련에서 배운 것은 신체와 그 기능을 평가하고 부상, 어려움, 결핍, 기능 저하를 찾는 것이다. 또한, 이러한 결과의 진단명과 그에 따라 문서화하는 방법도 배웠다. 다양한 통증 패턴, 자세를 유지하거나 실제로 손상된 조직의 이름은 때때로 라틴어로 길고 복잡한 이름을 가지고 있다. 그 의도는 평가와 치료에 대한 표준화되고 적절한 문서화를 하고, 다른 의사와 의사소통을 할 때 사용할 수 있는 통일된 언어를 갖추자는 것이다.

대부분 방법은 평가 및 문서화된 특정 문제를 해결하고 적합하도록 설계되었다. 의도는 그것이 있어야 할 위치에 있고, 실무자의 초점은 제시된 문제를 가진 사람을 돕는 데 있기 때문에 이 모든 것이 좋다. 그러나 우리의 관점에서 이 접근법은 큰 결함이 있다. 그 이유에 대해 자세히 알아보자.

기본적으로 환자가 우리를 만나 도움을 받을 때 그들은 거의 항상 통증이나 기능 상실 상태에 있다. 정신적으로 긍정적인 상태에 있는 경우는 거의 없으며 통증 및 신체에 대한 관계가 대체로 최상인 상태가 아니다. 처음부터 환자는 부정적인 마음 상태에 있으며 스스로 문제를 해결할 능력을 상실했기 때문에 우리에게 도움을 요청했다. 그들의 운명은 우리 손에 달려 있다.

우리가 오래된 패러다임을 따른다면 환자와 같은 부정적인 길을 가게 될 것이고 문제를 찾기 위해 모든 "나쁜 것"을 찾기 시작할 것이다. 우리는 고통스러운 것, 약한 것, 꽉 끼는 것(tight), 불충분한 것 등을 평가하고 문서화(기록)한다. 물론 이 모든 것은 좋은 의도로 이루어진다.

이 패러다임과 함께 제공되는 매우 구체적이고 편협한 환원주의적인 방법을 사용하여 문제를 해결하고 더 나은 방향으로 바꾸는 것이 목적이다. 우리의 환자들은 이 접근법에 대해 대체로 동의한다. 그들은 현재의 시스템이 어떻게 작동하는지 알고 이해하며 아마도 이전에 여러 번 경험했을 것이고 "이렇게 하면 된다."라고 굳게 믿는다.

그러나 이것은 우리가 다루고자 노력하는 부분이다. 우리는 "이렇게 하는 것"을 믿지 않는다. 우리는 우리의 관점에서 볼 때 훨씬 더 단순하고 더 강력한 다른 방법이 있다고 믿는다.

지금까지의 내용을 요약하면 다음과 같다.

1. 첫째, **의사와 환자 사이의 추정된 협력**: 양 당사자가 부정적인 관점에서 모든 측면을 보고 인식하고 설명하는 협력이다.
2. 두 번째는 **언어 장벽**이다. 의사는 환자가 어떠한 통찰력도 필요로 하지 않는 언어를 사용하여 환자의 신체에 관해 설명하고 이야기한다. 환자가 그들의 통증이나 기능 부족을 설명할 때, 종종 환자 삶의 경험, 표준화하기 어려운 경험에 기초한 일상적인 용어로 이루어지기 때문에, 의사가 주어진 패러다임의 틀에 맞게 정보를 변환하는 것은 매우 까다롭다.
3. 세 번째, **운동감각 발달 수준**이 있다. 그러나 이것은 작은 역설이 그림에 들어간다. 이것을 이해하려면 조금 되돌아가서 처음부터 다시 가져와야 한다.

단일 관절이나 근육은 마사지, 도수 치료, 레이저, 충격파, 건식 주사 등 다양한 방법으로 치료하고 관리할 수 있다. 모두 통증 치료에 알려진 방법들이다. 그러나 제대로 기능하기 위해서는 국소 통증 감소에만 만족할 수 없다. 우리는 또한 발달과 그 사람의 전체 운동 체계를 중력으로 다시 통합할 필요가 있다. 이러한 통합은 항상 환자의 운동감각 발달 수준에서 시작된다. 각각은 고유한 운동감각 발달 수준을 가질 것이고 그 수준은 사람마다 크게 다를 수 있다.

만약 환자가 "움직이는 사람"이고 자신의 완전한 운동 잠재력을 사용한다면, 변경된 구조의 재통합은 쉽고 의사는 그에 대한 수고를 덜 할 것이다. 반면, 환자가 움직이지 않고 앉아 있고 이동에 잘 연결되지 않으면 재통합이 쉽지 않거나 완전히 실패하여 좋은 작업이 낭비될 수 있다.

그러나 이러한 배치에서 역할을 하는 것은 환자의 운동감각 능력과 발달 수준만이 아니다. 의사의 능력도 그만큼 중요하다. 많은 의미에서, 의사의 운동 감각적 인식과 능력은 환자가 의지하고 발전해야 하는 것이다. 우리의 관점에서, 의사가 환자의 능력을 개발할 수 있도록 자신의 운동 시스템에 운동을 참여시키고 통합하는 방법을 아는 것이 중요하다.

"자신이 설명하는 것을 실천해야 한다. 먼저 스스로 움직여야 남을 움직일 수 있다."
–Linus Johanson

이제 부정적인 접근 방식, 언어 장벽, 운동감각 발달 수준의 세 가지 측면을 도구상자에서 가장 강력한 도구로 만들어 보자.
이 중 첫 번째인 부정적인 접근 방식은 가장 간단하게 변경할 수 있다. 환자와 일할 때 항상 필요한 것은 프로세스 지향적 사고방식이다. 부정적인 길로 가지 않는 그런 마음가짐을 만들기 위해 긍정적인 길로 간다.

다른 접근 방식을 설명하기 위해 고전적인 예를 사용할 수 있다. 한 사람이 다리를 곧게 펴고 앞으로 구부려 발가락을 만진다(그림 12.1). 그 사람은 "제한" 때문에 중간에서 멈춘다. 관찰자는 이 발견을 두 가지 매우 일반화된 방식으로 표현할 수 있으며, 두 가지 완전히 다른 결과를 얻을 수 있다.

1. **전통적**. 우와, 너 딱딱하구나! 발가락도 못 만지잖아! 너는 유연성에 힘쓰고 스트레칭을 더 해야 해, 왜 스트레칭을 안 했어? 허리가 아픈 이유는 아주 명백하네!

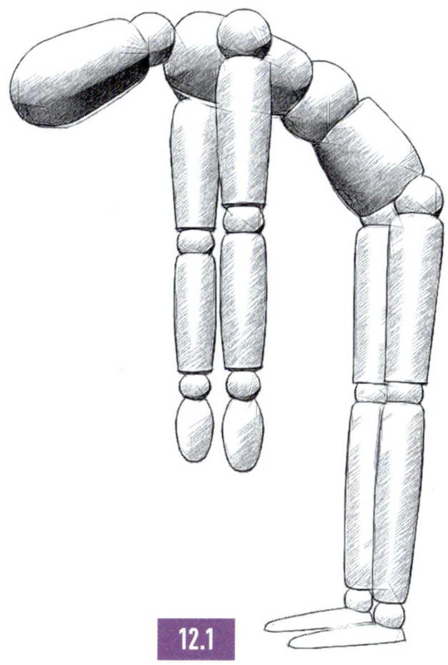

12.1

2. **긍정적**. 그거 알아? 나는 당신이 더 유연해질 수 있는 많은 가능성을 봐. 멋지다, 그걸 고칠 방법을 알고 있어! 그리고 우리가 당신을 더 유연하게 만들면 당신은 허리에 통증을 느끼지 않을 것이야. 한번 해 보겠어?

두 진술은 서로 적대적이지만, 사실 둘 다 사실과 크게 다르지 않으며, 특히 첫 번째 진술이 그렇다. 이 두 양극화된 예는 비록 매우 다른 두 가지 방식으로 표현되지만, 같은 사실을 진술한다는 것이다. 평가가 어떻게 표현되는지에 관계없이 환자의 운동 범위를 늘리고 운동을 쉽게 하여 요통을 줄이자는 의사의 의도는 동일하다. 그러나 그것은 우리가 말하려는 요점이 아니다. 왜냐하면, 흥미로운 것은 의사가 말하는 것이 아니라 환자가 듣는 것이기 때문이다.

여러분은 그들이 말하는 것과 듣는 것이 같은 것으로 생각할지도 모르지만, 그것은 절대 그렇지 않다. 의사는 무엇을 해야 하는지에 대한 명확한 의도를 가지고 있으며 정해진 의도를 바꾸지 않고 그것을 표현하기 위해 어느 정도 설명을 사용할 수 있다. 그러나 환자가 듣고 확실히 가장 영향을 받는 것은 설명에 긍정적인 어조가 있는지 부정적인 어조가 있는지 여부이다. 환자가 의사가 한 말을 완전히 이해했는지조차 확실하지 않기 때문에 설명의 내용은 부차적인 것이다. 가장 중요한 것은 환자가 선택하는 것은 메시지의 어조이며, 주어진 두 설명에서 어조에 분명한 차이가 있었다.

첫 번째 부정적인 진술은 환자의 상태에 새로운 것을 추가하지 않았다. 그것은 환자에게 그들이 이미 알고 있고, 테스트할 때 알고 있는 것을 말했을 뿐이다. 부정적인 어조로 평가를 표현하는 이 방법은 또한 의사를 훨씬 더 권위적인 위치에 둔다. 다시 한번 말하지만, 환자가 생각하는 "이것이 당신이 하는 방법"이라고 생각하는 것처럼 계속 작동할 수 있다, 하지만, 우리는 이런 식으로 정렬된 관계가 결코 매우 유익한 관계가 될 것이라고 믿지 않는다.

다른 진술은 관점을 바꾸었다. 긍정적인 어조를 보이며 해결의 시작이 임박했음을 시사했다. 환자에게 제한된 운동 범위를 더 인식하게 하기보다는, 이와 같은 긍정적인 진술은 환자 자신과 운동 범위를 늘리기 위해 할 수 있는 일에 더 많은 호기심과 관심을 끌게 한다. 이와 같은 문장을 사용하면 환자가 프로세스 지향적으로 되기가 훨씬 쉬워지고 솔루션을 찾기 위한 노력하는 경향이 커진다.

이러한 관점에서 "노력"이라는 단어의 개념은 필수적이다. 도달할 목표를 만드는 것은 한가지이다. 그러나 신체에 변화가 생기는 것은 목표에 도달했을 때가 아니다. 변화와 발전이 일어나는 것은 목표를 향해 노력하는 동안이다. 이것은 우리가 환자를 위해 적절한 목표를 설정할 수 있지만, 환자가 도달하기 위해 노력할 때 가장 큰 발전을 이룰 수 있다는 것을 의미한다. 누군가는 이 노력 자체가 목표라고 주장할 수 있다.

이 모든 것을 종합하면, 의사가 자신의 권위주의적 위치를 덜 강조하고 환자와 더 동등한 수준에서 참여할 수 있도록 도울 수도 있다.

그러므로 우리는 환자를 치료할 때 현명하게 말을 선택해야 한다. 적절한 언어로 긍정적인 접근 방식을 선택하면 환자가 당신과 상황을 긍정적이고 흥미롭게 인식하게 할 것이며, 결코 잘못될 수 없는 것으로 인식하게 된다.

월트 휘트먼이 말한 "우리는 우리의 존재로 설득한다."라는 것처럼 우리가 긍정적인 사고방식으로 접근할 때 더 의미 있는 존재가 될 수 있다. 우리의 존재는 우리가 다른 이유 없이 환자를 위해 존재한다는 것을 더 많이 보여줄 수 있도록 도와준다. 좋은 존재는 또한 그들이 우리를 더 믿게 할 것이고, 결국 그들이 해결책 일부가 되는 데 더 많이 참여하게 할 것이다.

"우리는 우리의 존재로 설득한다."
–Walt Whitman

더 흥미로운 것은 창의성과 독창성도 긍정적인 사고방식과 맞물려 있다는 점이다. 긍정적인 사고방식은 당신뿐만 아니라 당신의 환자에게도 영향을 미칠 것이다. 당신이 사물을 더 명확하게 보고 인지하며, 긍정적인 마음을 가질 때 해결책은 훨씬 더 쉽게 얻을 수 있다. 영감은 우리가 사물을 장애물이 아닌 가능성으로 볼 때 온다.

환자와 함께 일할 때 마음을 정하는 이러한 방식은 선불교와 무술에서 사용되는 초심이라는 표현과 연결된다. 그것은 "초보자의 마음"을 의미하며, 초보자가 어떤 상황에서 느끼는 가능성, 열망, 선입견의 없음을 가리킨다.

인간의 몸과 마음으로 일할 때 초심이라는 표현에 담긴 내용의 질은 심오하다. 그 개방성, 열망을 지키려는 노력과 선입견 없음은 해가 지남에 따라 의사로서 어려울 수 있다. 사람이 편안함을 느끼고 항상 하던 일을 하는데 특별히 잘못된 것은 없다. 그것은 여전히 도움이 될 수 있고 좋은 치료의 기초가 될 수 있다. 하지만, 당신의 진료안에서 진화하는 것을 선택하지 않는 것은 바로 정체 상태이다.

중단을 선택한 가장 큰 이유는 아마도 계속 발전하기 위해 자신을 몰아붙이는 것이 꽤 힘든 일이기 때문일 것이다. 하지만 그것이 인간의 구조나 다른 면에서든 항상 가능성, 잠재력, 능력을 찾도록 하는 긍정적인 사고방식을 갖는 것은 당신이 의도했든 아니든 항상 당신을 앞으로 나아가게 할 것이다. 우리가 앞으로 나아가고 그 이상으로 나아갈 때 우리는 진정으로 환자의 발전과 유사한 발전으로 나아갈 수 있다.

설명에서 긍정적인 어조로 만들어신 것은 그것이 사용하는 언어이다. 앞서 언급했듯이 치료사와 의사가 가르치고 실습에 활용하는 학문적 어휘가 있다. 이 언어의 단점은 환자가 우리끼리 말하는 것을 우리 스스로가 이해하는 것과 같지 않을 수 있다는 것이고, 앞서 말했듯이, 우리는 의사소통이 성공적인 관계의 핵심 요소라고 믿는다. 오해나 이해 부족은 매우 빠르게 역효과를 내고 성공의 기회를 감소시킬 수 있다.

언어의 장벽은 좋은 관계에 관한 생각과 상충하기 때문에 원하지 않는 권위주의적인 심리 상태의 원인이 되기도 한다. 대신 우리가 쌍방이 공감할 수 있는 공통언어에 더 고정된 언어와 용어를 사용할 수 있다면 더 적합할 것이다. 이것은 결과를 문서화하고 다른 의사에게 보고할 수 있게 한다.

5장에서, 우리는 병리학이 아닌 움직임에 기초한 언어를 제시했다. 이와 같은 보다 일반적인 언어를 사용하면 우리가 그들과 함께 하는 일을 더 쉽게 이해하고 관련시킬 수 있다. 이것은 다시 한번 우리로 하여금 환자와 좋은 관계를 형성하고 성과를 내는 데 도움이 되게 할 것이다. 말로 표현되는 언어에서 나아가 대신 움직임이라고 알려진 신체의 언어를 살펴보자.

구어(spoken words; 말을 잘 하는 것)를 원하는 움직임으로 번역하는 능력은 이러한 관점에서 일하는 누구에게나 중요한 다음 단계가 될 것이다.

인간 구조에서 어떤 운동이 왜 다시 통합되어야 하는지 주장하는 것은 한가지이다. 특히 기계에서 다리를 구부리거나 엎드린 자세에서 “심층 근육(deep core muscle)”의 수축이 아니라 중력을 통한 복잡하고 역동적인 움직임을 언급하고 있으므로, 실제로 그 의도를 행동으로 전환하고 그것을 환자의 운동 시스템으로 재통합하는 것은 완전히 다른 것이다.

우리는 성공적인 의사가 되기 위해서는 이론적인 연구를 수행하는 것만큼 또는 심지어 그 이상의 움직임 기술을 진정으로 수행할 필요가 있다고 믿는다.

그 사실은 우리가 사색가(thinkers)가 아닌 이동자(movers)의 혈통에서 나왔다는 것이다. 우리의 인식은 진화를 통해 나아가는 시간의 마지막 부분 동안 우리의 것이었다. 아무도 우리가 움직이게 되어있고 또한 움직임을 통해 확실히 배우게 되어있다는 사실에 이의를 제기할 수 없다. 우리가 의식적인 수준에서 무언가를 배우기 전에 우리는 무의식적으로 모든 것을 배웠다. 흥미로운 것은 당신이 그것을 직접 했다는 것이다. 여러분은 한때 혼자서 구르고, 기고, 서고, 걷고, 뛰는 법을 배웠을 것이다. 아무도 안 가르쳐주었다. 여러분 스스로 배웠다.

따라서 다른 사람의 움직임을 구분하려고 노력하기 전에 먼저 자신의 움직임을 구분하는 것을 권유한다. 이것은 가혹한 말이 될 수 있지만, 만약 여러분이 환자가 해야 할 일을 할 수 없다면 어떻게 환자를 더 발전시킬 수 있는지 스스로에게 설명하려고 노력해야 한다. 그들은 당신이 그들을 위한 길을 열어주고, 시간을 들였고, 당신의 인식과 운동에 대한 사랑을 쌓을 수 있도록 해주었다고 믿는다.

우리는 당신이 마라톤을 하거나 자신 몸무게의 3배를 데드리프트 할 수 있어야 한다는 것이 아니다. 우리가 말하고 싶은 것은 여러분이 전문적인 의사로서 일할 수 있으려면 탐색하고, 조사하고, 즐기고, 사랑하고, 가장 중요한 것은 직접 운동을 해야 한다는 것이다. 당신은 당신이 말한 것을 실천해야 한다.
여러분이 움직임 속에서 여러분 자신의 인식을 처음 쌓았을 때, 여러분은 다른 사람이 같은 것을 하도록 도울 수 있다.

방법(method)

환자에게 설명하며 상호작용할 때 우리는 항상 긍정적인 톤으로 해결책을 향한 그들의 마음을 긍정적인 여정에 두고 그들의 신체와 잠재력에 관한 관심을 일깨우기 위해 노력한다.

우리 또한 같은 긍정적인 여정을 떠날 때 우리는 환자에게 가능성, 잠재력, 능력 들을 보게 된다.

우리는 긍정적인 결과를 바탕으로 프로세스 중심의 치료 계획을 수립하고 역동적이고 이해하기 쉬운 언어를 사용하여 환자의 참여를 유도해야 한다.

우리는 운동에 대한 사랑과 헌신을 보여주며 환자들에게 인식을 쌓고 발전을 선택하도록 영감을 주어야 한다.

요약(Summary)

인간의 형태와 구조가 복잡하고 미로 같은 현상이라면 인간의 정신에 비하면 아무것도 아니다. 그러나 몸과 마음은 두 개의 분리된 현상이 아니다. 그것들은 인간을 구성하는 두 개의 불가분의 측면이다.

이 책에 대한 우리의 주된 관심사는 마음보다는 인간의 형태와 구조이다. 그렇지만 우리는 인간에 관한 어떤 것도 부정하지 않고, 항상 모든 것을 인정한다는 것을 강조하고 싶다. 그러므로 이 장에서 우리가 제시한 것은 인간의 구조에 대한 마음의 영향을 어떻게 인정하고 이를 인간의 형태와 기능에 더 깊이 연결하는 도구와 자산으로 어떻게 활용할 수 있는지에 대한 우리의 생각이다.

PART II

Introduction

PART 1을 통해 우리는, 인간의 형태와 기능에 관한 우리의 견해 및 통찰을 제공했다.

또한, 우리는 인간의 형태와 기능을 보고, 설명하고, 시각화하고, 인정하는 데 사용하는 우리의 원칙과 관점을 설명해왔다. 우리의 접근 방식은 매우 광범위하여 어떤 관점에도 특징적으로 일치하지 않는다. 우리는 특정 방법이 아닌 원칙에 관해 설명한 것이다.

이 PART1의 내용을 좀 더 체계적으로 구체화하기 위해, 우리의 원칙을 방법에 적용하는 법을 아래에 몇 장을 작성하여 소개했다. 다음은 이 관점이 가져올 방법의 무한 버선 중 일부일 뿐이라는 것을 주지해주길 비란다.

CHAPTER 13

흉곽의 후방경사에 대한 보다 자세한 관찰
(A more detailed look at posterior tilt of the ribcage)

Martin Lundgren

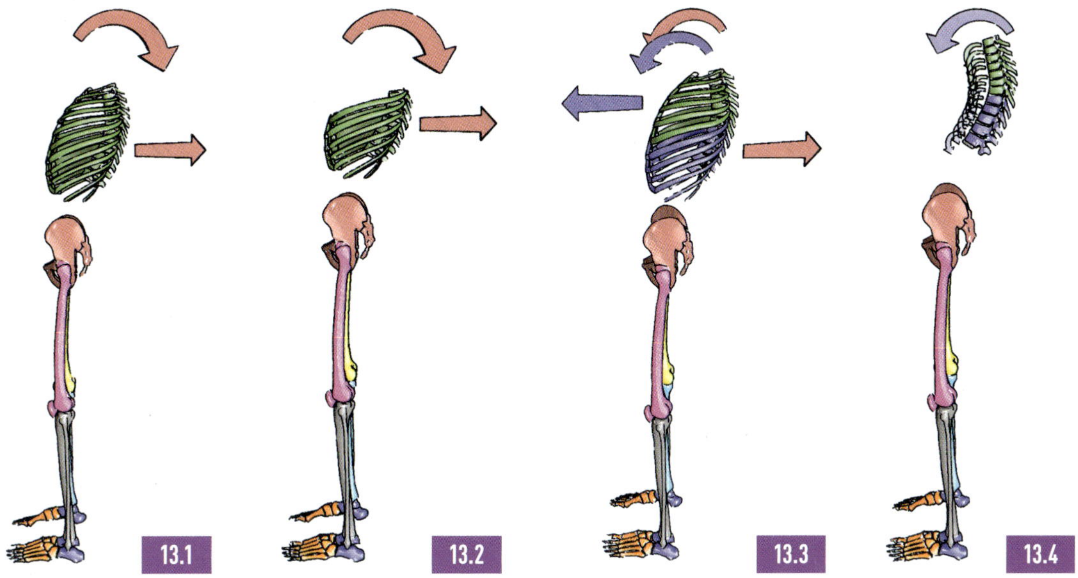
13.1 13.2 13.3 13.4

이 장에서는 흉곽의 후방경사에 대해 자세히 알아보려 한다. 8장에서 우리는 흉추를 포함한 척추 전체가 후방으로 구부러지는, 골반과 연관된 흉곽의 후방경사에 대해 이야기했다. 하지만 이 장에서는 흉곽의 후방경사와 후방 변위에 대하여 이야기하고자 한다. 그림 13.1을 보면, 골반과 연관된 흉곽의 후방경사와 후방 변위에 대한 예가 있다. 다시 언급하지만, 이는 움직임이 아닌 정적 자세를 설명하는 것이다.

좀 더 세부적으로 보자면, 흉곽을 상부와 하부로 나누어 볼 수 있다. 그러고 나서 실제로 후방경사와 후방 변위의 패턴을 따르는 것이 하부 흉곽이라는 것을 알 수 있다. 그림 13.2에서 하부 흉곽이 골반과 관련하여 후방경사와 후방 변위를 일으킴을 확인할 수 있다. 상부 흉곽에서는 실제로 그 반대임을 알 수 있다. 그림 13.3에서, 상부 흉곽은 파란색 화살표로 표시된 것처럼 전방경사와 전방 변위를 일으킨다. 이는 그림 13.4와 같이 흉곽은 척추의 앞쪽으로의 굽힘을 동반하는 압박을 받는다는 것을 의미한다.

굽힘은 일련의 경사이며, 여기에서 척추 앞에 있는 많은 화살표로 설명된다. 모든 척추는 아래에 있는 것과 관련하여 앞쪽으로 기울어진다(여기서 척추의 색상과 화살표는 하부 흉곽 및 상부 흉곽에서 모두 같은 색상이다).

이 장에서는 하부 흉곽에서 일어나는 일에 초점을 맞출 것이다. 척추체에 특정한 변위가 일어나고 있다고 가정해 보자. 그림 13.5에서, 우리는 위 척추체가 아래 척추

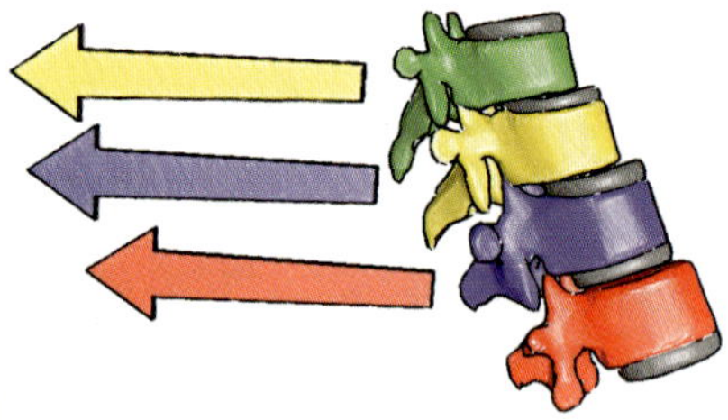

13.5

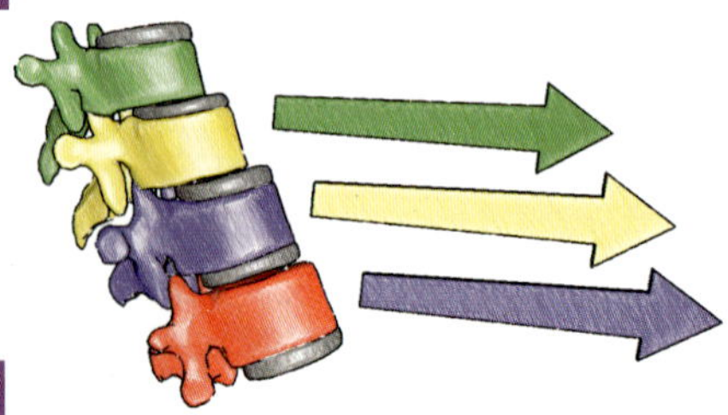

13.6

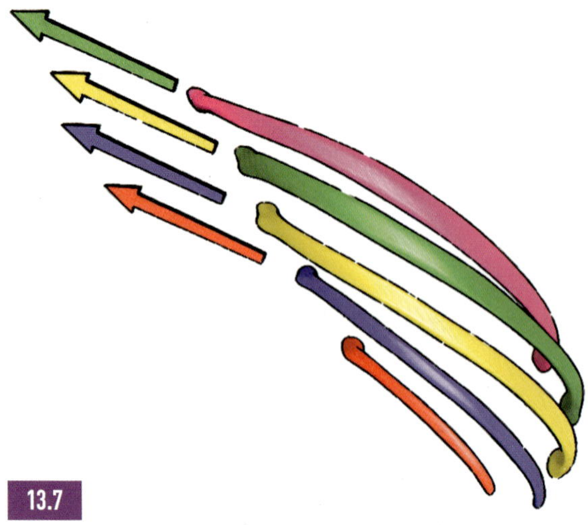

13.7

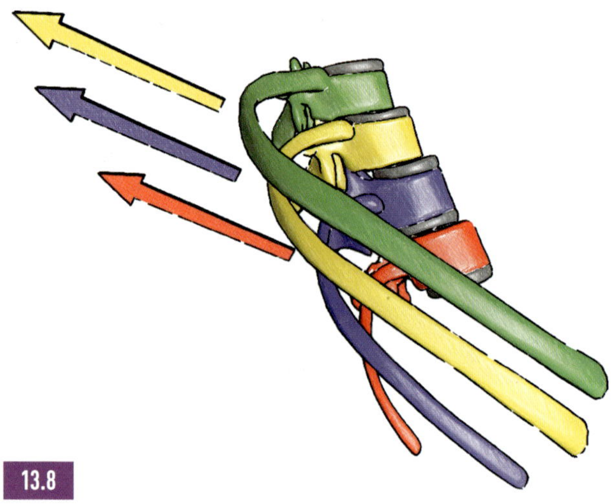

13.8

체와 비교하여 뒤쪽으로 변위 되는 것을 볼 수 있다. 이 경우, 빨간색으로 표시된 척추체는 T12이고, 녹색으로 표시된 척추체는 T9이다. 이는 그림 13.6에서처럼 아래 척추체가 위 척추체에 대해 전방으로 변위 된다고 말하는 것과 같다. 이러한 일련의 변위는 신체에 일종의 "가짜 신전(false extension)"을 만들어내는데, 이것은 눈에 잘 띄지 않게 척추가 앞으로 구부러질 수 있다는 것을 의미한다(만약 이러한 후방경사/이동이 없다면 하지와 골반이 앞으로 더 기울어질 것이다).

척추체의 정확한 위치를 다른 척추체에 대해 아는 것은 물론 쉬운 일은 아니다. 만약 척추뼈의 위치를 평가하기 위해 우리의 촉감과 시력에만 의존한다면, 이 주장의 타당성에 의문을 제기할 수 있다. 이것은 이러한 방법을 사용하여 정확할 수 없다는 것을 말하는 것이 아니라, 예를 들어 엑스레이와 같이 우리의 주장을 보다 타당하게 만들고 싶다면 다른 보다 객관적인 평가 형식이 필요하다는 것이다. 그런데도, 이 맥락에서 움직임을 평가하는 것은 특히 Hesch가 설명한 대로 스프링 테스트를 사용하는 경우 더 높은 수준의 유효성을 갖는다고 생각한다. 여기서 설명하는 이 패턴의 경우, 한 층 아래의 척추체에 대한 전상방으로의 스프링 테스트는 일반적으로 제한된다. 상이한 형태의 개입 후, 스프링 테스트는 매우 일반적으로 덜 제한된다(그리고 하부 흉곽은 후방경사가 덜 일어난다. 이것의 예는 그림 13.20 참조).

계속해서 늑골에 무슨 일이 일어나는지 살펴보면, 그림 13.7 (8번 늑골도 여기에 포함)과 같이 늑골이 아래 늑골보다 뒤쪽으로 미끄러지면서 후방 이동이 늑골에도 전해짐을 알 수 있다. 그림 13.8에서도 같은 현상이 일어나고 있지만, 척추체도 포함되어 있다. 이러한 점으로 미루어, 우리는 하부 흉곽의 후방경사가 부분적으로 늑골과 척추체 사이의 이러한 변위 때문에 만들어진다는 것을 볼 수 있다. 앙와위에서, 늑골이 다른 늑골에 대해 얼마나 앞쪽으로 움직이는지 확인하기 위해 전방으로 스프링 테스트를 할 수 있다. 보통 이런 패턴이 있을 때 움직임은 다소 제한되는 것을 확인할 수 있다.

아래쪽 늑골은 위쪽 늑골에 비해 작고 전방으로 변위되

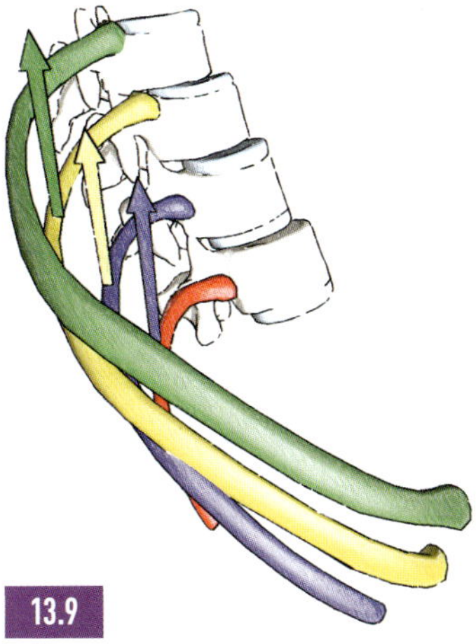

13.9

기 때문에, 그림 13.9와 같이 위쪽 늑골에 대해 상방 변위될 때 “숨는” 경향이 있다. 게다가, 늑골의 후방 변위 때문에, 또한, 늑골의 후방 변위로 인해 그림 13.10에서와같이 위쪽 늑골의 늑골 각도가 아래쪽 늑골에 대해 내측으로 움직이는 경향이 있다. 늑골과 늑골 사이의 각을 확인하고, 위쪽으로 미끄러지면서 위쪽 늑골과 이루는 각을 확인하면, 일반적으로 각도가 아래와 비교하면 더 안쪽(그리고 뒤쪽)이라는 것을 느낄 수 있다.

게다가, 늑골 사이의 간격을 덜 확보하는 경향이 있는데, 이것은 때때로 한 늑골을 다른 늑골과 구별하는 것을 더 어렵게 한다. 하나의 늑골을 따라갈 때, 그것이 같은 늑골이라고 생각하면서 다른 늑골까지 만지는 경우가 많다. 이것은 그림 13.11에 설명되어 있다. 늑골 간의 서로 상대적인 위치를 기술한다면, 위쪽 늑골이 그림 13.12에서와같이 아래쪽 늑골에 더 가깝게 변위 된다는 것을 볼 수 있다(나중에 설명하는 보다 “최적의 위치”와 관련이 있다). 만약 후면에서 정면의 관계를 본다면, 그림 13.13에서와 같은 일이 일어나고 있다는 것을

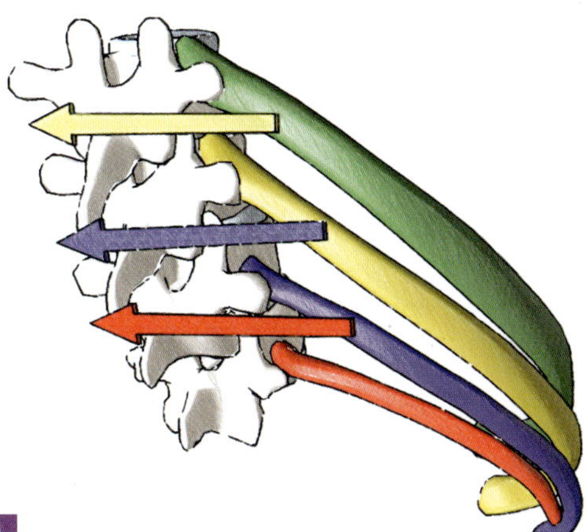

13.10

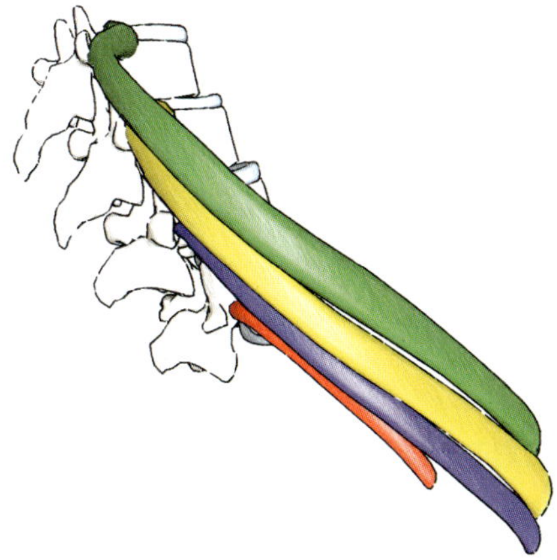

13.11

알 수 있다. 또한, 이것을 아래쪽에 있는 늑골과 비교하여 위쪽에 있는 늑골이 외측으로 경사가 발생한다고 설명할 수 있다.

좌측 측굴 시 반대 현상이 일어나기를 원하기 때문에 이는 흥미롭다. 오른쪽 히부 흉곽의 두 늑골 사이에 손가락을 대고 늑골을 우측 측굴하면 늑골이 좁혀지는 것을 느낄 것이고, 반대쪽으로 늑골을 기울일 때 서로 떨어짐을 느낄 것이다. 이는 그림 13.14에 설명되어 있으며 위쪽 늑골이 아래의 늑골에 대하여 내측으로 경사를 이루고 있다. 척추 전체가 적절하게 뒤로 구부러지면 늑골에 어떤 일이 발생하는지 살펴보자. 위쪽 늑골은 그림 13.15에서와같이 아래에 있는 것에 대하여 앞쪽으로 미끄러진다(아래 척추체와 관련하여 척추의 후방 변위가

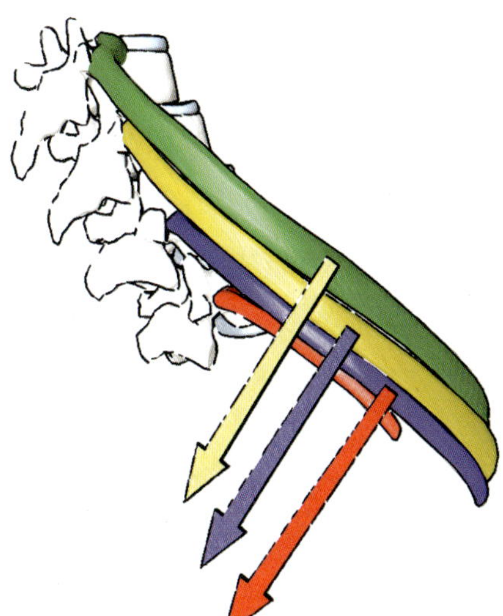

13.12

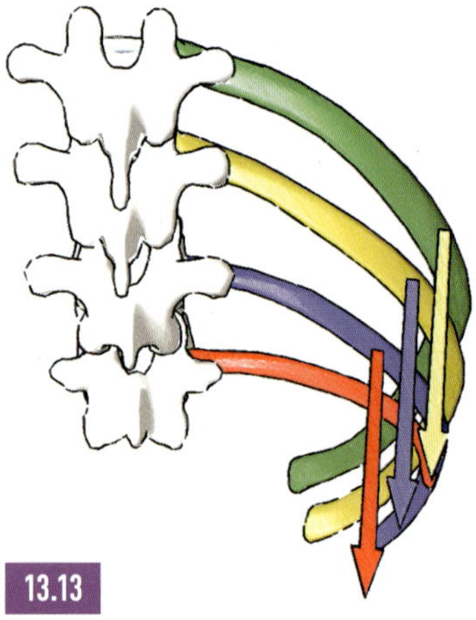

13.13

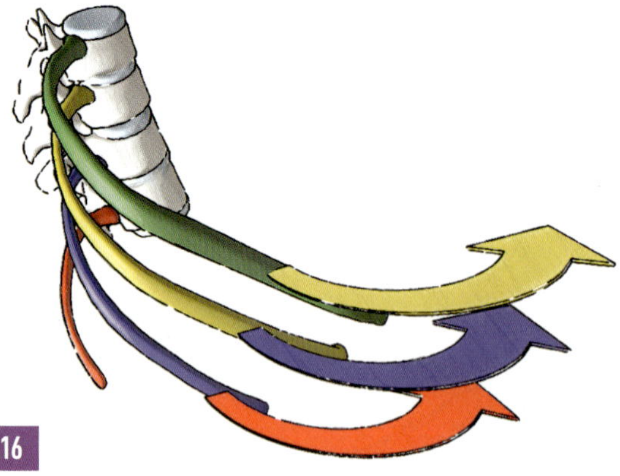

13.16

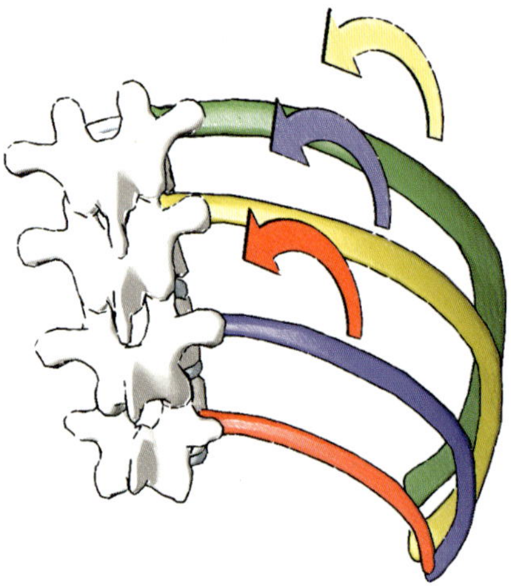

13.14

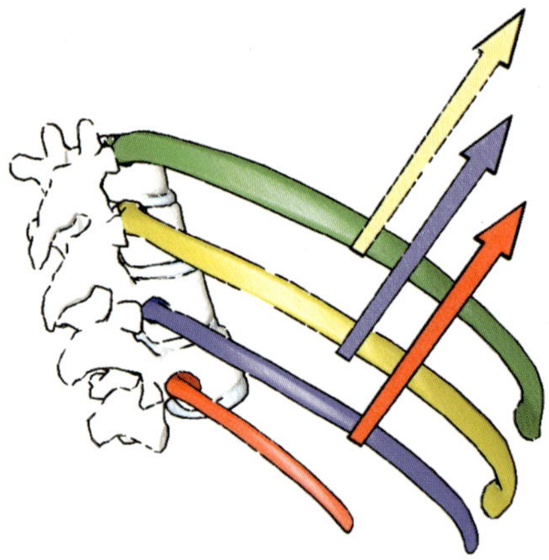

13.17

있는 경우). 그리고 회전할 때, 흉곽에서는 그림 13.16에서처럼 위쪽의 늑골이 아래쪽의 늑골에서 멀어지는 방향으로 회전하는 것을 볼 수 있다. 이러한 모든 움직임은 그림 13.17에서와같이 아래의 늑골과 관련하여 위의 늑골이 멀어진다는 것을 의미한다.

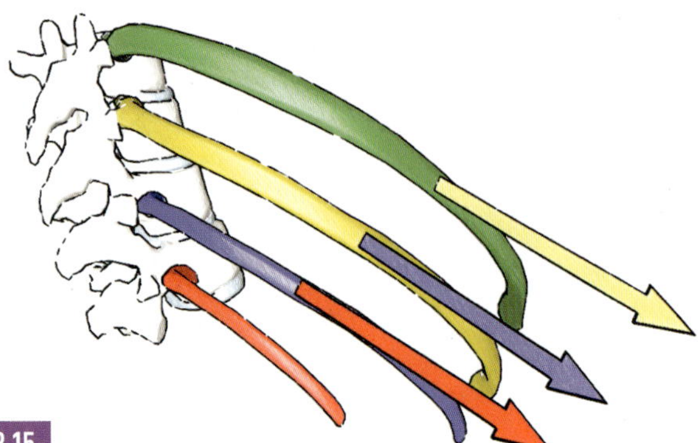

13.15

위의 모든 동작은 위에서 설명한 것처럼 같은 쪽 발의 늦은 재회외와 관련이 있다. 이는 8장, 그림 8.50, 8.51 및 8.54에 설명되어 있다. 이러한 움직임들은 한 번에 한쪽에서 일어나는데, 이것은 그 움직임들이 신체에서의 회전과도 관련이 있다는 것을 의미한다. 이러한 움직임이 없는 한 한 면(예를 들어 오른쪽)이 있다면, 그 면은 아마도 그림 13.12와 더 비슷할 것이다. 그리고 이러한 움직임이 있는 한 면(예를 들어 왼쪽)이 있다면, 그 면은 늑골 사이에 더 많은 공간(움직임이 아닌 위치)을 가진 13.17에 더 가까워 보일 것이다. 만약 그렇다면, 골반에 대하여 오른쪽으로 회전하는 늑골이 생길 것이고, 또한 골반에 대하여 왼쪽으로 회전하는(그리고 경사를 이루는) 것도 더 힘들어질 것이다.

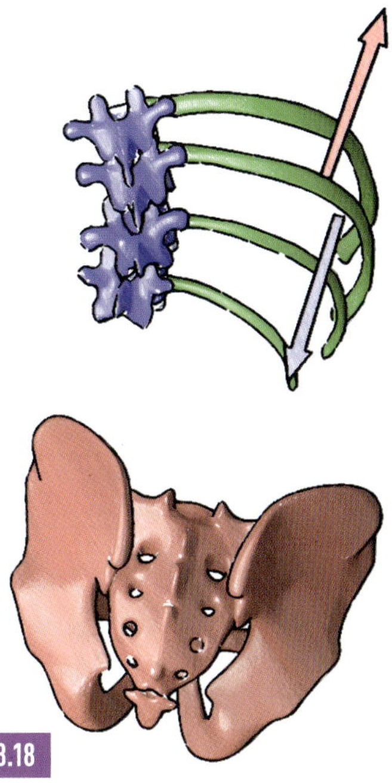

13.18

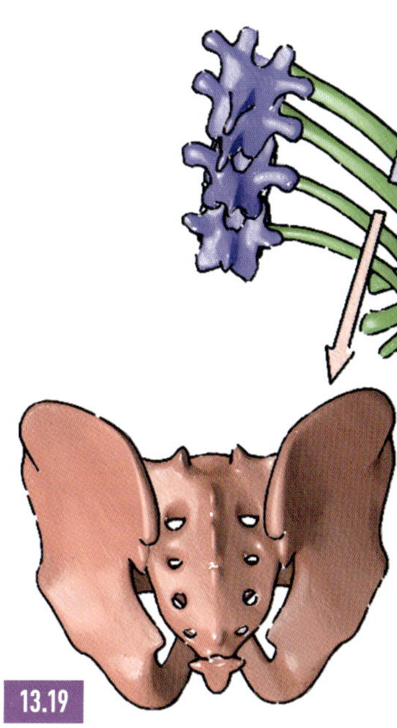

13.19

골반이 흉곽에 대하여 후방경사를 이룰 때 더 이른 재회외도 이러한 맥락과 관련이 있다. 요추 전방의 거상과 흉곽 및 골반에 대한 요추 부위의 후방 변위는 하부 흉곽의 후방경사 및 변위를 줄이는 데 도움이 될 수 있다(8장의 그림 8.57 및 8.58 참조).

또 다른 흥미로운 측면은 늑골과 척추체, 골반의 관계이다. 예를 들어, 골반에 대하여 흉곽을 왼쪽으로 기울인다면 (그리고 골반은 흉곽에 대하여 오른쪽으로 기울어진다.) 늑골은 그림 13.18처럼 척추체를 기준으로 오른쪽으로 기울거나 아래쪽으로 기울어지지만, 골반에 대해서는 거상 되거나 왼쪽으로 기울어진다. 그림 13.19처럼 반대쪽으로 기울이면 그 반대 현상이 일어난다는 것을 알 수 있다. 늑골은 척추체에 대해서는 상방 변위가 되지만 골반에 대해서는 하방 변위가 된다. 늑골이 척추체에 대하여 상방 변위가 되었을 때는 오른쪽으로 기울어지는 늑골의 기능에 영향을 줄 수 있다. 오른쪽 장골과 하부 늑골 사이에 손을 넣고 하부 늑골을 잡고 위쪽으로 밀어 늑골을 오른쪽으로 기울인 상태에서 1~2분 정도 잡고 있으면 나중에 오른쪽으로 기울어지기 쉽다는 생각이 들 것이다. 왼쪽 늑골도 이렇게 하면 편해짐을 확인할 수 있을 것이다(늑골 조작에 주의하고 얼마나 누를 수 있는지 한계도 확인해 둬야 한다).

그림 13.20에서 위에서 설명한 원칙을 주로 사용하여 전략과 중재를 생성하는 세션의 예를 볼 수 있다. 오른쪽의 이후 사진에서 하부 늑골의 후방경사와 변위가 적고 그림 13.17의 앞부분에서 설명한 것처럼 늑골 사이의 간격이 더 많이 있음을 알 수 있다. 여기서 수행된 작업은 주로 뼈에 직접 가하는 것으로 이루어졌다. 즉, 뼈와 다른 뼈와의 관계, 예를 들어 한 늑골에서 다른 늑골, 또는 한 척추체에서 다른 척추체(또는 늑골에서 척추체)로 명확하게 작업하는 것을 의미한다. 천골과 장골과의 관계에 대해서도 동일한 패턴의 재회외(이 문맥에서는 설명하지 않음)을 따르는 작업이 수행되었다.

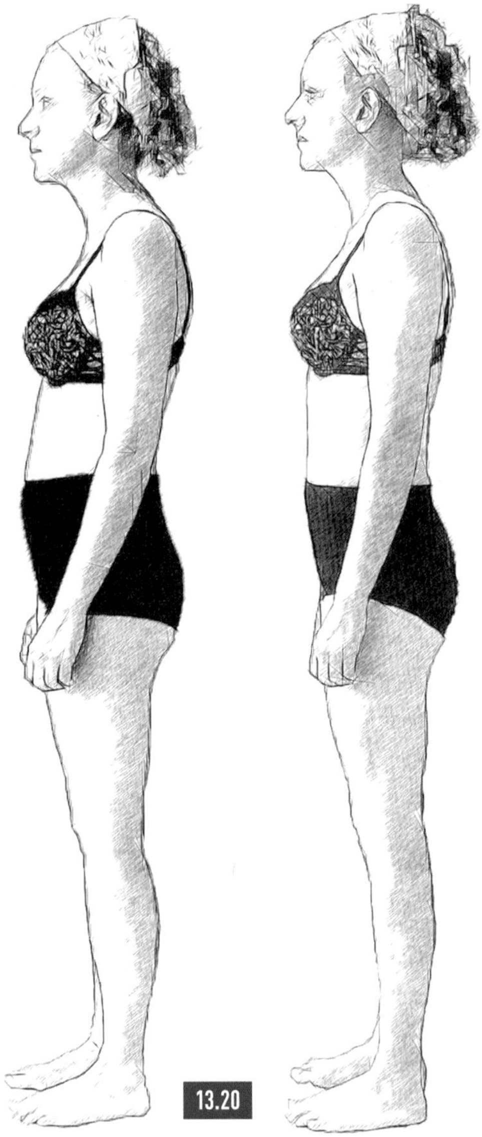

13.20

Note

1. Hesch (2015).

Reference

Hesch J; The Hesch Method; integrating the body, recognizing and treating inter-linked whole-body patterns of joint and dense connective tissue, and reflex dysfunction. Workbook. Aurora, CO: Hesch Institute, 2015.

CHAPTER 14

나의 치료 방법(My method)

Linus Johansson

"치료 방법은 백만 가지가 있지만,
치료 원리에 기반한 치료법은 거의 없다.
치료 원리를 이해하는 의사는 자신만의 방법을 고안할 수 있다. 원리를 망각하고 치료를 시도하는 의사는 치료에 어려움을 겪을 것이 확실하다."
—Harrington Emerson

해링턴 에머슨의 말은 나의 심금을 울렸다. 그것들은 우리가 이 책에서 제시하고자 하는 본질이다. 이 장에서는 나의 개인적인 치료 관점을 제시해 줄 것이다. 지금까지 읽은 내용을 정리하여, 원칙을 "나의 치료법"으로 전환하겠다. 이 장은 나 자신의 견해를 표현한 것이지, 이 책의 다른 저자들의 견해를 반영하는 것은 아니다. 이 장의 목적은 지금까지 읽은 내용과 관련하여 내가 어떻게 치료에 적용하는지 설명하는 것이다.

의사로서 첫 번째 반성은 치료에서 방법 지향적으로 되기가 너무 쉽다는 것이다. 나는 우리가 원칙의 기본 개념을 잃어버렸고, 때때로 어떤 원칙이나 건전한 추론과도 완전히 무관해 보이는 방법의 바다에 빠져 있다고 생각한다.

인간의 기능에 관한 많은 논증과 추론은 원칙보다는 방법에 기반을 두고 있다. 의사들은 환자의 신체에서 "문제점"을 살펴보고 해결하기 위해 너무나 자주 일반적인 방법을 적용한다. 환자 전신을 잠재적인 시스템으로 평가하고 건전하고 확고한 원칙을 사용하여 인체 전체를 치료하려는 의사를 거의 보지 못했다.

방법론은 어떻게든 원칙이 되었고, "움직임은 항상 좋고 복잡할수록 더욱 좋아집니다."라는 주장에 행복해한다. 이러한 일반적인 권장 사항은, 내 생각에는, 수프를 제공할 때 포크를 주는 것과 같다.

오늘날 이 분야에서 "원칙으로서의 방법론"이 그렇게 흔한 이유 중 하나는 아마도 우리가 현재 살고 있는 디지털 시대 때문일 것이다. 방법론은 매우 쉽게 보여주고 배포할 수 있게 되었다. 더 이상 당신이 "아는" 또는 "할 수 있는" 것을 세상에 보여주기 위해 책을 쓰는 거대한 일을 할 필요가 없다. 소셜 미디어 스트림에서 블로그, 비디오 채널 또는 기타 플랫폼을 시작하기만 하면 된다. 현대에는 휴대전화로 원하는 대로 배포할 수 있다. 진입 장벽이 매우 낮고 자기비판이 부족한 경우가 많다.

소셜 미디어 스트림을 들여다보고 피트니스, 운동 또는 치료 영역에 있는 사람들이 사진과 비디오 클립을 제공하는 것을 볼 때 무엇을 볼까? 원칙인가 방법론인가? 당연히 방법론을 본다! 그 이유는 30초짜리 비디오 클립이나 일련의 사진에서 방법론을 매우 쉽게 배울 수 있기 때문이다. 그것은 원리탐구로서는 할 수 없는 일이다. 원리를 대중들에게 알리기 위해서는 온라인에서 짧은 클립이 아니라 이와 같은 책이 필요하다. 원칙과 방법론 중 어떤 것이 접근하기 쉬운지 알아보는 것은 어렵지 않다.

또한, 나는 이 끝없는 방법론의 홍수로 인해 환자분들에게 더 많은 혼란을 야기했다고 믿는다. 수백만 가지의 선택지가 있고 누가, 왜 해야 하는지에 대한 구분이 없는 상황에서 사람이 어떻게 해야 할지 알 수 있을까? 어떻게 치료 방법을 선택할 영감을 줄 수 있을까?

원칙을 지향하는 고도로 훈련된 의사, 물리치료사 및 트레이너를 교육하여 배출할 필요가 있다고 확신한다. 방법론과는 달리 원칙은 배우는데 시간이 오래 걸리고, 숙달되기에는 더욱 많은 시간이 걸린다. 치료원칙을 배울 때는 상급자의 지도와 때때로 영감이 필요하다. 일단 원칙론을 익히면 의사 본인의 치료능력을 향상하거나 타 의사를 지도할 때 확신을 가질 수 있을 것이다.

진정한 실력 있는 의사는, 환자가 호소하는 증상과 특성을 고려하여, 치료 원리에 기반한 알고리즘을 사용하여 치료 방법을 개발하여 개별 환자에게 맞춤형 치료법을 성공적으로 적용한다. 치료 방법론은 일정하지 않고, 치료 원리만 일정하게 사용된다.

치료 원리가 다소 복잡하고 어려울 수 있음을 먼저 인정한다. 나는 한때 치료 방법을 추구했던 사람 중 하나였다. 새로운 치료법을 배우거나 새로운 운동법을 배우기만 하면 환자의 모든 호소 증상을 해결하는 데 도움이 될 것이라고 생각했다. 지금 내 결론을 돌이켜보면, 각각의 새로운 방법은 끝없는 새로운 선택의 길을 찾기 위한 또 하나의 코너였다는 것이다. 갈림길이나 도로 합침이 없는 끝없는 직진도로를 찾는 것과 비슷하다. 의사들은 일반적이고 복잡하지 않은 치료 방법을 사용하는 경향이 있다. 그러나, 의사들이 자신의 능력을 개발하기 위해서 어떻게, 왜 해야 하는지 이해하는 것은 꽤 다른 것이다.

그래서, 더 새로운 것을 얘기하기 전에 내가 처음에 시작했던 것부터 다시 언급하겠다. 방법론을 좇는 생각을 접어두고 원칙을 찾기 시작했을 때 모든 것이 더 명확해지고 어떻게든 이해하기 시작했다.

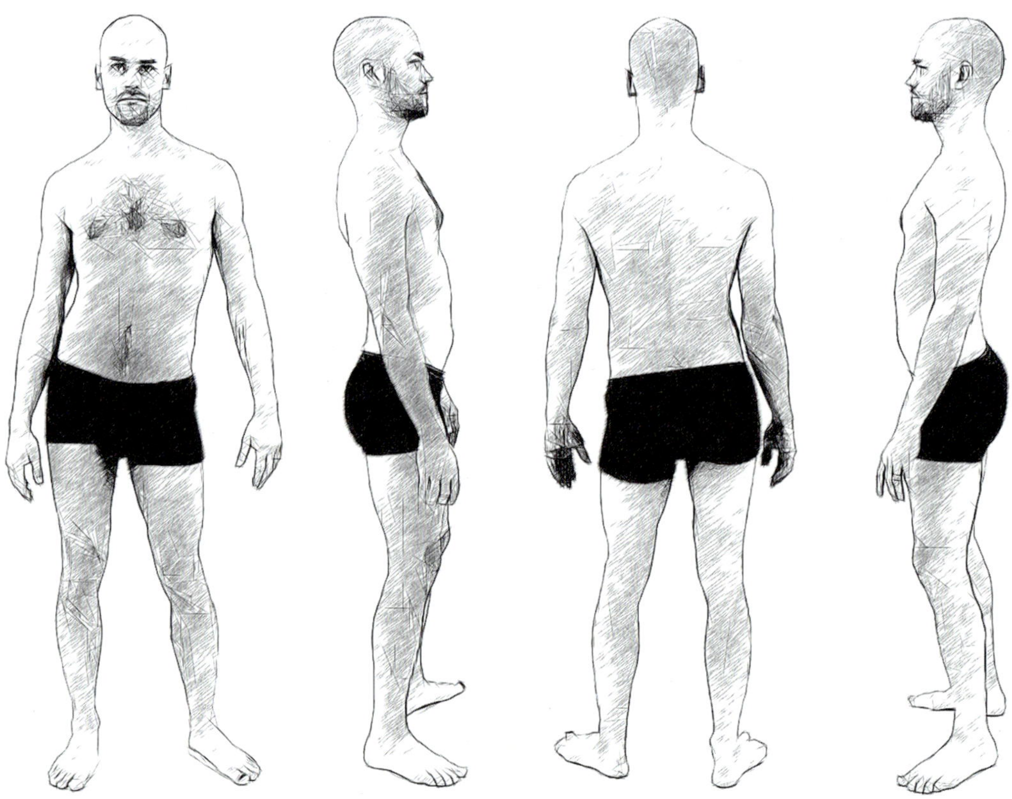

14.1
모든 방향에서 바라본 인체의 구조적 관계

나의 외래에서

사람들이 나에게 무엇을 하느냐고 물을 때 나는 물리치료사라고 말하지 않는다. 왜냐하면, 그것은 너무 많은 선입견을 담고 있는 직함이기 때문이다. 그것은 또한 내가 하는 일이 아니라 내가 무엇인가에 대한 답이기도 하다. 내가 하는 일에 대한 대답은 움직임 통합 작업을 한다는 것이다. 나에게 움직임 통합은 신체의 내부 관계 및 중력과의 관계에서 움직임을 통해 신체를 보고, 감상하고, 발전시키는 것이다.

사람이 내 진료소에 나를 만나러 올 때 우리는 항상 여러 세션을 예약한다. 나는 한 번만 치료하지 않는다. 그것은 환자와 나 모두에게 불공평할 것이기 때문이다. 성공적인 치료 계획을 세울 수 있으려면 여러 세션 동안 지속해서 치료할 수 있어야 한다.

환자들이 내 도움을 구할 때 항상 자신에 대한 질문, 신체 기능에 대한 주관적인 경험 및 그것에 동반된 증상 이야기가 있다. 나의 첫 번째 일은 이 모든 것을 분류하고 환자들이 제시하는 첫 번째 증상에 대한 개요를 얻는 것이다.

이를 위해 나는 항상 환자를 의식체와 잠재의식체라는 두 개의 몸으로 본다. 의식체는 사람의 마음, 소원, 의지, 자아이며 의도적으로 통제되는 신체의 일부, 즉 골격근이다. 환자의 의식적인 부분은 내가 말로 인터뷰하는 부분이기도 하다.

잠재의식은 다른 모든 것을 대표한다. 즉, 사람이 가지고 있지 않은 모든 것, 통제하려는 의지 또는 의식적으로 인식하지 못하는 것이다. 나는 구조적 평가와 움직임 테스트에서 사람의 잠재의식 부분을 다룬다.

첫 번째 치료 세션에서 환자에게 지금까지 일어난 일과 우리의 만남에서 얻고자 하는 것에 대한 치료 계획을 세우기 위해 병력을 취득한다. 병력과 관련하여 모든 것이 잠재적으로 관심의 대상이 되며 미래에 수행해야 할 치료 작업에 대한 중요한 단서들이 될 수 있다. 문제는 환자가 과거에 매우 쉽게 집착할 수 있다는 것이다. 환자들은 현재 겪고 있는 문제에 대해 과거의 사건을 원인으로 생각하고 그 사건을 기반으로 설명하려고 한다. 그러나 누군가가 타임머신을 발명할 때까지 우리는 과거에 대해 아무것도 알 수 없다. 그러므로 진정으로 관심 있는 유일한 것은, 우리가 오늘 어떤 상태에 있고 내일은 어떤 상태에 있어야 하는 지이다. 어제의 일은 역사이고 우리는 그것을 바꿀 수 없다. 우리가 바꿀 수 있는 것은 미래이고 우리가 오늘 치료를 하는 경우에만 변경될 수 있다. 그러므로 내 의도는 그들이 과거를 버리고 다른 능력과 희망적으로 덜 고통스러운 몸을 가질 수 있는 머지않은 미래를 엿볼 수 있도록 격려하는 것이다.

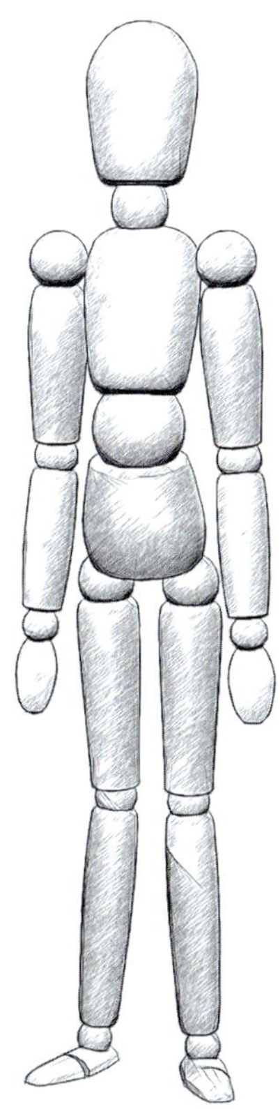

14.2 회내(pronated) 패턴

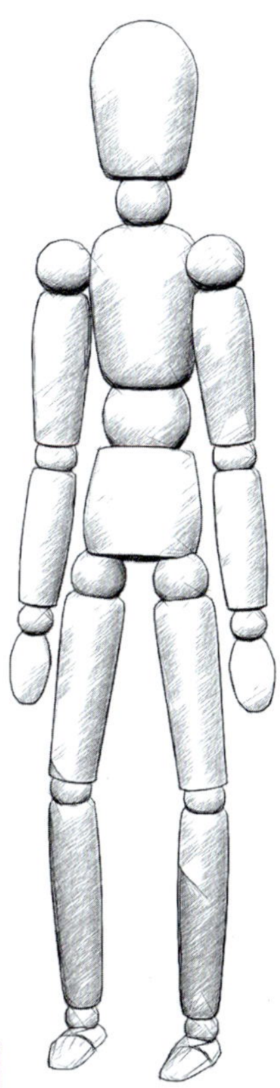

14.3 회외(supinated) 패턴

또한, 환자들이 일상적인 직장에서 어떻게 지내는지 또는 어떤 취미, 여가 활동 등을 하고 있는지 파악한다. 환자의 움직임을 인체 시스템에 재통합할 때 가장 큰 치료 효과를 얻을 방법을 찾는 데 있어서, 가장 쉽게 정보를 얻을 수 있는 것이 일상생활을 파악하는 것이기에 가능한 한 많은 것을 명확히 하려고 노력한다.

인체 움직임에 대한 사람들의 관심도는 다양하다. 누군가는 그것에 더 관심이 있고 누군가는 덜 관심이 있다. 환자가 이미 인체 움직임에 관심이 있다면 치료로 긍정적인 효과로 작용한다. 환자가 인체 움직임에 관심이 없다면, 치료 과정이 움직임에 관심을 유발할 것이다.

그러나 중요한 것은 환자의 어떤 움직임도 환자의 치료 경과에 큰 상관이 없다는 것이다. 인간의 움직임과 우리의 치료원칙은 보행에 기반을 두고 있기 때문에 모든 인간의 움직임에 적용하여 개선할 수 있다.

그러면 이것은 모든 사람이 자신에게 더 많이 참여하고 관심을 갖도록 하는 모든 "속임수(tricks)" 중 가장 큰 것이 된다. 그들의 움직임이 개선될 수 있다고 내가 믿는 방법을 이해하게 하면 내가 제시하는 치료에 더 잘 호응하게 될 것이다. 높은 수준의 호응은 항상 구조적으로나 지적인 발전으로 이어질 것이다.

구조적 평가에서 환자는 중력을 받는 상태로 서 있고 나는 그들이 인체 부위별 관계를 통해 자신을 위치시키는 방법과 중력과 관련하여 독립체로 자신의 자세를 만드는 방법을 평가한다. 나는 인체 부위별 구조와 기능에 대한 평가에서 "회내(pronated)"와 "회외(supinated)"의 두 가지 패턴을 사용한다(11장 참조)

나는 시각적 평가에서 인체 부위별 구조 사이의 특정 관계에서 치료 가능성이 있을 수 있다는 가능성을 찾는다. 내가 세운 치료 가설을 확인하거나 기각하기 위해, 인체 부위별 움직임 테스트를 수행하여 어떤 움직임이 있는지와 어느 각도인지 쉽게 움직이는지 확인한다. 나는 이 테스트를 보행의 생체역학적 리듬에 기반한다. 테스트는 큰 움직임 패턴과 작은 인체 부위의 관계에 이르기까지 수행한다.

이것으로부터 나는 테스트의 구체적인 결과를 얻는다. 또한, 의식과 잠재의식이 어떻게 연결되어 있는지에 대한 더 큰 그림을 얻는다. 즉, 그들의 신체 인식 수준이 어느 수준인지를 파악한다.

이 모든 관찰사항이 내 치료원칙을 구성하는 알고리즘에 포함된다. 이를 통해 나는 시간적으로 가장 효과적인 방법으로 완전히 개인화된 일련의 치료 방법을 얻어 환자의 치료 욕구를 충족시킨다.

내가 사용하는 치료 알고리즘의 원칙을 요약하면 다음과 같다.

- 인체는 가능한 한 에너지 효율적으로 구성되며 항상 저항을 최소화하기 위해 노력한다.
- 우리는 두 발, 서서 걷도록 만들어졌다(걸음걸이).
- 보행은 중력을 기반으로 한 인간 생체 역학 관계의 산물이다.
- 우리가 할 수 있는 다른 모든 인체 움직임은 보행을 기반으로 한다.
- 사람들은 의사소통이 긍정적이고 과정 지향적인 언어를 사용할 때 항상 더 적극적으로 참여한다.

그런 다음 전체 치료 계획 동안 이러한 원칙을 계속 반복하면서 나의 치료와 내가 얻은 결과를 항상 재평가한다. 이러한 재평가는 치료법이 적용되었을 때, 인체 부위별 관계가 변형되고 변경되어 새로운 상태를 만들어서 알고리즘에 대한 새로운 입력과 새로운 치료법을 채택해야 하므로 필요하다.

치료 계획을 시작할 때 나는 사람의 신체에 대한 부위별 관계와 보행의 생체역학적 리듬이 모두 어떻게 연결되어 있는지 표시했다. 내 의도는 구조적 및 기능적 관계를 복원하여 제5장에서 언급한 바와 같이 개인의 "최적의 신체"라는 아이디어를 향해 노력할 수 있도록 하는 것이다.

치료용 인체 부위별 복원 과정은 인체의 어느 지점에서도 시작할 수 있다. 내가 인체의 한 "부분"에 대해서 치료하는 것처럼 보일 수 있지만 내 의도는 항상 내 부분적 치료보다 인체 시스템 전체의 상호 관계를 변경하려는 데 있다.

내가 하는 실제 작업은 치료 침대 위에서 수기 요법, 중력을 통해 움직이는 수기 요법, 그리고 환자가 직접 수행하는 단순 움직임이다.

내가 환자와 함께 일할 때 나는 항상 그 환자의 움직임과 내 손이 관여하는 것이 가장 깊은 뉴런에서 가장 표면적인 표피와 사이에 있는 모든 것에 이르기까지 그 사람의 몸에 있는 모든 단일 조직과 구조라는 사실을 인정한다. 뼈, 혈관, 신경, 림프선, 지방조직, 간질 조직(interstitium), 근막, 근육, 영혼 또는 당신이 가진 것 모든 것은 이유가 있고, 인간을 형성하는 광대하고 복잡한 실체의 일부이다. 이것을 무시하거나 다른 것을 생각하는 것은 불가분의 몸이라는 관념을 완전히 부정하는 것으로 생각된다.

따라서 나는 조직을 단일 구조로 평가하거나 판단하거나 말하지 않으며, 조직 상태에 단단함, 약함, 과잉 활동, 부드러움, 단단함 등과 같은 개별적인 특성을 부여하지 않는다. 그것들은 모두 하나이며 나눌 수 없는 현상을 분리하려는 것으로 생각된다. 조직을 성공적으로 분할할 수 있는 유일한 시간은 메스를 사용할 때이며 실제로 그렇게 하려면 죽은 조직이 필요하다. 따라서 이에 대한 나의 견해는 살아있는 인간과 움직이는 인간의 형태를 나누면 이론상으로는 조직도 죽일 수 있다는 것이다. 조직을 구성 부분, 구성 부분 및 제목 부분으로 나누어 조직을 해부할 수 있다. 해부된 몸을 다시 합치는 것이 불가능하듯이, 이론적으로 먼저 조각조각 떼어낸다면 쪼개질 수 없는 인간의 형상을 되돌리기도 매우 어렵다. 그러므로 올바른 원칙과 그에 따른 올바른 개입이 있으면, 여전히 불가분의 몸이라는 개념을 유지하고 그것을 하나의 단위로 다룰 수 있다고 굳게 믿는다. 그러므로 나의 추천은 독자들의 정신적 메스를 내려놓고 진정으로 나눌 수 없는 존재인 인간의 모습을 있는 그대로 보고, 감상하고, 즐기려고 노력하는 것이다. 다시 말해, 엔소마도시(ensomatosy)로 생각하는 것이다.

나는 이학적 검사결과 환자의 근골격계 움직임을 기술할 때, 치료에 활용하고 개선될 수 있는 치료 대상 항목에 초점을 맞춘다. 첫째, 나는 항상 구조와 기능면 두 가지 움직임 패턴을 진료의 기반으로 사용한다. 그런 다음 서로 다른 인체 부위별 관계에서 볼 수 있는 잠재력과 그들이 서로에게 어떻게 영향을 미치는지 기술한다. 각 부위별 관계에서 나는 현재 운동 역학을 기술한다.

움직임의 역학은 움직임을 설명하는 보다 통합적인 방법이다. 움직임 역학에 대한 기술에는 현재 가능한 실제 움직임과 증가할 수 있는 범위를 모두 기술한다. 그러나 움직임의 제한도 잠재적인 개선 대상이기 때문에 기술한다.

"역학"이라는 용어는 인체 부위별 관계에 항상 최적의 동작 범위가 있다는 아이디어에서 파생된다. 이 동작 범위는 그림 14.4와같이 이동 범위의 중립 위치에서 이론적으로 기술된다. 실제 일상생활에서 일어나는 일은 골

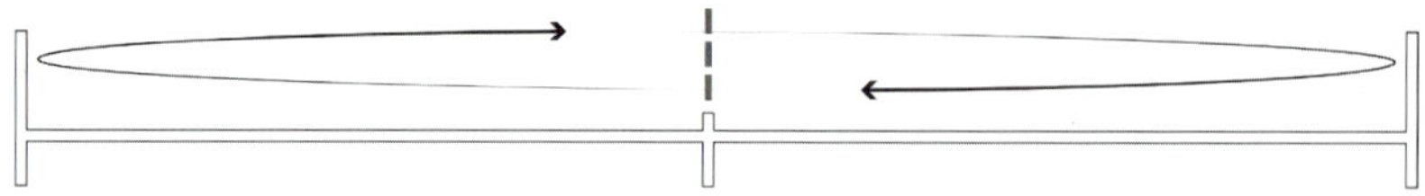

14.4
이 그림은 장골과 관련하여 대퇴골의 내회전(internal rotation) 및 외회전(external rotation)에 대한 최대 운동 범위를 나타낸다. 이 예에서 장골의 구조는 최대 운동 범위에서 상대적 중립 위치로 유지되고 최대 내회전 및 외회전을 발휘할 수 있다.

반 구조가 항상 중립적인 위치에 있지는 않다. 그러나 환자 개인별 예상 동작 범위는 여전히 동일하다.

그림 14.5에서와같이 구조가 중립적이지 않을 때 전체 범위를 움직일 수 없으므로 뻣뻣함과 같은 느낌을 환자 개인별로 기술하는 것이다. 이 예에서 골반의 "중립" 위치는 상대적으로 더 안쪽으로 회전되어 있다. 환자가 경험하는 뻣뻣함은 대퇴골과 장골이 이미 완전히 내회전되어 있기 때문에 대퇴골과 장골 사이에 더 많은 내회전을 가할 수 없다는 것으로 설명할 수 있다. 환자들은 흔히 "뼈와 뼈가 맞닿는 느낌"이라고 표현한다. 둘째로, 외회전을 수행할 결체 조직이 없기 때문에 정상적인 최대 외회전을 수행하지 못한다. 어떤 사람은 이것을 종종 이렇게 표현한다. "봐! 나는 더 이상 갈 수 없어, 너무 뻣뻣해."

인체 부위별 관계의 역학을 보고 이런 식으로 기술함으로써, 나는 환자들의 인체 부위별 움직임 사슬을 더 잘 연결할 수 있고 인체 부위들이 어떻게 다른 부위와 의존하고 관련되는지 알 수 있다. 이러한 방식은 중력에 대립하여 인체 부위별 국소적인 움직임이 인체 전체 영향을 미치는 방식을 체계적인 방법으로 파악한다.
움직임 패턴과 구조적 관계 연결 및 움직임 역학을 사용하여 세부 사항을 놓치지 않으면서 인간 기능의 복잡성을 통합하는 강력한 방법론을 확보하였다. 이러한 방법론은 환자의 잠재력에 대한 보다 생생한 치료 계획을 제공하고, 창의력과 창의력을 발휘할 수 있는 매우 좋은 기반을 제공한다. 이를 통해 환자의 요구와 희망에 대한 해법을 찾는다.

결론적으로

Ralph Waldo Emerson의 말을 기억하라.

"치료 원리를 이해하는 의사는 자신만의 방법을 고안할 수 있다. 원리를 망각하고 치료를 시도하는 의사는 치료에 어려움을 겪을 것이 확실하다."

먼저 자신의 원칙을 정리하라. 당신은 무엇을 믿나? 당신이 따르는 원칙은 무엇이며 그것이 당신이 좋은 치료 결과를 도출하는 데 필요한 치료 방법으로 당신을 인도할 것인가? 그것들을 찾아 붙잡고 그것들이 당신의 환자와 당신을 발전시키도록 하라.

당신이 믿었던 원칙이 당신을 실망시켰고 기대를 충족시키지 못했다는 것을 알게 된다면 주저하지 말고 더 나은

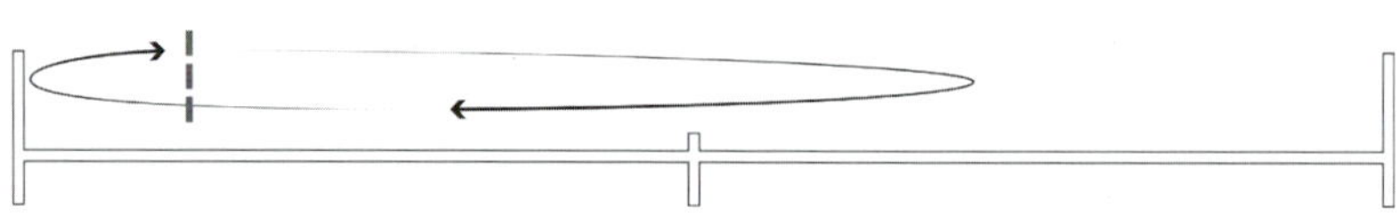

14.5
이 예에서 구조는 상대적으로 더 내회전된(internally rotated) 상태로 위치하게 되어 운동 범위에서 사람의 "중립(neutral)" 위치를 더 불리한 위치로 이동한다.

원칙을 찾아라. 첫 번째 원칙을 믿었고 지금까지 시행한 치료의 일부였기 때문에 이제 진료에 활용할 새로운 원칙을 차별화하고 찾을 수 있다는 것을 기억하라.
또한, 변하지 않는 것은 없다는 것을 기억하라: 당신이 원하든 원하지 않든 항상 발전의 전환 상태에 있다는 것을 기억하라. 당신은 그것을 깨닫고 전환하는 것을 즐기기만 하면 된다.

나는 내 원칙을 찾았고 원칙이 진정으로 나를 발전시키는 매우 명확한 전환 상태에 있다. 이 환상적인 사실은 모든 환자를 새롭고 독특한 도전으로 만들고 내가 내 원칙을 사용할 때마다 그들이 구성하는 알고리즘이 더 강력하고 복잡해져서 다른 사람들을 도울 수 있다. 나는 다른 사람들을 치료하면서 나 자신의 치료능력을 발전시킨다. 그것은 좋은 느낌이다.

이것이 이 작업 방식을 매우 창의적이고 만족스럽게 만드는 이유라고 솔직히 말할 수 있다. 매일 매일이 새로운 도전이 될 것이라는 사실을 아는 것이 나와 아이들을 아침에 일어나게 하는 원동력이다.

CHAPTER 15

Soma Move®

Linus Johansson

"가슴이 두근거리고 땀이 얼굴을 따라 흐르지만,
호흡은 통제를 벗어나지 않는다.
나는 내가 만드는 모든 움직임과 조화를 이루며 호흡하고
나 자신이 미소 짓는 것을 느낄 수 있다.
나 자신의 섬유들은 각각 살아있고, 활동적이다.
나는 마치 끝없는 움직임의 흐름으로 바닥 위를 움직인다.
나는 눈을 감고 완전히 집중된 느낌을 받는다. 나는 여기 있고, 지금 존재하며, 나는 움직인다."

몇 년 전 나는 물리치료 학사 학위를 받기 위한 여정을 시작했다. 인체와 그 기능에 대한 호기심 때문에 물리치료를 직업으로 선택하였다. 내가 선택한 교육의 목표 중 하나는 인체가 실제로 어떻게 기능하는지에 대한 답을 얻는 것이었다.

3년 동안 열심히 공부하고 마침내 학위를 취득한 후, 나는 내 질문에 대한 답변을 받지 못했다는 것을 깨달았다. 다음 깨달음은 대학이라는 안전한 환경을 떠나 힘들고 통제할 수 없는 현실의 세계에 던져졌을 때 오히려 빨리 찾아왔다. 나는 공부를 시작할 때 바라던 모든 것을 아는 상태가 아니고, 내가 아무것도 모른다는 것을 금세 이해했다.

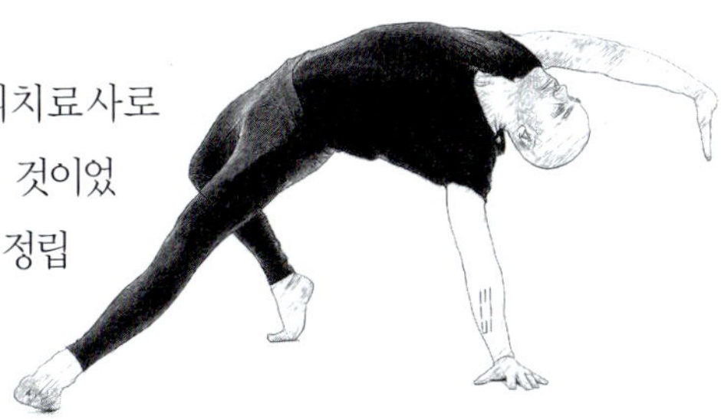

문제는 물리치료사로 일하지 않는 것이었다. 나는 잘 정립된 패러다임에 맞는

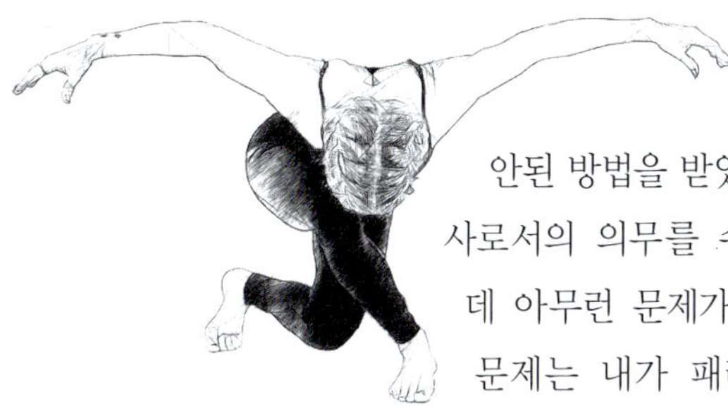

아주 잘 고안된 방법을 받았고 치료사로서의 의무를 수행하는 데 아무런 문제가 없었다. 문제는 내가 패러다임에 의문을 제기했을 때, 직접적이거나 좋은 답변을 얻을 수 없었고 이것이 더 많은 질문을 일으키고 마침내 의심을 불러일으켰다는 것이다.

수년 동안 고심하고, 찾고, 읽고, 공부한 후에 나는 새로운 깨달음에 이르렀다. 교육 기간 동안 내 질문에 대한 답변을 받지 못했던 간단한 이유는, 답변이 없었기 때문이었다. 내가 당시 활동하고 있는 패러다임은 그러한 질문에 답하기 위해 만들어지지 않았다. 그 패러다임은 매우 다른 것을 위해 만들어졌다.

이 깨달음 자체가 나에게 답이 되었고 또 다른 여정을 시작하게 되었다. 그 여정을 통해 우리가 어떻게 기능하는지에 대한 단일하고 통일되고 절대적인 답은 없으며 앞으로도 없을 것이라는 결론에 도달했다. 그러나 이러한 깨달음에 낙담하는 대신, 나는 이전의 모든 사람이 그랬던 것처럼 내 질문에 대한 나의 답을 스스로 찾을 수 있다는 것을 이제 이해하게 되었다.

나에게 이 책은 나의 탐구의 일부이다. 나는 이 책을 내 노력의 많은 이정표 중 하나로 본다. 나는 내 질문에 대한 답을 결코 찾을 수 없다는 것을 알고 있으며, 또한 내

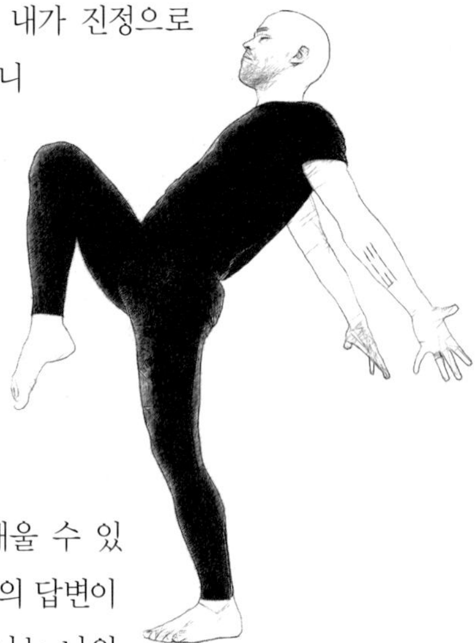

질문에 대한 답이 내가 진정으로 추구하는 것이 아니라는 것도 알고 있다. 매일 내게 새로운 배움을 위한 기회를 주는 것은 답을 향한 끊임없는 노력이다. 평생 매일 새로운 것을 배울 수 있다는 것이 이제 나의 답변이다. 다시 말해서, 나는 나의 목표의 가장 중심에 살고 있으며 이미 그 목표에 도달했다. 매일 나는 그것에 다가가고 있다.

이 여정의 한 부분은 움직임을 탐구하는 것이다. 움직임은 탐구를 시작한 이래로 아직 멈추지 않은 첫 번째 단계의 기반이기도 하다. 나는 여전히 매일 움직임을 탐구하고 있다.

우리는 이 책에서 인간의 구조와 기능의 복잡성에 대해 많이 이야기하고 그것에 대한 우리의 관점을 제공하려고 노력한다. 우리가 가장 먼저 인정하는 부분이자, 흥미로운 점은 우리가 모든 복잡성을 합치면 항상 움직임으로 귀결된다는 것이다. Gary Ward의 23장을 읽을 때, 당신은 우리 이전에 많은 다른 사람들이 그랬듯이 그가 매우 동일한 결론에 도달하게 됨을 알게 될 것이다. 우리가 동의하든 하지 않든, 이것은 움직임을 '항상 모든 인간 복잡성을 쥐는 모든 것을 포괄하는 개념'으로 만든다. 우리가 움직일 때 복잡성은 항상 존재하고, 신체의 모든 다른 조직이 관여하고, 적응하고 통제하는 모든 다른 시스템이 작동하고, 우리를 움직이게 만드는 모든 생각과 감정이 계속해서 우리를 인도할 것이다.

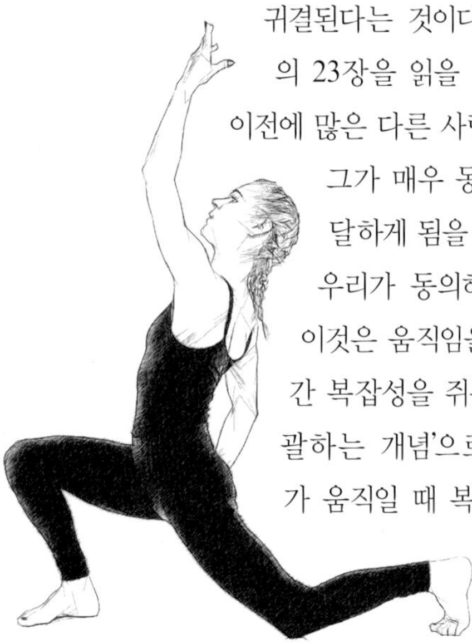

움직임과 움직임 사이에는 상당한 차이가 있으며 이것이 우리가 이 책을 쓴 이유 중 하나이다. 우리는 운동이 무엇인지에 대한 우리의 비전을 설명하고자 했고 이에 대한 보다 생생하고 광범위한 통찰력을 제공하기 위해 기여 저자들을 초대했다. 인간의 움직임을 둘러싼 문화와 사상은 무궁무진하기 때문에 먼저 자신의 관점을 명확히 밝히고 표현해야 다른 사람들과 관계를 맺고 토론할 수 있었다.

내가 개인적으로 움직임에 대해 말할 때, 나는 항상 사람을 중력을 통해 쉽고 우아하게 흐르게 하는 융합적이고 전체적인 움직임을 언급한다. 내 생각에 움직임은 융합적이고, 에너지 효율적이며, 보기에 아름답고, 그것을 실행하는 사람에게 항상 즐거운 노력으로 인식되어야 한다.

내가 연습하는 동작은 이 책에서 제시하는 원리 및 설명 모델과 함께 진행된다. 매우 분명하지만 흥미로운 점은 내가 Martin과 함께 원리들을 말과 글로서 모양을 갖추기 전에도 내 동작과 이러한 원리가 항상 결합되어 있었다는 것이다. 그 이유는 간단하다. 인간 운동의 이면에 있는 복잡성과 원리는 우리가 탐구하기로 선택하든 그렇지 않든 항상 존재해 왔고 항상 존재할 것이기 때문이다.

Soma Move

모든 것은 이 이상의 무언가가 있어야 한다는 직감에서 시작되었다. 당시 나는 체육관에서 근육을 키우고 사회가 원하는 남성의 모습이라고 말하는 날씬한 몸매를 만들기 위해 고전적인 운동을 하고 있었다. 나는 마침내 내가 햄스터 쳇바퀴를 타고 달리고 있다는 느낌을 받기 전까지 수년 동안 이것에 매진했었다.

그 당시 나는 스톡홀름 피트니스 사업의 핵심부서에서 일하는 물리치료사였으며 그 환경에 많은 영향을 받았다. 몇 년 후 나는 북쪽으로 이사했고 시골에 집을 구매하고, 휴식을 취하며 생각을 정리하고 탐구하고자 내 사업을 시작했다. 나는 "구(old)" 운동을 떠나 "신(new)" 운동을 탐구하기 시작했습니다. ('구'와 '신'은 나의 지식과 이해를 기준으로 하며 일반적인 타임라인이 아니다).

예전처럼 주변 사람들이나 사회적 흐름에 휘둘리지 않고 나만의 길을 찾으려 했다. 놀고, 느끼고, 즐기고, 나 자신의 잠재력을 탐구했다. 내가 적절한 운동을 수행하기 위해 모든 종류의 장비(케틀벨, 바벨, 덤벨, 링, 벤치, 스틱, 로프 등)에 다소 의존하기 전에, 내가 당시에 하려고 했던 것은 나 자신의 몸, 그리고 중력 및 발아래 땅과의 상호작용에 전념하는 것이었다.

나는 수년간의 탐구 끝에 다른 사람들과 공유하고 싶은 운동 개념을 만들었다. 해외 피트니스 여행 중 많은 발표자의 한 명으로 머무는 동안 한 그룹의 사람들에게 내 개념을 설명 할 기회가 있었다. 이 그룹에는 이 책의 기고자 중 한 명인, 지금은 매우 사랑하는 친구이자 동료인 Cecilia도 있었다.

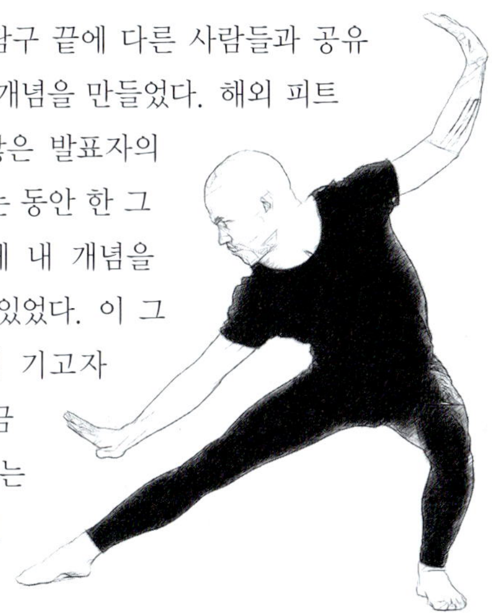

그녀는 이번 여행의 진행자이기도 했고 약 2주간 서로의 개념에 대해 참여했다. 우리는 이전에 한 번도 만난 적이 없고 매우 다른 두 배경에서 왔음에도(가장 흥미로운 점이다) 불구하고, 매우 유사한 방식으로 움직임을 발표하고 표현한다는 사실에 곧 매료되었다.

Cecilia는 요가 수행자이자 댄서이며 거의 모든 영감을 직감에서 얻었다. 그녀는 몸이 그녀에게 말하는 "올바른 길"이 무엇인지 듣고 따라간다. 반면에 나는 물리치료라는 구식 학교에서 수련받았으며 내가 한 모든 일은 문학과 과학 논문에 기초해야 한다고 가르쳤다.

우리가 매우 다른 두 곳에서 왔고 여전히 같은 방식으로 움직임을 표현하는 것이 이 기회를 놓칠 수 없게 한 주된 이유였다. 그 순간부터 우리는 움직임 개념이 된 Soma Move®를 탐구하고 개발하기 위해 함께 일하기 시작했다.

Soma는 "몸(body)"을 뜻하는 그리스어로 "움직임(move)"과 합쳐져 "인간의 움직임"이 무엇인지, 그리고 그것이 무엇일 수 있는지에 대한 뜻을 가지고있다.

내가 Soma Move 세션을 사람들에게 발표할 때 내 의도는 각자에게 "움직이는 자신을 만날" 기회를 주는 것이다. 나에게 Soma Move는 호기심 많은 마음을 사용하여 자기 움직임의 잠재력을 탐구하는 것이다.

"오늘 당신이 당신 몸의 잠재력을 탐구함으로써, 내일 당신은 보상받을 것이다."

Soma Move의 기초

Soma Move는 몇 가지 근본적인 진화적 요건과 인간 형태에 존재하는 특성에 대한 해석을 기반으로 한다. 이 운동 개념의 틀을 통해 강조하고 제시함으로써 우리는 당신이 기본으로 돌아가 당신의 모든 운동 자질이 있는 바로 그 기초에 닿을 수 있는 플랫폼을 만들었다고 믿는다.

나는 이 장에서 Soma Move의 기초에 대한 나의 해석을 제시할 것이다. Cecilia의 20장에서 그녀는 우아함, 리듬, 힘, 고요함이라는 네 가지 특성으로 움직임에 대한 해석을 제시한다. 이 네 가지는 기본 요소의 중요한 부분이며 나의 원리들과 결합하여 Soma Move을 이룬다. 20장을 읽으면 우리 사이의 유사점과 차이점을 알게 될 것이다. 우리의 유사점과 차이점은 우리 관계의 강점이다.

흐름(Flow)

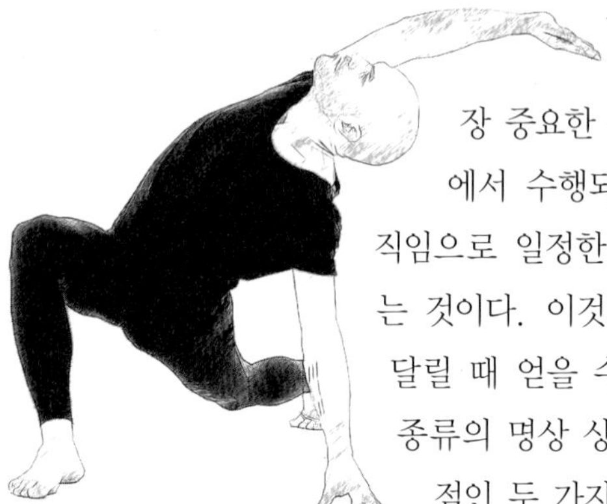

Soma Move의 첫 번째이자 가장 중요한 점은 각자의 수준에서 수행되는 끊김 없는 움직임으로 일정한 흐름으로 움직이는 것이다. 이것의 목적은 걷거나 달릴 때 얻을 수 있는 것과 같은 종류의 명상 상태, 즉 흐름의 정점인 두 가지 기초적 움직임에 가까워지는 것이다. 우리는 결코 멈추지 않고, 결코 유지하지 않고, 결코 주저하지 않으며, 단지 계속된 움직임의 흐름으로 움직인다.

움직임의 변화는 걷기와 달리기보다 Soma Move에서 훨씬 더 크다. 그러나 각각의 움직임은 흐르는 움직임의 연결된 흐름에 있는 '섬'과 같다. 이러한 각각의 운동의 '섬'에는 생각하지 않고 그냥 할 수 있는 기회가 주어진다. 걷고 달릴 때 생각하지 않고 그저 흐름에 따라 움직이기만 하면 되는 것과 같다.

그러나 목표는 서커스 공연처럼 보이는 크고 웅대하며 과장된 움직임을 만드는 것이 아니다. 개개인은 각자 자신의 몸의 잠재력을 탐구해야만 하고, 수용력과 능력면에서 오늘 그들이 어디에 위치하는지 이해해야만 한다. 그러나 사람의 수준에 관계없이 항상 유동적이고 지속적인 움직임으로 움직일 수 있다. 목표는 한 위치에서 다른 위치로 강하고 빠르며 통제되는 동시에 부드럽고 느리고 자유로운 흐름이다.

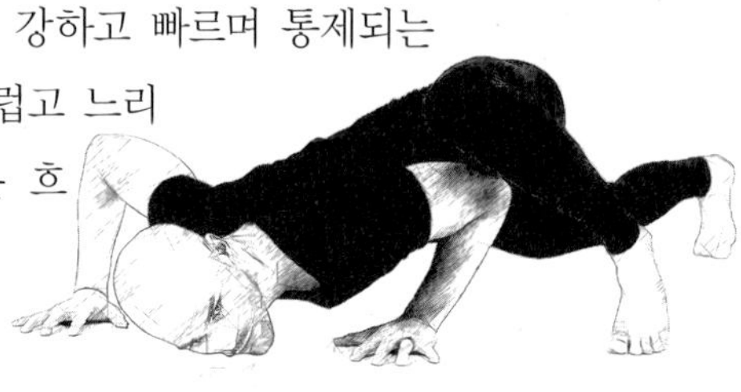

호흡(breath)

말할 나위 없이, 호흡은 움직임의 전체적인 영역에서 일하는 사람에게 새로운 도구가 아니다. 수백 년 동안 전체론적 운동의 전문가들은 호흡의 힘을 이해해 왔다. 그러나 피트니스 산업에서 호흡에 대한 지식은 스쿼트나 데드리프트를 하는 동안 "혈액에 산소를 공급"하고 "어느 정도 코어를 안정화"하는 데 사용된다는 것보다 더 높은 이해에 이르지 못하고 있다. 나는 여기서 그것을 조금 비판적으로 역설함을 인지하고 있지만, 이것이 진실에서 그리 멀지 않다는 것을 당신도 알고 있다.

Soma Move에서 우리가 발표하는 모든 세션에서 호흡의 중요성을 설정하고 참가자들이 인지하는 수준에서 호흡의 풍부함과 복잡성을 강요 없이 스스로 느끼도록 한다. 우리는 그들이 운동 감각적 수준에서 그것을 경험하고 그러한 방식으로 이해에 도달할 수 있게 하고자 한다. 또한, 우리가 모든 Soma Move 세션에서 추구하는 움직임, 초점 및 인식의 흐름을 확인하는 것은 개개인의 움직임과 조화를 이루는 호흡이다.

"조화(harmony)"라는 용어는 우리에게 가장 중요하다. 우리는 참가자들이 수행하는 모든 동작과 조화를 이루는 이상적인 호흡을 탐구해 가길 권장한다. 그들에게 호흡이 다른 동작이나 운동만큼 중요한 신체의 움직임이라는 느낌과 통찰력을 제공한다. 각 세션을 모든 관점에서 탐구의 여정으로 전환한다.

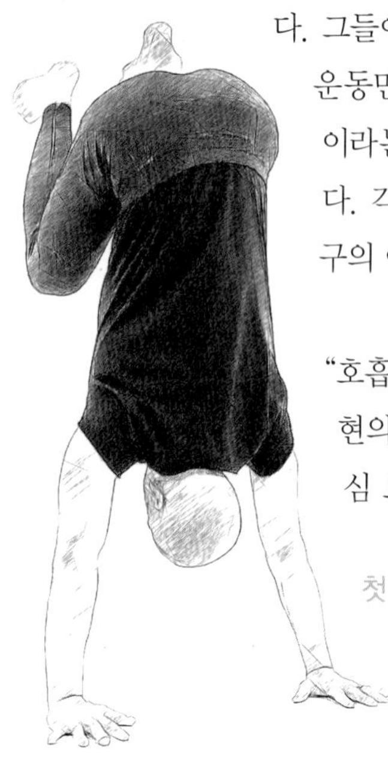

"호흡과 움직임의 조화"라는 표현의 개념은 다음 세 가지 핵심 요소를 기반으로 한다.

첫 번째 요소

호흡시 우리는 항상 참

가자에게 코로 숨을 들이쉬고 입으로 내쉬도록 요청한다. 코를 통해 공기를 통과시키면 입으로 숨을 들이쉬는 것보다 더욱 난기류가 되어 더 깨끗하고, 더 따뜻하고, 더 습해져서 폐에 더 적합하게 된다.

호기는 몸에서 나가는 공기의 흐름을 제어할 수 있는 기회를 제공하기 때문에 입을 통해 이루어진다. 코로 숨을 내쉬는 것은 하나의 일정한 저항만 제공할 수 있으며 흐름을 조절할 기회는 없다. 혀와 입술로 우리는 공기의 흐름을 제어할 수 있으며, 그렇게 하면 특히 더 많은 통제와 인식이 필요한 시기에 움직이는 동안 더 많이 개입할 수 있는 저항을 생성할 수 있다.

두 번째 요소

우리는 호흡이 4단계로 구성된 것으로 본다. 첫 번째 단계는 원하는 수준까지 폐를 채우는 방향으로 코를 통해 흡기하는 것이다. 두 번째는 입을 통해 제어된 호기로 전환하기 전에 흡기의 상단에 도달하는 것이다. 세 번째 단계는 폐를 원하는 수준으로 비우기 위한 호기로, 4단계로 끝나기 전이며, 이후에 호흡은 다시 1단계를 통해 흡기로 바뀌게 된다. 우리는 평생 이 네 단계를 계속 반복한다.

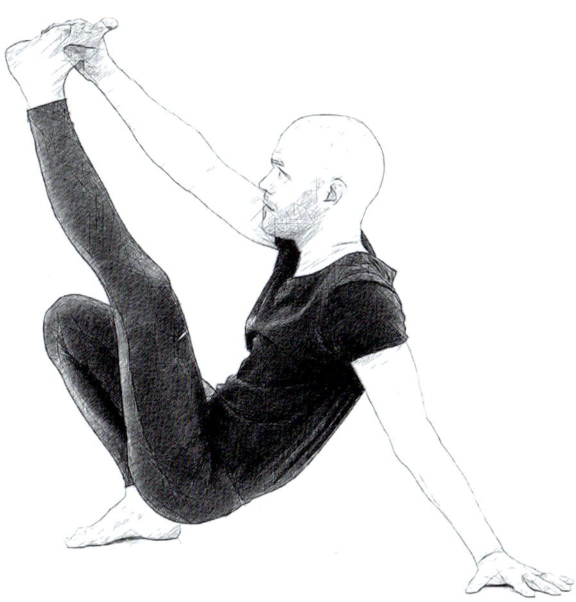

호흡의 4단계를 수행된 동작과 일치시키고 원하는 조화를 만들기 위해서, 우리는 위치와 여정의 복합으로써 각 동작을 설명한다.

Soma Move 세션에서 수행되는 각 동작에서 우리는 "위치(position)"에 도달했다고 말하고, 각 위치 사이에서 다음 위치를 향한 여정을 수행한다고 말한다. 이러한 위치는 고정하거나 멈춰진 것이 아니다. 그것들은 우리가 다음 여정을 시작할 수 있도록 탄력적 반동의 원리를 통해 조직에 하중을 가하는 탄성 있는 전환점에 불과하다. 따라서 움직임과 호흡 사이의 조화는 매우 중요하며 이러한 자세들과 여정들을 통해 우리가 하는 모든 움직임에서 호흡의 4단계를 엮을 수 있어 보인다.

세 번째 요소

우리는 또한 흡기와 호기를 몸이 "닫고(close)" "열리는(open)" 두 가지 기본 동작으로 본다.

"닫다"라고 말할 때 우리는 그것을 실제 접거나 구부리는 움직임을 만드는 것보다 골격을 잡거나 쥐고 지지와 제어를 일으키는 "연부조직"으로 더 많이 본다. 즉, 길고 큰 움직임에서 숨을 쉴 수 없다는 의미가 아니라 오히려 그 반대이다. 흡기 중에 신체에 닫힌 연결을 만드는 것은 모든 움직임에서 몸의 연장, 길이 및 높이를 만드는 매우 좋은 방법이다.

"닫기(closing)"는 1단계와 특히 2단계에서 발생한다. 호흡계는 인체의 모든 움직이는 부분에 직간접적으로 연결되어 있다. 흡기 중에 호흡기 시스템은 수축 방식으로 폐에 음압을 생성한다. 이것은 차례로 원하는 흡기를 돕고 완료하기 위해 나머지 운동 시스템으로 융합의 파동을 보낼 것이다. 우리가 보고, 감사하고, 사용하는 것은 바로 이러한 융합이다. 그러므로 우리의 해석은 움직임에서 더 많은 지지와 통제를 원하는 느낌이 우리가 특정 동작에서 흡기하는 시기에 대한 지침이 되어야 한다고 말한다. 무거운 스쿼트나 데드리프트를

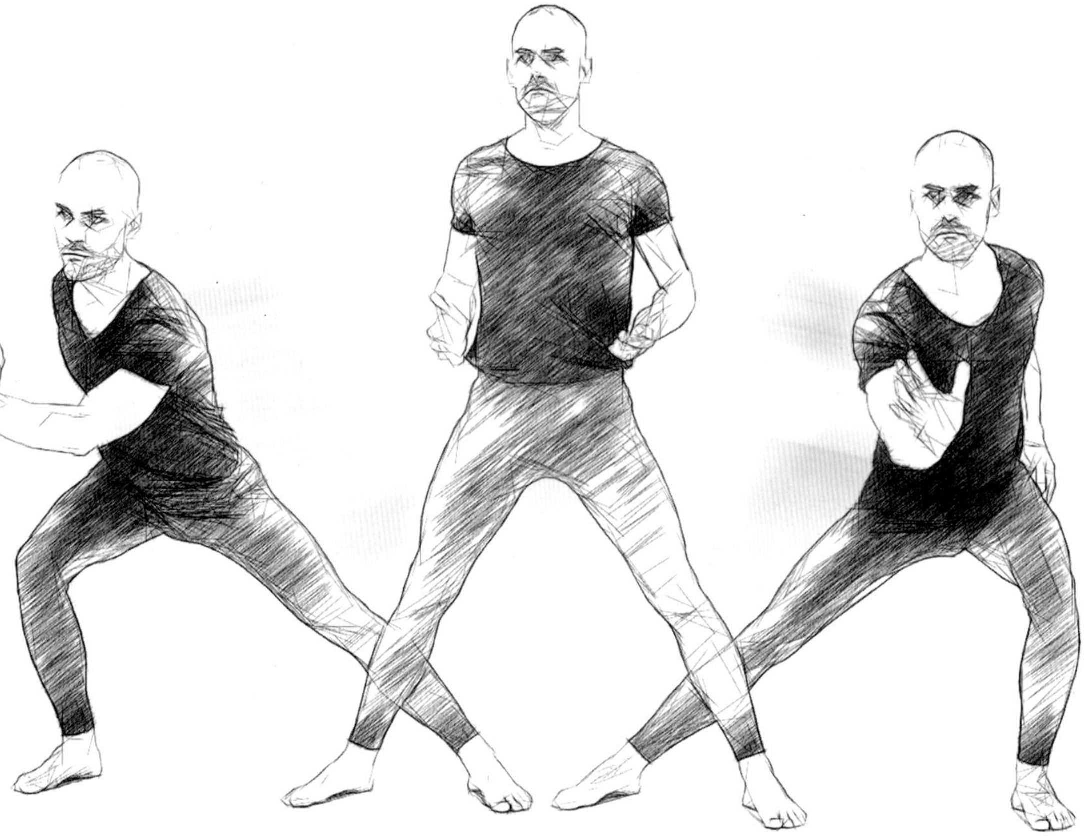

이 간단한 동작에서 우리는 움직임의 호흡 패턴을 설명한다. 옆의 각 위치에서 우리는 숨을 내쉬고 그사이의 여정에서 우리는 숨을 마신다.

하는 사람에게 이것은 새로운 이야기가 아니다.

우리는 "열림(Opne)"이란 호기가 만들어내는 편안함과 시스템에 공간과 길이를 만들고 이완시키는 능력을 말한다. 이러한 열림은 3단계에서 발생하며 4단계에서 가장 명확하게 나타난다. 호기와 호흡계 긴장의 이완은 나머지 운동계에 편안함의 물결이 일어나 조직이 중심에서 벗어나게 늘어나 여정의 탄력 있는 종점에 도달할 기회가 생기게 된다.

우리는 다른 움직임 문화들이 움직임과 호흡 사이의 상호작용을 다르게 볼 수 있음을 알고 있다. 그러므로 우리는 이것이 독특한 상호작용에 대한 우리의 해석이며 이 시스템을 통해 많은 사건을 설명할 수 있고 호흡과 관련하여 움직이는 방식에서 큰 진전을 찾을 수 있음을 강조한다.

손과 발(Hands and feet)

손과 발은 항상 주변 세계와 우리를 연결 및 이동하는 접점이었다. 어렸을 때부터 당신은 손과 발만을 사용하여 주변 환경을 탐색하고 중력과의 관계를 발전시켰다. 항상 그래왔고 앞으로도 그럴 것이다. 따라서 Soma Move에서 우리는 여전히 오늘날 우리의 기초인 진화적 유산에 경의를 표하며, 움직임에서 손과 발을 다시 한 번 인체의 가장 중요한 "부분"으로 여긴다.

Soma Move 세션 동안 우리는 손과 발만 사용하여 일정한 흐름으로 지면에 붙어 체중을 지지하거나 신체의 다른 부분(간혹 무릎을 제외함)이 땅에 닿지 않으며 중력을 통해 몸을 움직이고 이동시킨다. 적극적인 결속의 느낌이 손과 발, 팔과 다리, 어깨와 엉덩이로 퍼져 우리 몸과 움직임의 중심에서 힘들이지 않고 만나고 융합된다. 연결과 의식 및 연속성을 생성하게 된다.

이런 식으로, 이런 의도로 움직이는 것 또한 하나의 뗄 수 없는 단위로써 움직이는 분명한 느낌을 준다.
모든 측면들, 움직임, 호흡, 손과 발은 서로 지지하고, 전체로서 구조물에 지지한다.

길이(Length)

Soma Move 세션에서 움직일 때, 우리는 항상 길이를 위해 노력한다. 그러나 길이에 대한 노력은 실제로 조직화를 위해 더 큰 노력을 기울이는 것이지 반드시 실제 측정되는 신장을 의미하는 것은 아니다. 이는 움직임이나 위치(position)가 완전히 구부러지거나 압축될 수 있으며 여전히 많은 길이를 포함할 수 있음을 의미한다.

선입견이 많은 '자세(posture)'라는 말과 달리 '길이'라는 말은 이해하기도 쉽고 사용법도 배우기 쉽다. 길이는 자세와 달리 팔, 다리, 손, 발, 엉덩이, 척추 또는 호흡과 같은 다양한 곳에서 생성될 수도 있다.

길게 하는 것은 매우 전체적인 개념이 되며 복잡하지 않으면서도 많은 복잡성을 포함한다. 팔을 늘리고 손과 손가락 끝으로 더 뻗는 데 집중함으로써 팔 전체를 통해 어깨로, 더 나아가 몸으로 내려가면서 길이를 다른 의도와 연결하고 완벽하고 효율적인 이후 움직임을 수행하는 몸을 조직화할 수 있도록 도와준다.

길이에 대한 감각은 흐름 및 중심화된 움직임과 결합되어 심오한 것이다.

길이의 개념이 이해하기 쉽고, 신체의 다양한 구조에 적용되고, 움직임에 통합된다는 사실은 Soma Move 세션에 참여할 때 매우 강력한 개념이 된다.

탄력적 반동(Elastic recoil)

이 모든 측면(흐름, 호흡, 길이, 손과 발의 융합)과 Cecilia가 제시하는 네 가지 특성(우아함, 리듬, 힘 및 고요함)을 취하여 움직임에 넣으면 우리는 몸에서 매우 흥미로운 융합을 할 수 있다. 이 방법으로 움직이면 몸이 가장 완벽하고 균형 잡힌 무엇보다 가장 에너지 효율적인 방법으로 참여할 수 있도록 준비한다.
이 책의 앞에서 언급했듯이 가장 에너지 효율적인 방식으로 움직이는 것은 우리의 진화적 유산이 바로 그 기초이다. 수십만 년 동안 우리의 몸은 완벽한 움직임이 되도록 진화했으며 이러한 특별한 자산은 우리 모두에게 남아있다. 놀라운 사실은 우리 모두가 원한다면 그 유산에 접근할 수 있다는 것이다.

에너지 효율 향상에 기여하기 위해 연마할 수 있는 많은 측면이 있으며 이들은 모두 깊이 얽혀있고 서로 의존적이다. 이러한 측면 중 하나이면서, 우리가 Soma Move에서 가장 강조하는 것은 우리의 움직임에서 흐름을 유지하는 능력이다. 흐름에서 망설임과 중단은 몸과 마음 모두에 많은 에너지를 소모한다. 그렇기 때문에 의식적인 마음을 사용하는 것보다 몸으로 듣는 법과 운동감각을 통해 새로운 움직임을 받아들이는 법을 배우는 것이 중요하다. 우리의 몸은 우리가 할 수 있는 것보다 훨씬 더 지능적이다.

"생각해야 할 중요한 것은 너무 많이 생각하지 않는 것이다."

움직임에서 흐름에 도달하는 것은 명상 상태에 들어가는 것과 거의 같다. 마음은 이완될 수 있고 몸이 대체할 수 있다. 지능적인 몸이 명령을 내리고 흐름을 방해할 수 있는 모든 생각과 상념을 포기할 수 있다는 것은 축복이다.

매우 비효율적인 에너지의 또 다른 측면은 보상적 움직임 패턴이다. 통증을 느끼거나 특정한 방식으로 움직일 수 있는 능력을 상실했을 때 몸은 마음의 요구를 채우기 위해 보상할 것이다.

우리는 앞서 2장에서 이것에 대해 언급했다. 신체의 손상으로 인한 고통은 불가피하다. 그러나 통증이 시작될 수 있는 보상 패턴을 피하고자 노력하는 것이 가능하다. 그러한 방식을 탐구하는 것이다. 일반적으로 자아가 명령하고 몸이 따른다. 우리의 "탐구"를 통해 우리는 그것을 뒤집어서 몸이 명령하고 자아가 따르도록 한다. 하지만 판을 뒤엎는 고통이 아니라 "내 몸이 이것을 하기 싫고, 대신에 이것을 하고 싶다!"라는 순수한 느낌만 있으면 된다. 그것이 필요한 전부이다. 몸의 요구를 인식하는 범위로 움직임을 사용하는 것은 아마도 가장 큰 깨달음일 것이다.

이것이 우리가 모든 Soma Move 수행에서 몸이 어떤 관계에서 이것을 하기를 원하는지 알아내기 위해서 모든 동작을 탐구하도록 참가자를 초대하는 이유이다. 그래야만 우리는 진정으로 내면으로 연결되고 모든 선입견을 버리고 흐름과 하나가 될 수 있다.

어떤 사람들은 원하는 목표에 도달하고 발전할 수 있도록 몸을 혹사하고 밀어붙이는 것이 필요하다고 주장할 수도 있다. Soma Move에서는 그렇지 않다. 우리는 발전이 자신의 몸에 대한 존경과 사랑에서 나온다고 믿는다. 우리 모두가 자신 안에 있는 잠재력을 돌보고 격려하는 것이 발전을 만드는 유일한 것이다. 목표는 단지 움직이는 것이며, 이는 모든 Soma Move 세션에서 목표에 도달한다는 것을 의미한다.

에너지 효율성에 기여하는 관점을 따라 더 나아가면 원심성 방식으로 조직에 부하를 가하는 능력, 즉 예를 들면 탄력적 반동을 생성하는 능력이다. 학교에서는 근육이 수축하는 것을 말하고, 그렇기도 하지만 중력과의 상호작용을 통해 늘어나기 전에는 그렇지 않다. 이것은 모든 능률적인 인간의 움직임의 핵심이기 때문에 파악하는 것이 중요하다.

우리가 중력을 통해 움직이고 손과 발만을 사용하여 땅 위에 몸을 지탱하면, 모든 조직은 움직임에 있어 원심성의 부하가 걸리며 반동을 일으켜 더 멀리 움직이기 전에 늘어나게 된다. 이는 피할 수 없는 일이다. 우리 몸은 이런 식으로 기능하도록 만들어졌으며, 이것이야말로 진정으로 효율적인 움직임을 만들 수 있는 유일한 방법이다.

단순화하면 신체의 모든 복잡한 구조(예를 들어 피부, 지방, 근육, 근막, 뼈, 신경, 혈액 및 혈관 등)는 어떤 방식으로든 탄성 반동에 관여한다. 중요하게 이해해야 할 것은 우리가 탄력적 반동의 기능을 담당하는 하나의 조직을 가질 수 없다는 것이다. 왜냐면 그것들은 모두 함께 있기 때문이다.

계속 단순하게 하면, 탄력적 반동이 고무 밴드와 거의 동일한 속성을 갖는다고 말할 수 있다. 신체의 복잡한 구조는 충분한 속도와 하중과 함께 원심성으로 늘어날 때 반동을 생성하므로, 반동하는 조직 사이에 결합된 구조에 훨씬 더 풍부한 수축을 부여한다.

이 풍부한 수축은 앞에서 언급한 모든 측면(힘, 길이, 우아함, 호흡, 리듬, 결합, 고요함 및 흐름)을 하나의 움직임으로 통합할 때 가장 쉽게 도달할 수 있다. 그런 다음 이 통합된 동작에 가능한 한 조용히 수행하려는 의도를 추가하면, 완벽한 동작에 매우 근접할 수 있다.

이것은 소리 없이 움직이는 큰 고양이가 먹이를 쫓는다고 상상하면 가장 쉽게 시각화할 수 있다. 그것은 완전히 조용히 배회하고 돌진하고 착지할 수 있으며, 몸은 완벽한 흐름과 조화로 움직인다. 그것들은 당신이 절대적으로 조용히 움직이려는 의도로 움직일 때 깨어나는 특성이다.

이것은 매우 쉽게 시도할 수 있습니다. 의자에 조심스럽게 서서 평소처럼 바닥으로 뛰어내립니다. 꽤 큰 소리를 낼 것입니다. 또한, 이 작업을 수행할 때 구조에 대한 참여도에 유의하십시오.

이제 의도를 바꾸자. 조심스럽게 같은 의자에 일어서고, 이제 바닥에 뛰어내리고 완전히 조용히 하기 위해 할 수 있는 모든 것을 하자.
그 의도로 몸 전체가 어떻게 변했는지 눈치챘나요? 당신은 더 자각하고, 더 부드러워지고, 여전히 강하고 통제하게 되었을 것이다. 당신은 고양이가 된 것이다.

우리는 Soma Move 세션에서 움직일 때 똑같은 의도를 갖고자 한다. 이러한 의도는 우리가 각 동작에 대한 인식을 높이고 부드럽고, 제어되며 동시에 강력하고 생생한 동작의 흐름을 만들 수 있도록 한다.

중심화(Centering)

결론적으로 우리가 Soma Move 세션에서 만들고자 하는 것은 참가자로 하여금 즐겁고 흥미롭고 지속적인 에너지 효율적인 움직임의 흐름을 느끼게 하는 것이다. 손에서 발로, 호흡에서 마음으로, 의도에서 행동으로 모든 것이 연결된 것처럼 보이는 흐름이다.

이 모든 것은 물론 다양한 정도로 일어날 것이며 참가자의 능력과 이전 경험에 전적으로 의존한다. 그러나 우리가 항상 각 사람에게 제공하고자 목표로 하는 것은 중심이 되는 경험이며, 중심이 되는 느낌은 Soma Move 세션에 참여해야만 답을 얻을 수 있다. 그러므로 우리는 당신이 당신 스스로 움직임을 만나기를 기대한다.

CHAPTER 16

두개안면 발달의 참고사항 (A note on craniofacial development)

Martin Lundgren

이 장에서는 두개안면 발달과 그것이 움직임과 어떤 관련이 있는지 간략하게 살펴보고자 한다. 치열 교정의인 Mike Mew는 그가 두개안면 이영양증(craniofacial dystrophy)[1]이라고 부르는 증후군을 제안했다. 이 증후군은 전체 "전방두개안면구조(ASC; anterior craniofacial structure)"의 다운스윙(downswing)을 포함하고 있다.[2] 구강호흡(Mouth breathing)은 이러한 다운스윙의 원인으로 언급되는 것 중 하나이다. 여러 연구에서 입으로 호흡하면 두개골 발달에 변화가 생길 수 있다고 나타났다. 입으로 호흡하는 사람들은 더 볼록한 안면 윤곽과 더 높은 구개 아치가 있는 더 좁은 상악 아치로 더 긴 얼굴을 개발하는 경향이 있다.[3] 구강호흡은 어린이의 성장 지연과도 관련이 있다.[4] 또한, 입을 벌리고 턱을 내리면 두개안면 발달에 중요한 것으로 간주되는 혀가 입천장에 닿도록 유지하는 것이 불가능해진다.

저작은 발달 중인 얼굴에 영향을 미치는 또 다른 요소이다.[5] 두개안면 이영양증은 현대적인 현상인 것으로 보이며, 역사를 되돌아보면 밀도가 높은 음식을 섭취한 사람들은 치아가 꽉 차고 ACS의 다운스윙과 같은 문제를 겪지 않은 것으로 보인다.[6]

뒷장에서 다시 기술하겠지만, 이 다운스윙은, 적절히 확장하는 데 방해가 될 수 있으므로, 우리의 움직임 잠재력과 매우 관련이 있다. 혀는 Deep Front Line[7](그림 16.1)의 상단으로, 아래에서 연속성이 있음을 의미한다. 그러므로 아래에서 일어나는 일이, 구개를 확장하고 두개골의 나머지 부분과 관련하여 상악을 위아래로 밀어내는 혀의 능력에 영향을 미칠 수 있다고 생각하는 것이 합리적이다. 동시에, 두개골과 상악에 어떤 일이 발생하는지에 따라 혀가 그것에 대립하여 작동할지 여부도 결정된다. 한 연구에 따르면 모든 사례에서 전체 비강 폐쇄가 머리 위치의 확장을 야기한 것으로 나타났다[8]. 따라서 코로 숨을 쉴 수 없다면 혀가 입천장에 계속 접촉하는 것은 불가능하다. 이는 입이 열려 있기 때문일 뿐만 아니라 또한 머리가 뒤로 기울어져 있기 때문이다. 이 뒤쪽으로 기울어진 자세가 만성적이라면 두개안면 발달을

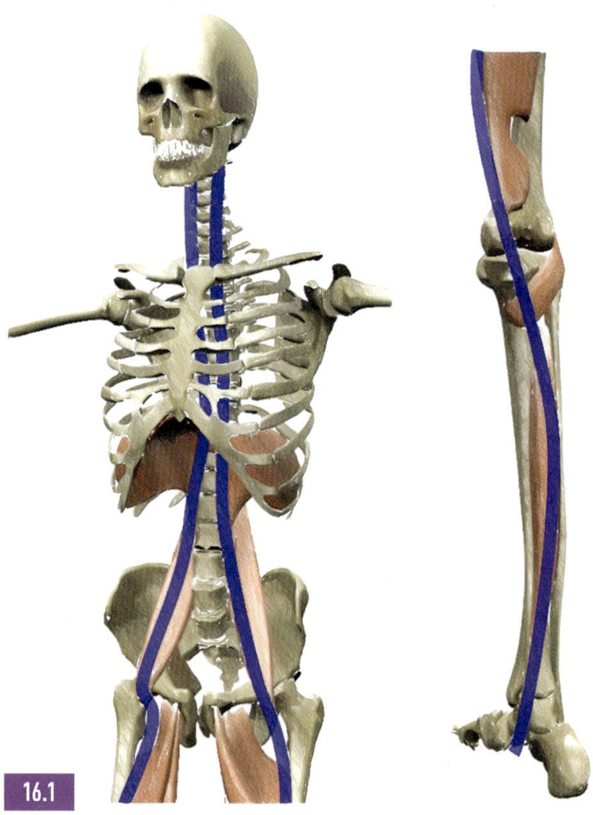

16.1

방해할 수 있으며, 이는 다시 코로 숨쉬기 어렵게 만들 수 있다. 이러한 관점에서 볼 때 전체로서의 신체와 중력과의 관계, 즉 사람의 전반적인 운동감각 발달은 두개안면 발달에 중요한 요소라고 생각하는 것은 합리적이다.

이제 우리는 이 다운스윙이 움직임과 관련하여 무엇을 수반하는지 자세히 살펴보고 상대적인 움직임의 관점에서 설명할 것이다. 8장에서 우리는 골반과 흉곽이 상호작용하는 방식을 살펴보았다. 우리는 이러한 관계를 머리를 포함하도록 확장할 수 있다. 그림 8.54와 8.55와 같이 척추 전체에서 후방경사가 발생하고 흉곽이 골반에 대해 뒤쪽으로 기울어지면 그림 16.2와 같이 머리가 흉곽에 대해 앞쪽으로 기울어질 수 있어야 한다. 앞에서 설명한 위치, 즉 비강 폐쇄가 있는 머리의 확장된 위치는 그림 16.3(시각적 목적을 위해 강조됨)에서 와같이 흉곽과 관련하여 머리를 앞쪽으로 이동하고 뒤쪽으로 기울이는 것(머리는 전방 편위와 후방경사)을 의미한다. 이 위치에 있으면 혀가 상악을 앞과 위로 밀면서 받는 압력이 줄어든다. 그림 16.4에서 두개골을 ACS(턱이 없는 노란색)와 나머지 두개골(파란색)로 나누었다[9]. 그림 16.5에서 보여지듯이, ACS가 아래로 흔들리면 파란색 화살표로 표시된 나머지 두개골과 관련하여 앞쪽으로 기울어진다.

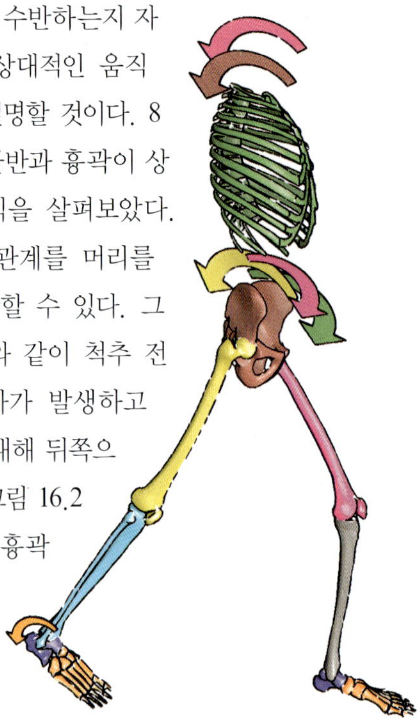

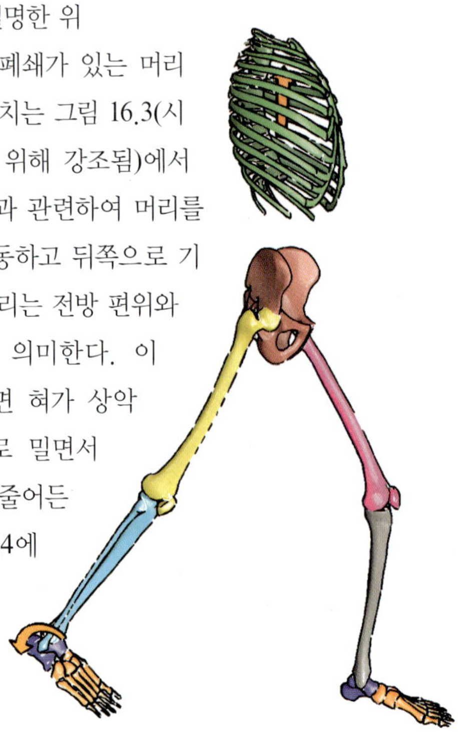

요점을 말하자면, 우리가 ACS가 전방으로 기울어져 있는 이 위치에 있으면, 흉곽이 후방으로 기울어지거나 척추 전체에 걸쳐 신전 될 때 흉곽과 관련하여 같은 양의 머리 전방경사를 얻는 것은 불가능하다. ACS와 두개골 나머지 부분의 관계 때문에 ACS는 두개골의 나머지 부분보다 흉곽과 관련하여 더 앞쪽으로 기울어질 수 있다. 나머지 두개골이 ACS만큼 흉곽과 관련하여 앞쪽으로 기울어질 수 있으려면 ACS와 나머지 두개골의 관계가 변경되어야 한다. ACS는 두개골의 나머지 부분과 관련하여 후방으로 기울어져야 한다. 즉, ACS의 상승이다. 그림 16.2와 그림 16.6을 비교하면 화살표들이 훨씬 더 작고, 두개골 위에 더 작은 녹색 화살표가 있음을 알 수 있다. 이는 흉곽에 비해 머리가 전방경사 되기가 더 어렵다는 것을 나타낸다. 이러한 움직임의 부족은 인후가 방해가 되어 ACS가 더 이상 나아갈 수 없기 때문이다. 그림 16.7에서 ACS는 정확히 같은 위치에 있지만 두개골의 나머지 부분은 ACS와 흉곽에 대해 전방

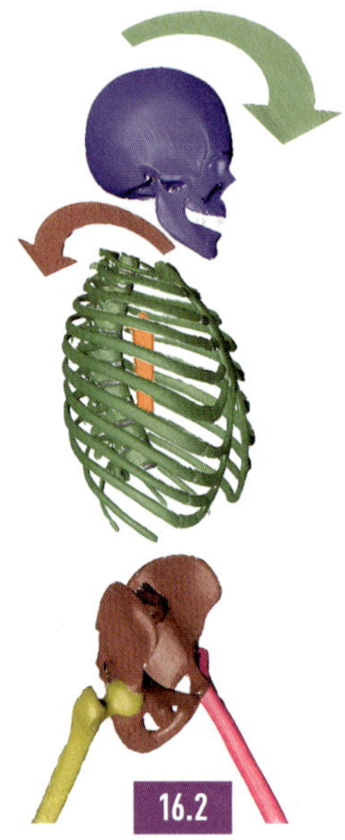

16.2

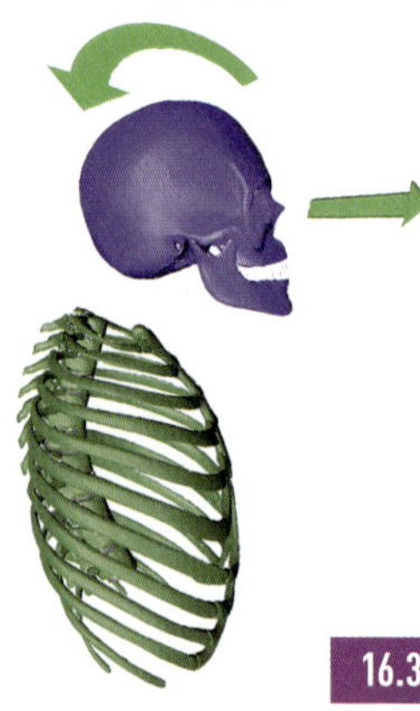

16.3

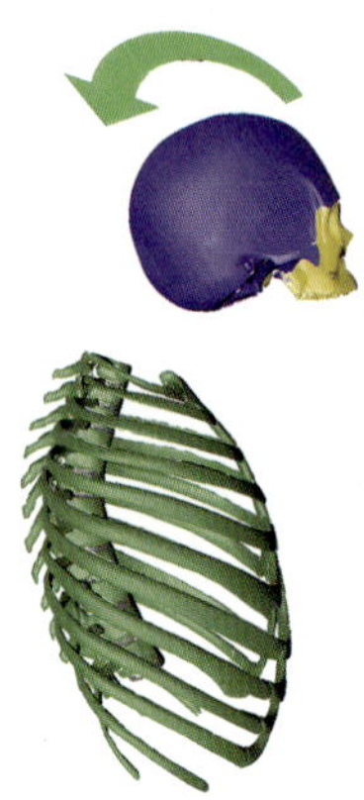

16.4

으로 기울어져 있다. 이 그림에서 알 수 있듯이 이는 척추 앞에서 더 많이 들어올리기가 더 쉽고 척추 전체에서 더 많이 확장된다는 것을 의미한다. 물론 이러한 전방경사는 그 자체가 움직임이 아니라 시간이 지남에 따라 일어날 수 있는 변화이다.

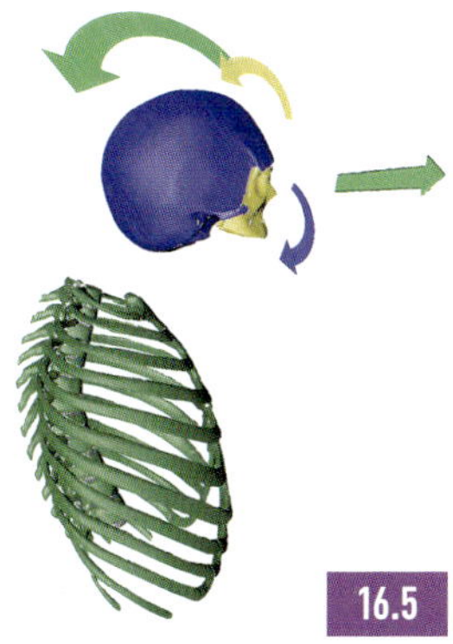

16.5

수기치료는 큰 도움이 될 수 있으며, 어떤 경우에는 두개안면 발달 작업에 필요한 부분이 될 수 있다고 믿는다. 그림 16.8에서 위에서 언급한 이해와 배경에 따라 수기 치료를 시행하기 전과 후의 사진을 볼 수 있다. 수기 치료에는 뼈, 뼈대 뼈 관계 및 연조직에 대한 직접 작업이 포함된다. 사진은 약 1년 간격으로 찍은 것이다. 주요 초점은 적절한 혀 위치, 두개골의 나머지 부분과 관련하여 ACS의 후방경사, ACS를 가로로 확장하는 것이었다. 수기 치료의 도움 없이 혀의 뒤쪽 부분을 구개와 접촉하도록 유지하는 것이 매우 어렵다는 것을 발견했다. 구개와 상악을 수기로 넓히고 늘리는 데 많은 관심이 기울어졌다. 이러한 확장의 중요한 요소는 비강 내 작업인 것 같다. 후두부와 유양돌기 사이의 관계도 중요한 영역으로 보인다.

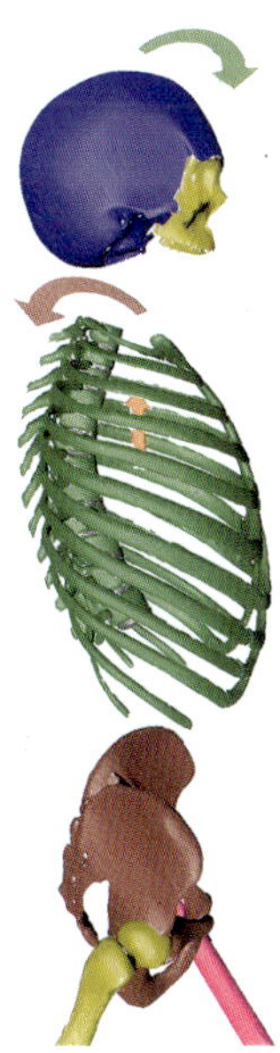

16.6

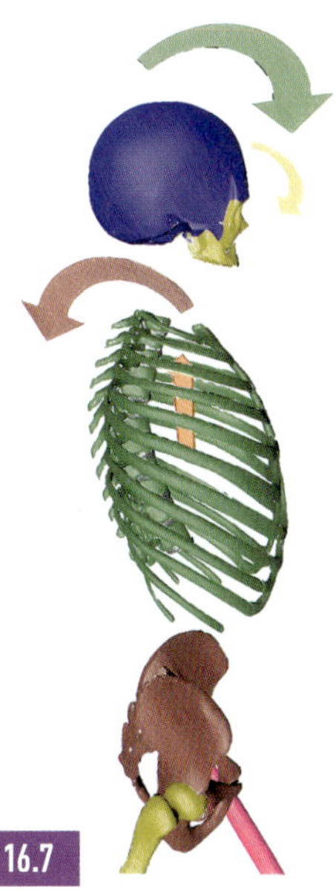

16.7

측두골과 유양돌기를 후두골, 광대뼈, 나머지 두개골과 관련하여 앞쪽으로 기울이는 동시에 ACS(upswing)를 뒤쪽으로 기울이는 가설을 가지고 작업했는데, 이는 혀가 접촉을 유지하고 후두부와 아틀라스 주변의 공간을 확보하는 것을 더 쉽게 만드는 것 같다.

80세 여자환자의 관상 봉합사를 절개하여 위쪽 면을 관찰한 결과, 완전히 유합된 것으로 나타났다. 그러나 기억해야 할 점은 후두골, 측두골 및 접형골(석회골-후두골, pheno-petrosal, spheno-occipital) 사이의 모든 아래 틈이 봉합사로 간주되지 않고 연골 결합, 즉 연골성 관절로 간주된다는 것이다. 이는 그들이 더 많이 변화하는 성향이 있거나, 아마도 나중에 성장을 위한 장소가 될 수도 있다는 것을 나타낸다.

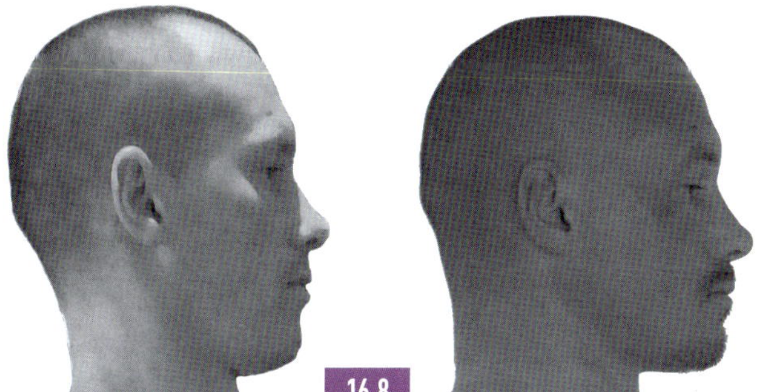

16.8

그림 16.8에서 두개골의 후방 부분(파란색 부분)이 ACS와 관련하여 앞쪽으로 기울어진 것을 명확하게 볼 수 있다. 오른쪽의 외후두부 융기를 보면 ACS가 같은 위치에 머물렀던 것과 동시에 상당히 높은 위치에 있음을 알 수 있다. 두 사진은 대략 같은 높이인데 앞뒤 너비를 보면 오른쪽 사진이 더 긴 것을 알 수 있다.

과정에서 하나의 걸림돌은 아래 제3 대구치를 모두 발치했다는 사실인 것 같다. 내가 함께 물었을 때 하악은 치아의 모양 때문에 상악과 관련하여 앞쪽으로 약간 미끄러지거나 이동하려고 한다. 이것은 ACS의 상향 또는 후방경사를 달성하려고 할 때 제한 요소인 것 같다. 하악을 넓히는 작업을 할 때 전방 이동이 일시적으로 감소하는 것처럼 보이기 때문에, 이러한 전방 슬라이드/이동은 또한 하악의 횡방향 폭과 관련이 있는 것으로 보인다. 이제 세 번째 어금니가 있던 공간이 조금 더 넓어진 것 같다. 또한, 치아 사이에 공간이 더 많이 있다. 항상 치아 사이에 치실을 끼울 때 약간의 고군분투가 필요했는데 더 이상 그렇지 않다. 코로 숨쉬는 데 문제가 있었던 적은 없지만, 이전보다 비강 내 공간이 넓어져 코로 숨쉬기가 더 쉬워졌다. 또한, 혀를 위한 공간이 더 많이 확보된 것처럼 느껴지며 혀가 구개와 접촉하도록 하는 데 훨씬 적은 노력이 필요하다.

Notes

1. Mew(2014). Mike Mew는 정형외과의로 알려진 그의 아버지(John Mew)의 연구를 기반으로 했다.
2. Harvold et al.(1981) and Basheer et al.(2014).
3. Basheer et al.(2014).
4. Morais-Almeida et al.(2019).
5. 이것은 Mew(2014)에 언급되어 있다. 참고 문헌 Katsaros(2001) 및 Killieridis(1995)
6. Rose and Roblee(2009).
7. Myers(2014)에 설명.
8. Vig et al.(1980).
9. 이 구분은 어떤 뼈가 어떤 부분에 포함되어 있는지 정의되지 않는다[내장두개(viscerocranium)와 신경두개(neurocranium)를 구분할 수 있다]. 그러나 이 정의되지 않은 구분은 내가 여기서 목표로 하는 다운스윙의 전반적인 패턴을 설명하기에 충분해야 한다.

References

Basheer B, Hegde KS, Bhat SS, Umar D, Baroudi K; Infl uence of mouth breathing on the dentofacial growth of children: a cephalometric study. *Journal of International Oral Health* 2014, 6(6):50–55.

Harvold EP, Tomer BS, Vargervik K, Chierici G; Primate experiments on oral respiration. *American Journal of Orthodontics* 1981, 79(4):359–372.

Katsaros C; Masticatory muscle function and transverse dentofacial growth. *Swedish Dental Journal Supplement* 2001, (151):1–47.

Kiliaridis S; Masticatory muscle infl uence on craniofacial growth. *Acta Odontologica Scandinavica* 1995, 53(3):196–202.

Mew M; Craniofacial dystrophy, a possible syndrome? *British Dental Journal* 2014, 216(10).

Morais-Almeida M, Wandalsen GF, Solé D; Growth and mouth breathers. *Jornal de pediatria* 2019, 95(Suppl 1): 66–71. doi: 10.1016/j.jped.2018.11.005.

Myers TW; *Anatomy Trains: Myofascial Meridians for Manual and Movement Th erapists, 3rd edn.* Edinburgh: Churchill Livingstone, 2014.

Rose JC, Roblee RD; Origins of dental crowding and malocclusions: an anthropological perspective. *Compendium of Continuing Education in Dentistry* 2009, 30(5):292–300.

Vig PS, Showfety KJ, Phillips C; Experimental manipulation of head posture. *American Journal of Orthodontics* 1980, 77(3):258–268.

PART Ⅲ

서론(Introduction)

이 책의 목적은 인체의 구조와 기능에 대한 우리의 관점을 보고 이해할 기회를 제공하는 것이다. 우리는 당신에게 인체를 어떻게 바라보는지를 보여주고 우리가 생각하는 움직임과 그것이 신체에서 어떻게 나타나는지에 대해 자세히 설명할 것이다. 이 책은 그러한 여정에 대한 이정표다.

그러나 우리보다 앞서 길을 닦은 사람들과 우리 옆에 함께 걸어가는 사람들이 이 시야를 넓혀주지 않았다면 지금의 우리는 없었을 것이다. 이 책에 기여한 동료와 선생님들에게 존경과 감사를 표한다.

이 책에 기여한 저자들은 인체의 구조와 기능에 대한 관점에 큰 영향을 미쳤다. 그들은 모두 운동과 치료의 전체론적 영역에 큰 기여를 하고 있다.

우리는 저자들에게 자신의 관점에서 "움직임"이라는 용어를 자세히 설명하고 그것이 그들의 삶과 관행에 어떻게 존재하는지 보여달라고 요청했다. 우리는 전체론적 영역에서 고도로 훈련되고 경험이 풍부한 치료사들에게 그들의 생각에 기여하도록 요청할 때 얻을 수 있는 매우 다양한 해석을 보여주고 싶었기 때문에 이 작업을 수행했다.

우리의 의도는 인체의 구조와 기능의 신비에 대해 한 가지 관점이나 한 가지 진실만 있는 것이 아님을 다시 한 번 보여주고 강조한다. 우리의 관점과 해석에 따라 상당히 다른 이야기를 하게 될 수도 있다.

우리는 저자들이 쓴 것을 매우 즐겁게 읽었으며 이 책에서 이 아름다운 텍스트를 여러분에게 제공할 수 있게 된 것을 매우 자랑스럽게 생각한다. 당신이 우리만큼 그들을 즐기기를 바란다.

Gary Carter

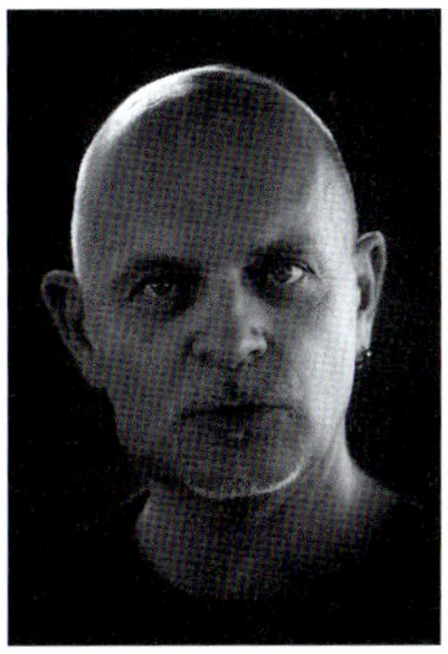

Gary Carter는 근막 도수 치료사, 개인 트레이너, 지압 및 두개천골 의사, 해부학 및 근막해부학 강사이자 30년 이상 요가 교사였다. Gary는 25년 동안 브라이튼에서 운동 및 치료센터를 운영했으며, Natural Bodies(naturalbodies.co.uk), 평생의 무술 연구, 보디빌딩 트레이닝, 육상, 기공, 요가를 혼합하여 훈련, 움직임 및 건강의 방법을 만들었다. 그는 영국과 유럽에서 요가 교사 교육과 수많은 근막 해부학 과정을 운영했다.

Gary는 1990년대 후반 Thomas Myers와 함께 일하면서 영국에 근막경선이론을 가르치고 소개했다.

그는 지난 15년 동안 많은 해부 연구에 참여했으며 Julian Baker와 함께 학생들을 위한 일부 해부 과정을 함께 가르쳤다. Gary는 인체 기능에 적용되는 다양한 근막 연속체를 탐색하고 생성했으며, 이는 Soma Move와 맥락을 같이 한다.

CHAPTER 17

근막 슬링 및 연속성의 변형 (Variations in myofascial slings and continuities)

Gary Carter

"삶은 움직임을 필요로 한다."
–아리스토텔레스

나는 최근에 식료품을 사러 아버지와 이야기를 나누며 걷고 있었다. 우리는 코너를 돌고 있었고 나는 카페의 입구에 있는 약 15㎝ 높이의 계단을 밟았다. 아버지는 그걸 보지 못했지다. 다리가 계단에 부딪쳤고, 넘어질 뻔했지만 아버지는 건강하고 기민한 25세 소년처럼 신속하게 제자리를 찾았다. 그는 계단을 보고 말했다. "글쎄, 이건 좀 나이 든 사람한테 위험할 수 있겠는데." 아버지는 81세이다! 내가 그에게 말했다. "아버진 아버지가 나이 들었다고 생각하지 않나 봐요. 젊은 사람처럼 쉽게 넘어지지 않아서인가요."

아버지는 76세에 유럽 200m 챔피언, 80세에 다시 챔피언, 300m 허들 세계 챔피언, 76세와 81세에 200m 허들 챔피언인 마스터스 운동선수이다.

아버지를 보면서 나는 우리의 삶 속에서 우리 몸의 완전한 가동범위의 움직임을 유지하거나 회복하는 것이 우리의 건강과 생존을 위해 필수적이라는 것을 깨달았다. 우리 몸을 완전히 움직일 수 있다는 것은 우리가 자신을 둘러싼 환경에서 온전히 살게 해준다. 아버지가 넘어질 뻔했던 그 환경은 일반적으로 "나이가 많은" 사람들이 다리, 고관절, 손목, 또는 팔이 부러질 수도 있었고 또는 두부손상도 가능한 것이었다.

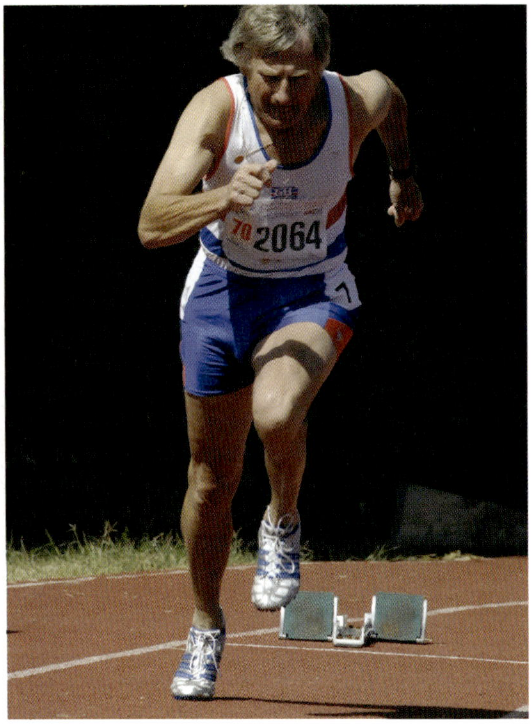

어쩌면 우리는 "움직임은 생명력."이라고 얘기할 수 있을지도 모른다.

모든 연령의 많은 서양인과 유럽인들은 앉은 상태에서 일어서는 것은 가능하여도, 쪼그려 앉는 것과 쪼그려 앉았다가 일어서는 것은 힘들어한다. 나의 동료이자 매년 아메리카 원주민(First Nations) 보호구역에서 움직임(movement)을 가르치는 내 친구는 나이 든 사람들과의 대화에서, 젊은 세대들이 나이 든 사람들을 따라잡는 데 어려움이 있다는 점에 주목하게 되었다. 그중 한 분은 젊은 세대들이 의자에 앉지 바닥에 앉지 않기 때문이라고 말하였다.

"모든 움직임은 삶이다."
-부처

고관절과 다리의 가동범위를 더 넓히는 동작을 하는 것이 관절액을 윤활하게 하고 관절을 더 잘 움직이게 한다;

그것은 관절액이 흐르게 하고 림프순환을 하게 하고, 연조직이 유연한 범위를 갖도록 하고, 조직의 긴장을 유지하게 한다. 예를 들어 둔부 영역은 모든 동작에 완전히 관여할 수 있으므로 옆으로 걷는 동작(side-stepping) 및 물체 주변을 빠르고 신속하게 움직일 수 있다.

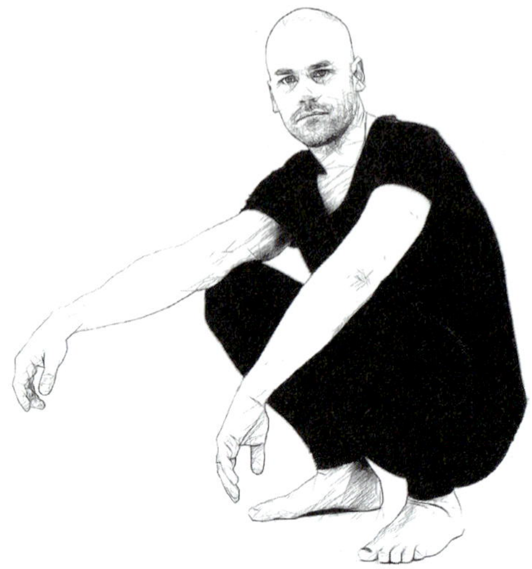

"… 95세의 남자는 산을 넘어 25마일을 하이킹하러 왔습니다. 그가 왜 그것을 할 수 있었는지 아십니까? 아무도 그에게 할 수 없다고 말한 적이 없기 때문입니다. 아무도 그에게 그가 노년의 집 어딘가에서 죽어야 한다고 말한 적이 없습니다. 당신은 당신 자신의 기대에 부응합니다…."
—Christopher McDougall, 달리기 위해 태어난: 숨겨진 부족, 울트라 러너, 그리고 세계가 본 적이 없는 가장 위대한 인종

"과도하게 앉아 있는 것은 비만, 고혈압, 요통, 암, 심혈관 질환 및 우울증을 포함한 35가지 질병 및 상태와 관련이 있습니다."라고 애리조나 주립 대학의 Mayo Clinic 비만 솔루션 책임자인 Dr. James Levine은 말한다. "호주, 캐나다, 영국과 같은 정부는 좌식 생활을 재앙으로 규정했다." 그는 계속해서 "현재 세대의 어린이는 부모보다 일찍 사망할 가능성이 크며 사망의 대부분은 좌식 생활방식과 관련된 질병으로 인한 것으로 예상한다. 서양인은 현재 하루 평균 최대 15시간 동안 앉아 있다."라고

말한다. 우리는 왜 이것이 재앙으로 간주할 수 있는가를 알 수 있다.

"운동은 우리의 타고난 권리다."
—James Oschman(1999년 웨스트민스터 대학교 강의)

나는 운동 교사, 개인 트레이너, 지압, 두개천골 및 KMI 구조 통합 실무자의 도수 치료사, 요가 교사 및 근막 해부학 코스 리더로서 인체 해부학 및 근막 기능에 대한 지속적인 연구와 연구를 통해 Julian Baker, Todd Garcia, Gil Hedley와 함께 13년 동안 많은 실험실에서 해부를 해왔다.

나는 또한 Gunter Von Hagens의 Body Worlds 연구소에서 Fascial Net Plastination Project의 창립 멤버이자 분석가였다. 나는 해부 연구를 통해 신체의 "질감(tex tures)"과 해부학책이 명확하게 제공할 수 없는 모양과 형태의 놀라운 풍경을 이해하는 더 깊은 관점을 얻었다.

요가 연구, 선생님들로부터의 가르침, 그리고 1980년대 후반부터의 운동 작업은 모두 Vanda Scaravelli의 작업에 영향을 받았다. 그녀는 태극권, 무술, 음악, 호흡법을 바탕으로 요가의 맥락 내에서 구체적이고 독특한 이동 방식을 사용하여 모든 동작에서 자유와 가벼움을 만드는 데 도움을 주었다. Vanda Scaravelli는 "몸을 거스르는 것이 아니라 몸을 따라가는 것"이라는 말을 하였다. 이것은 나의 첫 해부 연구실에서 절대적으로 공감한 부분이다. 형태가 다양하다는 것은 움직임이 다양한 가능성을 가지고 있고 움직임의 효율성을 의미한다. 이것은 나의 움직임, 훈련, 도수치료법, 가르치는 삶, 그리고 내가 몸을 보는 방식에 지대한 영향을 미쳤다.

"몸과 함께 가고 거스르지 않는다"라는 말은 많은 의미가 있으며 운동의 효율성을 달성하고 부상 가능성을 줄이는 데 도움이 될 수 있다. 움직임, 스포츠, 무술, 요가 및 춤에서 "점을 연결"하는 방법으로 개인을 교육하여 "전체성"과 움직임의 통합을 찾을 수 있도록 하는 것은 나의 훈련 방법의 기본 요소이지만 때로는 행동을 이해하기 위해 신체의 영역, 근막 전체의 영역을 살펴볼 필요가 있습니다. 이것은 또한 가르침, 지시 및 치료를 통해 움직임을 설명하는 방법에 대한 의미도 있다. 예를 들어, 한 영역의 색조나 질감 변화가 나머지 구조에 어떤 영향을 미치는지 설명할 때 "근막 신체(myofascial body)의 가슴 부위"와 같은 언어를 사용하는 것이 좋다.

그 이후로 근막 연결은 구조적 통합에 관한 연구 초기부터 1998년부터 2003년까지 Thomas Myers(Anatomy Trains의 저자)와 공동으로 가르치고 지원하는 작업부터 근막을 탐색하는 지속적인 실습에 이르기까지 저의 관심사이자 작업 방식이었다.

Julian Baker가 "여기서 우리는 몸을 해부하는 것이 아니라 지식을 해부하고 언어를 해부하고 우리의 신념을 해부하고 있습니다."라고 했듯이, 해부는 신체를 어떻게 이해하는지를 바꾸고 근막 연결의 렌즈를 통해 신체의 움직임을 탐색하고 이해하는 다양한 방법을 가질 수 있다.

이것은 우리가 해부 연구에 들어갈 때마다 매우 분명하게 드러난다. 또한, 명백한 것은 이미 제안된 일부 지도(map)와 다른 연속성으로서 일련의 근막구조이며, 이것은 효율적인 측면으로 운동 패턴을 이해할 수 있다는 것이다. 이러한 의미는 나를 30년의 경력 중 지난 15년 동안 움직임, 해부 및 도수 치료 분야의 연구 분야로 이끌었다.

여기에 제시된 아이디어는 나의 곧 출간될 책인 Anatomy Slings, Variations in Myofascial Conti nuities에서 근막 슬링과 같은 연속성의 가능한 9가지 변형 중 2가지에서 나온 것이다. 또한, 이것이 해부하면서 생성된 모델임을 분명히 할 것이며, 모든 해부 과정은 파괴에 의한 생성 과정이다. 우리는 전체를 분해하고 구조의 무결성을 분해하고 있다…. 이러한 탐색은 근막 연속성의 영향을 받으며 이 과정에서 '전체'를 계속 존중할 것이다.

우리는 흥미로운 효과가 있는 다양한 운동 및 도수 요법에서 신체의 이러한 영역에 많은 관심을 가지고 이 짧고 슬링 같은 근막 구조가 운동에 미치는 영향을 살펴볼 것이다. 자 먼저 배경을 살펴보자.

새로운 시각(A new way of seeing)

우리는 해부학에 대한 아이디어가 도전받는 시대에 살고 있다. 구조에 대한 새로운 관점, 생체 역학에 대한 다양한 고려, 구조가 어떻게 안정성을 생성하는지, 그것이 의미하는 것이 무엇이든 "자세"를 구성하는 요소에 대한 검토가 계속되기 때문이다. 우리는 많은 선구자들이 우리의 해부학과 기능에 대한 놀라운 통찰력과 새로운 탐구를 통해 시각을 전환하여 도수 요법, 훈련 시스템, 움직임 치료, 일부 의료시술에 이르기까지 창의적이고 다양한 방법을 가져왔다.

특히 근막 시스템에 대한 연구와 연구는 이전에 알고 있었던 지식에 관한 확인뿐만 아니라 새로운 아이디어의 폭발을 이끌었다. 근막의 존재는 1800년대 구조의 지도 삽화와 A.T의 저술을 통해 오랫동안 알려져 왔다. 100년 이상 전의 일다.

여기에서 나는 다른 방법으로 일부 근막 구조가 어떻게 서로 연결/관련되어 있는지 지속적인 관점을 가지고 탐구하겠다. 우리가 무언가를 다른 관점에서 볼 때 우리의 전체 풍경과 전략이 바뀔 수 있다. 바라건대, 더 에너지 효율적인 방식으로 말이다.

우리는 "고착화"되었다고 생각하는 것에 대한 우리의 비전을 형성하는 데 도움을 준 다양한 개인을 살펴보는 것으로 시작할 것이다. 이들은 특정 경로를 따라가는

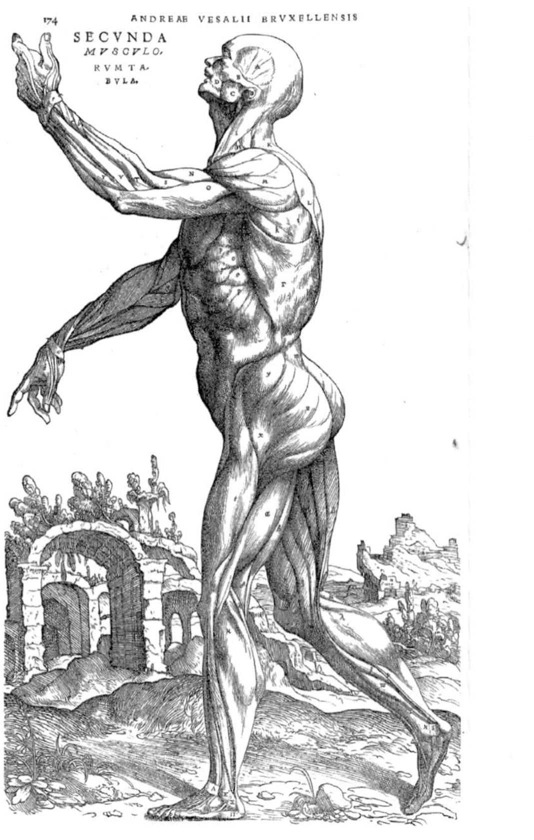

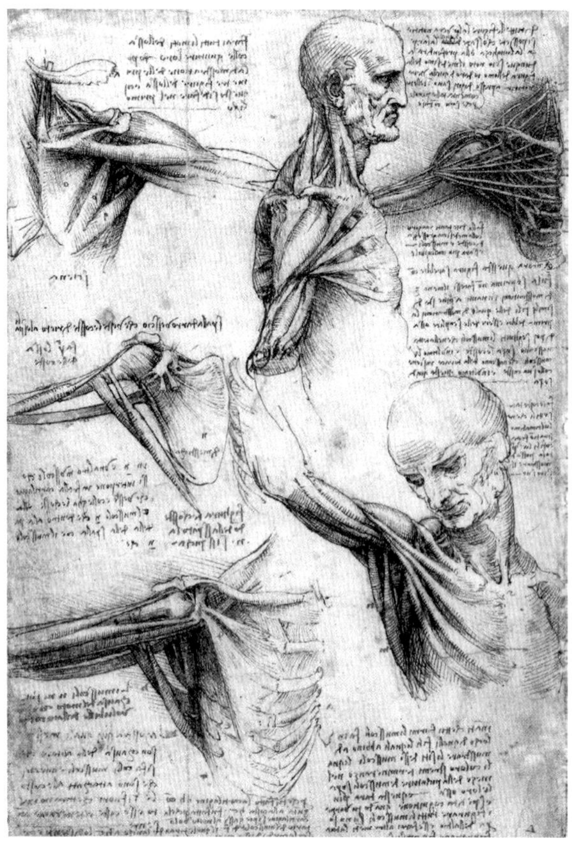

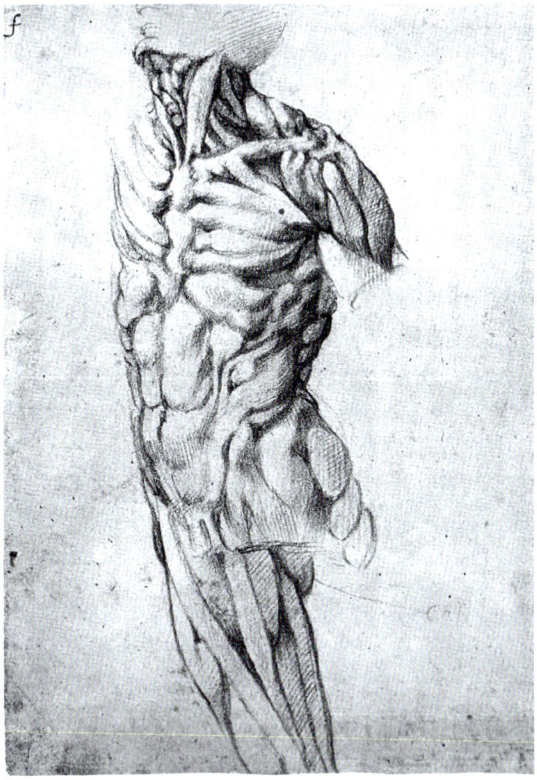

일부 핵심 인물일 뿐이다. 앞으로 더 많이 추가될 수 있고 추가될 것이다.

관점(우리가 해부학을 보는 방식)을 점진적으로 변화시킨 최초의 해부학자 중 한 명으로, Gelen의 해부학 교과서에 결함이 있어 교체해야 한다고 주장하면서 학생들이 해부에 참여할 필요가 있음을 깨닫고 연구에 혁명을 일으켰다. 그는 우리에게 다양한 방식으로 우리의 구조를 해부학적으로 보여주는 이미지를 주었다.

Vesalius와 함께 예술가, 디자이너, 엔지니어, 건축가인 Leonardo da Vinci를 비롯한 다른 예술가와 선구자들은 해부학적 구조를 탐구하고 사물이 어떻게 연결될 수 있는지 종이에 작업하였다. 이것은 사람 형태에 대한 15세기 텐세그리티 아이디어를 나타내는 그림들이다.

또 다른 예술가, 조각가, 건축가, 공상가인 미켈란젤로는 다비드 상이라는 절묘한 작품을 만들었는데 이것은 공개되었을 때 아름다움과 대칭성에 사람들이 경탄하였다.

Raymond Dart는 신체 주위를 순환하는 상호 연결된 슬링의 형태로 근막 연속성을 탐구했다. 1917년 의과대학을 졸업하고 1923년 요하네스버그에서 해부학 교수가 되었다. 그는 인류학적 연구로 잘 알려져 있었다. Dart는 1940년대 후반에 Alexander Technique 세션을 가졌고 그것이 그의 남은 생애 동안 그의 작업에 영향을 미쳤다고 주장했다. Raymond Dart는 골반의 오른쪽을 어깨와 목에 연결하는 인간 근육의 이중 나선 배열에 대한 인식을 가져왔으며, 연결된 근육 구조의 시트로 몸을 대각선으로 둘러싸고 있다. 여기서 우리는 기능적 근막의 시작을 볼 수 있다.

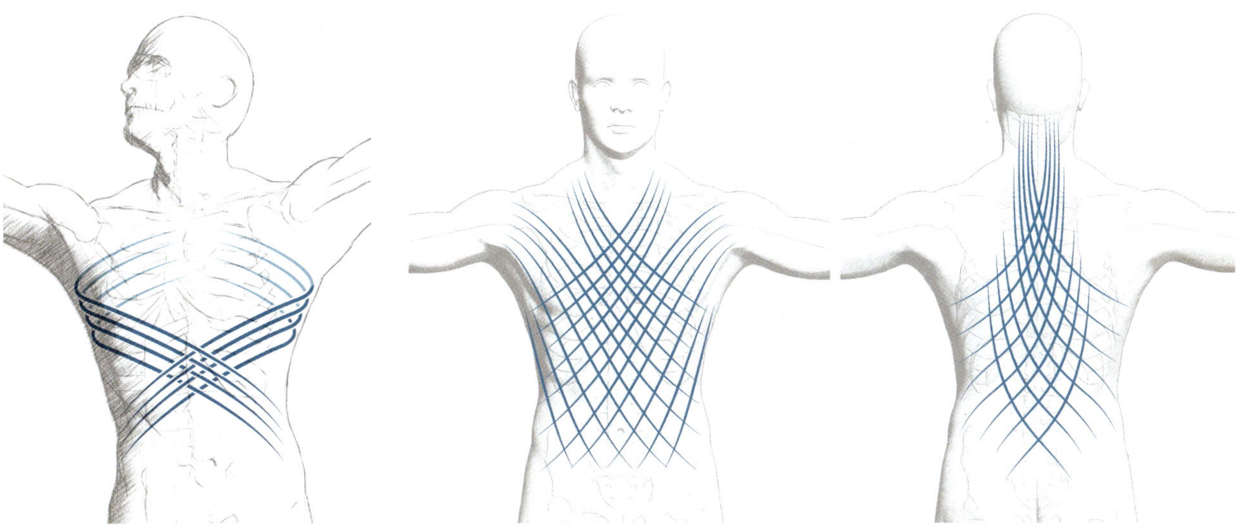

John Hull Grundy 교수는 해부학적 탐구 측면에서 볼 수 없는 방식으로 레이아웃과 기능을 탐구한 또 다른 선구자였다. Grundy 교수는 런던 King's College에서 공부했다. 초기 경력에서 그는 왕립 육군 의과대학에 합류하기 전에 미술을 강의했으며 해부학 및 건축 강사로도 활동했다. 그는 학생들에게 사실을 그대로 전달하기보다 스스로 학습하도록 독려했다.

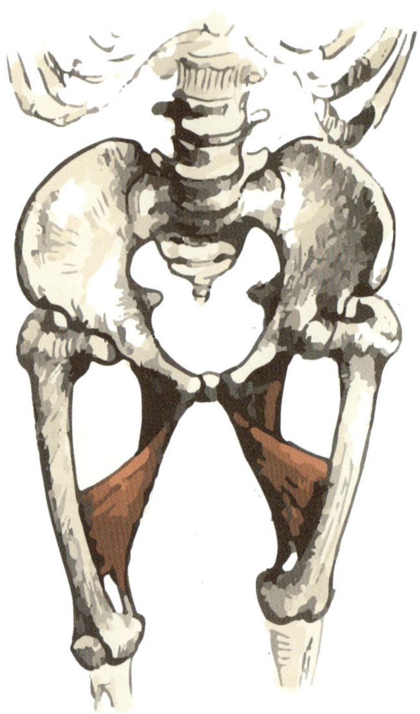

Kurt Tittel은 선구자이자 개척자였으며 Raymond Dart와 함께 1956년에 처음 출판된 그의 획기적인 저서인 Muscle Slings in Sport에서 신체의 슬링 유형 배열을 탐구했다. Tittel은 대학에서 의학 박사 학위를 취득했다. 라이프치히에서 박사 학위를 취득하고 1952년에 스포츠의학 개업을 설립했다. 그는 해부학, 특히 운동선수의 기능적 해부학에 관심이 있었고 1964년 라이프치히에 있는 독립 스포츠의학 연구소 소장이 되었고 계속해서 스포츠의학협회 회장을 역임했다. 스포츠의학 분야에서 500편 이상의 출판물을 보유한 그는 독일 스포츠의학의 아버지로 간주된다.

Tittel은 독일 해부학자 Herman Hoepte의 영향을 받았으며, 그는 형태와 기능을 탐구하는 관점을 형성했다. Tittel은 근육, 뼈, 힘줄이 전체와의 관계를 고려하지 않고는 근본적으로 이해할 수 없다고 보았다.

Thomas Myers는 Rolfing 및 구조 통합의 실무자이자 1990년대 초 Rolf Institute의 해부학 교사였다. 그는 신체의 앞, 뒤, 옆 등을 따라 근육을 연결하는 게임 방식으로 근막 해부학을 가르치는 방법을 개발했다. Myers는 모든 해부학 책이 "단일 근육" 이론을 제안하고 그의

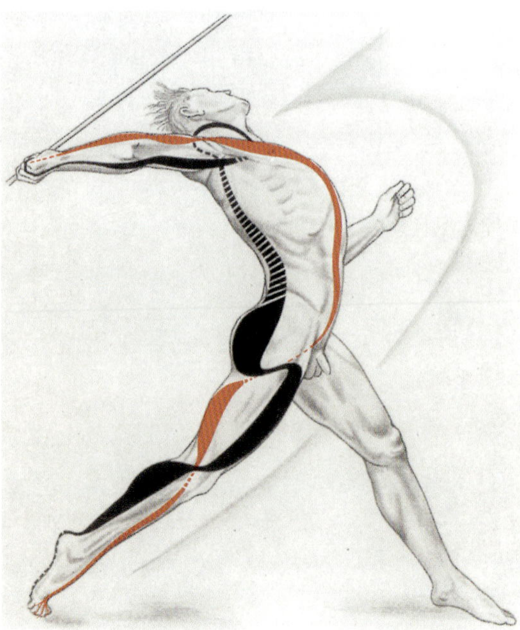

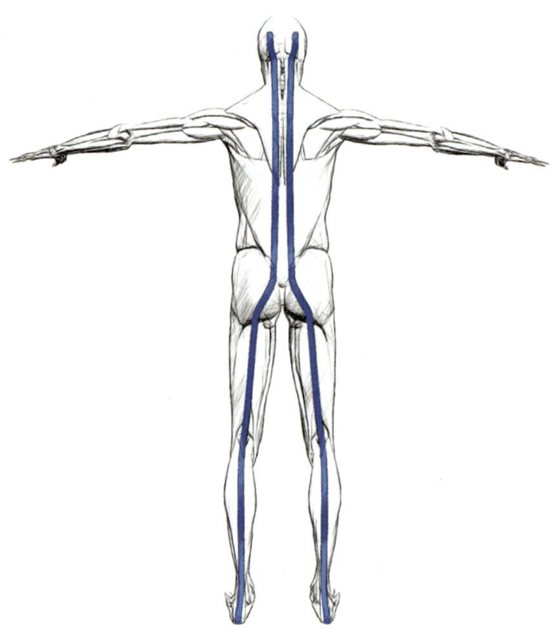

교사 Ida Rolf가 근막을 통해 모두 연결되어 있다고 제안하고 있음을 인지하였다. 그는 또한 이중 나선 배열로 몸통을 통해 근육을 연결하는 Raymond Dart의 기사를 보았다. 이에 대한 Tom Myers의 대답은 "왜 거기에서 멈추나요?"였다. 그리고 그는 이중 나선 배열을 다리까지 확장하여 전신 구조로 만들어 Anatomy Trains에서 세계적으로 인정받은 Spiral Line이 되었다.

그런 다음 Myers는 머리에서 발끝까지 연결된 많은 근육과 근막 라인에 이러한 연속성을 계속 만들었다. 이 개념에서 그는 근육 지도를 상호 연결된 네트워크로 보는 새로운 방법으로 근막 신체의 연결된 전신 보기를 만드는 획기적인 작업인 Anatomy Trains를 제작했다.
이것은 다시 한번 우리의 구조를 보고 단일 근육 이론을 넘어서는 또 다른 변화다. 이 작업은 Tom Myers의 감독하에 미국의 해부학자이자 해부 교사인 Todd Garcia의 능숙한 지시도 뒷받침되었다.

인체를 고정된 3차원 형태로 다양한 배열로 볼 수 있는 과정인 표본화(plastination)를 개발한 사람은 Gunther von Hagens였다.

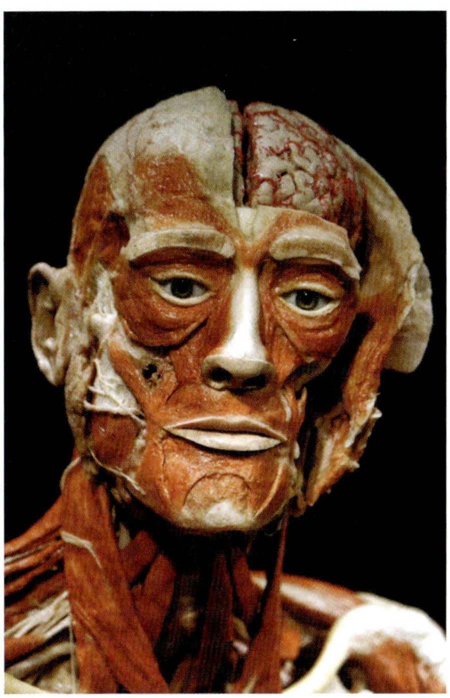

표본화(Plastination)

과학자이자 해부학자인 Gunther von Hagens가 1977년에 발명한 표본화(plastination)는 과학 연구 및 의학 교육을 위해 분해를 멈추고 해부학적 표본을 보존하는 획기적인 방법이다. 사체 조직 보존의 혁신적인 방법인 표본화(plastination)은 조직에 실리콘 고무를 영구적으로 주입하여 이전에는 불가능했던 수준의 세부 사항과 내구성으로 조직을 보고, 만지고, 연구할 수 있도록 한다. 연구 및 교육용 인체 해부학을 전시하는 이 방법은 Body Worlds 국제 순회 전시회를 통해 세계적으로 명성과 인지도를 얻었다. 이 전시회는 대중에게 근막 해부학 교육을 제공하는 데 도움이 되었으며 인체의 형태를 풀 수 있는 다양한 방법에 다시 눈을 떴다.

첫번째로 표본화를 사용한 근막 인체해부

표본화(plastination) 과정을 탐구하는 것은 근막 연구학회(Fascial Research Society)의 핵심 그룹의 초점이었다. 2018년 1월 근막 연구 과학자 Robert Schleip, 임상 해부학자 John Sharkey, 해부학 Carla Stecco 교수 및 Vladimir Chereminskiy 박사가 Guben, 독일, 국제적으로 찬사를 받는 Body Worlds 전시회의 세계 본부의 Plastinarium과 공동으로 Fascial Net Plastination Project, FNPP에 참여했다.

Fascia Research Society, Somatics Academy및 Gubener Plastinate(GmbH)의 협력으로 이루어진 FNPP는 근막 해부 방법을 훈련받은 해부학자, 보디 워커, 운동 교육자, 침술사, 물리치료사, 학자, 교수 및 의사로 구성된 국제 그룹이다.

그들은 함께 세계 최초의 3D 인간 근막 그물 성형 형태의 생성을 통해 인간 근막 해부학 교육을 발전시키는 것을 목표로 한다.

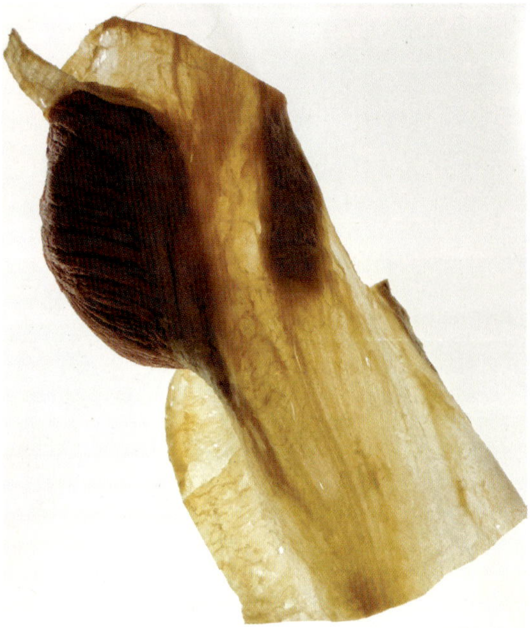

Body Worlds 전시와 유사하게 FNPP의 임무는 사람들이 근막의 복잡한 편재성, 형태 및 그것이 어디서 발견되었는지를 이해하는 데 도움이 되도록 영구적으로 고정된 인간 근막 표본을 만드는 것이다. 이 표본은 2018년 11월 독일 베를린에서 열린 제5차 근막 연구 회의에서 처음으로 전시되었다. 이 전시회는 세계 최초의 전체 근막, Body Worlds의 일부가 될 전체-바디 표본화를 만들려는 야심찬 3개년 계획의 첫 번째 단계가 완료된 것이다.

Carla Stecco, MD, 정형외과 의사이자 이탈리아 파도바 대학의 인체 해부학 및 운동 과학 교수는 "이것은 실험실을 벗어나 모든 사람에게 직접적으로 근막의 의미를 전달할 수 있는 독특한 기회입니다. 신체, 탄력성 및 완벽한 구조를 통해 연속성을 보여줍니다. 이 프로젝트는 지금까지 근막의 중요성에 대해 확신하지 못했던 모든 이들에게 눈을 뜨게 할 것입니다."라고 말하였다.

이 모든 창조적 개척자들은 우리의 비전을 확장하고 우리의 눈이 개별 근육 구조의 끝 너머로 더 "통합(whole) "적이고 통합된 세계를 볼 수 있게 해주었다.

스프링 장착 시스템(A spring-loaded system)

어떤 동물의 행동을 보면 친숙한 패턴을 보게 될 것이다. 휴식, 움직임, 움켜쥐기, 쉽게 이완된 움직임, 각성, 음식, 쫓기, 먹기, 휴식, 기지개/두둥거리기, 어슬렁거리기, 뛰기, 총총걸음, 오르기, 점프, 휴식, 경계, 쫓기는 아드레날린, 음주, 가쁜 호흡, 느린 호흡 등. 나는 규칙적으로 맑은 날에 우리 고양이가 개에게 쫓기고, 기어오르고, 어슬렁거리고, 먹고, 마시고, 쥐를 쫓고, 개에게 반항하고, 자는 고양이에 대해 설명했다. 동물은 삶의 균형 잡힌 패턴을 촉진하고 관절 네트워크인 "근막 구조"를 유지하는 모든 구성 요소를 가지고 있다. 시스템의 탄력성을 유지하는 것은 움직임의 용이함, 가벼움, 우아함 및 균형을 위해 필수적이다.

다양한 기간으로 진행되는 마스터즈 육상 훈련을 하는 아버지의 규칙적인 움직임을 보면 위의 설명과 크게 다르지 않다. 길고 쉬운 달리기, 쉬운 늘리기 작업, 플라이오메트릭 스타일 동작, 가동성 작업, 스트레칭 및 풀기 작업, 스프린트 챌린지, 플라이오메트릭, 가볍고 무거운 하중으로 웨이트 트레이닝, 그리고 경쟁, 아드레날린, 에너지 방출, 거친 호흡, 부드러운 호흡, 증가된 체액 흐름, 적절한 요구를 충족시키기 위한 식사, 휴식, 가벼움, 운동 용이성(스포츠에서 효율성에 중요해짐). 유사한 순서는 일상적인 움직이는 삶의 균형 잡힌 패턴에 도움이 될 것이다.

맞물리면 근육 조직이 근막 주변에 긴장을 주어 더 가깝게 끌어당긴다. 이 장력은 근육 내 압력을 증가시켜 구조 전체에 걸쳐 힘 전달을 계속 도우며 이상적으로는 운동 효율을 유지한다.

모든 근막 조직은 탄성 및 운동 에너지의 양을 저장하며 이는 신체 전반에 걸쳐 다양하게 존재한다. 우리의 힘줄, 인대(다른 정도) 및 근막 조직은 모두 탄성 에너지를 저장하고 방출할 수 있다.

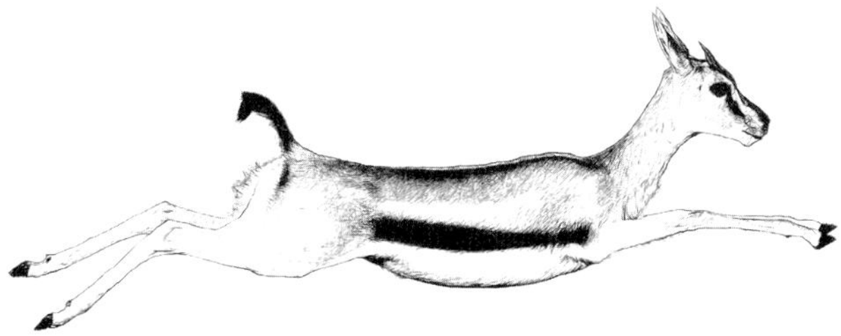

우리 인체조직에 탄력 있는 물질이 많다는 사실을 감안할 때 조직이 변위되고 반동할 수 있다는 걸 알 수 있다. 시스템에 유체가 가득 차면 이것은 더 많이 발생한다.

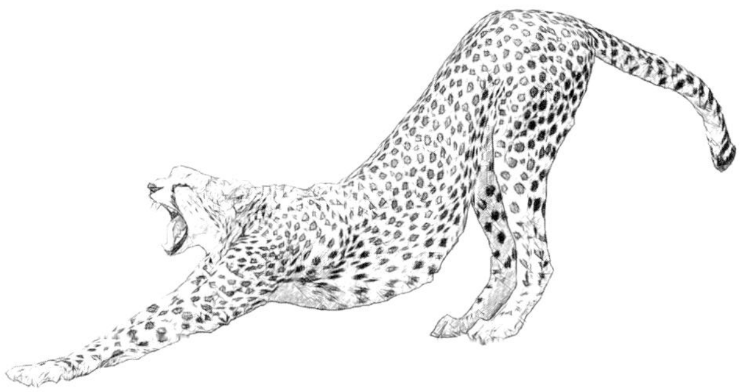

사슴의 힘줄, 그리고 말과 낙타의 힘줄과 인대는 엄청난 탄성력으로 인해 로마 시대에서 그 이후까지 투석기, 활줄, 밧줄을 만드는 데 사용된 것으로 알려져 있다.

캥거루는 호핑을 통해 흥미로운 탄성 잠재력을 보여준다. 연구에 따르면 캥거루의 다리에서 스프링과 같은 움직임이 발견되었다. 힘줄을 포함한 근막 조직은 탄성 밴드처럼 긴장된다. 여기서 고려해야 할 사항은 힘줄이 스프링 역할을 하고 근육이 장력 생성기 역할을 한다는 것이다. 이것은 저장된 에너지의 효율적인 방출을 가능하게 하여 캥거루가 엄청난 양의 산소 소비 없이도 할 수 있는 엄청난 도약을 가능하게 한다. 가젤은 유사한 특성을 나타낸다.

과학자들은 그 이후로 인간의 근육과 근막 조직 사이의 힘 전달 메커니즘이 걷기, 점프 및 달리기 중에 캥거루 및 가젤의 운동 저장 잠재력과 유사한 운동 저장 잠재력을 가지고 있음을 발견했다. 강화된 저장된 에너지가 이를 가능케 한다.

돌을 땅에 떨어뜨리면 구조가 많이 반동하지 않거나 재료에 따라 부서진다. 고무 공을 떨어뜨리면 탄성이 있어 여러 번 튕겨 나온다. 스테인리스 스틸 공을 단단한 표면에 떨어뜨리면 초기 바운스가 상당히 높다. 사실 스테인리스 스틸에 더 빨리 에너지를 반환할 때 저장된 에너지가 더 크기 때문에 고무 공보다 더 높게 튕긴다. 여기서 핵심은 저장된 에너지이다.

"모션(motion)은 로션(lotion)이다."
—에릭 달튼

인체조직은 기본적으로 탄성 저장 메커니즘이기 때문에 다른 방향으로 움직이고, 힘을 반발하고, 흡수하고, 분산하는 능력은 근막을 지향하는 다른 생물의 경우와 마찬가지로 우리 본성의 일부이다. 인체조직의 질은 노화 과정, 움직임, 질병, 통증 및 부상이 감소함에 따라 감소할 수 있다. 운동 부족은 조직, 근막 및 근육 사이의 활주 경계면을 경직시킬 수 있으며 서로 조밀화되어 운동을 제한할 수 있다.

탄성 섬유 조직은 덜 조직화되어 운동 범위가 감소할 수 있다. 근육은 사용하지 않을 때 위축의 과정을 거칠 수 있다. 석고 깁스를 한 팔을 생각해 보자. 2주 동안 움직이

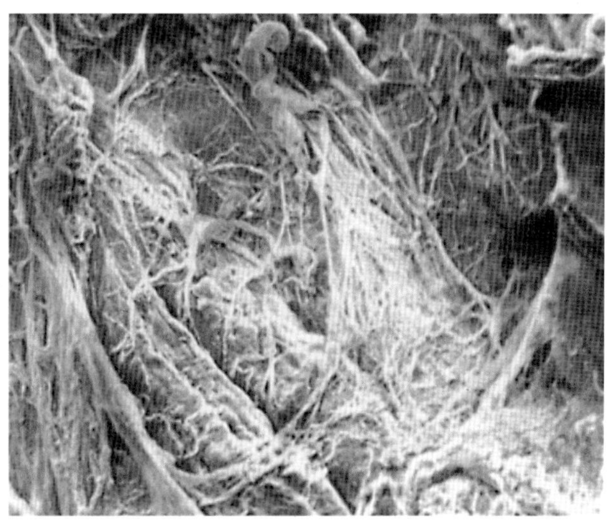

지 않아도 근육은 눈에 띄게 작아진다. 근육 조직이 감소함에 따라 더 많은 콜라겐이 축적된다. 콜라겐은 더 단단한 물질(Stecco)이므로 움직임이 조금 더 제한적이다.

나이가 들어감에 따라 근육량이 감소하기 시작하고 콜라겐이 다시 증가하므로 사람들은 노화와 함께 경직되는 것을 알게 된다.

"나이가 들어감에 따라
근육량 감소를 늦추는 것이 중요하다."
–A.Carter, 세계 및 유럽 마스터 육상 챔피언

그것은 하중 지지, 체중 및 저항 작업에서 시스템 주변의 긴장적으로 균형 잡힌 움직임을 찾는 과정이다.

근막 조직은 온도에 반응하는 것으로 알려져 있는데, 낮은 온도에서 콜라겐이 변화하면 우리 몸이 굳어지게 된다(Antonio Stecco, Ulm University). 균형 잡힌 근육량을 유지하는 것은 그 조직에서 더 따뜻한 환경을 유지하는 데 도움이 되는 대사 과정을 가지고 있다.

텐셔날리티(Tensionality)

"우주에는 위아래가 없고 안과 밖만 있을 뿐이다."
—Buckminster Fuller

Fuller의 인용문에 언급된 반대 세력은 동일한 것의 두 측면이며 서로에 대해서만 존재한다. 압축 요소는 장력을 생성하고 그 반대의 경우도 마찬가지다. 우리의 근막/골막 신체를 통해 발생하는 다양한 힘을 탐색할 때 인장력과 압축력이 모든 순간에 함께 춤을 추는 관점에서 볼 수 있다.

위층으로 올라가 무언가를 집어 들기 위해 몸을 돌리고, 무언가를 들고 있는 동안 커피 컵을 잡으려고 몸을 기울이는 간단한 행위, 다른 손은 이러한 결합된 힘을 무수히 사용한다. 단순히 서거나 걷는 것은 우리 시스템 전체에서 자유롭게 사용할 수 있는 에너지와 힘의 균형이다. 그러나 균형이 맞지 않으면 신체의 다양한 부위에 더 많은 노력과 부하가 가해져 긴장, 움직임 제한 및 통증을 유발할 수 있다.

모델 골격은 일반적으로 정골의학 또는 물리치료사, 병원 대학 강의실, 필라테스 또는 요가 스튜디오의 프레임에 서 있는 것으로 묘사된다. 아래에서 기둥이 관통되어 연결부에 클립, 와이어 및 나사가 연결되어 있다. 고고학 발굴에서 해골이 나타나기 때문에 이 지지대를 치우고 바닥에서 조각난 것을 찾는다.

우리가 마법처럼 부착물을 사라지게 하고 떨어지는 해골을 촬영할 수 있다면, 우리는 그것이 아마도 땅으로 나선형으로 떨어지는 것을 볼 수 있을 것이다. 이것은 모든 관절 끝이 얕고 깊은 곡선에 이르기까지 둥글고 구부러지기 때문이다.

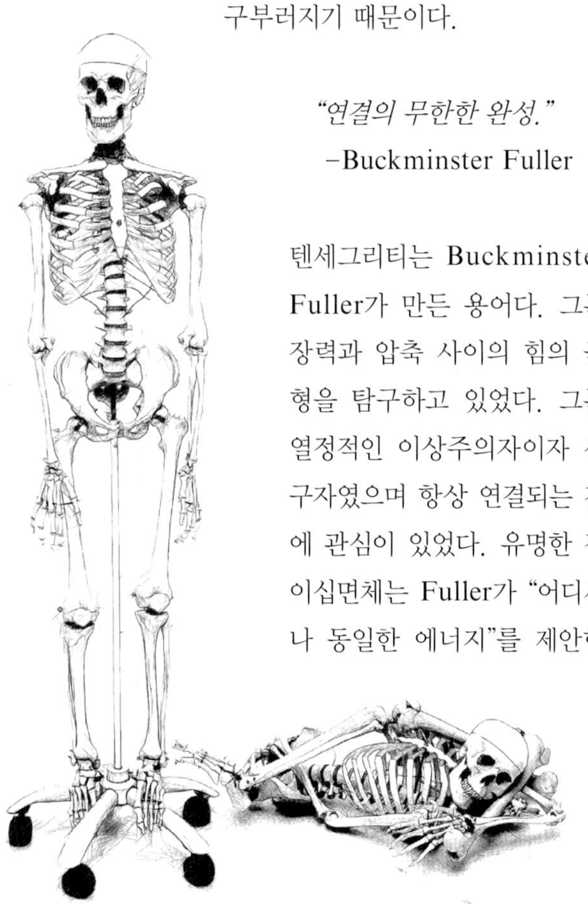

"연결의 무한한 완성."
–Buckminster Fuller

텐세그리티는 Buckminster Fuller가 만든 용어다. 그는 장력과 압축 사이의 힘의 균형을 탐구하고 있었다. 그는 열정적인 이상주의자이자 선구자였으며 항상 연결되는 것에 관심이 있었다. 유명한 정이십면체는 Fuller가 "어디서나 동일한 에너지"를 제안한

텐세그리티의 간단한 예다. 건축가인 Buckminster Fuller는 에너지 효율적인 구조로 작업하는 방법에 영감을 주었다. 이러한 이해는 또한 힘을 분산시키는 능력으로 지진을 관리하기 위해 건물을 구성할 수 있는 방법으로 이어졌다.

Kenneth Snelson(1927년 출생)은 여러 지점을 케이블로 밀고 연결한 합금 튜브 또는 막대의 조합으로 많은 "부유 압축" 구조를 구축한 설치 예술가였다. 케이블과 튜브의 조합은 튜브가 케이블에 매달려 있고 서로 닿지 않도록 여러 가지 방법으로 구성되었다. 이 디자인은 어떤 모양이나 형태로든 만들 수 있으며 가볍고 에너지 효율적이며 상대적으로 유연한 힘의 균형을 만들기 위해 케이블과 튜브의 길이에 따라 다르다.

이 설치물 중 하나는 1970년대에 성형외과 의사인 Stephen Levin에게 영감을 주어 예를 들어, 브론토사우루스, 디플로도쿠스 및 거대한 공룡의 목과 꼬리뼈가 매달린 상태를 유지하기 위해 뼈 사이의 특정한 동적 장력을 이해하게 되었다. 물리적 구조에 대한 그의 이해에서 이 생물들은 압축과 균형을 이루는 장력/서스펜션의 역학 없이는 스스로를 지탱하는 것이 불가능할 것이다. 이 거대한 생물의 목과 꼬리는 그들이 지탱하기에는 너무 거대하다.

Levin은 Snelson의 설치물 중 하나를 보고 그것이 케

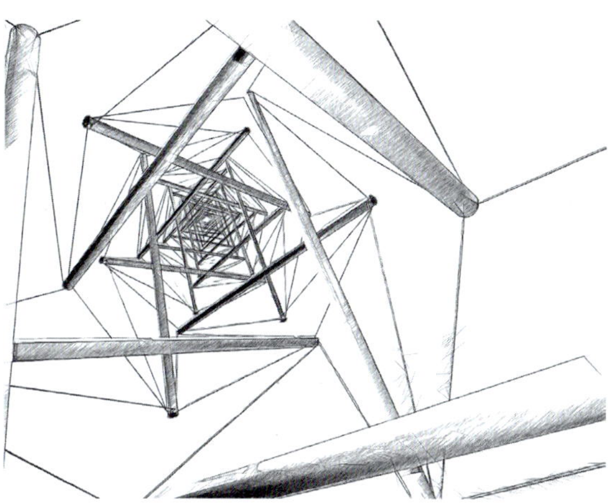

이블로 연장된 수평 버팀목이 어떻게 매달려 있는지 정확히 보았다. 공룡의 목뼈는 힘의 균형 하에 부드럽고 강한 조직에 의해 매달려 있었다.

기본 텐세그리티 모델인 정이십면체를 통해 제안될 수 있다. 이는 다양한 분야에서 확인되고 공학, 건축학 등의 학문에서도 연구되어 여러 방향으로 해석됨에 따라 케이블이 단단할수록 시스템 내에서 더 많은 움직임을 허용하는 것으로 이해된다.

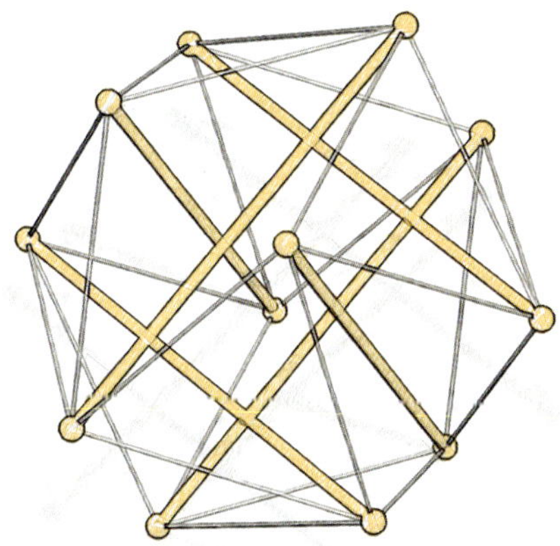

텐세그리티는 회복력; 충격력을 흡수하고 시스템에 미치는 영향을 최소화하여 분산시키는 능력을 나타낸다. 구조의 지연, 일반적으로 경직되지 않은 장소의 경직, 접착, 치밀화, 무질서한 방향이 있는 경우 힘이 충분히 빨리 소산되지 않고 부상의 가능성이 있다.

특정 인장력은 힘을 관리, 부하, 포착 및 해제할 수 있는 신체 주변의 특정 영역에서 투석기 유형(catapult-type) 효과: 조직의 인장강도를 이용한 탄성력 효과)를 생성할 수 있다. 조직의 장력 특성은 다양한 정도로 부하를 가하고 방출하면서 이러한 잠재력을 잘 나타낸다. 하중이 적절하게 배치되고 지지 조직이 이를 유지하면 방출된 에너지가 필요한 곳으로 보내져 구조를 통해 효율적인 움직임을 생성할 수 있다.

"어디서나 같은 에너지"는 Buckminster Fuller의 인용문이기도 하다. 그러나 사람이나 동물의 몸에서는 그렇

지 않다. 에너지는 다른 영역에서 다른 수준으로 분산된다. 일부는 더 부드럽고 느슨하고, 일부는 단단하고, 일부는 단단하고, 일부는 단단하고, 일부는 팽팽하고, 일부는 뒤틀리고 나선형이다. 그 변형은 엄청나지만 모두 합쳐져 하나의 전체 동작, 전신 이벤트를 만든다.

이것을 좀 더 사실적으로 표시하려면 20면체에 약간의 탄성 밴드가 필요하고 기타 줄, 가는 고무줄, 집착 필름, 풍선, 옷걸이 철사 및 스프링이 필요하다. 일부 구조는 짧고 일부는 매우 길며 함께 적절하게 작동한다.

이것은 우리 몸에 작용하는 힘의 엄청난 다양성과 이들 사이의 균형을 가장 잘 보여줄 것이다. 긴장된 상태는 편안함과 침착함의 품질을 창출해야 하기 때문이다.

우리는 또한 유체 또는 젤 유형의 유체로 채워진 풍선을 생각할 수 있다. 이것은 유체 압력과 긴장된 풍선 피부의 조합이다. 유체가 너무 적으면 풍선이 여전히 탄력적일 수 있지만 잘 튀지 않을 수 있으므로 팽창시켜야 한다. 유체가 너무 많으면 풍선의 인장력이 손상될 수 있다. 이것 역시 우리의 형태에 나타나는 인장력과 압축력의 조합이다.

근막 슬링(slings) 및 연속성(continuities)

근막 연구 분야에서 우리가 이해하는 바와 같이 신체의 각 구조는 섬세한 모세혈관 구조, 신경 섬유, 장기를 둘러싼 조직, 초와 힘줄과 관절, 다양한 외피와 근육 조직에 이르기까지 근막으로 싸여 있다. 콜라겐, 엘라스틴 및 레티쿨린 섬유는 모두 기저 물질로 알려진 조밀한 유체 기반 내에서 구성된다. 여기서 우리가 특히 집중하는 요소는 근막이다. 근막은 신체의 모든 근육 조직을 둘러싸고, 나누고, 포함하는 결합 조직에 주어진 이름이다. 근막 조직은 각 영역, 묶음, 묶음 그룹을 둘러싸고 있는 개별 근육 섬유를 통해 근육 구조를 관통하고 결국에는 근육체 자체까지 침투한다. 이것은 또한 그것의 다양한 힘줄 끝과 골막으로 알려진 뼈의 피부를 향해 혼합되는 방법을 포함한다. 이것은 근막체와 골막체가 만나는 곳이다.

실제로 우리는 최적의 모터, 최소한의 압축 및 균형 잡힌 장력을 생성하기 위해 뼈 구조 주변의 주요 영역에 계류가 있는 골격 구조 주위에 여러 번 접힌 하나의 근육을 가질 수 있다고 생각한다.

여기에서 간단히 요약하자면,
"우리는 복잡한 종이 접기 조각이다."
—Thomas Myers

물론 해부학은 이것을 개별 근육으로 나누었고 이것은 우리가 따라야 하는 모델이며 위치 지정 및 기본 국소 가능한 기능에 대한 유용한 지도를 제공한다. 우리가 현재 보고 있는 근막 연속성은 개별 부분을 머리에서 발까지 선으로 연결하여 이 구조를 다시 한 번 해부하고 다시 긴장 균형과 골격을 이해하는 데 훌륭한 모델이다.

여기서 우리는 또 다른 모델을 생성한다. 모델 아이디어에 따라, 해부학이 개념을 훈련할 때 조직에서 형성된 경로를 따라 급격한 각도 변화나 급격한 깊이 변화 없이 해당 수준에서 계속되는 또 다른 모델을 만든다.

예를 들어 우리가 다리를 볼 때 조직의 움직임, 모양 및 방향의 경로를 따르면 팔다리가 쉽게 움직일 수 있도록 모든 사람이 집합적으로 작동하는(우리는 희망하는) 방대한 방향을 볼 수 있다. 근막 지향적인 절개의 특정 방법을 통해 흥미로운 패턴, 경로 및 모양이 발생한다.

근막 조직의 특성, 섬유 방향의 배치 및 조직에 대한 다양한 밀도는 각 근막 단위(즉, 근육)의 모양을 결정할 뿐만 아니라 전달하고 반응하고 재배치하는 벡터힘과 하중도 결정한다.

로드 캡쳐(Load capture)

슬링을 닫힌 구조나 투석기(catapult)로 생각할 때 하중이 조직으로 전달될 수 있으며 구조적 배열이나 구조로 인해 힘을 운동학적으로 다음 슬링에 보내거나 다시 힘을 계속해서 몸으로 보낼 수 있다.

이것의 한 예는 우리가 발바닥 근막에 대한 아킬레스건의 강한 슬링 유형 구조에 종골이 앉아 있는 것을 볼 수 있는 Tom Myers의 Superficial Back Line의 고전적인 하부 영역이다. 이것은 발에서 위쪽의 팔다리와 몸으로 엄청난 하중을 재분배할 수 있다. 출발대에 있는 단거리 선수나 고양이나 개의 뒤꿈치를 생각해 보자. 이 투석기, 슬링 샷형 배열(sling shot-type)은 하중과 스트레스를 포착하여 이상적으로는 에너지 효율적인 방식으로 몸으로 전달한다.

다음으로 우리는 이러한 방향 전환 및 군대 관리에 도움이 될 수 있는 추가 구조를 탐색할 것이다.

"근막 조직을 해부하는 것은 하나의 간단한 접근 방식을 취합니다 ... 우리는 메스를 옆으로 밉니다."
—Thomas Myers

근막 연속성으로서의 햄스트링

Anatomy Trains에서 알 수 있듯이, Superficial Back Line은 발바닥 근막, 종골 근막, 아킬레스 건, 비복근과 가자미근, 슬와, 슬괵근(햄스트링)을 포함하여 머리에서 발 또는 발에서 머리로 이어지는 일련의 연결된 근막 단위다, 천골결절인대, 천골근막, 척추기립근 그룹은 비장으로, 두피 근막은 눈썹 능선으로 연결됩니다. 그러나 햄스트링 자체를 하나의 근막구조로 간주하면 어떻게 될까? 만약 우리가 천골결절인대, 좌골결절근막을 총 햄스트링 힘줄에 포함시키고 반막양근과 반건양근을 따라가면 거위발(pes anserinus)로 이동한다.

근막 조직을 통한 긴장 전달 통로(strain line)를 따라 경골 및 경골 결절 주위의 공통 수렴으로 다시 한번 이 방향을 취할 수 있다. 만약 우리가 이 라운드(round)를 따른다면 그것은 우리를 앞쪽 경골의 최상부 "기점" 위의 근막 덮개로 데려간다. 이 모양과 방향을 따르면 조직이 비골 머리와 혼합되어 경골의 측면 근막으로 퍼지는 것처럼 구부러진 무릎이 대퇴이두근의 연결부에 대해 변형 패턴이 분명하고 분명해진다. 이것은 하나의 완전한 상호 연결된 근막 슬링으로 제거할 수 있다(해부 이미지 참조).

이것은 대퇴골을 매달고 있는 일련의 슬링을 다시 한번 완성하는 양면 기능이 있는 투석기의 모양이다.

이것은 잠재적으로 잠재적인 운동 에너지를 저장하는 인장 탄성 구조다. 움직임을 잘 활용하면 대퇴사두근과 고관절 굴곡근의 과사용을 방지하여 무릎 부상과 고관절 부상을 예방할 수 있다. 햄스트링이 아니라 "햄슬링(hamsling)"일 수도 있다!

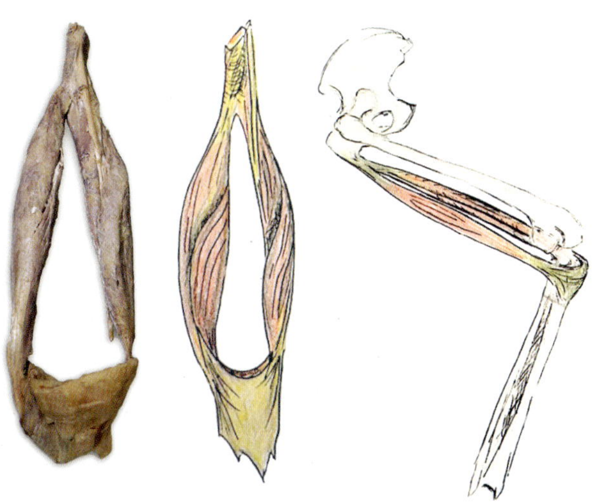

©Julian Baker ©Gary Carter ©Gary Carter

내전근 나비(The adductor butterfly)

다시 한번 근막 조직의 결을 따라 좌골가지, 치골가지, 치골결합에서 "메스를 옆으로 돌리는(turning the scalpel sideways)" 개념을 계속하면 우리는 대내전근을 따라서 치골근, 단내전근, 장내전근에서 전체 근막 단위를 찾을 수 있다.; 치골근막과 함께 이 전체 근막 구조는 치골 결합을 포함하는 골반 구조 및 각 대퇴골의 비늘선(linea aspera)으로부터 분리되었다. 우리는 하나의 전체 구조를 가지고 있다. 조직은 한쪽에서 다른 쪽까지 연속적인 것으로 밝혀졌다.

이 조직은 한 조각으로 허벅지의 많은 부분을 차지한다. 그것들은 무겁고 내전 구조가 허용할 수 있는 운동 범위를 허용하는 부드러운 배열로 구성되어 있다. 그러나 이러한 "나비" 형태의 배치를 전체적으로 보면 트램펄린이나 해먹과 같은 동작으로 다양한 런지, 넓은 보폭의 스쿼트동작과 같은 동작과 자세를 동적으로 처리할 수 있는 강력한 지지 구조가 된다. 무릎과 엉덩이 모두에 필요한 것보다 더 많은 부하와 긴장을 가하는 대퇴사두근과 고관절 굴곡 구조에서 추가 작업을 제거하는 데 도움이 되도록 약간 더 많은 부하를 가할 수 있는 곳이다.

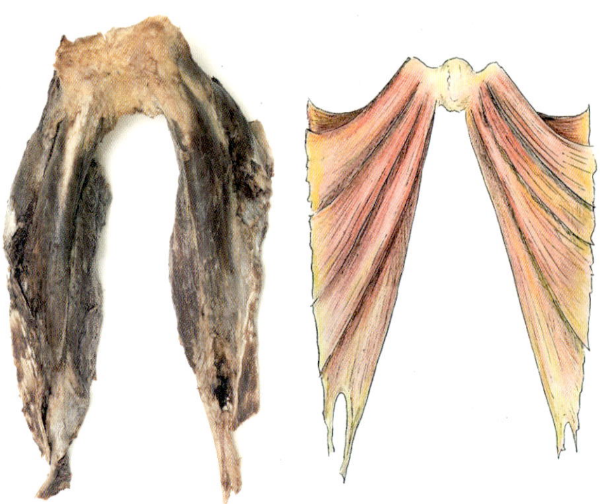

©Julian Baker

구조를 통한 새로운 탐색

여기에서 우리는 요가, 기능 훈련, 무술, 스프린트, 태극권에서 스웨덴의 Soma move 시스템에 이르기까지 몇 가지 연습과 분야에서 일부 운동이 이러한 근막 배열을 로드하고 참여할 수 있는 방법을 탐구한다. 이것들은 우리가 다른 관점을 적용할 수 있는 몇 가지 운동에 불과하다.

요가에서 부분 쪼그리고 앉는 자세 또는 의자 자세

이 위치 또는 "제스처(gesture)"를 통해 이동하면서 햄스트링 슬링에 대한 이해는 정착하는 데 유용한 위치가 될 수 있다. 체중이 이 슬링의 근막 장력에 약간(약 10%) 놓이도록 허용하면 대퇴사두근에서 과도한 노력을 가할 가능성이 있으며, 이는 때때로 무릎과 엉덩이에 도움이 되지 않는 부하를 추가할 수 있다. 무릎 뒤쪽을 통해 깊게 하고 앉아 있는 뼈를 무릎에서 뒤로 보내서 햄스트링 슬링의 근막 조직을 미리 긴장시킬 수 있다.

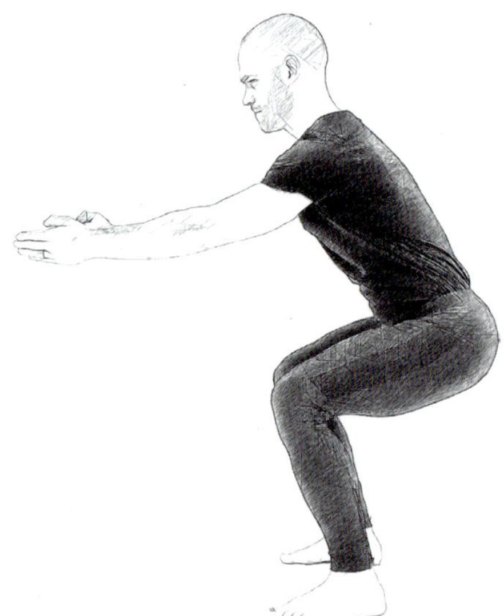

네발기기(Four point crawling)

이것은 우리가 모든 종류의 기능 훈련 시스템에서 볼 수 있는 자세이며 스포츠 및 무술을 위한 컨디셔닝 운동(conditioning)에 사용된다. 다시 한번 이 슬링에 약간의 휴식을 허용함으로써 슬링의 프리텐셔닝(pre-tensioning)은 고관절의 과도한 압축을 방지할 수 있고 더 자유롭게 흐르는 부력 운동을 도울 수 있다.

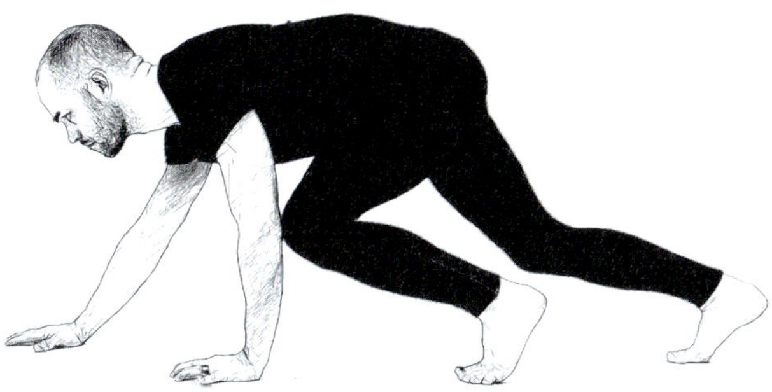

출발대에서 스프린팅(sprinting)

여기에서 슬링 조직을 긴장하게 하는 것이 가능하며, 여기서 다시 한 번 프리텐셔닝을 하며, 여기서 족저근막에서 종골, 아킬레스건 및 삼두근까지 슬링이 햄스트링 슬링과 함께 포함된다. 여기에 적절한 양의 긴장을 더하면 나머지 다리와 몸이 힘을 받아 움직이고 시작 위치에서 튀어오르는 힘을 모아 폭발적인 에너지 효율적인 동작을 할 수 있게 된다.

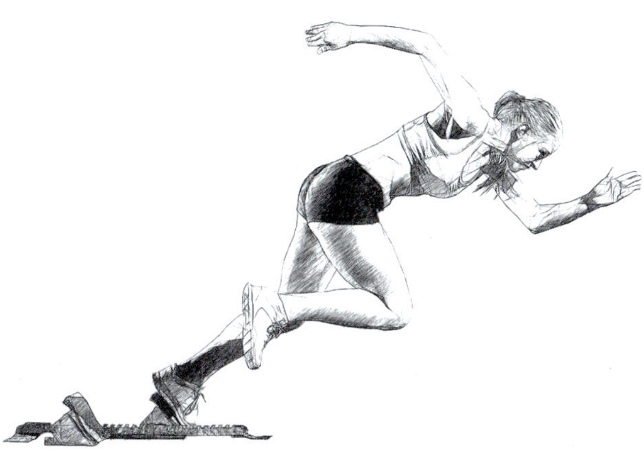

런지동작(lunge position)

이 자세를 취할때 고관절 굴곡근에 필요이상으로 집중되는 경향이 있다(노년층에선 약해진 장요근에도 함께 집중한다). 이 자세와 동작이 제공하는 통합과 자유로움에 집중되지 않을 수 있다.

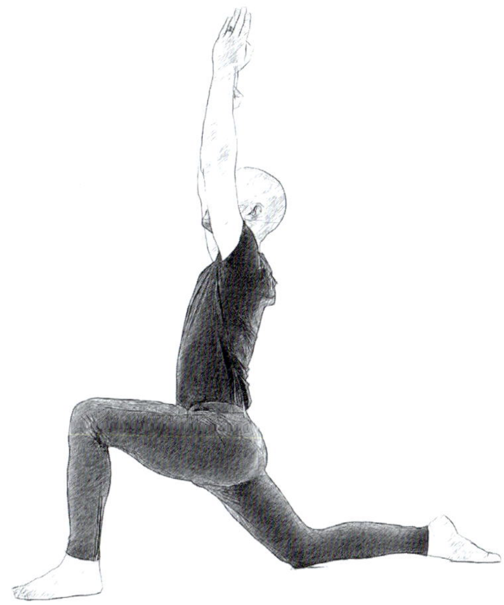

여기서 우리는 햄스트링 슬링(hamstring sling)과 함께 "내전근 나비(adductor butterfly)"에 주의를 기울일 수 있다. 다시 한 번, 이 조직에 약간의 휴식(무게의 약 10%)을 허용함으로써, 이 위치에서 고관절을 가로질러 자주 발생하는 "늘어나는" 및 "당기는" 감각보다는 마치 해먹에 있는 것처럼 무게를 가하면 골반 아래쪽을 가로질러 상당히 다른 자유 감각을 만들 수 있다.

말 자세와 전사 자세(Horse stance and warrior poses)

다시 말하지만, 내전근 근막 배열과 햄스트링 슬링 배열로 조금 더 휴식(10%)을 하면 고관절 굴근과 대퇴사두근이 강조되지 않고 필요한 것보다 더 많은 일을 하지 못하게 될 수 있다. 자세·동작의 이러한 품질은 이 동작에서 다음에 발생할 모든 움직임에 대해 더 많은 탄력성, 수명, 가벼움 및 효율성을 생성하는 데 도움이 될 수 있다.

Soma Move 연습

Soma Move및 유체 무술 형식과 같은 연습의 유동성을 탐구하고 이러한 근막 슬링 배열을 통해 고유 감각적으로 참여하는 방법을 이해하면 이러한 움직임을 쉽고 유연하고 자유롭게 만들 수 있으며 우리 시스템에서 탄성 에너지를 생성할 수 있다.

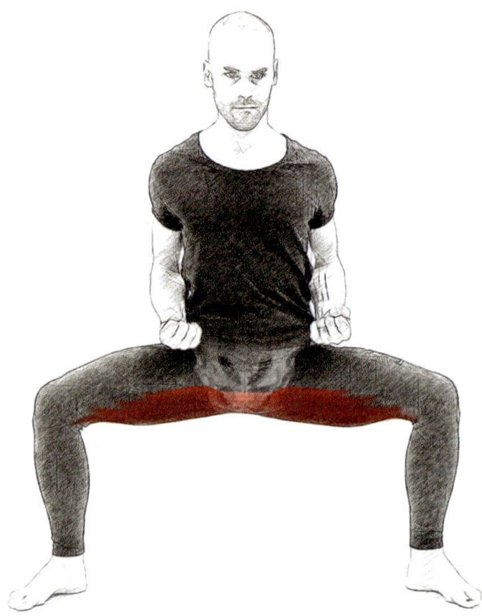

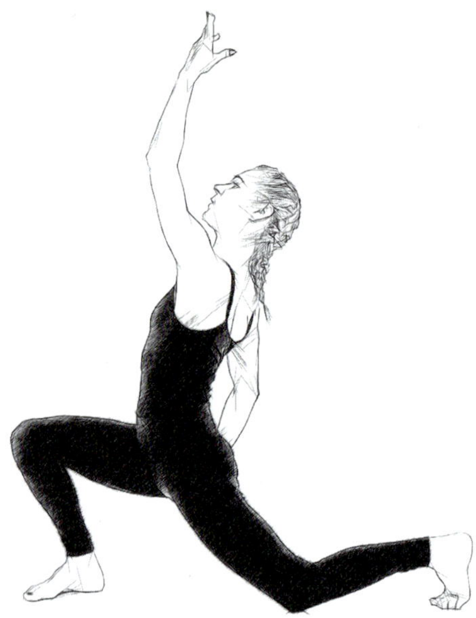

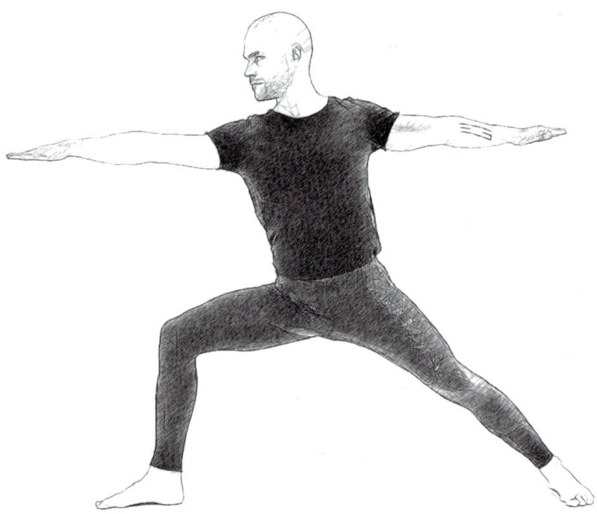

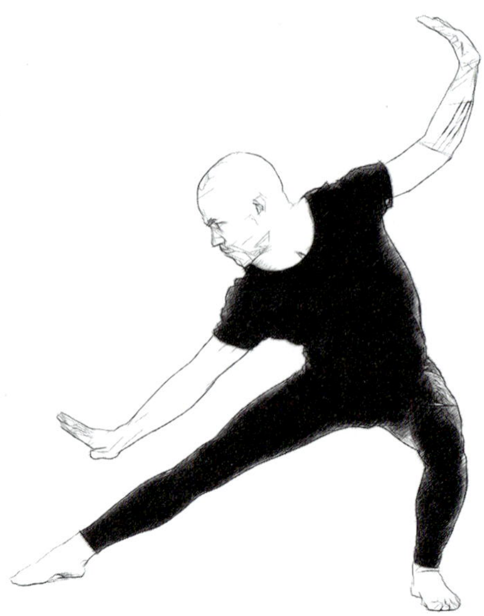

References

Müller DG, Schleip R; Fascial fitness, catapult mechanism, elastic recoil of fascial tissues. In E Dalton; *Dynamic Body: Exploring Form, Expanding Function*. Oklahoma City: Freedom From Pain Institute, 2011.

Earls J; *Born to Walk: Myofascial Efficiency and the Body in Movement*. Chichester: Lotus, 2014.

Fukunaga T, Kawakami Y, Kubo K, Kanehisa H; Muscle and tendon interaction during human movements. *Exercise and Sport Science Reviews* 2002, 30(3):106–110.

Grundy JH, Fischer, MO; *Human Structure and Shape*. Graz: Mouritz, 2015.

Hoyt DF, Taylor CR; Gait and the energetics of locomotion in horses. *Nature* 1981, 292(5820):239–240.

Huijing PA; Muscle as a collagen fibre reinforced composite: a review of force transmission in muscle and whole limb. *Journal of Biomechanics* 1999, 32(4):329–345.

Ingber DE; Tensegrity and mechanotransduction. *Journal of Bodywork and Movement Therapies* 2008, 12(3):198–200.

Kawakami Y, Muraoka T, Ito S, Kanehisa H, Fukunaga T; In vivo muscle fibre behaviour during counter-movement exercise in humans reveals a significant role for tendon elasticity. *Journal of Physiology* 2002, 540(2):635–646.

Kram R, Dawson TJ; Energetics and biomechanics of locomotion by red kangaroos (Macropus rufus). *Comparative Biochemistry and Physiology*. Part B 1998, 120(1):41–49. Doi: 10.1016/S0305-0491(98)00022-4.

Lesondak D; *Fascia: What It Is and Why It Matters*. Edinburgh: Handspring Publishing, 2017.

McDougall C; *Born to Run: The Hidden Tribe, the Ultra-Runners and the Greatest Race the World Has Never Seen*. London: Profile Books, 2010.

Myers TW; The "anatomy trains." *Journal of Bodywork and Movement Therapies* 1997, 1(2):91–101.

Schleip R, Klingler W; Fascial strain hardening correlates with matrix hydration changes. In TW Findley, R Schleip (eds); *Fascia Research–Basic Science and Implications to Conventional and Complementary Health Care*. Munich: Elsevier Science, 2007, p. 51.

Åsa Åhman

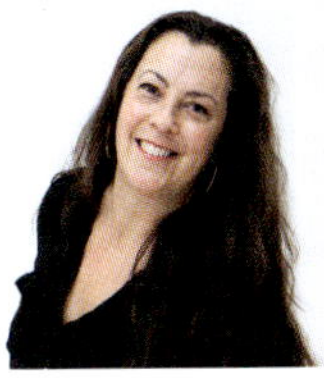

Åsa는 인증된 Rolfer™, Rolf Movement practice™ 및 요가 교사다. 그녀는 무의식적으로 신체에 긴장을 유발하는 운동 습관에 대한 자각을 불러일으키고, 이러한 습관을 깨고 오래된 반복적인 무의식 패턴을 신체 외부 공간에서 움직이고 상호 작용할 때 내부 공간을 신체가 유지하도록 하는 보다 의식적인 새로운 움직임 방식으로 대체함으로써 사람들이 건강과 웰빙을 개선할 수 있도록 이러한 양식을 사용한다.

중력이 몸을 더 자유롭게 움직일 수 있을까? 덜 힘들게 움직일 수 있을까? 인식과 보다 상세한 신체 지도는 자세와 이동 방식을 변경하는 두 가지 핵심 구성 요소다. Åsa는 스톡홀름에 있는 그녀의 클리닉에서 일한다. 또한, 스웨덴 전역에서 워크숍을 열고 있다.

CHAPTER 18

움직임이란 무엇인가?(What is movement?)

Åsa Åhman

"움직임이란 신체가 부르는 노래다."
–*Vanda Scaravelli*

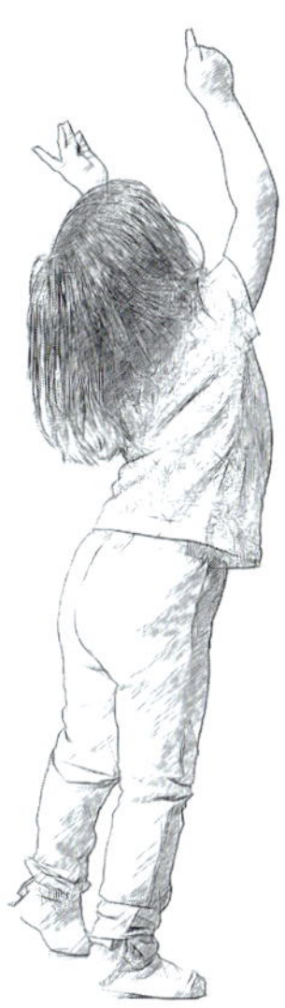

나는 움직임을 신체가 표현하는 방식이라고 본다. 신체가 필요하고 원하는 것을 얻는 것. 우리 인간이 움직임을 구현하는 다양한 방법은 인간의 수만큼 많다. 우리는 모두 독특하다. 내가 보기에 우리가 사는 삶은 몸이 그 사람의 이야기를 들려주듯 몸으로 나타난다. 항상 이해하기 쉽지 않지만, 그 안에 모든 것이 있다. 나는 롤퍼와 요가 교사로 일하면서 많은 신체를 볼 수 있는 사치를 누렸다. 우리 인간이 좋은 것과 나쁜 것을 포함하여 삶의 모든 내용에 대처하기 위해 생각해 낸 전략에 대해 계속 경탄한다. 우리는 사랑에 빠지고, 행복하고, 사고를 당하고, 트라우마, 문화적 신념, 패션, 부모의 조언 등을 경험한다. 우리는 잘 알지 못하기 때문에 우리가 하는 일에서 습관을 만든다. 우리는 항상 최선을 다하고 몸은 항상 주어진 상황에 최선을 다한다. 주어진 순간에 신체가 반응하는 방식은 장기적으로 건강에 좋지 않을 수 있으며 우리가 의도한 대로 반응하지 않을 수도 있지만, 항상 처한 상황에서 최선을 다한다. 물론 내 몸도 그렇다. 나는 나 자신의 여정, 내가 지금 어디에 있는지, 왜 그런지 이해할 수 있다. 나는 내가 고군분투하고 있는 몇 가지 문제, 고치고 싶은 습관을 본다. 그러나 그것이 전부는 아니다. 그러기 위해서는 다른 사람의 외부적 관점이 필요하다. 그러나 이제 나에 대한 인식과 인식을 개선하기 위해 더 많이 인식하기 위해 매일 노력한다.

나의 여정

나는 어렸을 때 스포츠나 신체활동을 등한시하고 노는 것을 즐겼다. 자전거 타기, 달리기, 나무 위 집 짓기 등의 육체적인 활동과 책 읽기가 그 당시 내활동의 전부였다. 아버지는 겨울에 크로스컨트리 스키를 타러 가라고 했고, 체육시간에 나에게 축구와 피구를 시켰다. 10대가 될 때까지 조직화된 신체 훈련인 가라테를 시작했다. 그것은 다른 차원의 운동이었다. 나는 가라데 연습에서 살아남기 위해 유산소 운동을 향상시켜야 했다. 달리기를 포함하여 야외에서 여름 훈련을 했다. 몇 년 동안 나는 클럽에서 훈련하는 유일한 소녀였다. 여름에 야외에서 훈련할 때 팀원들은 내가 따라잡을 때까지 기다려 줬다. 나는 쉬지 않았고, 내 심폐 능력은 빠르게 향상되었다. 또한, 나에게 더 많은 힘과 유연성이 필요하다는 것을 이해하기 시작했다. 그때는 스트레칭을 많이 했다고 말할 수는 없지만 적어도 근육을 단련하기 위해 체육관에서 운동을 시작했다. 체육관을 찾은 후 다음 단계인 그룹 피트니스로 넘어갔다. 에어로빅! 좋아했다! 훌륭한 음악. 음악으로 옮겨갈 수 있을 것 같은 기분이 들게 하는 멋진 선생님들. 나는 에어로빅의 모든 수업을 받았고, 종종 한 수업을 번갈아서 받았다. 그러나 거울로 덮인 방에서 이사하면서 외모와 몸무게에 집착하게 되었다.

나는 컴퓨터 공학 및 공학 석사를 하였고 고등학교에서 최고의 프로그램을 선택하고 스웨덴 최고의 공학 대학에 진학하여 교육 분야에서도 최선을 다하였다. 첫 직장을 구하자마자 (IT 컨설턴트로서) 에어로빅 강사가 되기 위해 2주간 휴가를 보냈다. 그 후 취미로 퇴근 후 그룹 피트니스를 가르치기 시작했다. 몇 년 동안 그렇게 했고, 튼튼한 체격으로 많은 운동을 다치지 않고 감당할 수 있었기에 더 박차를 가하였다. 개인 트레이너가 되기 위해 훈련을 받았고 그 무렵 어딘가에서 첫 요가 수업을 듣게 되었다.

요가를 발견하다.

나는 예전에 요가가 무엇인지 전혀 몰랐다. 나는 처음으로 아래를 향한 개 요가 자세를 취하고 내 내면의 대화를 들을 수 있었다. "요가의 목적은 무엇일까? 내 힘이 향상되지 않는다. 심장 강화 운동이 아니다. 왜 귀찮게 해?" 운이 좋게도 나는 한 번 더 시도했다. 아마도 이러한 유형의 훈련이 나에게 너무 생소하고 내 인생에서 그런 종류의 운동이 전혀 없었다. 요가는 결국 나를 다른 움직임으로 이끌었고 다른 동기 부여가 되었다. 그러나 수년 동안 요가는 단지 또 다른 신체 활동이었고, 내가 연습하고 개선할 수 있고 완벽할 수 있는 것이었다. 나에게는 나 자신을 실제로 보고, 내가 나 자신에게 무엇을 하고 있는지, 그리고 내가 무엇을 다르게 해야 하는지 아는 선생님이 없었다. 나는 내가 할 수 있는 최선을 다 했을 뿐이다. 그래서 더욱더 박차를 가하였다. 요가가 나를 더 유연하게 만들지는 않았지만, 나는 내 몸에 대해 더 잘 이해하고 더 많이 신체에 관해 인식하게 되었다. 나는 내 마음을 관찰하는 법을 배웠고 마침내 평온해지기 시작했다. 더 많이 움직이지 않아도 더 많이 느끼게 되었다.

나는 Iyengar 요가를 기반으로 하지만 창립자인 John Friend의 탄트라 철학에 적응한 Hatha 요가 스타일인 Anusara 요가를 많이 한다. 이 스타일의 요가는 몸에 대한 다양한 지식이 필요하고 철학이 많이 담겨있었다. 나는 더 이상 이러한 스타일의 요가에 동의하지 않지만, 요가를 통해 많은 것을 알게 되어 더 좋은 선생이 되었다.

롤핑(Rolfing®)을 발견하다

미국에서 많은 요가 훈련 중 (저는 대부분의 Anusara 훈련을 그곳에서 했다) 중 하나인 Rolfing에 대해 듣게 되었다. 어느 날 점심시간에 운동하는 여성 뒤에 앉아 있었는데 그녀가 종종 그녀가 강하다는 칭찬을 받았지만, 그 모든 힘에는 치러야 할 대가가 있다는 말을 들었다. 그녀는 좀 더 유연해지기 시작하려면 롤핑 10시리즈를 두 번 해야 한다고 말했다. "흠, 내 생각엔. 나는 타이트 하긴 한데 시도해 봐야겠어."

스톡홀름으로 돌아와서 나는 Rolfer를 발견하고 첫 세션을 예약했습니다. 첫 번째 세션에서 Rolfer는 내 호흡에 대해 작업했고 내 등 몸에서 내 호흡을 느낄 수 있도록 도와주었다. 어느 시점에서 너무나 새로운 느낌을 받았고 그가 나에게 어떤 종류의 마약을 흘려보냈다고 착각했다. 오른쪽 몸통 앞, 뒤, 옆구리를 롤핑해주었고, 그다음부터는 일어서서 걷게 하였다. 갈비뼈가 오른쪽 뒤쪽으로 약 10cm 정도 더 튀어나오는 느낌이었다. 왼쪽으로. 너무나 낯설고 새로운 느낌이었다! 그런 다음 그는 왼쪽을 해주었고 나는 더 균형 잡힌 느낌을 받았다. 내 등의 순결을 계속 탐구해야 하는 숙제와 함께 집으로 갔다. 나는 다음 세션을 예약하고 10시리즈를 완료했다. 이것에 대해 더 배워야겠다고 즉시 느꼈지만, 그 당시에는 롤핑 훈련을 받을 시간이나 돈이 없었다. 마음 한구석에 놔두고 일상으로 돌아왔지만 롤핑의 생각은 사라지지 않았다.

나는 삶에서 정말로 만족감을 느끼는 지점에 도달했다. IT컨설턴트로 아르바이트를 하고 있었고 운동과 건강을 겸비한 아르바이트를 하고 있었다. 이런 다양한 일을 경험할 수 있어서 좋았다. IT 작업하면서 개인 훈련 및 그룹 피트니스 수업이 있는 체육관을 다녔다. 요가는 완전히 나에게 다른 차원의 일이었다.

세 가지 모두에 나는 기쁘고 행복하게 시간을 보냈다.

내 몸에 귀를 기울이는 것

내 삶에 만족했음에도 불구하고 내 몸은 저항하기 시작했다. 당시에는 깨닫지 못했지만, 하고 있는 모든 움직임이 기존의 패턴을 강화했을 뿐이었다. 나는 내가 사용한다고 생각한 근육이 아니라 모든 유형의 움직임을 수행하기 위해 같은 근육을 계속해서 사용했다. 나는 내가 하고 있다고 생각하는 것처럼 전체적으로 더 유연해지기보다는 유연성에 대한 새로운 요구 사항을 충족시키기 위해 항상 같은 장소에서 더 많이 이완시켰다. 나는 몸에 통증이 생기기 시작했고 처음으로 운동을 더 골라서 하기 시작했다. 나는 나에게 좋지 않다는 것을 알았기 때문에 특정 수업과 동작을 중단했지만, 대신 다른 방식으로 내 몸을 지지하고 강화하기 위해 무엇을 해야 하는지에 대해 아는 바가 없었다.

운동뿐만 아니라 모든 일에 너무 큰 노력을 기울였다는 사실을 그제서야 알게 되었다. 나는 같은 동작을 너무 많이 했다. 계속 긴장의 패턴이었다. 요가를 수행하는 방식에서 요가는 나를 더 유연하게 만드는 것이 아니라 오히려 내 몸을 더 잘 통제하는 수단이었다. 그것은 나를 더 강하게 만들었다. 통증으로 인해 특정 일(예: 달리기)을 중단하고 체육관에서 특정 수업을 가르치는 것도 중단했습니다. 건강에 좋지 않다는 것을 깨달았다. 얼마 동안 나는 그 대신에 무엇을 해야 할지 확신이 서지 않았다. 내 패턴을 깨는 방법이 없었다(인식이 좋지 않았다). 하고 싶지 않았다. 요가가 그러한 패턴을 강화하기 때문에 요가를 그만둘까도 생각했지만 대신 나에게 더 잘 맞는 것으로 연습과 가르침을 바꾸기 시작했다. 롤핑에 대한 생각이 들었다. 나는 항상 너무 많이 밀어붙이는 나의 패턴이 나의 직업이지만 나를 위한게 아니라는 생각이 들었다. 내가 무언가를 잘할 수 있다고 해서 계속 그 일을 할 이유가 되지는 않았다. 그래서 이 기간 동안 나는 마침내 IT 일을 그만두고 롤핑 훈련에 등록했고 움직임과 패턴 깨기에 대해 새로 습득한 지식을 따랐다. 나는 아직도 그렇게 하고 있다. 롤핑 교육과 현재 또한 환자와 함께 일하면서 더 많은 것을 이해하게 되고 여전히 배우고 있다.

당신의 여정은 어떤가? 자신의 움직임 패턴을 알고 있나? 아니면 당신의 삶에서?

움직임의 구성

습관을 깨는 도구로 움직임을 보는 한 가지 방법은 두 가지 구성 요소를 살펴보는 것이다.

1. 땅에 무게를 싣는 것.
2. 방향 추가. 바라는 것. 필요. 의도.

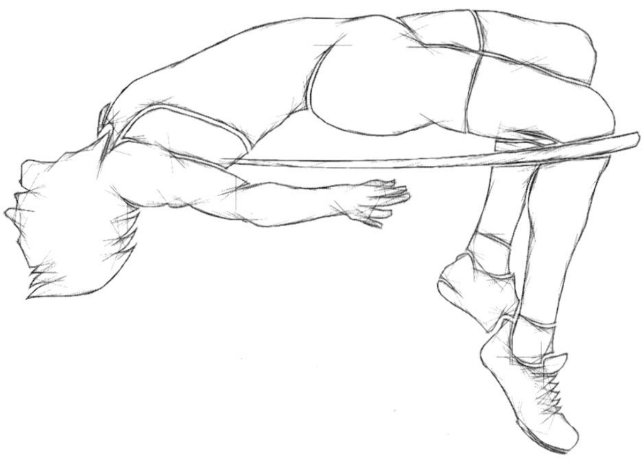

모든 종류의 움직임에는 시작점이나 기준점이 필요하다. 다른 것이 움직일 수 있도록 정지해 있는 것. 무게를 놓을 곳, 밀어낼 곳. 매우 간단해 보이고 우리 모두가 하고 있지만 실제로 이것에 약간의 주의를 기울이면 매우 강력할 수 있다.

오른발로 한 발 앞으로 내디딘다고 상상해보자. 먼저 왼발과 다리에 체중을 실어주지 않고 그렇게 해보자. 당신은 한 발짝도 내디딜 수 없을 것이다! 소리를 지르거나 점프할 수 있지만 걷지는 않는다. 지면에 무게를 싣는 것은 우리가 항상 하는 일이지만, 무게를 주기로 선택한 위치가 항상 최적은 아니며 때로는 무게를 놓는 것을 거부하기도 한다. 무게에 관해 이야기하는 것은 매우 추상적일 수 있으며, 우리 대부분이 익숙하지 않은 일이다. 때때로 우리 인간을 물로 가득 찬 생물로 생각하는 것이 도움이 될 수 있다. 우리 몸의 70% 이상은 물입니다. 이제 체중을 물처럼 왼쪽 다리에 붓는다고 상상해보자.

체중이 다리와 발에 떨어졌고 바라는 바대로 필요 또는 의도에서 방향을 추가하면 이동을 한다. 땅에 무게를 싣고 뭔가를 원하거나, 필요로 하거나, 표현하고 싶을 때 움직임이 있다!

습관과 이동 방식을 바꾸려면 지면에 체중을 싣는 방법에 주의를 기울일 가치가 있다. 중력에 의해 몸의 질량이 영향을 받도록 놔둘 수 있을까? 물론 완전히는 아니다. 그러면 바닥에 웅덩이처럼 떨어질 것이기 때문이다. 가능한 곳에 주목하자. 골반의 무게가 느꼈는가? 가슴? 머리? 팔? 팔에 가해지는 무게는 꽤 많은 편이지만 우리가 늘 가지고 다니는 것이 너무 익숙해서 둔감해진다. 우리는 팔의 무게를 느끼지 못하기 때문에 잘못된 위치에서 불필요한 노력으로 팔을 들기 시작하기 쉽다. 이는 매우 일반적으로 상부 승모근으로 볼 수 있지만 이에 국한되지 않는다. 다른 전략을 구성하고 찾을 수 있다.

무게를 땅에 떨어뜨리는 것을 지원할 수 있는 한 가지는 햅틱(hapticity)이라고 하는 특정한 종류의 감도다. 이 용어는 신생아를 다루는 방법과 신생아가 만지고 인식하는 방법에서 유래했지만, Hubert Godard는 접촉에 대한 인식의 이중 형태를 설명하기 위해 이를 수정했다. 제 롤링 선생님 중 한 분은 촉각을 "동시에 만지고 만져지는 능력"이라고 설명했다. 발이 땅 위에 서 있을 때 발이 땅을 누르는 것뿐만 아니라 땅도 발을 누르게 된다. 예를 들어 발이 땅에 닿는 것과 같이 우리가 무엇을 만지는지 궁금할 때 몸은 땅에 완전히 연결되는 저항을 덜 받는다. 그러므로 할 수만 있다면 신발과 양말을 벗고 두 발로 똑바로 서서 발이 바닥이나 땅의 색깔도 말할 수 있는 것처럼 자신이 서 있는 것을 보려 한다고 상상해보자.

지면에 무게를 싣고 무언가를 지면과 함께 유지하는 것은 다른 것이 더 자유롭게 움직이도록 하는 전제 조건이다. 이 작업을 포릭 기능이라고 합니다. 포릭(Phoric)은 "나르다"를 의미하는 그리스어 포로(phoro)에서 유래했습니다. 그것은 Hubert Godard에서 나온 또 다른 용어이며 우리가 이미 의식적으로 하고 있는 것이다. 그러나 우리가 이 현상을 알면 알수록 더 섬세하게 움직일 수 있고 중력에 더 잘 맞고 덜 힘들게 움직일 수 있다.

롤핑과 요가 : 다른 도구지만 같은 목표

"힘들어하는 것이 당신이 필요로 하는 게 아니다.
편안함을 가져다주는 힘이 필요하다."
– Ida Rolf

롤핑과 요가는 비교하는 요가 스타일에 따라 공통점이 있을 필요가 없지만, 나에게는 두 가지 모두 같은 목표를 염두에 두고 있습니다. 이것은 다음과 같은 본체를 갖는 것이다:

- 불필요한 긴장이 없고 자유로운 움직임 패턴과 습관
- 주변 환경과 관계에 적응 가능
- 자신을 더 잘 표현하고 필요한 것과 원하는 것을 얻을 수 있는 것

요가가 무엇인지 설명하는 것은 그 자체로 두 권의 책을 차지할 것이지만, 우리가 서양에서 일반적으로 보는 요가 유형에는 *asanas*(체로 만든 자세와 모양)가 포함된다. 예를 들어 *pranayama*(호흡 운동); 및 *bhandas*(에너지 흐름을 제어하는 기술). 요가의 발전은 인도 문화 및 종교와 깊이 얽혀 있기 때문에 다른 것들도 포함될 수 있다.

나는 요가 아사나의 풍부한 보물을 의식과 호흡과 함께 사용하여 긍정적인 변화를 불러일으키는 습관, 생각 패턴 및 움직임 측면에서 자신을 더 잘 이해하는 방식으로 몸과 마음에 거주하는 연습을 할 기회를 본다. 이것은 내가 롤핑 환자에게 원하는 것과 같은 것이다.

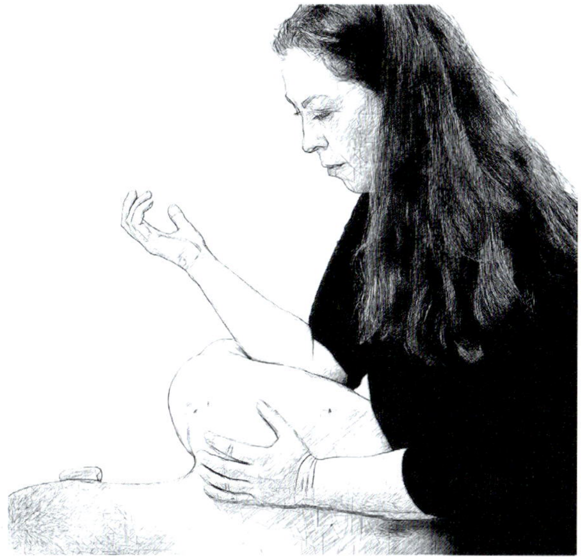

그래서 롤핑이 뭔데?

Rolfing® 구조적 통합은 건강과 웰빙을 위한 전체론적이고 과정 지향적인 방법이다. 이 방법은 1930년대에 Ida Rolf 박사에 의해 만들어졌다. 그녀는 신체 문제의 의료와 관련하여 근막의 탄력성을 사용하는 방법에 관심이 있었다. 그녀는 중력을 치유의 힘으로 여겼다. 흥미롭게도 Ida 자신은 더 많은 "수기 요법을 적용 하기 전에" 요가로 몸을 조작하기 시작했다. 그녀는 분명히 그것을 yog[2]라고 불렀다.[2]

롤핑은 조작(압력 및 마사지 기술), 운동 및 교육을 통해 신체의 근막과 함께 작용하여 중력이 신체를 통해 흐르도록 하여 우리가 싸우는 것이 아니라 신체에 영향을 공급하는 것이다.

부상, 스트레스 및 외상은 근막에 영향을 미쳐 근막을 더 짧고 두꺼우며 덜 탄력 있게 만든다. 컴퓨터 화면 앞에서 오랜 시간을 보내는 것과 같은 움직임 패턴도 같은 방식으로 근막에 영향을 준다.

롤핑은 근막이 탄력, 활력 및 활력을 회복하도록 도와 신체의 여러 부분이 독립적으로 더 잘 움직일 수 있지만 움직이고, 앉고, 걷고, 숨쉬는 데 더 적은 에너지를 사

용하여 함께 더 잘 움직일 수 있다. 신체를 더 효율적으로 사용하기 때문에 다른 일에 더 많은 에너지를 사용할 수 있다. 롤핑은 자세 문제로 나타나거나 통증으로 나타날 수 있는 증상의 근본 원인을 찾는 것을 목표로 한다.

긴장과 통증을 포함하여 몸에 있는 모든 것에는 이유가 있다. 롤핑은 몸이 항상 가지고 있었지만, 습관이나 문화, 맥락이 말하는 자세, 일방적인 움직임, 스트레스 등의 층 뒤에 숨겨져 잊혀진 지식이나 자유로운 움직임을 되찾는 데 도움이 된다.

무엇을 하는가?

중력 속에서 몸이 더 잘 조직되도록 돕는 것은 몸이 더 효율적으로 움직이도록 돕는 것이다. 롤핑 과정을 거치지 않아도 우리 모두는 움직임을 개선하고 습관을 깨고 더 많은 가능성으로 더 자유로운 자세를 얻기 위해 롤핑의 원리를 사용할 수 있다. 요가의 자세, 호흡, 자각과 함께 긴장을 풀고 우리 몸에 존재하는 또 다른 방식을 깨닫는 데 도움이 되는 강력한 도구가 있다.

세가지 질문

관찰하고 수행해야 할 한 가지 간단한 사항은 앞에서 설명한 움직임의 구성 요소인 무게와 방향에 대한 아이디어를 사용하는 것이다. 다음 세 가지 질문을 스스로에게 해보자.

1. 내가 어디서 체중을 느끼는가?

중력의 힘을 어디에서 느낄 수 있는가? 신체의 질량 또는 수분 함량을 어디에서 느낄 수 있는가? 체중을 더 명확하게 느낄 수 있을 때 두 번째 질문에 대한 준비가 더 잘 된 것이다.

2. 내가 어떻게 들어 올리나?

당신이 바닥에 웅덩이처럼 누워 있지 않는 한 당신은 어떻게든 자신을 들어 올리는 것이다. 하지만 어디? 그리고 어떻게? 일어난 상태를 유지하기 위해 무엇을 하는가? 그리고 일어나는 동작을 발견했을 때 더 적은 노력으로 더 쉽게 할 수 있는가?

운동을 위해 시도해보자. 똑바로 서보자. (요가를 안다면 tadasana 또는 산 자세를 취한다). 머리를 높이 들고 척추를 길게 하여 중립자세를 취한다. 그런 다음 중력을 느끼고 이완하자. 바닥에 떨어지지 않고 최대한 이완하자. 이를 위해서는 좋은 자세에 대해 알고 있는 모든 것을 잊어야 한다! 슬럼프에 빠지자. 어깨를 둥글게 하자. 무릎을 구부리자. 머리가 매달려 보자. 당신을 계속 일어서게 하는 최소한의 노력을 찾자. 그러나 그 이상은 아니다. 숨을 한두 번 쉬고 있다가 천천히 다시 몸을 일으켜 세우자. 그러나 일반적인 전략은 사용하지 마십시오. 천천히 해보자. 자신이 외부의 힘에 의해 들리는 것을 상상할 수 있는가? 평소보다 노력을 덜 들이고 더 완만하게 올라갈 수 있는가?

우리 모두는 들어 올리는 패턴, 특히 들어 올릴 때 습관이 너무 잘 사용되어 종종 그것이 있다는 사실을 알아차리지 못한다. 그 결과는 다음과 같다.

3. 내가 어디서 들고 있는가?

위와 같은 운동을 통해 항상 "들어올리는" 위치 또는 실제로 유지하는 위치를 인식하기 시작할 수 있는가? 나는 그들을 스카우트 근육이라고 부른다. 항상 준비되어 있고 항상 준비되어 있는 근육이다! 그들은 자신의 일이 아닐 때도 뛰어오르고 들어 올리고 안정시키는 것을 돕는다. 잘 훈련된 스카우트 근육은 특히 오른쪽 어깨에 있다. 주의를 기울이지 않으면 왼쪽 팔을 운동할 수 있고 오른쪽 어깨가 "도움"을 원한다. 복근을 사용해야 하는 경우 어깨가 움직일 것이라고 약속하지만, 이제 이를 알고 있기 때문에 이 패턴을 변경할 수 있으며 그렇게 했다. 항상 그런 것은 아니지만 종종 이 패턴이 활성화되고 다르게 선택되는 것을 볼 수 있다. 그러한 변화를 일으키기 위한 첫 번째 단계는 먼저 그것이 존재한다는 것을 인식하는 것이다. 그런 다음 일부(또는 적어도 저에게는)에게는 길고 지루한 내부 대화가 이어진다. "오, 어깨가 긴장되는 것 같아요. 쉴 수 있을까요? 예, 저는 할 수 있습니다. 엄청난." 10초 후 "알았어. 다시 긴장. 놓아도 될까요? 네." 10초 후에 나는 다시 거기에 있다. 그러나 약간의 인내심으로 10초는 20초, 30초, 1분, 그리고 점점 더 길어진다. 이제 그들은 내가 정말로 힘들거나 새로운 일을 할 때, 또는 내가 정말로 긴장할 때만 발동합니다. (알았어. 그들은 여전히 꽤 자주 잘하고 있어!)

Mary Bond는 그녀의 책 New Rules of Posture에서 이것을 아름답게 설명한다. 우리는 고통, 두려움 또는 방향 부족과 같은 여러 가지 이유로 과도하게 안정화 된다 (자세한 내용은 나중에 설명)[3]. 이러한 패턴은 성공하면 습관이 된다. 원래의 위험이 오래 전에 가더라도 유지하는 습관. 우리의 적응 가능한 신체는 적응력이 떨어지고, 더 짧아지고, 압축되며, 관절의 공간이 줄어들고 움직일 가능성이 줄어든다.
중력과 생명에 대한 우리의 역동적인 반응 방식은 줄어들고 우리는 중력의 희생양이 된다. 우리는 위쪽의 반대 방향으로 부력 반응을 할 수 없는 상태에서 당김을 느끼기 시작한다.

방향을 잡는 것(orientation)

요가 매트 위에서든 아니든 몸이 덜 긴장하고 더 많은 가능성을 갖게 하는 또 다른 방법은 방향을 잡는 것이다. 몸은 웬만한 일은 다 할 수 있고, 마음에 방해받지 않고 아름답게 움직일 수 있다(즉, 움직임이 어떻게 보이거나 느끼는지가 중요하다). 그 질문은 내가 지리적으로 어디에 있는지가 아니라 땅과 나를 둘러싼 공간과 관련하여 내가 어디에 있는지를 의미한다. Kevin Frank는 햅틱 기능(Hubert Godard에서 유래한 또 다른 용어)[4]에 대한 훌륭한 글을 썼다. 우리를 지지하고 들어올리는 근육이 제대로 기능하려면 지면과 공간에 대해 방향이 잡혀야 한다. 예를 들어, 당신을 지탱하는 근육의 일부이기 때문에 팽팽하다고 여겨지는 당신의 햄스트링은 조직이 제대로 기능하지 않는 한 위아래 방향이 명확하다면 필요한 만큼 늘어날 것이다. 그러나 조직 자체가 충분히 유연하고 신체가 방향을 잡고 있다면 필요한 모든 길이로 늘어난다.

감각을 사용하는 것

어렸을 때 우리는 움직임을 통제하는 데 관심이 적고 우리의 필요에 따라서만 움직인다. 우리는 우리가 보고, 냄새 맡고, 듣고, 맛보는 것 등의 감각에 의해 어느 정도 안내를 받는다. 촉각은 또 다른 강력한 감각이지만 나중에 기술하겠다.

우리가 감각을 넓게 열려 있다면 우리는 자유로운 움직임을 위한 좋은 위치에 있다. 신체가 스트레스를 받을 때, 우리가 소위 말하는 투쟁 또는 도피 모드에 있을 때 자율 신경계의 교감 부분이 활성화될 때 우리는 오직 한 가지 작업, 즉 생존에만 집중한다. 모든 감각은 싸우거나 도망칠 적에게 집중하기 위해 좁아진다. 그와 반대로, 우리가 긴장을 풀 때 우리는 주변 세계에 열려 있다. 우리가 안전하다고 느끼면 주변 시야가 활성화되고 소리와 냄새는 근거리와 원거리 모두에서 감지된다. 당신의 감각은 열려있는가?

눈(Eyes)

앉거나 서 있는 곳에서 어깨에 힘을 빼고 시선은 정면을 바라자. 눈 주위의 피부를 부드럽게 유지하고 머리 속 깊은 곳에서 보는 것처럼 눈의 뿌리가 머리 뒤쪽까지 뻗어 있다고 상상해자. 그런 다음 눈을 움직이지 않고 왼쪽과 오른쪽에 무엇이 있는지 얼마나 알아차릴 수 있는가? 당신이 있는 방이나 사물을 얼마나 넓게 볼 수 있는가? 손과 팔을 사용하여 시야를 측정할 수도 있다. 팔을 옆으로 천천히 들어 올리기 시작한다. 쉽게 볼 수 있도록 손가락을 부드럽게 움직인다. 손가락의 움직임을 여전히 볼 수 있는 손과 함께 얼마나 뒤로 그리고 얼마나 멀리 떨어져 있을 수 있는가? 머리 위로 팔과 손을 계속 큰 원을 그리며 움직여서 머리 위로 시야를 완전히 확인해라. 보이는 게 대칭이 아닌 경우 놀라지 마라. 주변 시력이 왼쪽에서 오른쪽으로 달라지는 것은 매우 일반적이다.

긴장을 풀었을 때 주변 시야가 활성화될 뿐만 아니라 주변 시야에 참여하면 더 편안질 수 있다! 걸을 때 이것을 시도해 보아라. 당신이 앞으로 걸어갈 때 당신을 지나쳐 좌우로 움직이는 세상이 보이는가?

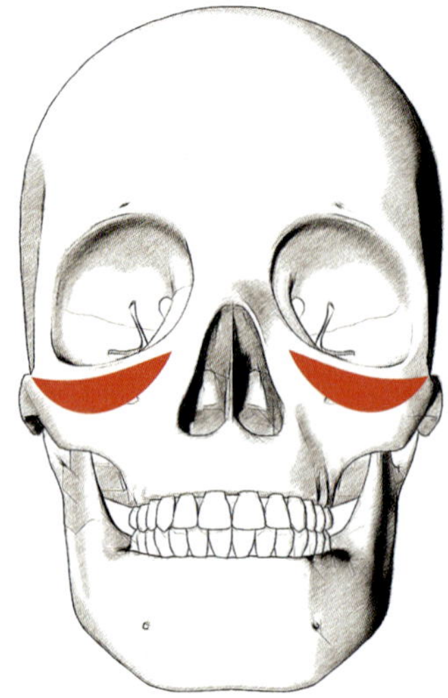

귀(Ears)

자신의 방향을 유지하는 방법으로 청력을 사용하는 것은 아주 새로운 도구이지만 효과적인 도구라는 것을 알게 되었다. 근처에 소음이 너무 많아서 멀리 있는 모든 것이 들리지 않는 대도시에 살고 있다면 어려울 수 있지만 덜 붐비는 지역에 있는 경우 방향을 잡기 위해 다음과 같이 시도하자.

가까운 곳에서 들리는 소리뿐만 아니라 멀리서 들리는 소리도 듣는다. 당신의 청력으로 점점 더 깊이 들어가라. 가장 멀리서 들을 수 있는 소리는 무엇인가? 저 멀리 교회 종소리? 아니면 지나가는 차? 나뭇잎을 살랑이는 바람?

코(Nose)

청각과 마찬가지로 후각도 도시에 살면서 도전을 받는다. 물론 인간의 후각은 특별히 잘 발달되어 있지는 않지만 방향을 잡는 데 여전히 유용하다. 가까운 곳에서 나는 냄새를 맡을 수 있지만 더 중요하게는 멀리서 오는 냄새를 맡을 수 있다.

후각을 더 강하게 만드는 한 가지 방법은 코를 전정 기관에 연결하는 것이다. 손목의 손바닥부분을 이용하여 코에서 광대뼈를 거쳐 귀까지 이어지는 경로에 강력하고 또렷한 터치를 시행한다. 1~2분 동안 고정 상태를 유지하고 살짝 들어 올리면서 누른다. 그런 다음 마치 당신이 넓고 잘 기능하는 코를 가진 개처럼 앞으로 나아가는 냄새를 맡고 있는 척 세상으로 나가보자.

햅틱 사용(Using hapticity)

무게감은 아래쪽으로 연결되고 지향되는 한 가지 방법이며 아래쪽과 위쪽 모두를 향하게 하는 데 실제로 도움이 되는 것은 촉각이다. 내 주변의 모든 것, 내가 아닌 모든 것과의 접촉에 대해 내가 궁금해 할 수 있다면 몸은 그것이 어디에 있는지 더 잘 이해한다. 우리는 항상 누군가 또는 무언가와 관련되어 있다. 우리는 항상 외부와 관련되어 있다. 그렇지 않으면 나만 있고 그 우주는 오히려 따분할 것이다. 그러나 우리는 외부뿐만 아니라 우리 자신과도 관계를 맺어야 한다.

때때로 요가나 스포츠, 또는 삶에서 우리는 외부에 너무 집중할 수 있다. 존재하는 모든 것은 우리 밖에 있는 것이다. 직장에서의 상사, 학교에서의 과제, 거울에 비친 이미지가 될 수 있다. 우리의 모든 초점이 외부에 있다면 우리는 자신을 잃어버리고 그것은 번아웃의 지름길이다. 요가 수업에서는 가능한 한 완벽하게 형태를 복사하려고 하거나, 정렬에 대한 교사의 지시를 따르거나, 거울을 보고 선과 각도를 완벽하게 하려고 노력하는 것으로 나타날 수 있다.

때때로 우리는 다른 방향으로 갈 수 있고 완전히 자기 몰두할 수 있다. 존재하는 모든 것은 나와 내 감정, 내 필요다. 만약 그런 일이 일어난다면, 당신은 주위에 있는 것이 그렇게 재미있지 않고 이 세상에서 실제로 작동하지 않는다. 우리 모두는 외부와 관계를 맺으면서 동시에 우리 자신과 관계를 유지할 수 있는 능력이 필요하다.

우리가 이것을 더 연습한다면 세상은 훨씬 더 나은 곳이 될 것이며 우리가 현재 소진 및 다양한 스트레스 증상과 같은 현대 질병으로 다루고 있는 많은 건강 문제를 피할 수 있다고 생각한다.

처음에는 외부와 내부 사이에서 계속 진동해야 할 수도 있다. 당신은 당신과 함께 확인한다: 당신의 스트레스 수준은 어떤가? 앉아서 일하는 자세는 어떤가? 그리고 다시 밖으로 나가 앞으로의 일에 집중한다. 연습을 통해 당신은 동시에 존재하면서 동시에 더 나아질 수 있다. 당신은 당신에게 필요한 일을 하고 당신을 돌보거나 최소한 당신과 함께 체크인할 수 있는가?

햅틱을 사용하여 주변 공간과도 연결 상태를 유지하자. 피부에 닿는 공기를 느끼거나 옷을 느껴보자. 머리 위의 공간을 알 수 있는가? 아니면 등 뒤에서?

Mary Bond가 *New Rules of Posture*에서 설명했듯이 신체가 자유롭게 방향을 지정하지 않을 때 우리는 너무 많이 안정화하여 보상한다. 그리고 나서 우리는 너무 많이 잡고 몸을 축소하고 닫는 나쁜 루프에 다시 빠지게 된다. 따라서 신체를 개방적이고 표현력 있게 유지하려면 방향을 잡아야 한다.

예 : 아래로 향한 개 자세

따라서 아래를 향한 개인 피지컬 요가에서 매우 일반적인 자세에 접근하는 몇 가지 다른 방법을 살펴보겠다. 어떻게 하느냐, 무엇에 중점을 두느냐에 따라 모양과 느낌이 매우 다를 수 있다. 지금까지 설명한 신체를 돕는 두 가지 방법을 사용하여 시도해 보겠다.

무게와 방향이 있는 개 자세

손과 무릎, 어깨 아래 손, 엉덩이 아래 무릎, 발가락을 집어넣고 시작한다. 시간을 내어 땅에 있는 손과 중족골의 접촉을 느껴보라. 손과 발이 무엇을 만지는지 볼 수 없다면 접촉만으로 짐작할 수 있겠는가? 따뜻한가요 차가운가요? 부드럽거나 단단합니까? 움직이고 있습니까, 아니면 여전히 있습니까? 시간을 내어 몸이 바닥으로 이완되도록 돕고 몸의 무게가 아래에서 지지대에 더 많이 떨어질 수 있도록 하라. 골반의 무게가 느껴지는가? 골반을 발뒤꿈치 위로 옮기면 손의 무게는 어떻게 되는가? 발의 무게는 어떻게 되는가? 꼬리뼈를 통해 방향을 추가하기 전에 척추의 두 끝이 자유로워야 한다. 목과 턱 주위에 어떤 긴장도 잡고 있지 않은지 확인하라. 또한 골반저 뒤쪽을 꽉 쥐고 방향을 찾기 위해 꼬리뼈를 막고 있지 않은지 확인하라. 이제 척추의 한쪽 끝

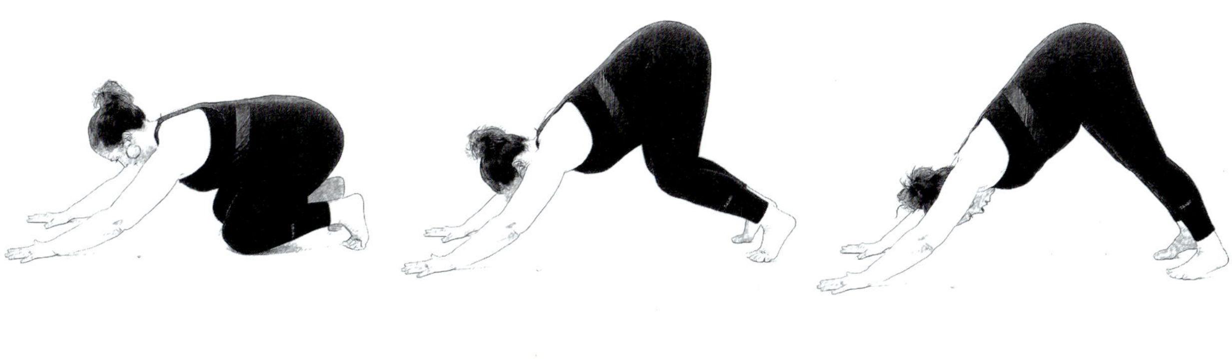

에서 머리의 무거움을 느끼고 누군가가 꼬리뼈를 뒤로 당겨서 몸이 아래쪽을 향한 개로 들어 올려 진다고 상상해보자. 목을 부드럽게 유지하고 들어올릴 때와 일어설 때 머리를 무겁게 유지할 수 있는가? 엉덩이와 꼬리를 높이 뻗었을 때 팔이 뒤로 매달려 있는 것을 상상할 수 있는가? 다리가 엉덩이에 매달려 있다고 상상할 수 있는가? 손과 발을 아래로 눌러서가 아니라 무게를 더 명확하게 땅에 떨어뜨리기 때문에 더 무거워지고 있는 것인가?

포즈를 해제하기 전에 이와 같은 개 자세에서 호흡이 어떤 느낌인지 확인하라.

명백하게 방향을 잡고 개 자세하기

손과 무릎으로 시작하고 잠시 숨을 들이마신다. 호흡과 그것이 당신을 통해 흐를 때 그대로 따르라. 숨을 들이마시면 어떻게 되는가? 숨을 내쉴 때 어떻게 되는가? 또는 그보다, 호흡이 당신에게 올 때와 호흡이 당신을 떠날 때 당신에게 무슨 일이 일어나는가? 호흡은 활동이 아니다. 그것은 경험, 운동이다. 그렇게 인식할 수 있는가?

눈을 감고 손바닥과 발 아래에 무엇이 있는지 진정으로 인식하라. 표면은 어떤 느낌인가? 부드러운가 단단한가? 뜨겁거나 차가운가? 매끄럽거나 거친가? 이 접촉이 호흡으로 바뀌는가? 다음 날숨과 비교할 때 들숨 시 접촉은 어떤가? 이 호기심을 계속 유지하라. 그리고 당신 주변의 방과 공간은 어떤가? 숨을 쉴 때 그 접촉이 어떻게 변하는가? 상상하기 어렵다면 공기가 약간 더 두꺼워져 마치 물 속에 있는 것처럼, 또는 공기가 따뜻한 담요처럼 당신을 감싸고 있다고 상상해 보자. 호흡에 따라 당신의 접촉, 주변 공간과의 관계는 어떻게 변하는가? 나는 이것을 땅과 공간과 호흡하는 관계라고 부른다. 호흡에 주의를 기울이면 호흡도 당신 안에서 흐르기 때문에 당신 자신과도 호흡 관계를 갖게 된다.

그런 다음 다시 눈을 뜨고 감각이 당신을 인도하도록 하라. 주변 시야가 활성화된 부드러운 시선을 사용하여 가까운 소리와 멀리 있는 소리에 귀를 기울이자. 주변의 방에 대한 감각을 구축하고 가능한 한 많은 감각으로 그것을 매핑하자.

포즈를 취하려면, 당신 내부와 외부 모두에서 당신이 무엇이고 무엇이 당신이 아닌지에 대한 이 넓은 인식과 호기심을 유지하라. 머리와 목이 자유롭게 움직이고 꼬리뼈 주위에 아무것도 붙어 있지 않은지 확인하라. 골반이 발 뒤꿈치보다 무겁게하고 꼬리뼈가 앞뒤로 들어 올려지는 것을 상상해보자. 그렇게 되면 지면과의 접촉이 어떻게 변하는지 느껴보아라. 골반이 들어 올려질 때 발과 손이 땅 속으로 더 깊이 가라앉는다고 상상하고 척추의 다른 쪽 끝에 무겁고 자유롭게 매달려 있는 머리를 관찰하자. 골반이 들어올려지면 좌골(햄스트링 부착물 포함)이 발뒤꿈치에서 멀어진다. 따라서 한 방향은 가라앉는 발을 통해 내려가고 한 방향은 들어 올려진 골반을 통해 올라가면 햄스트링이 저절로 늘어난다.

햅틱 손과 발을 통해 아래 방향에 광범위하게 초점을 맞추고 숨을 쉴 때마다 변화하는 접촉과 햅틱 피부를 통해 주변 공간으로 방향을 위아래로 향하게 한다. 그 접촉도 항상 달라진다. 여느 관계처럼.

이렇게 간단하지 않다

물론 우리가 원하는 만큼 간단하고 잘 분류된 것은 없다. 신체의 방향을 가장 잘 잡기 위해 우리는 항상 모든 것을 조금씩 사용한다. Rolfers는 지각과 방향의 삼각형, 즉 발, 전정계, 눈에 대해 이야기하는 경향이 있다. 이 세 가지 중 눈이 가장 강한 경우가 많다. 우리 중 많은 사람들이 우리의 눈으로 세상을 포착하여 방향을 잡으려고 한다. 몸을 부드럽게 하거나 스트레스를 풀려면 최소한 이 세 가지 사이에 더 많은 균형이 있어야 한다. 당신의 눈을 안내자로 삼되 부드러운 발의 촉각을 사용하자. 머리와 꼬리가 자유롭게 움직이는지 알겠는가? 이는 당신을 위해 작동한다. 아마도 당신은 방향의 방식을 펼치는 방법으로 내 말을 이해하면 된다.

어떤 것은 다른 것보다 더 잘 작동하고 다양한 도구가 다양한 상황에 적합하다는 것을 알게 될 거라고 확신한다. 그것으로 재생합니다. 탐구해라. 당신의 것으로 만들어라. 당신에게 도움이 될 것이다.

다음에는 무엇이 있는가?

나는 세 가지 질문(지면에서 내 체중은 어떻습니까? 나는 어디에서 어떻게 들어 올릴 수 있습니까? 나는 어디를 잡고 있습니까?)을 가지고 노는 것이 모든 패턴의 움직임을 깨고 새롭게 하는 데 도움이 될 수 있다고 생각한다. 요가를 하거나 감각, 촉각 등을 사용하여 방향이 있는 삶의 모든 것을 연습하는 것은 아마도 세상에서 가장 좋은 관계 연습이 될 수 있다. 인간관계가 언제 나빠질까? 대부분의 경우 그것은 우리가 상대방에 대해 더 이상 궁금해 하지 않고 상대방을 만났을 때 우리에게 무슨 일이 일어나는지 더 이상 궁금해하지 않을 때 발생한다. 그래서 나와 함께 있는 동시에 내 밑에 있는 땅이나 내 주변의 공간에 대해 호기심을 유지하는 연습을 할 수 있다면 어떤 관계도 다룰 수 있다!

백미러에 비친 내 삶을 볼 때 나는 행동하고 밀어붙이는 것에서 더 많이 감지하고 개방적인 것으로 어떻게 변했는지 알 수 있다. Ida Rolf는 다음과 같이 말했다. '힘'이라고 하면 '균형'을 듣고 싶어요." 예전에는 강함이 전부였다. 이제 나는 균형에 더 익숙해졌다. 나와 다른 사람들이 더 균형 잡힌 몸과 움직이는 방식으로 돕는다. 나 자신과 타인에 대한 감수성을 계속 배우고 날카롭게 하기를 희망하면서 앞으로 몇 년 동안 내 여정이 어떻게 펼쳐질지 궁금하다. 이 글은 지금 내가 이해하고 있는 움직임에 대한 반성이다. 나는 내가 한 것처럼 내 인생의 단계를 거치지 않고는 이러한 이해에 도달할 수 없었다. 또한 이 수준의 이해가 중단점이 아니라 다음 단계에 불과하다는 것도 이해한다. 여행은 내가 호기심을 유지하는 한 계속된다. 호기심을 유지하자!

Note and references

1. Godard H; PhD. Professor of movement and research, University of Paris.
2. Rolf I; *Rolfing and Physical Reality.* Rochester, VT: Healing Arts Press; 1978, p. 7.
3. Bond M; *The New Rules of Posture: How to Sit, Stand and Move in the Modern* World. Rochester, VT: Healing Arts Press, 2007, p. 8.
4. Frank K; *Tonic Function, A Gravity Response Model for Rolfing Structural and Movement Integration.* Rolf Lines, 1995.

Julian Baker

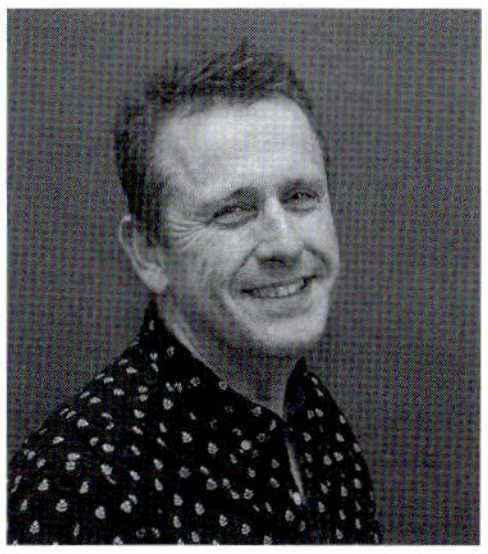

Julian Baker는 25년 동안 Bowen 치료사였고 1994년부터 Bowen 교사로 일했다. 그는 Bowen에 관한 두 책인 "The Bowen Technique"과 "Bowen Unravelled: A Journey into the Fascial Understanding of the Bowen Technique"의 저자이다. 그는 Bowen에 대한 세계적인 전문가들 중 한 명이다. Gil Hedley와 함께 공부한 후 그는 Bowen을 더 잘 설명하기 위해 근막 해부학을 공부하기 시작했고, 현재 영국 전역의 의과대학에서 근막 해부 과정을 이끌고 있다. 그의 글과 발표는 이해하고 따라 하기 쉬운 간단한 언어로 복잡한 주제를 제시하려고 한다. 그 결과 그는 자주 전 세계에서 강연과 연설을 요청받는다. 그의 Functional Fascia company (functionalfascia.com)는 해부와 근막이론을 가르친다.

CHAPTER 19

근막주의가 떠오르고 있다! vs fasciaism의 부상!

Julian Baker

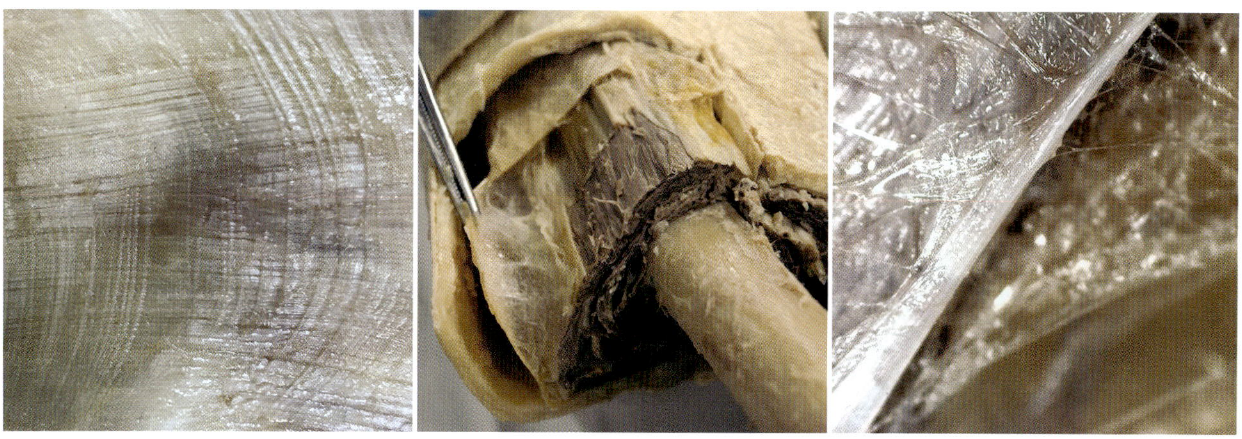

이것들은 체내에 존재하는 근막의 다양한 모양, 형태, 질감의 몇 가지 예이다.

지난 10년 동안 근막에 대한 모든 것을 위한 회의, 논문, 치료 및 페이스북 페이지에서 근막 움직임의 탄생, 대두, 번성이 관찰되어 왔다. 해부학적 관점에서 이것은 흥미로운 발전이었다. 많은 해부학계에서 근막은 일반적으로 제대로 이해되거나 설명되지 않으며, 대부분 잘려나가고 버려지거나 무시되며, 결합조직 계열과의 연관성 부족하다고 간주된다. 보다 최근에는 유명세를 얻었지만 일부 의심스러운 주장과 많은 오해를 동반했고, 그것의 전체 부분은 여전히 압도적으로 무시되고 있다.

모든 결합조직에는 세 가지 공통점이 있다. 첫째, 그것들은 모두 배아 중배엽에서 발달하는 결합 조직의 한 종류인 중간엽에서 발생한다. 중간엽의 세포는 모든 결합 조직, 혈관, 혈액 세포, 림프계 그리고 심장을 생성한다.[1]

둘째, 결합조직은 매우 다양한 혈액 공급을 받게 된다. 예를 들어, 피부는 혈액 공급이 많은 반면, 연골은 상대적으로 적다.

결합조직을 정의하는 세 번째 요소는 모두 대부분 불활성이거나 비세포성이라는 것이다. 여기서 비세포성이나 불활성은 사망이나 무생물을 의미하지 않는다는 것을 기억하는 것이 중요하며, 비록 그것들이 대부분 불활성이지만 여전히 많은 세포 활동이 진행 되고 있음을 주목하는 것도 좋은 생각이다.

움직임에서 결합조직의 역할을 고려할 때 가장 중요한 요소는 모든 결합조직이 비록 세포 함량은 낮아도 세포 간 물질과 체액은 풍부하다는 것이다. 바로 이 세포간 물질들이 풍부한 섬유질을 포함하고 있으며, 어떤 형태로든 그것들을 분배하고 조직하기 위해서 움직임과 때로는 부하가 필요하다.[2,3]

신체에는 두 종류의 결합조직이 있다 : (1) 혈액, 뼈, 연골을 포함하는 특수 결합조직 (2) 느슨한 결합조직과 고밀도 결합조직의 하위 범주를 갖는 고유 결합조직. 혈액은 일부 저자들이 진정한 결합조직에 대한 필요조건으로 여기는 섬유질이 없기 때문에 결합조직의 범주에서 때때로 생략될 수 있지만, 연결성의 중요한 측면으로 보이므로 우리는 결합조직 그룹에 둘 것이다.

본격적으로 알아보기 전에, 결합조직에 대해 일반적으로 논의할 때 상당한 의견의 편차가 있고 주제가 근막으로 바뀌면 더욱 큰 편차가 있다는 점도 주목할 필요가 있다.[4] 그러나 대부분의 결합조직 유형에 대해 상당히 많은 정보가 있다. 따라서 이 장의 목적을 위해 우리는 적절한 결합조직에 초점을 맞출 것이다.

신체 부위에 이름을 붙이는 일은 항상 주의를 덜 받거나 심지어 완전히 누락되는 부분들이 있다는 것을 의미했다. 근막과 일부 다른 결합조직의 경우 분류는 기껏해야 불완전하다고 간주될 수 있으며 완전히 무시된 다른 조직들도 많이 있다.

만약 그것들이 지난 500년의 해부학적 분류에서 명명되지 않았다면 현 21세기에도 중요할 수 없다는 생각이 들지만, 그렇지 않다면 입증하려는 노력에 행운을 빈다.

하지만 이미 상당히 많은 분류가 존재하고 우리가 말하는 내용을 이해할 수 있도록, 서로 다른 조직들이 무엇을 하는지, 어디에 있는지 그리고 그것들이 어떻게 함께 조화를 이루는지 알기 위해 일부 조직을 간단히 둘러볼 만한 가치가 있다.

독립 단어로서의 근막은 어떤 범주에서도 강하게 특징지어지지 않지만 대신에 우리가 보는 그 어떤 범주에서도 발상(home)을 찾을 수 있다.

고유 결합 조직(Connective tissue proper)

성긴 결합조직(Loose connective tissue, LCT)

치밀 결합조직에 비해 성긴 결합조직의 주요 특징은 덜 섬유질이고, 더 많은 세포를 내포하고, 세포외기질(extracellular matrix, ECM)의 구성 요소인 바탕질(gound substance)을 더 많이 포함한다는 것이다.

세포외기질과 바탕질(ECM and ground substance)

세포외기질은 신체에서 가장 풍부하고 다양한 조직이다.

그것은 세포의 움직임, 세포 간 신호 교환, 그리고 모든 정상적인 기능을 가능하게 한다. 그것은 그것을 둘러싸고 생산하는 세포를 보호하고 유연하며 믿을 수 없을 정도로 적응력이 뛰어나다. 그러나 동시에 세포에 의해 생성된 비활성 및 무생물 조직이다. (세포 외가 단서이다).

바탕질은 세포외기질에 존재하는 녹말과 점액과 같은 액체이다. 바탕질에는 체액이 많이 들어있는데 이 체액을 통해 세포와 혈관이 영양분을 얻고 노폐물을 처리 할 수 있다.

그것은 녹말과 단백질 분자로 구성되어 있고, 물과 혼합되어, 탄수화물 분자가 첨가된 단백질인 프로테오글리칸이라고 하는 이끼 모양의 돌기에 의해 제자리에 고정되어 존재한다.

이 녹말 같은 사슬들은 물을 가둘 수 있는 유연한 그물망을 형성하고, 결합된 것은 글리코사미노글리칸(glycosaminoglycan, GAGS) 또는 뮤코폴리사카라이드(mucopolysaccharides)라고 불린다. 여기서 뮤코는 점액질 같은 특성을, 폴리사카라이드는 설탕이 많은 것을 뜻한다. 히알루론산(Hyaluronic acid)은 GAGS에 속하는 하나의 그룹으로 활액막 조직과 활액의 주요 구성성분이다. GAGS의 주요한 역할은 세포외기질에 있는 콜라겐섬유의 구조들을 안정화시키는 것이다.

압축, 힘 전달, 세포 간 신호교환, 섬유 발달, 전기 및 에너지 자극 전달을 가능하게 하는 것은 바로 그물망 모양의 유체 구조이다. 어떤 기능을 말하건 근저에 세포외기질과 바탕질 없이는 아마도 신체는 그 기능을 수행할 수 없다고 확신한다.

성긴 결합조직에는 세 가지 주요 유형이 있다..

1. 소성(areolar) 조직
2. 지방(adipose) 조직
3. 망상(reticula) 조직

소성조직(areolar)은 가장 흔한 결합조직이고 작은 열린 공간이란 뜻이다. 이것은 불규칙적으로 배열되고 단백다당류 바탕질인 콜라겐 및 탄력섬유와 섬유아세포 등의 결합조직 세포들로 구성된다. 그것은 장기들을 제자리에 고정시키고 상피 조직이 다른 조직에 부착되도록 한다.

대식세포와 백혈구를 포함하면서, 영양 배급소와 노폐물 처리소 역할도 한다. 다시 말해 거의 모든 세포들은 소성 결합조직으로부터 영양소를 얻고 노폐물을 배출한다. 이것은 특징이 많고 바탕질이 가득하며 신경, 근육, 혈관 주위에서 발견되고 피부와 기저 근막을 연결한다.

지방 결합조직은 바탕질보다는 주로 세포로 구성되어 있지만, 나중에 우리가 알게 될 , 밀도가 더 높은 결합조직에 의해 제자리에 고정되어 있다. 지방조직은 우리 사회가 비록 싫어하지만 생존에는 필수적이다. 에너지 저장고이자 절연체이며 장기와 골격을 위한 완충 기능을 제공한다.

이러한 매우 실용적인 요소들뿐만 아니라, 지방조직은 최근에 내분비 기관으로 제안됨에 따라 약간의 놀라움을 선사할 수 있다. 지방조직은 호르몬, 특히 식욕과 관련된 호르몬을 만들고 저장하며 반응하는데 렙틴 호르몬도 여기서 생산된다. 렙틴은 식욕억제제이며 혈당 조절에 중요한 역할을 한다. 렙틴이 호르몬이기 때문에 이것은 지방 조직이 내분비 기관일 수 있다는 것을 암시하는 것으로 보이는데, 증거를 고려할 때 설득력이 없어 보이지 않는다.[5]

지방질이 결합조직망과 함께 제 위치에 있을 때 천층근막이라고 일컫는 경향이 있는데, 이 용어는 곧 다시 다룰 것이다.[6]

망상 결합조직은 소성 결합조직과 유사하지만 망상세포라 불리는 특수 섬유아세포에 의해 생산되는 콜라겐 유형인 망상섬유가 풍부하다. 망상섬유도 일부에서는 엘라스틴을 포함한다. 그것은 혈액과 간, 신장 등의 장기에 대한 틀을 제공하고 비장, 림프관 및 골수를 위한 구조도 제공한다.

망상세포는 몸 전체에 꽤 넓게 퍼져 있고 20종 이상의 망상섬유가 알려져 있다.

단백 엘라스틴과 탄력섬유(protein elasin and elastic fibers)에 대해 잠시 설명하겠다. 우리가 피부, 혈관 및 폐에서 얻는 유연성은 대부분 엘라스틴에 기인하며, 결합조직의 많은 기계적 특성은 엘라스틴과 콜라겐의 관계에 의해 결정된다.

그것은 아름다운 관계이다. 엘라스틴은 신장성을 제공하는 반면, 신체에서 가장 흔한 단백질인 콜라겐은 힘과 탄력성을 제공한다. 강력하고 다중 방향성인 콜라겐 섬유는 엘라스틴이 활용할 수 있는 이동성의 기초를 제공한다. 지속적으로 일어나는 혈관과 동맥벽의 확장을 생각해보아라.

노화는 엘라스틴의 적이며, 병든 동맥벽에서도 엘라스틴의 붕괴를 볼 수 있다. 만성폐쇄성폐질환(COPD)의 경우 종종 염증 때문에 폐의 엘라스틴 조직이 손실되고 그 결과 탄력적 반동의 부족과 호흡곤란 등 질병과 관련된 증상들이 발생한다.

치밀 결합조직(Dense connective tissue, DCT)

소성 결합조직과 마찬가지로 세 가지 유형의 치밀 결합조직이 있다.

1. 규칙적(regular)
2. 비규칙적(irregular)
3. 탄성(elastic)

규칙적 치밀 결합조직은 우리가 친숙하고 쉽게 알 수 있는 근막 영역으로 들어가기 시작하는 곳이다. 규칙적 치밀 결합조직은 콜라겐 기반이며 망상섬유와 탄력섬유는 비교적 덜 존재한다. 규칙성은 인식할 수 있지만 고전적인 설명과 정의에도 불구하고 명확한 평행선을 달리지 않는다. 대신에 그것은 기저 근육을 위한 천장뿐만 아니라 힘과 안정성을 만들기 위해서, 자체 구조를 안팎에서 엮어낸다.

규칙적 치밀 결합조직은 장경인대처럼 시트 형태일 수도 있고 아켈레스 건처럼 코드 형태일 수도 있다. 이 조직들에 대한 많은 관심이 있고, 그 결과 많은 정보가 있다. 수기 치료로 이러한 조직들을 바꿀 수 있는지에 대한 질문은 많은 시간이 소요될 열띤 토론을 만들어 낸다. 내 개인적인 견해는 아마 그렇지 않다는 것이나, 그 이유는 다음에 다루어야 할 사항이다.

불규칙한 치밀 결합조직은 규칙적 조직보다 덜 배열되어 있고 서리가 내린 연못의 얼음처럼 펼쳐져 있다. 대부분 콜라겐이며 섬유아세포와 얼마간의 바탕질을 포함하고 있고 다양한 방향의 장력이 있는 영역에 위치한다. 예로는 피부의 진피, 뼈의 골막 주변, 음경의 섬유성 외피인 백색막(tunica albuginea) 등이 있다.

탄성 치밀 결합조직은 강성이나 힘 전달보다 탄력이 더 필요한 곳에서 발견된다. 척추는 비틀고 구부리고 움직일 수 있어야 하므로 척추 연결부에서 이런 종류의 조직을 많이 볼 수 있다.

동맥벽에도 존재하여 신장과 유연성을 제공하지만, 이 부위에서 수월하게 증명되는 것처럼, 쉽게 굳어질 수 있고 질병과 환경에 따라 크게 변동하거나 변화할 수 있다.

근막이라는 단어를 사용할 때 이러한 모든 유형의 결합조직이 존재한다. 신체 내의 위치와 신체에 대한 요구 내용이 결합조직의 유형을 정의하며, 기본적으로 여러분이 말하는 근막이다.

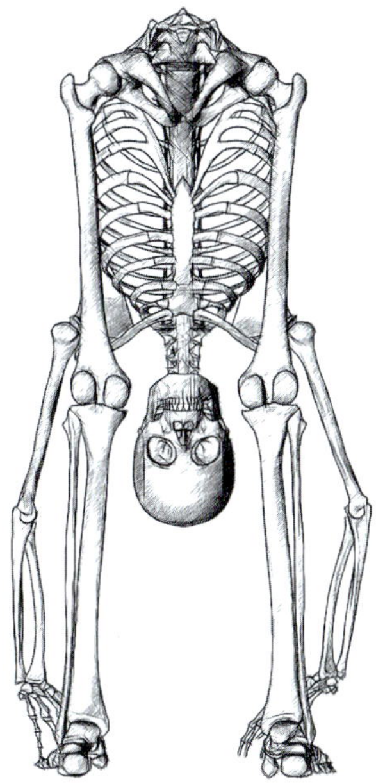

뼈는 "고유 결합조직"의 범주에 속하지는 않지만 콜라겐과 세포 활성 측면에서 몇 가지 유사한 특성을 가진 하나의 결합조직이다. 일부에서는 뼈가 근막이라는 설이 제기되기도 했다. 풀 먹인 근막(starched fascia)은 인정하지만 그래도 근막이다. 뼈가 신체의 칼슘 수치를 조절하는 또 다른 역할(다른 많은 것들 중)을 한다는 사실 때문에 이것은 실제로 뒷받침되지 않는 주장이다. 만약 뼈가 풀 먹인 근막이라면, 풀 먹인 근막은 뼈의 역할을 할 수 있어야 하지만 그럴 수 없다.

결합조직들은 조직들을 결합한다

꽤 뻔하게 들리는 말이지만 결합조직을 연구하고 분류하고 분석하는 과정에서 그것들이 실제로 하는 일을 종종 잊어버리기 쉽다.

우리 신체의 여러 층(layers)에 대해 이야기할 때 오해의 소지가 있다. 우리가 해부 과정에서 보는 층은 매우 날카로운 칼이 시체에게 사용되면서 만들어진 것이다. 그것들은 우리가 존재하게 만들 때까지 실재하지 않는 어떤 창조물, 즉 조각품이다.

우리가 논의하거나 말하는 각각의 구조는 우리가 지금까지 이야기한 다른 것들과 어떠한 관련성을 가지고 있지 않은 요소들이거나 일회성으로 존재하는 것으로 보일 수 있다. 자동차는 많은 부품을 가지고 있다. 드릴을 사서 차의 부품을 빼서 없애고, 그에 맞는 다양한 종류의 부품과 물건들을 새로 살 수 있다.

신체는 그렇지 않은데 이러한 접근방식과 사고방식은 의학에서 커다란 문제를 만들어 와서 신체 각 분야와 정신까지 전문가는 넘쳐나지만 아무도 전체를 살펴보지 않으며, 내가 아는 한, 병원에 운동 컨설턴트가 없다.

세포외기질에 변화가 없는 곳에 어떠한 질병 메커니즘도 없다는 말을 고려할 때 이것은 나에게는 빠진 고리(missing link)로 보인다. 공식적인 보건 제도가 모든 의료 제공 계층으로 움직임을 수용하고 통합하지 않는 한, 많은 진전을 보지 못할 것이다.

천층근막(superficial fascia)

결합 조직 시스템을 구성하는 모든 조직을 간략하게 살펴보았으므로, 무시되고 제대로 논의되지 않았던 조직이 어떻게 우리의 움직임에 대해 기여하는지 이해하기 위한 노력으로 이제 우리가 보고 느끼고 만질 수 있는 하나의 특정 영역을 심층적으로 들여다볼 것이다.

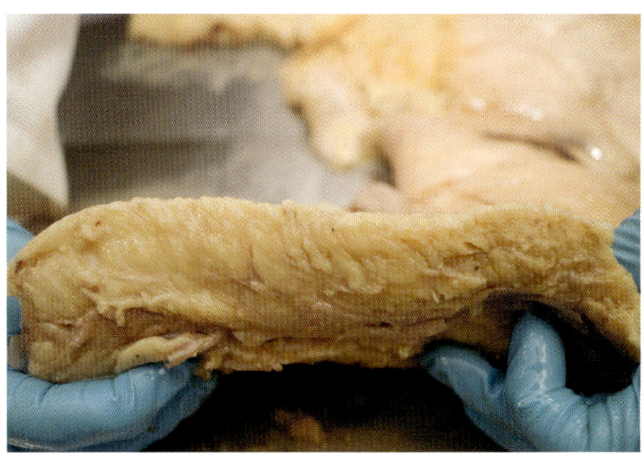

문제의 조직은 천층근막이다. 이 용어가 위의 결합조직에 대한 분류와 설명에 포함되지 않는다는 것을 알 수 있다. 무엇이 천층근막을 구성하는지 또는 어디에 분류되어야 하는지에 대한 실질적인 합의가 없기 때문이다.

종종 피하조직으로 일컬어지는 이것은 주로 천층 지방조직 또는 심층 지방조직으로 불리며, 둘은 하나의 동일한 구조이다. 만약 이 시점에서 여러분이 혼란스럽다면, 여러분은 혼자가 아니다. 무수한 용어와 설명에서 벗어나려고 노력하는 것은 악몽 같은 일이다.

그래서 지금은 단순하게 하되, 천층근막에 대해 내가 설명하고 말하는 하는 방식이 일반적으로 인정된 과학적 혹은 해부학적 접근이 아니라는 것을 이해하자. 적어도 전세계적으로 통용되는 한 가지 접근방식은 없기 때문이다. 우리는 이미 지방 결합조직이 대부분 세포, 구체적으로 지방세포로 이루어져 있다는 것을 알고 있다. 지방조직 또는 지방세포는 전신에 에너지 저장소로서 축적되며 지난 몇 년간 지난 100년보다 훨씬 더 많이 축적되었다.

여기에는 많은 잠재적인 이유가 있지만 근본적으로 인체는 칼로리 측면에서 사실상 무한한 저장 능력을 가지고 있다. 우리는 어느 단계가 되면 그 칼로리가 멈추고 기아 모드로 들어가서 에너지 저장소가 필요해질 것이라는 가정 하에 계속해서 먹고 칼로리를 섭취할 수 있다.

우리의 식량원이 매머드에 대한 계절적 접근에 기반을 두고 있을 때는 이 모든 것이 아주 좋지만, 현지 패스트푸드점이 24시간 연중무휴로 열려 있고 배달 서비스가 있다면 문제가 된다. 여기서 가장 큰 원인은 설탕인 것 같은데, 이것은 우리의 자연적인 식욕 조절 시스템을 우회하는 교묘한 방법을 가지고 있지만 어떠한 경우에도 과도한 섭취는 결국 지방이 될 것이다.

지방, 또는 어떤 종류의 세포 구조든 간에, 그 자체로 돌아다니는 것이 아니라 존재할 수 있는 일종의 그릇이 필요하다. 근육조직의 경우 근육이 기능할 수 있는 그릇을 만드는 것은 근막이다. 지방조직 또한 결합조직 그릇이 필요하므로 콜라겐 섬유 그물망에 의해 제자리에 있고 결국 피부의 경계에 의해 분리될 수 없게 고정된다. 천층근막 그물망은 신체 전체에 걸쳐 있으며 그 안에 저장된 지방량과 관계없이 모든 인체 형태에 존재한다. 물론 체내에 지방질이 덜한 곳과 많은 곳이 있다. 하지만 꼬집거나 어떤 종류의 움직임으로든, 피부를 집어들 때마다 자동적으로 천층근막을 집어 들게 된다.

피부는 심층 근막 위에서 돌아다니는 것이 아니라, 눈꺼풀과 생식기의 특정 부분을 제외하고는 항상 천층근막에 부착되어 있다.

손등의 층은 얇고 복부나 상퇴부 주변은 더 두꺼울 것이다. 이것은 몸 전체에서 반복되는 패턴이다. 어떤 부위에서는 몇 밀리미터이기도 하고 다른 영역에서는 몇 센티미터일 수도 있다. 두께와 위치는 몇 가지 요인에 달려있다.

지방조직이 축적될 위치에 있어 유전학이 큰 역할을 할 것이고 이것에 대해 여러분이 할 수 있는 것은 아무것도 없다. 아름다움, 또는 심지어 건강의 척도가 당신의 신체 특정 부위의 치수로 결정된다. 우리는 특정한 운동이나 움직임이 이 부위의 지방을 태우는데 도움이 될 것이라고 들었다.

이는 사실과 무관하다. 만약 여러분이 여러분의 지방이 어디에 축적될지 알고 싶다면, 여러분의 부모님을 보아라. 만약 여러분이 특정한 운동이나 다이어트가 뱃살을 태울 것이라고 생각한다면, 스스로에게 이런 질문을 하라: 과자를 먹었을 때, 여러분은 그 과자를 엉덩이에 저장하기 위한 소화 시스템과 신진대사 과정을 지시했나? 뱃살을 태울 수 있는 운동이 있다면 손목 혹은 무릎의 지방을 태울 수 있는 운동은 왜 없나?

그 생각은 물론 터무니없지만 많은 사람들의 불안감에

영향을 미친다. 천층근막은 지방조직에 존재하고, 세포들을 제자리에 고정시키는 콜라겐 섬유 사이에 내장되어 있다. 수작업으로 제거하는 것은 불가능하며 호르몬 반응을 수반하는 대사과정을 통해서만 근절될 수 있다. 이것들은 주로 우리가 소비하는 에너지의 양과 더불어, 우리가 섭취하는 음식과 에너지의 양의 변화에 기반한다.

지방 흡수에서 역할을 하는 유전적, 환경적 요인들이 이제 막 발견되고 있기 때문에, 항상 그렇게 간단하지는 않다. 우리의 복잡하고 감정적인 지방과의 관계는 아직 풀어야 할 것이 많다.

특정 부위의 지방을 빼내는 지방흡입술은 그 일부인 콜라겐 조직도 떼어내야 하며, 문제가 되는 조직을 제거하기 위한 흡입 외에도 가열 과정과 절단(cutting) 또는 분할(slicing) 작업을 수반할 것이다. 그 결과 그대로 되돌아올 수도 있지만, 그것을 제자리에 고정하는 그물망이 없으면 그 효과는 불만족스러울 수 있고 남은 공간이 흉터 조직과 덜 조직화된 지방으로 단순히 채워질 수도 있다.

사람들의 머릿속에는 허벅지나 배에 있는 지방이 어떻게든 버터 한 봉지처럼 녹아 빨려나갈 수 있다는 생각이 있다. 대부분의 사람들은 지방과 함께 잘려나가는 그물망에 의해 지방이 제자리에 고정되어 있다는 것을 이해하지 못한다.

천층은 생물학적 잠수복으로 간주될 수 있다. 조직 자체의 열 전도성이 좋지 않아 시스템 양쪽으로 절연 효과를 만들어 내어 내부와 외부 모두에서 열이 유지되도록 한다. 체온 조절은 우리 시스템이 작동하기 위해 필수적이며 이 점에서 가장 중요한 것은 피부와 천층근막이다.

움직임의 측면에서 잠수복 비유를 다시 사용할 수 있다. 너무 작은 사이즈의 잠수복을 입었을 때 무슨 일이 일어날지 생각해보아라. 질식하지 않고 여전히 움직일 수는 있겠지만, 심하게 제한되고 제자리에 붙잡혀 있다고 느낄 것이다.

피부와 천층근막은 정상적인 기능적 움직임이 일어나기 위해서는 심층근막의 표면 위로 움직이고 미끄러질 수 있어야 한다. 수술, 부상, 흉터, 염증 등 어떤 이유로든 고착되거나 고정되면 제한을 받게 된다.

곤란한 것은 이러한 제한이 종종 다른 문제 탓으로 여겨진다는 것이다. 이는 주로 피부와 천층근막 층이, 특히 움직이는 기능 조직으로서, 잘못 기술되고 오해되며 너무 자주 지방으로 치부되기 때문이다.

이러한 조직들의 존재와 기능적 움직임에서의 역할을 모두 입증하는 간단한 방법은 이두박근의 끝에 있는 팔꿈치의 일부 조직을 집는 것이다. 가동성 좋은 관절이 잘 움직이도록 하는 바로 그 목적을 위해 느슨한 피부조직이 많은 부위이다.

손바닥을 위로 한 상태에서 팔을 45도 각도로 접고 팔꿈치 앞쪽에 있는 팔의 구김살에서 조직을 집어라. 이것을 최대한 꽉 집으면, 쐐기 모양의 피부와 천층근막이 손가락에 잡힐 것이다. 이제 피부 꼬집기는 유지하면서 팔뚝을 뻗어보려고 하라. 이 신전이 이루어지기 위해서는 피부와

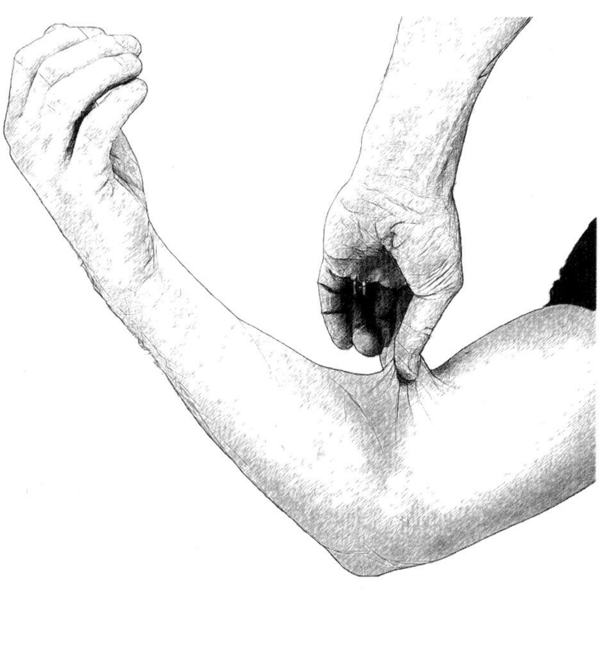

천층근막이 당신의 손아귀에서 떨어져야 할 것이다.

너무 꽉 쥐면 팔이 움직이지 않고, 움직이려고 하는 과정에서 이 연조직에 많은 통증이 생길 것이다.

관절과 가동성 구조물 주변에서 이것은 꽤 명백하고 입증하기 쉬워 보인다. 관절을 계속 움직이는 한 이런 제한은 있어선 안 된다. 하지만 "자연적" 또는 기능적 움직임이라고 할 만한 게 덜한 영역에서는 어떨까?

내가 기능적 움직임이라고 말하는 이유는 우리가 논의하는 많은 운동이 종종 "부가기능적(extra-functional)"이기 때문이다. 기능적 움직임은 필요 사항이 무엇이든 간에 자연스럽고 일상적으로 요구되는 부분이다. 다른 모든 것들은 부가기능적 움직임들이다.[7]

찬장에서 컵을 꺼내기 위해 손을 뻗는 사람은 기능적인 범위 내에서 일을 수행하고 있다. 요가 자세로 뒤로 기대라고 요청하는 것은 적어도 그들에게는 부가기능적 움직임이고, 이를 해내기 위해선 연습과 응용이 필요하다.

따라서 평균적인 55세의 사람은 복부 주변, 등 하부, 목 뒤쪽 등과 같이 관절 가동성이나 움직임이 적은 특정 부위에서 천층 조직의 움직임이 매우 다양하지는 않을 것으로 예상할 수 있다. 마찬가지로 이러한 부위에 축적된 지방질의 양은 얼마나 많은 움직임이 있을 수 있는지에 영향을 미칠 가능성이 높다.

대부분의 사람들은 관련된 이 층의 움직임을 상상하는 것이 어렵고, 심지어 묘사하는 것은 더 어렵다. 따라서 나는 그동안 접한 것들 중 가장 실제적인 입증을 본 올해 믿을 수 없이 흥분되었다.

하나의 뚜렷한 층으로 피부를 해부하고 또 다른 층으로 천층근막/지방을 완전히 제거하는 과정은 내가 여러 번 해 본 일이었고, Gil hedley에 의해 개척되고 나의 해부 수업에서 계속 이어져온 아이디어였다. 어느 피실험체에서는 천층근막이 완전한 하나의 양털처럼 제거될 수 있지만, 대부분은 아니더라도 많은 경우에 훨씬 더 어렵다.

이 수업에서 우리는 학급 학생들의 헌신적인 노력과 기술로 두꺼운 층을 떼어낼 수 있었고, 그것을 매우 마른 기증자에게서 떼어낸 천층근막 층과 나란히 놓을 수 있었다. 둘 다 여성이었다.

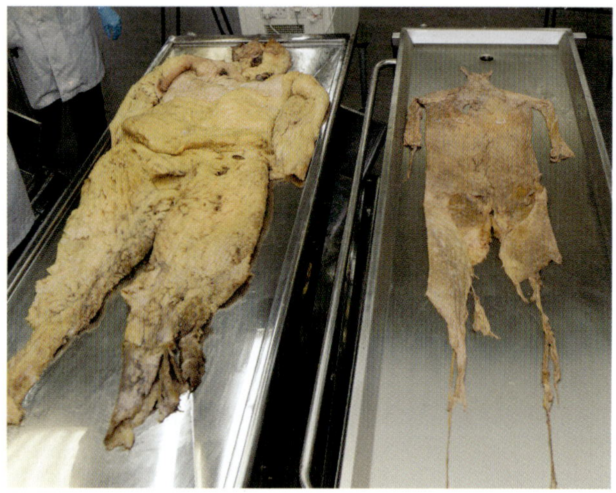

이 사진은 인체의 천층 조직에 존재할 수 있는 극단적인 차이들을 보여준다.

그러나 더 큰 기증자는 이중 유방절제술을 받은 적이 있었고 피부를 가로질러 위쪽 흉벽에서 어깨, 가슴 부근까지 상당한 흉터가 있었다. 이 정도의 흉터가 기저 조직에 고정 효과를 줄 것이라고 추정하는 것은 무리가 아닐 것이며, 이는 외과적 개입이 발생한 부위 주변에서 흔히 나타나는 현상이다.

피부는 매 단계에서 저항성이 있어 잘 제거되지 않으며 천층근막과의 연결이 쉽게 끊어지지 않지만, 천층 조직은 훨씬 더 동적이고 약하다. 대부분의 영역에서 무딘 절개 기법(손가락)을 사용하여 천층근막을 깊이 부착시키는 성긴 결합 조직을 제거할 수 있다.

그러나 이 경우 천층근막은 결합조직의 심층에 완전히

부착되어 있었고 제거 과정의 모든 단계에서 물리적으로 절단되어야 했다. 이러한 유착은 단순히 수술이 진행된 주변에만 존재하는 것이 아니라 사실상 상체 전반에 존재했다.

천층 조직을 제거한 후에도 흉터 부위를 잡아당기는 것은 머리와 목을 통한 움직임을 만들어 냈는데, 이는 살아있을 때 이 움직임이 가슴 부위를 통한 장력을 만들었을 수 있음을 시사한다.

더 이상 기능하지 않거나 움직이지 않는 사람을 해부하는 것을 근거로 기능과 움직임에 대해 가정하는 것은 위험한 일이다. 우리는 그녀가 살아있을 때 이 여성을 보지 못했고 그녀가 어떻게 움직였는지 또는 움직이지 않았는지 전혀 알지 못한다. – 그녀가 죽는 날까지 체조선수였을지도 모를 일이다.

이것으로부터 우리가 알 수 있는 것은 카데바에서도 물리적으로 조직을 고정하고 사지나 다른 부위를 통해 다양한 움직임을 시도함으로써 발생하는 제약을 흉내 낼 수 있다는 것이다.

내가 감독하는 해부의 묘미는 특수 보존 기법을 사용하여 시체를 전 가동범위로 움직일 수 있다는 것이다. 과정을 시작할 때 우리는 기증자를 검사하고 촉진하며, 해부 과정의 각 단계에서 이 작업을 반복한다. 피부를 제거했을 때 우리는 항상 더 넓은 가동 범위를 볼 수 있고, 천층근막을 제거하면 우리는 다시 훨씬 더 넓은 가동 범위를 볼 수 있다.

그러므로 심층 근막과 근육 위에 존재하는, 피부와 천층근막의 배열은 정상적인 기능 상태에서 가능한 움직임의 범위에 상당한 기여를 한다는 합리적인 가설을 세울 수 있다. 외과적 처치, 질병, 부동성, 정상 기능 부족 등의 어떤 이유에서든, 이 배열의 장애는 세포외기질과 바탕질의 분포와 세포 배열에 변화를 일으킬 것이다. 다시 말해 뻣뻣함(stiffness)이다.

이러한 이해는 오랫동안 구조적인 바디워크와 운동요법의 중심 교리였다. 뭔가가 뻣뻣할 때 움직이면 덜 뻣뻣해진다. 지금까지의 가정은 이러한 뻣뻣함이 관절 주변이나 근육과 같은 신체의 더 깊은 수준에서 젖산 축적 등과 관련되어 일어난다는 것이었다.

더 천층의 조직이 움직임이나 움직임의 제한에 기여한다는 개념은 잠수복이나 외부 제한 장치를 비교해 보면 완벽히 논리적이지만, 아직 바디워크 커뮤니티에서 설득력을 얻진 못 했다.

그 이유는 비교적 이해하기 쉽다. 근육, 뼈 및 일부 피부는 해부학과 치료적 중재술 분야에서 흔한 연구 부위이다. 지방조직으로 가득 찬 천층은 여전히 움직임과는 관련이 거의 없고 단지 다이어트와 운동으로 줄일 수 있는 지방 구조에 불과하다고 여겨진다. 움직임을 논하거나 인간의 기능을 연구할 때 거의 고려되지 않으며, 심지어 해부학과 생리학 학계에서도 더 깊은 조직에 접근하기 위해 일반적으로 잘라내어지고 무시된다.

의대생들을 포함한 해부학 실습을 하는 학생들이 해부실에서 덩치가 매우 큰 사람을 카데바로 만나는 일은 거의 없을 것이다. 이 기증자(카데바)들은 그들의 크기 때문에 사망 시에 외면되고, 여러 세대의 의사들은 해부실습이 힘들다는 이유로 그러한 카데바를 통한 수업을 경험하지 못했을 것이다.

일단 이 조직의 작용 관련성과 이론이 받아들여지면, 실제 적용은 비교적 간단하다. 그것은 움직여야 한다. 만약 스스로 움직일 수 없다면, 누군가에 의해 움직여져야 한다. 피부를 따라 집어서 그 밑에 있는 연결부 위로 부드럽게 움직이면 그것이 반응하는 방식이 바뀐다. 피부 표면으로 오는 혈액이 증가하고 조직의 유체역학에 변화가 있다.
심지어 어떤 형태의 천층 제한을 암시하는 진단이 없는

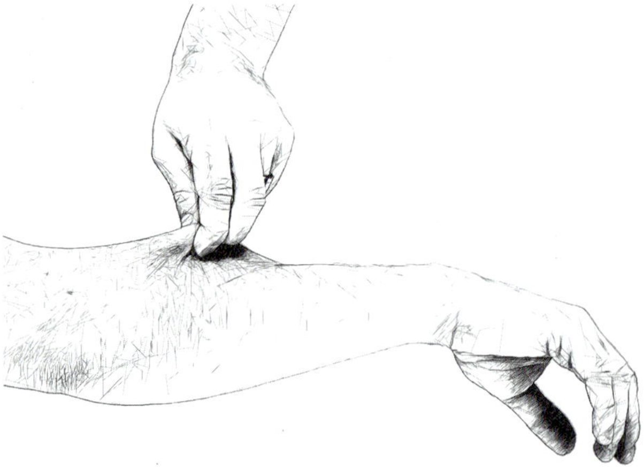

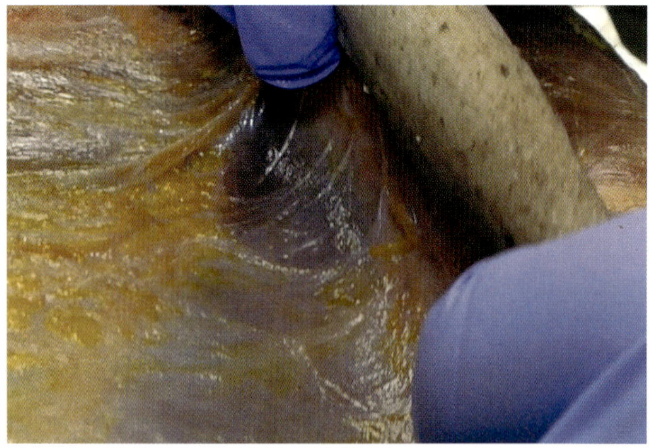

경우에도, 통증 보고 반응이 변하고 움직임의 범위가 즉시 증가한다. 피부와 천층근막의 완만한 견인력에 대립하는 동작은 이러한 형태의 천층 가동술의 또 다른 측면이며, 집에서 수행하기에 간단하고 실용적이다. 약간의 천층 저항이 가해지지 않는 한 스트레칭만으로는 천층 조직에 큰 영향을 미치지 않을 것이다. 테이핑 기법으로 인한 반응의 상당 부분은 천층 조직의 장력 변화에서 비롯된다는 것이 나의 견해이다.

콜라겐과 지방 경계면 사이의 공간을 간질(interstitium)이라고 하는데, 이러한 채널이 암의 전이를 위한 통로가 될 수 있다는 의견까지 나오며 최근에는 그 광범위한 기능과 중요성을 인정받고 있다.[8]

우리의 표면을 구성하는 구조와 조직이 우리의 자아 감각에 필수적인 것으로 보는 것은 어렵지 않다. 우리는 다른 사람들을 볼 때 뼈나 근육 구성으로 그들을 인식하지 않고, 그들을 정의하는 특징으로 그들을 인식한다. 그들의 피부와 지방층이 주요 식별 요소이다. 움직임은 내부에서 외부로, 일정하고 끝없는 파도 같은 행동이며 우리의 모든 움직임과 쉬는 모든 숨에 불가분의 관계에 있다.

References

1. Van den Berg F; The Physiology of Fascia, in R Schleip et al. (eds); *Fascia, The Tensional Network of the Human Body*. Edinburgh: Churchill Livingstone, Elsevier, 2012, pp. 149, 151.
2. Ibid.
3. Schleip R et al. (eds); *Fascia, The Tensional Network of the Human Body*. Edinburgh: Churchill Livingstone, Elsevier, 2012, pp. 149, 151.
4. Wendell-Smith CP; Fascia: an illustrative problem in international terminology. *Surgical and Radiologic Anatomy* 1997, 19:273–277.
5. Kershaw E, Flier J; Adipose tissue as an endocrine organ. *Journal of Clinical Endocrinology and Metabolism* 2004, 89(6):2548–2556.
6. Lancerotto L, Stecco C, Macchi V, Porzionato A, Stecco A, De Caro R; Layers of the abdominal wall: anatomical investigation of subcutaneous tissue and superficial fascia. *Surgical and Radiologic Anatomy* 2011, 33(10):835–842. doi: 10.1007/s00276-010-0772-8.
7. Lederman E; *Therapeutic Stretching*. London: Churchill Livingstone, 2014, p. 287.
8. Benias P, Wells RG, Sackey-Aboagye B, et al.; Structure and distribution of an unrecognised interstitium in human tissues. *Nature: Scientific Reports* 2018, 8(4947). [Online] https://www.nature.com/articles/s41598-018-23062-6 (accessed May 23, 2019).

Cecilia Gustafsson

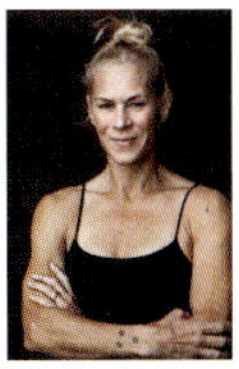

Cecilia는 요가, 댄서, 그리고 사업가입니다. 그녀는 여러 해 동안 피트니스분야에서 일했고 잘 알려진 교사이자 발표자이다. 그녀는 몇 가지 동작 개념을 개발했는데, 그 중 SOMA MOVE가 그 중 하나이다. Cecilia는 자신이 하는 모든 일에 대해 총체적인 관점을 가지고 일하고 있으며, 항상 그녀의 이해를 깊게 하고 "점들을 연결(connect the dots)"하기 위해 노력하고 있다.

CHAPTER 20

움직임이란 무엇인가? (What is movement?)

Cecilia Gustafsson

움직임은 어디에나 있다. 우주의 계속되는 움직임: 계절, 낮과 밤, 삶과 죽음.

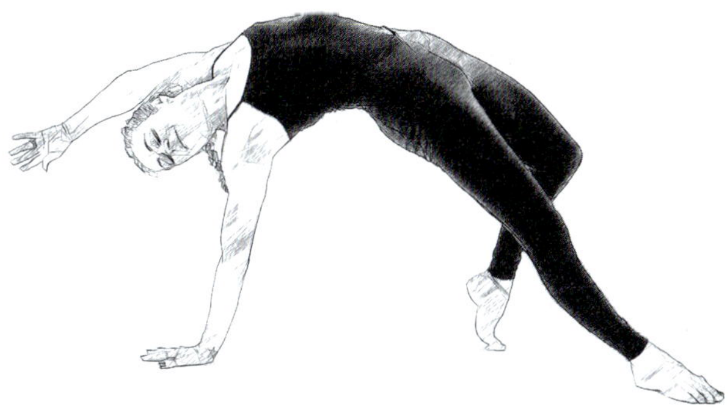

인체 자체는 가장 작은 세포에서부터 뇌파, 느린 림프계에 이르기까지 다양한 리듬을 가진 끝이 없는 움직임이 있다. 반대로, 정체(움직임의 상실)는 경험상 어디에서 발생하든 항상 건강에 해롭다. 경제학에서는 신체, 감정, 사고, 관계가 상호 연관된다. 다시 말해서, 계속 움직이도록 하자!

지난 20년 동안 움직임에 관한 작업을 통해 행복한 움직임의 삶을 살기 위해 사람들로 하여금 탐색하고 구현하도록 내가 권장하는 네 가지 특징들을 찾아내게 되었다. 이것은 은혜, 리듬, 힘, 그리고 고요함이다.

춤, 체조, 무술과 같은 움직임에서 우아함을 자주 볼 수 있다고 해도 우아함을 찾기 위해서 무용가, 체조선수, 무술 연습가가 될 필요는 없다. 우아함은 삶의 거의 모든 움직임에 적용될 수 있는 특징이다. 그것은 보람차고 바람직하며 찾아볼 가치가 있다.

우아함(Grace)

"당신의 몸과 함께 생각하는 방법을 배우시오"

우아함—이 사랑스러운 행복, 아름다움, 품위에는 예술과 우아함이 있다!

우아함 안에서 움직일 때, 당신은 받아들일 수 있는 현대적인 방식 내에서 편안하고 우아하고 감수성 있게 움직인다. 당신의 테크닉은 조용하고 수월해 보이며, 마치 온몸으로 듣고 생각하는 것처럼 느껴진다. 그리고 당신의 움직임을 보고 있는 사람에게는 당신의 움직임이 조화롭고 아름답게 보인다.

그것은 현재, 시간, 그리고 일에 관한 적절한 양의 에너지에 관한 것이다. 따라서 너무 열심히 노력하거나 기계처럼 둔감해지지 않고, 대신 자신의 상황, 주변 세계, 내면 세계에 대해 지각하는 것: 그런 다음 모든 것을 "전체적인" 방식으로 통합하고 내면의 의도와 계속 연결해 보자.

균형(Balance)

"생각이 아니다. 작은 조정으로 계속해서 균형을 재발견하는 내 몸의 위치에 있는 강렬한 존재. 꼬리뼈를 살짝 집어넣고, 목을 들어올리며, 손끝을 조금 더 크게 누르고, 가슴을 열고, 등을 인식하고 그것에 대해 조금 더 기댈 수 있었다. 그런 다음 내 왼발은 바닥을 누르고 그 사이에 내 오른발은 더 높이 올라간다. 나는 바시스타사나(Vasisthasana)라는 요가 자세를 취하고 있다. 떠 있는 느낌. 무중력 시도와 실패의 과정이 나를 여기까지 이끌었다. 매번 균형점을 향해 조정한다. 점점 더 작아지고 더 미묘해지는 조정."

–C

균형은 한 번 찾은 다음 보유하는 것이 아니다. 수행이 필요한 것은 균형을 잃지 않기 위해서 영구적으로 조정하는 것이다. 균형은 신체 내의 여러 부분과의 접촉 및 상호 작용뿐만 아니라 우리의 실체, 안정 및 경계를 보여주는 것이다.

우리가 너무 긴장하거나 우리 자신과 접촉하지 않는다면, 일반적으로 "요가 트리" 자세를 시도할 때 흔들린다. 그러나 우리가 몇 가지 균형 자세를 취하면 중심적인 자아와 다시 연결할 수 있다. 균형 챌린지를 하면서 동시에 생각하는 것은 거의 불가능하지만 해부학적으로 "지금 여기"의 존재를 얻는다. 당신은 과거도 미래도 다른 공간이 아닌 지금 당신의 몸이 있는 곳이 된다.

우리는 모두 앞, 뒤, 안과 밖이 있다. 위, 아래, 오른쪽과 왼쪽. 이동할 때 주의하시오. 당신이 일어서고 싶다면 덜 명확한 측면이나 당신의 뿌리와 접촉을 잃지 마시오.

균형을 잡는 행위는 이러한 양극성 사이에서 춤을 추는 것과 같다.

삶이나 움직임에서 균형점을 찾으려고 할 때 먼저 가장자리를 탐색하고 만진다. 처음에는 한쪽으로 너무 많이 기울였다가 다른 쪽으로 기울다가 결국에는 중심에 더 가깝게 이동하게 된다. 항해, 서핑, 말 타기, 피루엣 만들기, 물구나무서기 수행도 마찬가지이다. 완벽한 라인을 얻으면 저항이 줄어들고 일이 쉬워진다. 황금 터널처럼 몸과 움직임이 동시에 안정되고 쉬울 것이다. 균형은 좋은 것이다.

자세(Posture)

"뿌리를 내리다"

태양을 향해 뻗고 있는 가지, 땅 위에 견고하고 강하게 서 있는 줄기, 그리고 땅 아래에 왕관만큼 거대한 뿌리 시스템이 있는 나무를 상상해 보라. 확산되는 것과 뿌리를 내리는 것 사이의 양극단에서의 아름다운 자세의 시각화.

나는 "당신의 뿌리와 날개를 찾아라"라는 명언을 좋아한다. 당신이 비전, 갈망, 자유를 향해 나아가는 동안 당신의 깊이를 존중하고 당신이 누구이며 어디에서 왔는지 존중하도록 상기시켜라. 다음에는 서거나 걷거나 요가, 춤 또는 훈련을 할 때 그 단어들과 나무 이미지가 몸에 익숙하도록 하시오. 이것은 당신을 안정되고 중심에 위치시키는 안전한 뿌리를 제공할 것이고, 당신의 자세를 확대시켜줄 것이다. 즉, 자유와 고취된 긍정적인 느낌을 줄 것이다.

나무처럼 발과 다리를 아래로 뿌리 내리고, 발과 다리가 땅 아래로 찾아가는 동시에 줄기의 나머지 부분인 코어로 영양분과 에너지를 끌어들이게 하시오. 어떻게 에너지가 회음부를 통해 위로 전달되는지, 척추, 태양 신경총(solar plexus), 심장이 어떻게 들어 올려져 허리가 몸통처럼 강해지고 앞쪽이 열리는지 느껴보시오. 하늘과 빛을 향한 왕관처럼 당신은 팔을 펼치고 탐험하고 싶어 하고 당신의 머리는 가볍고 자랑스럽게 운반된다.

기억하시오: 날고만 싶으면 쉽게 넘어지고 날개를 잊어버리면 너무 무거워진다. 그것은 단순히 뿌리와 날개 사이의 춤에 관한 것이다!

존재감(Presence)

"팔과 다리가 리드미컬한 흐름으로 바닥을 가로질러 움직이고 있고 때때로 내 어깨를 빙빙 돌리면서 중력이 어떻게 나를 붙잡고 피부 쪽으로 수분을 빨아들이는지 느낀다. 내 안에서 피가 끓고 있고, 내 발은 가볍고, 때로는 너무 가벼워서 거의 이륙할 뻔 했다. 내 호흡은 심장과 상호 작용하며 완벽하게 맥박이 뛰고 있으며 내 정신적 관찰과 자각은 내 몸을 방해하지 않으면서도 나를 채운다. 나는 내 주위의 공기를 사랑하기라도 하는 것처럼 방 안에서 움직이고, 눈은 뜨고 있지만 내 영역 밖의 것은 아무것도 보이지 않는다. 모든 것은 흐르고, 움직임은 서로를 풀어주며, 마치 내가 전에 해보지 못한 새로운 움직임을 발견하는 것 같다. 나는 감정적 충동이든 육체적 충동이든 강렬하게 오르락 내리락 한다. 내 머리는 놀라울 정도로 고요하고 다가오는 움직임이나 분석에 대한 생각이 없으며 관찰하고 지원하는 정신적 자각뿐이다. 때로는 나는 존재의 빛을 디테일로 향하게 한다-나무바닥을 만났을 때 나는 발소리, 가슴안의 느낌, 허공을 통해 내 손이 춤을 추는 광경. 가장 분명하게 느끼는 것은 이 풍부하고 다채롭고 편안하고 시간을 초월한 여기 공간에서 영원히 머물고 싶다는 것이다. 공간-표준이나 사고 혹은 시간에 의해 제약을 받지 않는 달콤함과 흐름의 상태." –C

보물은 그 안에 숨겨져 있다. 당신이 지금의 존재에 자신을 열 때, 당신은 보상을 받을 것이다.

흐름(Flow), 지역(Zone) 또는 사토리(Satori)는 황금 상태의 다른 이름들인데 이 곳에서 당신은 당신 자신을 활동 혹은 명상에 맡기고, 과도한 통제, 지성, 불안, 자의식을 풀고, 보다 투명하고 존재감 있게 된다. 미래나 과거에 대한 생각이 없고, 현재에 대한 저항이나 무지도 없다. 누군가 또는 무언가가 핸들을 잡고 있는 것처럼 느껴지고 당신은 잠시 동안 당신의 자아(ego), 당신 자신, 그리고 당신의 삶에 대한 생각으로 부터 해방될 것이다. 그것은 집중, 시간을 초월함, 행복감에 대한 중독적인 느낌이다. 겉모습이 아닌 내면의 달콤한 보상.

이 존재감에 이르는 방법은 여러 가지가 있지만 신체를 통한 방법이 가장 유용하다.

불행하게도 우리 중 많은 사람들은 몸이 즐거움의 원천이라는 것을 잊고, 대신 건강 증진, 성취감, 외모를 가꾸는 것과 같은 외적인 목표를 향해 나아간다. 이는 안타까운 일인데, 왜냐하면 당신이 신체 경험의 질을 향상시키는 법을 배운다면 당신은 당신의 삶을 풍요롭게 하고 직관적으로 갈망하는 과즙이 많고 투명한 순간을 위한 씨를 뿌릴 수 있기 때문이다. 다음은 움직임을 통해 흐름을 얻기 위한 몇 가지 열쇠이다.

1. 당신이 하기로 선택한 활동은 당신의 헌신과 집중을 요구할 만큼 충분히 도전적이거나 흥미로워야 하지만 스트레스를 받거나 너무 두려워하거나 지칠 정도로 그렇게 어렵지 않아야한다. 더 높은 자아로 올라가면 극복할 수 있다는 자신감을 가져야 한다.

2. 말을 탄 기수처럼 균형이 잘 잡힌 정신 집중이 필요하다. 말의 움직임을 방해하지 않고 지지하고 이끄는 기수.
3. 제한적인 초점 바라보기(focus glance)를 사용하시오. 그렇게 하면 "내면 보기(inner seeing)"와 다른 감각을 향상시킬 수 있다.
4. 그리고 마지막으로, 흐름을 찾지 마시오. 당신을 그곳으로 데려갈 수 있는 씨앗을 심고 순간과 움직임에 스스로를 내려 놓으시오.

감수성(Sensibility)

감성의 능력을 조절하고, 정신을 바짝 차리고, 깨어있고, 수용하는 것을 잊지 마시오. 이 성질은 스트레스, 불안, 분노나 너무 많은 긴장에 의해 무디어지므로, 먼저 해야 할 것은 약간 부드럽게 만들어서 자연스러운 감수성이 발, 손, 마음 안에서 자연스럽게 증가하도록 하는 것이다. 그러면 자동 조종 장치의 로봇이 아닌 지각 있는 존재가 되어 훨씬 더 우아하게 움직일 것이다.

특히 손과 발에는 많은 신경세포들이 갖추어져 있는데 이 신경세포는 당신에게 질감, 온도 그리고 땅에 관해 당신에게 이야기하는 정보의 운반체이다. 그들의 말을 들으시오. 신경세포들을 바닥과 세계를 향한 수신자이자 발신자로 사용하시오. 손을 펴고 신경 세포들을 생명력 있게 두면 당신은 균형을 유지하기 위해 앞이나 뒤로, 오른쪽이나 왼쪽으로 조금 더 압력을 가해야 할지 여부를 느낄 수 있다. 예를 들면 물구나무서기를 할 때 손끝과 손목에서 전신을 조정한다. 너무 긴장하거나 감각이 죽은 손으로는 불가능할 터인데 이는 마치 돌의 무게도, 실크 드레스의 섬세한 질감도, 연인의 볼도 표현할 수 없는 것과 마찬가지이다. 발이 신체의 나머지 부분에 정보를 전달할 수 있도록 가능한 경우 맨발로 수행하시오. 맨발은 움직임에 훨씬 더 민감하고 행동할 때 더 재미있다. 신발을 신으면 우리는 더 서툴고 균형이 잘 잡히지 않으며 땅과의 접촉과 접지의 경험도 잃게 된다. 게다가 발가락이 자기 자신의 존재임을 느끼고 스트레칭하고 작동하는 활동적인 맨발은 매우 아름답다.

또한 민감하다는 것은 명백한 신호뿐만 아니라 더 조용하고 작은 신호를 감지할 수 있다는 것이다. 다른 사람과의 관계뿐 아니라 몸과 감각 내부에서도 마찬가지이다. 감정의 뉘앙스, 미묘한 몸짓, 섬세한 경험을 감지하고 반응하여 직감을 가질 수 있다. 그건 불행히도 우리가 투지와 큰 힘으로 "단순하게 진행"한다면 무언가를 잃을 수 있다. 당신이 연습을 할 때, 사람들을 만나고, 특별한 것을 생각할 때 수축(닫기, 조이기) 또는 확장(열기, 방사)를 제어하는 습관을 들이시오. 대부분의 경우 확장 상태를 선택하는 것이 우리에게 가장 좋고 보다 긍정적이다.

리듬(Rhythm)

"에너지는 파동으로 움직인다.
파도는 패턴으로 움직인다. 패턴은 리듬에 따라 움직인다. 인간이란 바로 그런 존재이다. 에너지, 파도, 패턴, 리듬, 춤. 그 이상도 그 이하도 아니다."
—Gabrielle Roth

리듬은 우리의 모국어이다. 우리가 신뢰할 수 있고 우리를 창조적인 본성과 황홀한 인간성으로 다시 데려가는 언어로, 그 뿌리는 절대적인 시작으로 거슬러 올라간다. 지성과 감각을 뛰어넘어 혼과 육과 영으로 직행하는 언어-우리가 대대로 물려받은 불꽃.

우리는 리듬을 타고 이동하려는 의지를 가지고 태어났다. 어린 시절 우리는 들은 것을 몸으로 흔들고, 빙돌고, 표현한다. 우리는 태어날 때 처음에는 엄마 자궁 안에서 엄마의 심장 박동 소리를 알고 태어났고, 엄마 가슴 위에 누웠을 때 태어났다. 그러므로 리듬감의 소리는

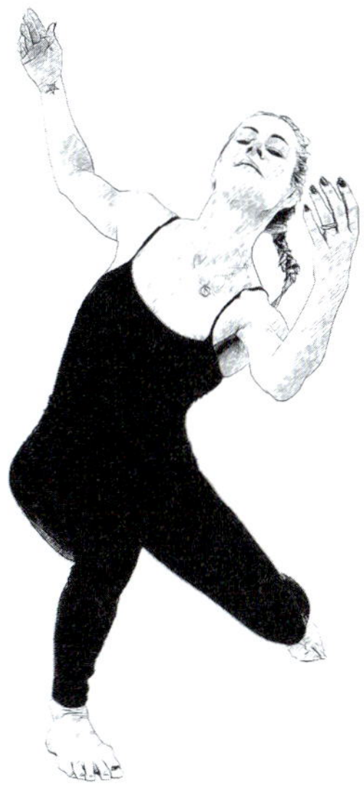

우리와 육체적으로 붙어 있고, 우리는 청각보다 몸으로 더 많이 경험한다.

음악성(Musicality)

리듬은 즐거운 것이다. 그것은 비움과 채움 사이의 균형으로서 우리를 더 큰 힘으로, 멋진 황홀감을 향해 내부로, 또는 이완 아래쪽으로 이끌 수 있다. 리듬에 맞추면 모든 것, 특히 움직임이 덜 피곤해진다. 당신이 하는 일의 대부분을 억지로 하거나 억제하지 않고 리듬에 맞게 하려는 의도로 수행할 수 있다. 당신은 글을 쓰고 있을 수도, 붐비는 거리에서 걸을 수도, 유혹을 할 수도, 차를 운전하거나, 사랑을 하거나, 대화 또는 달리기, 춤 또는 Vinyasa요가를 수행할 수도 있다. 심지어 숨을 쉬고 있을 수도 있다.

다음 번에는 움직임으로 무언가를 할 때 음악성에 자신을 열어보시오

모든 곳에서 리듬, 파도, 패턴 및 맥박을 듣거나 느끼시오. 길에 발을 대고, 손을 바닥에 대고, 들숨, 날숨, 심장 박동, 공중에서 팔 움직임, 움직임. 신체 부위가 음악가처럼 서로 소통하게 하고 협력이 하나의 음악이 된다. 무엇을 재생해야 합니까? 로큰롤, 심포니 또는 소울? 가끔은 하루 일과를 할 때마다 사운드 트랙이 나를 따라다니는 경우가 있다. 내가 그 일부가 되어 실제 음악에 맞춰 움직이고, 생각하고, 이야기하시오. 시도해 보시오!

자연으로 회귀하기(Back to nature)

"호흡이 오르고 내리며 팽창하고 수축한다. 내 머리는 무거워서 머리카락이 얼굴, 목, 바닥을 쓸어 넘기면서 한쪽으로 넘어지고 다른 쪽으로 넘어진다. 맨발은 쿵쾅거리고, 엉덩이는 떨리고, 심장은 리듬에 맞춰 쿵쾅거린다. 피처럼 동그랗고 원을 그리는 움직임. 강함의 정도는 내부로부터의 전류와 함께 변화한다. 나는 내 손이 내 얼굴을 시날 때 그 따뜻한 무게감을 알아차릴 수 있고 리듬, 중력, 행복 –생명과 기원–을 친밀하고 가깝게 느낀다."

북소리, 묵직한 비트는 우리를 자연과 다시 연결시킨다. 우리 자신의 더 근원적인 부분까지. 리듬이 사는 곳, 엉덩이가 저절로 움직이는 곳. 우리를 자연과 연결하는 모든 것이 우리를 치유하는 것 같다. 춤을 추는 음악에 몸을 맡긴 사람들은 그 곳에서 무언가 발생한다는 것을 알고 있고, 이것은 우리를 더 기초적이고, 보다 인간적이며, 더 연결되도록 만든다. 영혼은 숨겨진 구석에서 위로 굴러 나와 피부, 팔, 발로 스며 나온다. 우리는 춤이 표현되기를 기다리는 만국 공통어라는 냄새를 맡을 수 있다. 삶이 너무 디지털화되고 인위적이고 옹졸해지면 육체, 땀, 호흡, 그리고 박동에 다시 연결해야 한다. 신발과 양말을 벗고 포니테일을 풀고(있는 경우), 가슴에서 느낄 수 있는 음악을 트시오. 팔, 척추, 발, 머리가 원을 그리며 움직이기 시작한다. 마치 행진하는 것처럼 직선이고 깔끔한 것이 아니라 둥글고 미끄러지는 리듬의 형태를 추구하라. 땀이 날 때까지 춤을 추다가 조금 더 춤을 춘다. 발이 길을 찾도록 하시오. 처음에는 주저

하지만, 나중에는 보다 자신감이 생긴다. 골반이 앞뒤로 천천히 또는 빠르게 움직이도록 하시오. 척추는 회전하고, 뱀처럼 꼬이며 목이 뒤따르게 되고 팔은 당신을 위, 아래, 뒤로 또는 옆으로 이끌고 있다. 당신은 춤을 춘다. 규칙은 없고 표현하기 시작하는 언어만 있으면 몸과 마음을 가장 빠르게 소생시킬 수 있다. 30분 후에 당신은 이전에 있던 곳과 다른 어딘가에 있게 되고, 어디로 갈지 미리 알지 못했다.

당신은 춤을 더 많이 추고 싶은가?

다양한 리듬과 동작이 당신에게 무엇을 줄 수 있는지 탐구하고 싶다면 집에서 이 댄스 운동을 시도하시오. 춤을 추기 위해 댄서가 될 필요는 없다.

달리거나 뒤뜰에 꽃을 심기 위해 달리기 선수나 정원사가 될 필요가 없는 것처럼 춤을 연구할 때마다 걸음수와 움직임에 대한 자원이 점점 더 커지고 발전한다는 것을 알게 될 것이다.

이렇게 하시오. 다음 지침을 읽고 배우고 이것이 귀하의 실습에 도움이 되도록 하시오. 행복한 여행이 되길!

1. 시작(Start)

당신의 신체 부위를 하나씩 깨우시오. 춤을 추면서 발, 팔, 머리, 척추를 함께 모으시오. 각 신체 부위를 향해 스트로보(strobe)처럼 의식을 이동시시오. 손으로 시작하여 처음 만지거나 본 것처럼 손을 움직이시오. 팔꿈치, 어깨로 이동하시오. 얼마나 많은 방법으로 움직일 수 있는가? 관절이 관절액으로 채워지는 방식, 열리는 방식을 스스로 인식하게 하시오. 척추를 깨우시오. 이동할 수 있는 모든 방법을 알아보시오. 그것의 모든 작은 구석(little corner)에 들어가시오. 등(back)이 힙(hips)이 된다. 상체를 담는 그릇처럼 그 속으로 가라앉으시오. 발과 다리를 참여시키시오. 발목을 열고 수축하고, 한 발짝 내딛고, 다리가 바닥을 이리저리 움직이는 것을 느끼시오. 발을 고정하고 목을 돕기 위해서 머리를 좌우로 무겁게 굴리시오. 완료되었다고 느끼면 완료된 것이다.

2. 유체(Fluid)

영혼을 울리는 흔들리는 리듬으로 당신을 데려가는 음악을 선택하시오. 움직임의 무거움과 중력을 탐색하시오. 몸을 낮추고 숨을 쉬고 다음 움직임을 생각하는 대신 현재에 있는 느낌을 높이시오. 이것은 시작이나 중지가 없는 둥근 선, 흐름입니다. 편안하게 느껴지는 패턴에 빠져보시오. 잠시 동안 거기에 있으시오. 한쪽 엉덩이 위에 머무르시오. 꼬리뼈를 땅으로 돌리는 것처럼 각도, 원, 엉덩이 구동 방법을 알아보시오. 허벅지에서 목까지 나선형으로 올라갈 수 있어요? 병의 물 소용돌이처럼. 빠르게에서 느리게 또는 그 반대로 원할 때마다 템포를 변경할 수 있다. 피 속에 흐르는 액체처럼 소박하고 어머니 같은 리듬을 즐기시오.

3. 선명함(Sharpness)

비트, 선명함, 거만함(cockiness)을 주는 노래를 얻으세요. 각도와 직선을 탐색하시오. 움직임 안에서 시작하고 멈춥니다. 앞으로, 뒤로, 옆으로. 당신이 가라데의 그림자 패턴을 하고 있다고 상상해보시오. 때때로 숨을 내쉬시오. 운동이 얼마나 깨어 있고 기민한지 느껴보시오. 오른손으로 하늘을 나는 그림을 그리고 있다고 상상해보시오. 선 만들기, 십자가. 어떤 색깔?

이 춤은 관중을 위한 것이 아니다. 그것은 당신의 자신의 경험을 위해 만들어졌다. 당신은 우스꽝스럽게 보일 수 있다. 여기서는 의미가 없다. 썰고, 자르고, 구멍을 낸다. 더 이상 가지고 다니고 싶지 않은 것은 잘라낸다. 답답함, 귀여운 미소, 전남편의 숨 막히는 에너지. 반복해서 패턴을 만드시요. 그 안에서 당신은 명상을 발견할 것이다.

이제 왼손이 붓이 됩니다. 왼손으로 허공에서 그리시오. 흰 벽에 붉은 색을 흩뿌리듯 표현한 선. 눈도 날카롭고 몸도 날카롭다. 당신을 방해하는 것은 무엇이든 잘라낸다.

가만히 서서 호흡과 맥박을 관찰하시오.

4. 열정(Passion)

음악은 드럼을 치거나, 트랜스 댄스 같은 노래일 수도 있고, 앞으로 전진하게 하는 약간 거칠고 원시적인 리듬이 있을 수도 있다. 여기에서 당신의 주제는 가자, 가자, 가자!

통제, 긴장, 오래된 괴로움을 버리시오. 동물이 불쾌한 상황을 떠날 때처럼 몸을 흔드시오. 우리 중 일부는 우리 몸을 잘 이끌고 있다. 이것을 하시오, 저것을 하시오. 이제 몸이 당신을 이끌 시간이다. 그것은 그것이 하고 싶은 것을 결정한다. 당신은 따라간다. 턱, 목을 이완하시오. 눈을 감고 싶다면 잠시 동안 시도하시오. 눈을 감고 마음을 여시오. 이것은 심장 댄스이다. 그것은 뛸 것이고, 혈액은 순환할 것이다! 높은 맥박에 더 가까이 다가간다. 생각하지 마시오. 당신은 생각할 필요가 없다. 분석할 것이 없다. 지금 손으로 색칠하면 주변으로 퍼지는 색깔은? 물의 소용돌이, 폭포처럼 자연의 힘과 흐름으로 모든 것을 놓아버리시오. 팔을 헝겊 인형처럼 휘두르시오. 긴장을 풀고 치유해야 하는 곳에서 몸을 흔든다. 수신기가 되시오. 저항을 놓으시오.

5. 우아함(Grace)

여기에서 우리는 음악에 대한 고전적인 주제를 사용할 수 있다. 바이올린, 첼로, 피아노. 가벼운. 모든 것이 쉽고, 밝고, 좋다는 에너지를 따르시오. 몸에는 가벼움이 있고 손은 공중을 날아다니는 나비와 같다. 부드러운 입술과 눈이 들어 올려진 얼굴. 회전과 균형을 탐색한다. 당신의 무게 중심은 어디에 있을까? 몸의 확장을 찾으시오. 우아함. 이것은 아름다운 글, 즉 시를 춤추는 것과 같다.

6. 고요함(Stillness)

잔잔한 음악이 있거나 전혀 없다. 활동을 더 조용하게 하시오. 몸이 필요로 하는 것과 어딘가를 늘이거나 열고자 하는 욕구에 더 귀를 기울이시오. 아기처럼 흔들어, 고요함 속으로 몸을 흔들어 보시오. 슬로우 모션을 하시오. 이따금 완전히 고요해진다. 머리가 아닌 몸으로 듣고 생각하시오. 마침내 강물을 타고 바닥으로 떨어지는 돌과 같이 되시오 아래로 매달려 결국 땅에 닿는다. 바닥에 누워. 당신 안에 있는 것 외에는 움직임이 없다. 흐르는 피, 부활한 영혼, 진정된 마음. 리드미컬한 내부.

고요함 안에서의 리듬감 있는 움직임

다음번에 요가, 스트레칭 또는 누워서 휴식을 취할 때 아기를 조용하게 하기 위해 흔드는 것처럼 작은 리드미컬한 원형 움직임을 앞뒤로 또는 좌우로 부드럽게 시도하시오. 그것은 당신이 하는 일에 달콤한 유기적인 느낌을 가져다준다.

잠들고 싶을 때 침대에서도 이것을 시도하고 그것이 얼마나 편안한지 확인하시오. 아마도 우리는 우리가 가지고 있는 모든 체액 때문에 이에 반응할 것이다. 즉, 체내의 물은 파도를 타고 몸 전체에 파급 효과를 일으킬 것이다. 리드미컬한 방식으로 밀거나 순환하는 물병을 상상해 보시오. 물은 그 움직임에 따라 어떻게든 움직이기 시작한다.

리드미컬한 호흡의 춤으로 자신을 연결할 수도 있다. 풍선처럼 들이쉬는 동안 몸이 약간 팽창하고 척추를 따라 늘어나는 작용이 있고 몸이 숨을 내쉬는 동안 긴장이 풀리고 더 이완된다. 가슴, 횡격막, 배, 등 주변의 긴장을 부드럽게 풀어주는 리드미컬한 내부 마사지. 당신이 날숨을 하는 동안 당신 자신이 바로 지금 그 풍선이 되는 것을 상상할 수 있는가? 이 파도와 함께 몇 분 동안 머물면서 생생한 느낌을 즐기시오.

이러한 호흡을 움직임에 넣으면 돛의 바람과 같다는 것을 알게 될 것이다. 전진을 돕고 힘과 화합을 창조한다. 열거나 준비하는 동안 숨을 들이쉬고 움직임에 바람, 즉 에너지를 주기 위해 숨을 내쉬시오. 요가에서 호흡의 기술과 과학은 pranayama라고 하며, 우리 안에 있는 생명력인 prana를 움직이는 바람으로 설명한다.

고요한 명상에서는 당신이 완전히 바깥에 있어도 리듬을 발견하게 될 것이다. 콧구멍, 가슴 안쪽, 심지어 신체의 다른 부위에도 항상 이 작은 호흡의 상승 및 하강 움직임이 있다. 도달할 시간을 주시오. 너무 활동적이지 않고 호흡을 따라가며 친밀해지는 이 사랑스러운 느낌을 알아보시오. 가까이 머물면서 주변에 의식을 묶고 부표에 연결된 보트처럼 부드럽게 위아래로 흔들어 보시오. 그렇게 하면 외롭지 않게 느껴질 것이다. 삶이 있고, 친구가 있고, 잠시 가까이 지낼 수 있는 것이 있다.

주기, 리듬의 한 형태(Cycles, a form of rhythm)

인간의 생명을 포함한 자연의 모든 것은 끊임없이 움직이며 고유한 리듬과 주기를 가지고 있다. 진화, 보름달, 초승달, 누에고치, 나비, 탄생, 죽음, 싹이 트고 번성하고 시드는 꽃. 낮과 밤, 봄, 여름, 가을, 겨울. 당신은 자신의 삶의 사이클을 찾을 수 있는가? 나이, 사춘기, 폐경, 직업, 관계 및 가족 생활. 활동, 회복, 등장, 은퇴, 성장, 추락. 이 리듬으로 조금 더 춤을 추면 어떤 느낌이 들까? 집착하거나 서두르지 말고 이러한 자연적인 주기에 민감하고 민감하게 반응하시오. 때가 되면 물건, 사람, 국면을 버리고 부름을 받았을 때 새로운 길로 들어서는 것. 자아 통제, 두려움, 저항을 줄이고 자연의 공동체를 지속하시오. 삶을 믿으면 더 건강하고 행복하며 부상에서 벗어날 수 있다.

힘(Power)

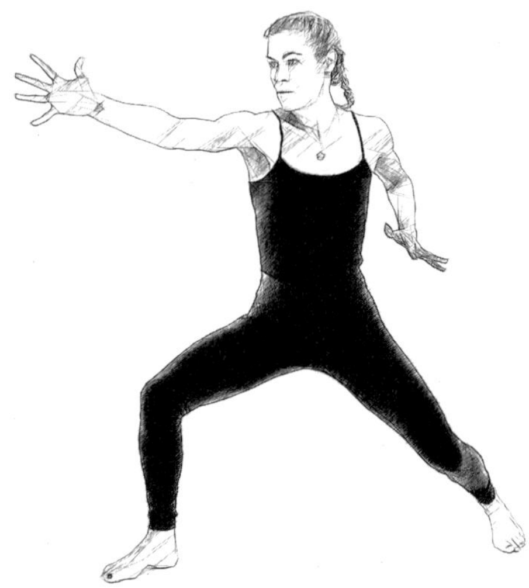

"내 안에서 열정이 자라는 것을 느낄 수 있다. 아랫배부터 엉덩이, 허벅지, 태양신경총까지. 색깔로 표현하면 오렌지 레드, 느낌으로 표현하면 파워풀하고 거의 섹슈얼한-로맨틱한 방식이 아니라 원시적이고 강력한. 내 속이 깨어있고 피가 흐르고 손이 따뜻하다. 내 등이 자신감이 있고 물리적인 것을 표현하고 팔과 다리를 통해 이 에너지를 방출하고 내 활력을 증명하고 나의 내부 중심의 전류를 운동을 통해 밀어내고자 하는 충동이 있다."

육체적으로 강하다는 것은 재미있다. 힘, 맥박 뛰는 피와 능력을 경험하시오. 감동과 표현하는 능력. 일이 일어나도록 하다. 관리하다. 생기를 불어넣는 뜨거운 에너지와 남성미 넘치는 유혹을 맛보기 위해. 운동한 후에 약간의 "열"로 인해 더 날카롭고 단호하고 활력이 생기는 것은 정상이다. 정체된 에너지를 해결하고, 지나침을 태워버리고, 새로운 에너지를 제공한다.

힘의 자세(Power positions): 강력한 몸의 언어

힘(power) 내에서도 강력한 바디 랭귀지가 핵심이다. 자세와 몸이 보내는 신호는 주변 세계뿐만 아니라 내면의 나에게도 전달된다.

물론 당신이 그것을 만들 때까지 그것을 속일 수 있다. 더 넓은 다리와 팔, 이완된 어깨, 열린 가슴, 들어 올린 턱과 시선으로 당신은 자신감을 높이고 다른 사람과 당신 자신을 향한 안정감, 명료함, 존재감을 나타낼 수 있다.

몸을 구부정하게 구부리거나 줄이는 몸의 자세는 그 반대이다.

어쩌면 우리는 이것을 본능적으로 이미 알고 있을지도 모르지만, 권력 서열이 어떻게 코티솔 수치를 낮추고 테스토스테론 수치를 높이는지 보여주는 연구 덕분에 더 의식적으로 실천하도록 이끌어 낼 수도 있다 – 이것은 새로운 방식으로 문제를 해결하도록 더 높은 존재감 (위협을 검색하고 대응할 필요가 없을 때에는), 더 많은 용기와 더 큰 기회를 제공할 것이다(하버드 대학교의 사회심리학자이자 교수이자 연구원인 Amy Cuddy의 연구에 대해 자세히 읽어보시오).

따라서 강한 바디 랭귀지로 움직임을 만든다면 일반적으로 자신을 제한하는 경향이 있을 때의 작고 약한 자세로 부터 우리를 벗어나게 한다. 많은 학생들이 Soma Move나 다른 수업에서의 수련을 통해 경험하는 특별한 해방감과 원시적 힘에 대해 이야기한다. 그들은 사랑한다! 힘의 자원을 늘리고 싶은 도전에 직면했을 때 이 지식을 사용하지 않을까? ;경쟁, 발표 또는 두려워하는 일 전에.

크고 넓게 서서 팔을 머리 위로 뻗으시오. 자신을 크게 만들고 몸이 당신과 다른 사람들에게 당신이 승자라고 말하게 하시오.

깊은 곳으로 부터의 유도된, 모아진

매우 자주, 우리는 한 가지를 생각하고 다른 것을 느끼고 그리고는 세 번째를 한다. 산만하고 혼란할 만 하다. 우리가 하는 일에 영향을 미치려면 더 일치해야 한다. 우리의 생각, 마음, 몸의 에너지를 한 방향으로 집중하고 모으시오.

우리는 달리고, 골프 스윙을 하고, 펀치를 날리고, 춤을 추고, 대화를 나누고, 말을 타고 싶을 수 있다. 아니면 인생의 목표가 무엇이든 도달하시오.

움직임에 관해서라면, 필요 없는 것은 벗겨 내려하고, 너의 호흡, 에너지, 힘의 강력하고 집중된 빛에 대한 의도의 근원에 집중하라. 내 수업 중 하나에는 A 지점에서 B지점으로 가장 직선적이고 빠르고 강력한 방법으로 가고 싶어 하는 상상의 검, 펀치, 발차기와 같은 무술 기술과 유사한 운동이 있다. 시선조차 똑바르고 진짜처럼 움직인다. 머뭇거리면 길을 잃는다. 이것은 뚜렷하고 강력해지기 위해 앞으로 나아가는 연습이다. 이렇게 30분 동안 움직이면서 시작한다. 결정을 내리고 말을 행동으로 옮길 수 있다는 느낌. 대부분의 경우 내 수업에는 여자가 대다수이며, 바디 랭귀지에 명료함과 권위를 부여할 때 기분이 좋아지는 것 같다.

강력한 움직임을 만들고 싶다면 더 깊은 근육을 사용하는 것을 잊지 마시오. 강하고 빠른 팔은 몸통, 가슴, 어깨 전체의 동작에서 나온다. 강하고 빠른 다리처럼 엉덩이에서도 아마 둔근, 엉덩이, 등에서 기원이 있을 것이다. 아시아에서는 그들은 몸통의 중심인 Hara를 팔이나 다리로 전달되는 물 호스처럼 힘을 얻는 에너지 웅덩이와 같다고 말한다. 팔이나 다리 운동을 위해 힘을 원할 때 이 이미지를 사용해 보시오.

편안한 힘(Relaxed power)

우리 중 많은 사람들이 강해지려는 시도에서 긴장을 하는 실수를 범한다. 한 사람은 신경을 곤두세우고 이를 악물고 온갖 부드러움을 없앤다. 그러나 강하다는 것은 힘을 올바른 방법으로 사용하는 것이다. 너무 긴장할 필요는 없다. 그러면 움직임을 억제하고 불필요한 에너지를 소비하기 때문이다. 너무 부드럽고 "졸리면" 아무 일도 일어나지 않을 것이다.

폭발적인 움직임의 비결은 가능한 한 긴장을 풀고 활력을 위한 중요한 자원인 리듬, 활력, 흐름 및 존재감을 얻는 것이다. 적절한 어조와 경계를 가진 그 장소는 훈련뿐만 아니라 삶에서도 찾고 싶은 것이다. 항상 쉽지는 않지만 당신이 시행할 경우 보상을 얻는다. 일본어로는 사토리라고 하며, 권력과 평화가 모두 포함된 상태를 의미한다.

힘을 잃지 않고 가능한 한 이완되도록 균형을 가지고 놀고, 필요하지 않은 신체 부위를 긴장시키고 있지는 않은지 확인하고, 할 수 있는 곳에서 휴식을 찾으시오. 힘들거나 불편하거나 힘든 무술 수련자, 댄서, 창던지기 선수, 단거리 선수 또는 곰 발루(Baloo)를 상상해 보시오. 만약 당신이 그들의 몸에 있었다면, 이완된 힘의 근원적인 흐름을 느낄 것이고, 적절한 순간에 수축 또는 확장으로 전환할 준비가 되었을 것이다. 너무 이르지 않고, 너무 늦지 않게, 그러나 완벽한 타이밍으로. 무하마드 알리가 말했듯이 "나비처럼 날아 벌처럼 쏘시오." 또는 Soma Move 연습에서 말하는 것처럼 팬더처럼 움직이시오!

너무 열심히 할려고 하는 데서 갈등이 생긴다. 그 반대가 명백할 때 그것은 긴장을 조성할 것이다. 당신이 하려고 하는 일에 대한 느긋한 태도- 성공이나 실패를 너무 두려워 하지 않는다-를 갖도록 노력하시오. 입가에 미소를 머금지만 긴장하지 마시오. 수행해야 하고 실수를 해서는 안 된다고 생각하는 대신 실패할 수도 있다는 사실을 받아들이면서 무언가를 마스터하려는 열정적인 욕망을 찾으시오. 경험에는 큰 차이가 있으며, 적은 노력으로 더 나은 결과를 얻을 수 있다. 장난기와 개방성은 당신을 멀리 데리고 갈 수 있다.

나에게 있어서 휴식은 무언가를 마스터하고 다양한 상황에서 내가 원하는 것에 도달하고자 할때 최우선 순위 중 하나이다. 바디랭귀지가 좋아지면, 좋은 문장으로 말이 잘 나오고, 주변의 상황과 사람들을 포착할 수 있을 만큼 된다. 그래서 나는 과도한 긴장을 떨쳐내기 위해서 노력하는데 개가 하는 것처럼 깊은 한숨을 내신 곳에서 같은 숨을 들이마시고 다리와 발로 땅위에 선다.

내면적으로는 바람직한 행동과 결과를 명확한 침착함을 통해 시각화한다.

힘을 잘 사용하려면 다음을 시도하시오.

1. 될 때까지 위조(fake)하라! 자신과 다른 사람들에게 긍정적인 신호를 주기 위해 강한 바디 랭귀지와 파워 포지션(power positions)을 사용하시오.
2. 당신은 당신의 중심으로 부터의 움직임에서 힘을 찾을 것이다.
3. 호흡, 시선, 움직임 및 의도 등을 한 방향에 집중하시오. 주의를 산만하게 하는 환경을 없애시오.
4. 실패에 대한 두려움보다는 무언가를 마스터하려는 자신감 있는 열정을 찾으시오.

5. 움직일 때 자신이 표범이라고 상상해 보세요. 경계심이 많고 유연하며 이완되어 폭발할 준비가 되어 있을 것이다.
6. 총력을 다해 일어서지만 여전히 자기 주장은 하지 않는다. 태양처럼-따뜻하고 강하며 유쾌하다.

고요함(Stillness)

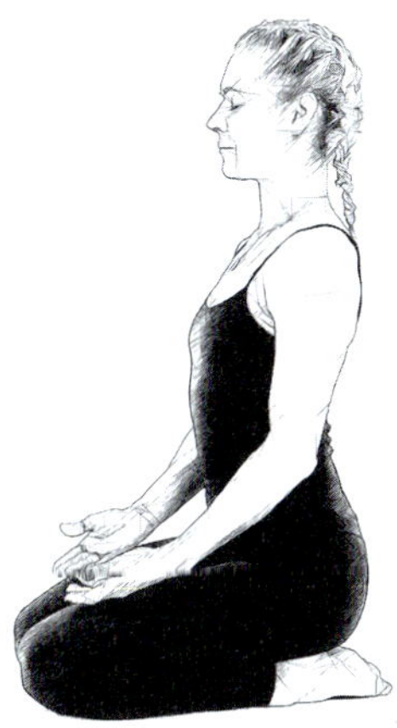

"Yin holds Yang."

고요함. 움직임에 대한 교과서와 관련이 있는가? 유명한 댄서이자 안무가가 "댄스란 무엇인가?"라는 말을 들은 적이 있다. 이어 "고요함으로 부터 움직임이 생긴다. 그 필요성을 증명하기 위해서." 따라서 다른 방식으로 이동하려면 시작 지점이 여전히 필요하다.

우리가 살고 있는 이 빠르고 활동적이며 정보가 과부하된 세상에서 우리는 고요함, 침묵, 사색을 위한 시간을 쉽게 놓치고 있다. 그러나 장작이 없으면 불이 없고, 음이 없으면 양이 없다. 강력하고 번성하고 성장하려면 물러나고 회복할 시간과 공간이 필요하다. 침묵을 알기 위해서는 다른 사람이나 사물이나 문제와 상호 작용하지 않고 단순한 존재 상태에서 휴식을 취하시오. 행동과 생각 아래에 삶이 있음을 알아차리시오. 당신은 사라지지 않을 것이다.

나머지는 삶으로 가득 차 있기 때문에 시간을 낭비하지 마시오. 그것은 소화하고 수리하고 개방하고 재배한다. 우리는 어떤 것에서뿐만 아니라 어떤 것에서도 휴식을 취한다.

우리가 수동적이고 수용적일 때 상황이 우리에게 올 수 있다. 생각, 미리 정해진 내용, 행동으로 의식을 100% 채우지 않으면 새로운 것이 들어올 수 있다. 통찰력, 창의적인 솔루션, 무언가에 대한 새로운 시각. 혹은 떠날 기회를 얻는다. 긴장, 걱정, 생각들. 평범한 관심은 잠시 뒤로 물러가고 더 넓은 세상을 허용할 수 있다.

조용한 신호(Quiet signals)

우리 자신의 몸과 감정, 그리고 다른 사람들이 보내는 더 미묘하고 조용한 신호를 감지하려면 고요함과 침묵이 필요하다. 우리는 호흡의 감각, 피부의 온기, 가슴의 행복한 거품, 목의 슬픈 긴장을 느낄 수 있다. 성찰하기 위해서는 성찰이 필요하고, 내면 깊은 곳에서 우리가 누구인지에 대한 감각을 발전시키려면 성찰이 필요하다. 인도의 명언처럼 앉아서 영혼을 기다리는 방법이다. 영혼은 깊이와 안정성을 제공하는 루트 시스템으로 함께 짜여진 당신의 몸과 결합할 기회를 얻는다.

마음을 정결하게 하시오

"주의가 가는 곳에 기가 흐른다."

의미가 없는 일에 대해 정기적으로 마음을 비우고 의미있는 일에 대비하는 것은 좋은 생각이다.

마음은 복잡해진다. 침대처럼 매일 정리해야 한다.

자신을 중심에 두는 것(명상하는 것)은 중요하지 않거

나, 부정적이거나, 혹은 적대적인 생각을 우리에게 자주 제공하는 우리의 뛰고 흩어진 마음을 길들일 방법이다. 우리는 위협과 위험을 감지하는 뇌의 부분을 조용하게 하고 대신 감사함, 여유로움, 연결을 경험하는 부분을 강화할 것이다.

명상하는 것은 즐겁고 기능적이다. 선택한 초점에서 휴식을 찾거나 관심과 에너지를 줄 대상을 결정한다. 자신의 생각과 감정을 관찰할 수 있다는 사실을 인식하는 것, 너; 당신은 당신의 생각을 따를 필요가 없다, 저항 또는 그들에 대한 의견. 중간에 더 조용하고 조용한 방이 있다. 폭풍의 한가운데에. 일상 생활과 움직임에서 때때로 거기에 가시오. 정지된 지점까지.

결론

움직임은 어디에나 있다. 외부뿐만 아니라 우리 내부에도. 그것은 온 우주에 대한 가장 작은 세포의 춤이다. 동작은 감정을 바꾸고, 정신을 고양시키며, 에너지를 높이는 방법이다. 그것은 필요하다!

탐험하고 즐기시오. 그리고 당신의 몸이 당신의 놀이 친구이자 친구가 되도록 하시오..

Lucas Henriksson

Lucas는 토마스 한나의 소마틱 요법의 인증 강사이다. 그는 또한 진행자이며, Tergar International 유럽지역의 온라인과 오프라인 명상 과정을 시행하는 프로그램과 커리큘럼 개발자이다. 그는 또한 불교철학과 히말라야 언어학 학위를 가지고 있다.

CHAPTER 21

움직임이란 무엇인가?(What is movement?)

Lucas Henriksson

"운동의 정의에 대한 탐구는 흥미로운 일이나, 우리가 이에 대한 명확한 답을 가지고 있는지는 확신할 수 없다. 물론 사전을 펼치거나 키보드에서 "움직임"을 입력하면 이 질문에 대한 답을 즉시 얻을 수 있다. 그러나 이것은 단지 움직임이 실제로 무엇인지 또는 어떠한 것이 될 수 있는지에 대한 매우 제한된 이해를 제공할 따름이다.

움직임은 우리 몸을 움직이는 물리적 행위일 뿐인가? 움직임은 요가, 춤, 등산, 달리기 등 우리가 움직임이라는 단어를 듣거나 생각할 때 대부분의 사람들이 생각하는 바로 그것이라고 생각한다. 그러나 움직임은 단순히 움직이는 물리적 행위에만 국한되는 것일까? 나는 이것이 물어볼 가치가 있는 질문이라고 생각한다.

예를 들어, 어떤 사람이 내 진료실에 들어와서 테이블에 누우면 나는 심호흡을 몇 번 하면서 긴장을 풀도록 요청한다. 그리고 그의 의식을 내면으로 돌려 몸과 연결하도록 하고- 환자가 긴장을 풀고 나면 나는 어깨 관절을 부드럽게 움직이기 시작한다.- 이것은 움직임인가? 그 사람은 수동적이다. 즉, 다른 말로 능동적이지 않다. 그 사람의 입장에서 일어나는 능동적이고 의도적인 움직임이 없다. 그러나 외부에서 그 사람의 몸은 공간에서 움직이고 있다. 즉, 움직임이 일어나고 있다는 것이다.

그러면 이것은 움직임이 스스로 움직이는 능동적이고 의도적인 행위를 의미하는 것인지, 아니면 예를 들면 바디워커에 의해 움직여지는 것처럼 수동적이고 비의도적인 움직임이 포함되는지에 대한 질문이 된다. 모든 것은 우리가 그것을 어떻게 정의하느냐에 달려 있다.

위의 내용은 움직임이 능동적이거나 수동적이거나 의도적이거나 비의도적일 수 있음을 보여주는 예시일 뿐이다. 그러면 이 시점에서 "도대체 이것이 왜 중요한가?" 라고 물을지도 모른다. 이런 식으로 생각하기 시작하고 질문을 함으로써 운동 자체가 무엇인지 뿐만 아니라 애초에 왜 운동을 하는지, 또 어떤 결과를 찾고 있는지에 대한 우리의 의도와 어떻게 연결되는지에 대한 이해를 넓히고 심화할 수 있기 때문에 중요하다고 말할 수 있다.

만약 이것이 당신에게 반향을 일으키지 않고 대신 당신이 읽고 들은 것(이 책의 자료 포함)을 조사하고 질문하지 않겠다고 한다면, 그 누구도 당신이 그렇게 하는 것을 막지 못할 것이다. 그렇다면 당신은 대부분의 피트니스 "전문가", 개인 트레이너 및 바디 워커 그룹에 합류하게 될 것이다. 하지만 내가 말할 수 있는 것은 질문하지 않는 이러한 접근 방식은 학습, 지식, 통찰력 그리고 삶의 모든 것에 대한 자신의 이해를 심화시키는 것을 중단하는 가장 효과적인 방법이라는 것이다. 누군가가 말하거나 썼기 때문에 또는 전체 업계에서 특정 방식으로 행해지고 있기 때문에 단순히 무언가를 받아들이는 것은 자신의 이해에 거의 도움이 되지 않는다. 여기서 주목해야 할 중요한 점은 누군가가 말하거나 쓰는 모든 것이 반드시 틀렸다고 말하는 것이 아니다.- 아마도 맞을 수도 있다.- 그러나 나는 우리 자신의 이해와 학습에 대해 이야기하고 있는 것이다.

Andreas Vesalius가 당시 해부학에 대해서 의문을 제기하지 않았다면 어떻게 되었을까? 답은 '별로 많지 않다'가 아닐까 싶다. 간단히 말해서, Vesalius는 오늘날 해부학의 기초를 마련했다. 불행히도, Vesalius의 차례가 될 때까지 상당한 시간이 걸렸고, 그 결과 이제 우리는 기본적으로 생각할 수 있는 모든 단일 주요 관절 또는 신체 부위에 대해서 "전문가"들과 함께 하고 있다. 다시 말하지만, 이것은 심지어 전체(이 경우 신체 전체)가 지식의 부족으로 인해 무시되거나 심지어 더 나쁘게 인식되는 정도까지, 어떤 것을 더 이상 의심하지 않고 단순히 사실로 받아들이는 것이 어떻게 이해의 폭을 좁히는지를 보여준다.

그래서, 베살리우스가 말한 모든 것이 틀렸을까? 그것은 물론 아니지만 동시에 완전한 그림도 아니었다. 그래서 Thomas Myers, Thomas Hanna, Moshe Feldenkrais, Gary Ward 및 이 책의 저자와 같은 사람들 덕분에 인체 해부학과 생체 내에서 신체가 어떻게 기능하고 움직이는지에 대한 이해가 계속해서 깊어지고 있다.

이것은 움직임이 무엇인지에 대한 초기 질문으로 돌아가게 한다. 움직임은 단지 능동적인가? 아니면 수동적일 수도 있는가? 잠시 시간을 내서 수동적인 움직임에 주목하면 매 순간 우리 몸에서 끊임없이 일어나는 수동적인 움직임이 너무나 많다는 것을 알게 될 것이다. 모든 호흡은 이러한 수동적 움직임 중 하나이다. 물론 호흡은 의도적인 행동일 수 있지만 대부분의 경우, 하루 종일 수동적인 움직임이다. "앉아 숨만 쉬는 것은 움직임이 아니다!" 라고 말하는 사람도 있을 것이다. 다시 말하지만, 우리는 움직임을 어떻게 정의해야 할까? "움직임" 이라고 불리기 위해서 움직임이 가져야 하는 결과 및/또는 이익은 무엇일까? 움직임이 움직이는 물리적 행위라면 호흡은 들숨과 날숨 때마다 횡격막, 배, 흉곽, 폐가 늘어나고 수축하기 때문에 확실히 움직임이 맞다. 움직임이 신체적인 결과 및/또는 그것이 제공하는 이점과 어떻게든 연결되어 있다면, 다시 말하지만, 호흡은 대부분의 신체 운동보다 전반적인 건강에 훨씬 더 깊은 영향을 미칠 수 있으므로 반드시 움직임으로 분류되어야 한다. 이것은 전체 요가 공동체가 증명할 수 있는 일이라고 생각한다.

움직임은 육체적인 운동이나 신체적으로 움직이는 것뿐만 아니라 들숨과 날숨 때마다 우리 몸에 들어오고 나가는 공기, 심장 박동과 함께 정맥을 통해 흐르는 혈액, 눈 깜박임과 같은 움직임의 보다 미묘한 측면도 포함한다는 것을 인정해야 한다- 동작 연습에서는 중요하지 않은 것으로 간주될 수 있지만- 생각해보면 이러한 것들은 다른 움직임이 일어날 수 있도록 해주는 토대가 된다.

눈을 깜박일 수 없다고 상상해보자. 숨을 쉴 수 없거나 심장이 온몸으로 피를 뿜어내는 것을 멈춘다는 것은 말할 필요도 없이, 그렇게 되면 다른 어떤 형태의 움직임도 잠시 후면 수행하기가 어려울 것이다. 그것은 그 개인의 육체적인 움직임의 끝이 될 것이다. 이것은 우리가 움직임에 대해 생각할 때 시각을 넓혀서 크고 웅대한 움

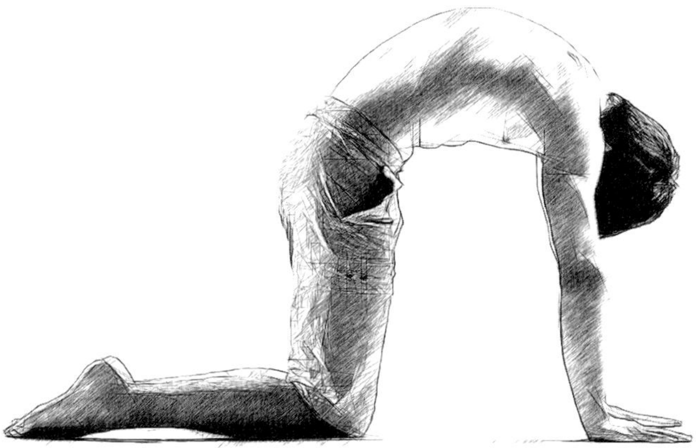

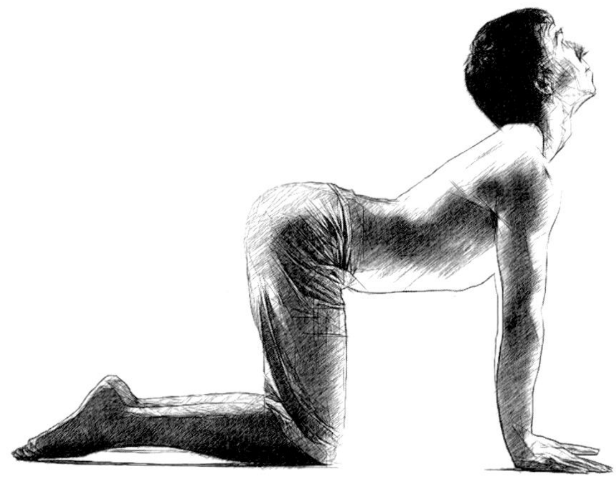

직임뿐만 아니라 작고 미묘한 움직임까지, 자의적으로 수행하는 능동적인 움직임뿐 아니라 항상 배경에 있는 수동적인 움직임까지 몸을 전체적으로 생각하게 하고 싶다는 것이다. 이는 다른 사람에 의해 움직이거나 다른 사람을 움직일 때도 마찬가지이다. 이러한 관점에서 움직임과 움직임의 실천에 접근하기 시작하면 단기적인 결과에 국한되지 않고 계속해서 이 가능성을 탐구하면서 이해가 깊어지고 성장하게 되어 건강과 웰빙을 찾을 수 있는 가능성의 캔버스를 열 수 있다고 믿는다.

한 예로 고양이 자세 운동은 효과에 대해 의문을 제기하는 사람이 거의 없는 잘 알려지고 많이 행해지는 운동이다. 이 동작에서 척추를 펴고 등을 아치형으로 만들면서 목도 아치형으로 만들고 천장을 바라보는 것은 "소" 자세이다. 대신 "고양이" 자세를 할 때는 등과 목을 둥글게 만들고 바닥을 내려다본다. 이 두 동작을 번갈아 가며 계속한다. 자, 이 움직임의 구조는 몸이 자연스럽게 하는 것일까? 사실, 목은 자연스럽게 척추가 하는 것과 반대로 움직인다. 따라서 척추가 펴지면 목이 자연스럽게 구부러지고 척추가 구부러지면 목이 펴진다. 이것을 경험하는 가장 쉬운 방법은 등을 대고 누워 발바닥을 땅에 대고 무릎을 구부리는 것이다. 발뒤꿈치를 엉덩이에 가깝게 대고 숨을 들이마시며 등을 아치형으로 만든 다음 숨을 내쉬며 등을 평평하게 펴면서 바닥을 향해 부드럽게 누른다. 이 동작에서 머리가 어떻게 움직이는가에 주의를 기울여보면 숨을 들이쉴 때는 등을 아치형으로 만들 때 턱이 가슴에 더 가까이 오므로 목이 구부러지고, 숨을 내쉴 때는 등이 펴지면서 턱이 천장을 향해 뒤로 이동하므로 목이 펴지게 된다.

목과 두개골의 이러한 움직임은 앙와위 자세에서 등을 아치형으로 만들고 평평하게 할 때 매우 자연스럽게 일어난다. 따라서 여기에서 우리가 볼 수 있는 것은 목과 척추가 자연스럽게 반대로 움직인다는 것이다. 그러면 고양이자세 운동에서는 왜 이렇게 움직이지 않는 것일까? 목을 반대로 하지 않고 척추가 펴질 때 목을 펴는 것이 잘못된 것인가? 나는 운동을 하려는 의도와 목적에 따라 하고 싶은 대로 하면 된다고 말하고 싶다. 분명한 의도가 있고 이루고자 하는 것이 무엇인지 안다면 운동에 옳고 그름은 없다. 확실히 뼈, 관절, 근육을 움직이면서 보행할 때 각기 다른 위치와 단계에서 서로 연관되어 자연스럽게 움직이도록 지도하는 것은 우리가 하려고 하는 것이지만 여기에 정해진 하나의 정답은 없다. 여기서 적어도 나에게 흥미로운 것은 일시적인 "기분 좋은" 결과뿐만 아니라 장기적인 결과를 얻을 수 있도록 신경계에서 학습이 일어난다는 것이다. 그래서 고양이 자세 운동에서 이 질문을 하는 더 흥미로운 방법은 "왜 이 운동을 이 방식으로 하거나 가르치고 있는가?" 이다. 당신만이 이 질문에 대한 답을 알고 있으며, 이것은 물어볼 가치가 있는 질문이다. 당신이 이 방식으로 운동을 하고 있거나 클라이언트에게 그렇게 하도록 하는 것은 달성하고자 하는 것에 대한 분명한 의도가 있기 때문인가? 아니면 단순히 그렇게 하라고 들었기 때문인가? 아니면 다른 사람들이 모두 그렇게 하고 있기 때문인가?

이 섹션을 끝내기 위해 나는 여러분이 가장 좋아하는 동작을 선택하고 그것에 대해 질문하기 시작하도록 하고 싶다. 왜냐하면 우리가 왜 무엇인가를 하는지, 이 경우에는 운동을 하는 것에 의문을 품기 시작할 때, 우리는 이 운동의 모든 잠재력을 탐구하기 위한 여정을 떠날 것이고, 우리의 전적인 관심을 쏟을 것이기 때문이다. 선택한 움직임에 단계별로 접근하는 방법을 간략하게 설명하겠다.

음악을 끄고 시작한다. 어떤 사람들에게는 이것이 급진적으로 보일 수도 있고, 또 다른 사람들에게는 그렇지 않을 수도 있지만 많은 것들이 단순히 듣는 것만으로도 돌아온다. 우리의 몸은 끊임없이 우리와 의사 소통을 하고 있으며, 우리가 단지 듣기만 한다면 "그냥" 그런 것에서 부터 많은 정보를 얻을 수 있을 것이다.

스스로에게 물어보라: 내가 왜 이 운동을 하고 있는가? 내 의도는 무엇인가? 내가 이루고자 하는 것은 무엇인가? 이 움직임이 내 몸의 나머지 부분과 어떻게 연결되는가? 뼈, 관절, 근육이 자연스럽게 일치하는 방식으로 한가지 평면에서 뿐만 아니라 삼차원 공간에서 모두 구조화되고 수행되고 있는가?
지금 당장 이 모든 질문에 대한 답을 가지고 있어야 한다고 말하는 것이 아니라, 단지 이런 방식으로 당신의 운동 연습에 접근하기 시작해야 한다는 것이다. 장담하건데 위의 질문에 답하거나 질문을 시작할 수 있을 때 움직이고 동작을 가르치는 것이 훨씬 더 흥미롭고 재미있고 보람이 있을 것이다.

움직임을 시작하기 전에, 지금 당장 당신의 몸이 어떻게 느끼는지 확인하고 나서 바디 스캔으로 넘어가야 한다. 서서 바디 스캔을 하는 경우 한쪽 다리에 더 많은 체중을 싣고 있는지, 발 아래에 압력이 가해지는 위치, 골반, 척추, 흉곽 및 목이 3차원 공간에서 어떻게 움직이는지 등을 확인해 보는 것이 좋다. 등을 대고 누워서 하면 발뒤꿈치, 골반, 견갑골, 두개골의 어느 부분에 압력이 가해지는지 확인할 수 있다. 이것들 중 각각에 대해 오른쪽 또는 왼쪽에 어느 쪽에 압력이 더 높은가? 오른쪽과 왼쪽 하체는 어떤 느낌이 드는가? 상체는 어떠한가? 몸은 전체적으로 어떤 느낌이 드는가? 당신의 바디 프린트는 어떻게 생겼을까? 이것은 몇 가지 간단한 제안일 뿐이다. (만약 당신이 이러한 종류의 실습에 익숙하지 않거나, 위의 범위가 제한적이라고 생각한다면 다음과 같은 워크샵을 찾아보기를 제안한다. 예를 들면 Hanna Somatics 및/또는 Feldenkrais 방법의 실무자, Aspera Education 실무자, 또는 신체가 3차원 운동 평면에서 어떻게 움직이는지 이해하고 있는 AiM 실무자).

이 움직임을 탐구하기 시작하고 그것에 대한 (새로운) 감각을 얻을 때, 당신의 몸에서 일어나고 있는 더 작고 미묘한 움직임들에 연결하려고 노력하라. "내가 이 동작을 할 때 내 호흡에 무슨 일이 일어나고 있는가? 이 동작을 하기 전의 내 호흡은 어떠하였나? 이후는 어떻게 되었나? 들숨이나 날숨이 움직임에 들어가면 내 경험이 바뀌는가? 들숨이나 날숨이 움직임에서 벗어나면 내 경험이 바뀌는가? 동작 중에 숨을 참으면 어떻게 되는가? 호흡을 조절하려는 노력을 포기하고 동작을 하면서 호흡을 자유롭게 하면 어떻게 될까?" 호흡은 실제로 많은 움직임의 핵심이므로 호흡을 최대한 잘 활용하라.

그리고 또한 당신이 얼마나 빨리 움직이는지 실험해 보기를 권하고 싶다. 전체 동작을 느리게 하면 어떻게 될까? 몸의 다른 부분과 전체 몸 안에서 뿐만 아니라 운동의 다른 단계에서 무슨 일이 일어나고 있는지 더 명확하게 이해하고 있는가? 운동에 들어간 속도의 절반으로 운동에서 나오면 상황이 어떻게 달라질까? 가능한 한 천천히 움직이면 상황이 어떻게 달라질까? 당신이 할 수 있는 한 빨리 움직이면 어떻게 될까?

움직임의 범위를 계속 탐색할 수 있다. 동작의 끝 범위까지 이동하면 어떻게 될까? 만약 최대 범위의 75%, 50%, 25% 10%로 이동하면 어떻게 달라질까?

이 범위의 각 백분율 마다 움직임은 어떻게 다른가? 움직임을 물리적으로 수행하는 대신 단순히 상상만 한다면 어떻게 될까? 여전히 신체적 영향이나 기타 이점을 경험하고 있는가? 우리 중 많은 사람들은 종종 운동 능력의 한계 범위 끝에서 일하는 경향이 있다. 끝 범위에서 연습할 뿐만 아니라 움직일 수 있는 다른 범위를 탐색하기 시작하면 배울 것이 훨씬 더 많다는 것을 알게 될 것이다. 외부에서 물리적인 움직임을 감지할 수 없을 정도로 작게 움직이는 것이 때로는 가장 큰 영향을 미칠 수 있다. 따라서 이 가능성을 무시하지 말기를 바란다.

다음으로 시선. 움직이는 동안 눈을 뜨고 있으면 어떻게 될까? 눈을 감으면 무엇이 달라질까? 시선을 머리가 가는 방향과 반대 방향으로 움직이면 움직임에 어떤 영향을 미칠까? 고개를 좌우로 돌리면서 시선을 위아래로 움직이게 하거나, 머리를 위아래로 움직이면서 시선을 좌우로 움직이게 하면 어떨까. 단순히 시선을 가지고 노는 것만으로도 다른 것을 바꾸지 않고도 움직임을 더 쉽게 또는 (훨씬) 더 어렵게 만들 수 있다는 것을 알게 될 것이다.

이것들은 당신이 선택한 움직임을 어떻게 탐색하고 즐길 수 있는지에 대한 몇 가지 제안일 뿐이다. 이런 식의 개요로 우리는 움직임을 "이렇게 해야 한다"가 아니라 탐구로서 바라보기 시작 할 수 있다. 위의 간단한 개요에서 단일 운동의 잠재력을 느끼기 시작할 수도 있다. 동작 수업은 10개의 다른 동작으로 구성될 필요가 없다. 대신에 단순히 한 동작을 취하여 "이 동작을 얼마나 다양한 방법으로 이 동작을 수행할 수 있을까?" 라고 자문할 수 있다. 앞으로 한동안 이 한 동작만으로도 "바쁘다"고 느낄 수 있을 것이다.

움직임과 마음(Movement and the mind)

"평화, 개방성, 이완, 명료함과 같은 자연적인 마음의 모든 특성은 있는 그대로 마음 속에 존재한다. 다른 작업을 수행할 필요가 없다. 의식을 바꾸거나 바꿀 필요가 없다. 마음을 관찰하면서 해야 할 일은 마음이 이미 가지고 있는 특성을 인식하는 것뿐이다."[1]

Mingyur Rinpoche

앞 절의 질문은 내가 여기서 논의하고자 하는 바, 즉 움직임과 마음 사이의 관계는 무엇인가로 우리를 이끈다. 이것은 각 개인의 관점에 따라 많은 답이 나올 수 있는 질문이다. 나는 더 광범위하게 초점을 맞추고 더 많은 질문으로 이어질 수 있고, 독자로서 이 주제를 더 많이 탐구할 수 있는 연구를 열 것이다. 그러나 이 질문에 답하기 위해서는 이전 섹션에서 움직임에 대해 했던 것처럼 먼저 마음이 무엇인지 살펴볼 필요가 있다.

많은 사람들, 특히 서양인은 마음이 무엇이냐는 질문을 받으면 바로 뇌를 생각하고 머리를 가리킨다. 그러나 마음은 뇌에 국한되어 있을까? 동양인에게 같은 질문을 하면 많은 사람들이 심장을 가리키거나 심장에 손을 댄다. 머리를 가리키고 있는 서양인은 마음이 지적인 특성을 더 많이 가지고 있다고 생각하는 반면, 심장을 가리키는 아시아인들은 마음이 감정적이거나 직관적인 특성이 더 많다고 생각하는 것 같다. 우리의 관점이나 무엇을 정의하는 방식에 따라 어떻게 이와 같은 것을 생각하거나 연관짓게 되는지는 흥미롭다.

그렇다면 정답은 무엇일까? 마음은 본질적으로 더 지성적일까 아니면 감성적일까? 아니면 이 둘 중 어느 하나로 제한해야 할까? 서양인과 동양인에 대한 위의 두 가지 예를 든 것은 마음이 무엇인지에 관한 것이 아니라 그것에 대한 우리 자신의 인식이 더 많은 관련이 있는 것 같다는 것이다. 종종 우리는 진실에 대한 자신의 인식을 단순히 인식일 뿐이며 실제로 사물의 실제 상태와 일치하지 않을 수도 있다는 사실을 깨닫기보다는, 진리에 대해서 우리 자신의 인식을 취하는 것처럼 보인다.

수년 동안 나의 스승 중 한 명인 티베트 불교 라마 Tsokn yi Rinpoche는 "진짜지만 사실이 아니다"[2]라는 구절에서 이것을 다루었다. 그는 기억과 관련하여 우리가 가질 수 있는 감정적 반응이 경험의 관점에서 볼 때에는 실제적이지만, 이 경험의 기반이 되는 조건과 상황이 반드시 참인 것은 아니라는 결정적인 점을 지적하고 있다. 그래서 마음과 몸의 연결과 관련하여, 절단된 팔다리의 통증을 경험하는 사람이 그 예가 될 수 있다. 우리는 이 사람에게 그의 고통이 실제가 아니라고 말할 수 없다. 왜냐하면 이 사람은 체세포에서 일어나는 고통의 1인칭 경험을 가지고 있기 때문이다. 그러나 우리는 그가 경험하는 고통이 실제인 동시에 그의 사지가 더 이상 없기 때문에 사실이 아니라고 말할 수 있다.

Todd Hargrove는 그의 책 A Guide to Better Movement에서 몸/마음 연결을 보여주는 실험의 예를 제시한다.

"한 손은 탁자 위에 놓고 다른 한 손은 스크린 뒤에 있다. 보이지 않는 손 옆에 고무손을 놓는다. 그런 다음 화면 뒤에 있는 피사체의 손을 브러시로 쓰다듬고 고무손을 같은 방식으로 쓰다듬어 본다. 곧 그는 고무손이 자신의 몸의 일부라는 기이한 감각을 갖게 되며 위협을 받으면 움찔하기도 한다.

이것은 뇌가 고무손의 '소유권'을 갖는다는 것을 의미한다. 더 흥미로운 점은 뇌가 보이지 않는 손을 부인하거나 '무시'한다는 것이다. 실제로 화면 뒤에 있는 손은 혈류의 감소로 인해 더 차가워진다."[3]

다시 말하지만, 이 실험의 피험자가 자신의 앞에 놓인 고무손을 쓰다듬을 때 경험하는 신체적 감각을 부정할 수 있을까? 그렇지 않다. 그 경험은 실제이다. 하지만 그것이 사실일까? 우리는 그 경험이 실재하는 동시에 그것이 사실이 아니라고 말할 수 있다. 왜냐하면 피험자가 이 감각을 경험하고 있는 동안에는 피험자의 신체에 신경학적 연결이 전혀 없기 때문이다. 그러나 피험자가 마음의 힘을 통해 피험자의 몸은 고무손이 자신의 것이라는 것을 "믿고" 고무손과 자신의 손을 연관 짓기 시작한다. 마음과 마음에 대한 인식으로 돌아가서, 많은 서구인들은 마음을 지적인 것으로 생각하면서도 동시에 많은 사람들이 몸과는 접촉하지 않는 것처럼 생각한다는 사실이 매우 흥미롭다. 우리는 과학, 학계, 지적 지식 등이 높이 평가되는 사회에 살고 있다. 이러한 강조는 다양한 영역에서 많은 통찰력과 돌파구를 이끌어 냈지만, 동시에 몸과 마음 사이의 상호 연관성을 살펴볼 필요가 있음을 인정해야 한다.

Ken Robinson은 테드 토크(Ted Talk)에서 "학교가 창의성을 죽이는가?"에 대해 강연했다.

"나는 대학 교수를 좋아하지만, 교수들이 모든 인간 성취의 최고점이라로 생각해서는 안 된다. 그들은 삶의 한 형태일 뿐이고, 또 다른 형태의 삶일 뿐이다. 그러나 그들은 호기심이 많고, 나는 그들을 향한 애정으로 이 말을 한다. 내 경험상 교수들에 대해 궁금한 점이 있는데, 모두는 아니지만 일반적으로 그들은 머리 속에 살고 있다. 그들은 저 위쪽에 살며 약간 한쪽으로 치우쳐 있다. 그들은 문자 그대로 육체가 없다. 그들은 몸을 머리의 이동 수단으로 간주한다. 그렇지 않나? 그들이 회의에 참석하게 하는 방법이자 유체이탈 경험의 실제 증거를 원한다면 수석 학자의 거주지 컨퍼런스에 참석해서 마지막 밤에 디스코텍에 들러보라. 그러면 그곳에서 당신은 그것을 보게 될 것이다. 비트에 맞춰 주체할 수 없이 몸부림치는 성숙한 남녀. 그들이 집에 가서 그것에 관한 논문을 쓸 수 있도록 끝날 때까지 기다리라."[4]

Ken Robinson은 유머러스한 방식으로 이것을 묘사하지만, 그의 말에는 너무나 많은 진실이 있다. 우리는 우리의 몸을 우리가 원하는 것을 하지 않는 분리된 "물건"으로 취급한다. 나는 종종 나를 보러 오는 사람들이 자신의 몸을 해야 할 일을 하지 않는 기능 장애가 있는 "사물"이라고 말하는 것을 듣는다.

하지만 우리는 우리 몸에 귀를 기울이고 있는가? 우리 몸은 항상 우리와 소통한다. 그러나 우리는 몸에 귀를 기울이고 몸이 우리에게 말하는 대로 행동하는 대신 머리가 해야 하는 일을 하도록 강요한다. 하루에 8시간씩 의자에 앉아 있는 것처럼, 발의 기능성이 아닌 미학과 패션 산업을 만족시키기 위해 제작된 신발을 신고 걸어 다니는 것. (당신은 집에 돌아와서 문 안으로 들어서면 신발을 벗고 안도감을 느끼는가? 당신의 몸이 당신과 소통하고 있다.) Ken Robinson은 계속해서 말한다.

> *"미국으로 이주하여 전 세계를 여행하다보면 어떤 것이 떠오른다. 지구상의 모든 교육 시스템에는 동일한 과목 계층 구조가 있다. 모든 사람들이 어디로 가는지는 중요하지 않다. 그렇지 않을 것이라고 생각하겠지만 그렇지 않다. 가장 위에는 수학과 언어, 그 다음은 인문학, 맨 아래는 예술이 있다. 지구상의 모든 곳. 그리고 거의 모든 시스템에도 예술 내 계층 구조가 있다. 예술과 음악은 일반적으로 연극과 무용보다 학교에서 더 높은 지위를 부여받는다. 수학을 가르치는 식으로 아이들에게 매일 춤을 가르치는 교육 시스템은 지구상에 없다. 왜 일까? 왜 안 될까? 나는 이것이 오히려 더 중요하다고 생각한다. 수학도 중요하지만 춤도 마찬가지다. 아이들은 허락만 된다면 항상 춤을 춘다. 우리 모두 그렇다. 우리는 모두 몸이 있지 않나? 내가 뭔가 놓친 것은 없나? 사실, 아이들이 자라면서 우리는 아이들을 허리부터 위쪽으로 점차적으로 교육하기 시작한다. 그런 다음 우리는 그들의 머리에 집중한다. 심지어 약간 한쪽으로."*[5]

그렇다면 이에 대한 해결책은 무엇일까? 물론 해결책은 여러 가지가 될 수 있지만 한 가지 접근 방식은 단순히 더 자주 움직이기 시작하는 것이다. 지난 몇 년 동안 운동이 학생들의 집중력 수준과 지속 시간을 높이고 성적을 향상시키는지를 보여주는 많은 연구가 이루어졌다. 지금, 나는 운동의 목표가 아이들의 학교 성적을 올리거나 아이들이 더 많은 정보를 받아들일 수 있도록 더 오래 집중할 수 있도록 도와야 한다고 말하거나 제안하는 것이 아니다. 나는 단지 그것이 몸과 마음의 연결성을 보여주는 흥미로운 예라고 말할 뿐이다.

성인이 되어서는 운동과 훈련에 대한 시각을 버리고 그것을 움직임으로 생각해야 할 때라고 생각한다. 이 책의 저자 Linus Johansson이 지적했듯이 잘 움직이기 위한 대안은 없다. 그러나 힘과 지구력을 대신하는 것은 있다. 피아노를 들어야 하는 경우 몇 가지 도구를 사용하면 도움이 될 수 있다. 단순히 피아노를 들기 위해 무리한 힘을 가할 필요가 없다. 인내심도 마찬가지이다. 대부분에게 20km를 직선으로 달리거나 몇 분 동안 전력 질주할 수 있는 것은 더 이상 일상적인 필수 항목이 아니다. 지금 당신이 반드시 그렇게 해야만 하는 삶과 죽음의 위협은 거의 없다. 그러나 잘 움직이기 위해서는 대안이 없다.

2012년의 연구[6]에서 연구자 그룹은 사람들에게 서서 앉기 테스트(이 테스트의 예는 주석[7] 참조)를 하도록 하였고 51세에서 80세 사이의 성인 중 더 잘 움직일 수 있는 그룹에서 수명이 늘어날 가능성이 더 높았고, 거동이 불편한 사람들은 더 이른 나이에 사망할 위험이 있다는 것을 발견하였다.

물론 몸을 더 많이 움직인다고 문제가 근본적으로 해결되는 것은 아니지만, 대다수 사람들이 몸과 마음이 연결되어 있다는 것을 깨닫기 시작하고, 몸과 마음이 진정으로 분리될 수 없다는 것을 더 많은 사람들이 인식하기 시작하는 단계가 될 수 있다고 생각한다. 우리가 몸을 움직이고 훈련해야 하는 것처럼-많은 사람들이 우리 몸의 움직임과 가동성을 유지하거나 회복해야할 필요가 있다.- 우리의 마음을 돌봐야 한다. 육체적인 것에만 집중하거나 또는 정신적인 것에만 지나치게 집중하는 것은 충분히 제 기능을 발휘하지 못하는 불균형을 초래하게 되는 경우가 많다.

마지막으로, 우리는 왜 이것을 하는지 스스로에게 물어보아야 한다. 나는 왜 잘 움직이고 싶가? 나는 왜 강해지고 싶은가? 나는 왜 놀라운 지구력을 갖고 싶어 하는가? 나는 왜 마음으로 일하고 싶은가? "왜"라는 이 질문을 자세히 살펴보면 우리는 (적어도 나는) 하루가 끝날 때 모든 것이 행복하기를 원한다는 것을 알게 될 것이다. 그것은 우리 모두가 바라는 것이다. 아침에 일어나서 "오늘은 내가 할 수 있는 모든 것을 비참하게 느껴야 해."라고 생각하는 사람은 없을 것이다. 우리 중 자신에게 해를 끼치는 사람들조차도 행복하고 싶어 한다. 물론 여기서 문제는 우리가 행복의 진정한 근원을 찾느냐 아니면 다른 사람과 우리 자신에게 더 큰 고통과 고통을 주는 원인에 관여하느냐 하는 것이다.

건강한 몸을 갖는 것 자체가 우리에게 행복을 가져다주지는 않는다. 당신은 놀라울 정도로 잘 움직일 수 있고, 강하고, 민첩한 몸을 가지고도 비참할 수 있다. 이것은 우리 대부분이 동의할 것이다. 참되고 지속적인 행복은 내부에서 발견되고 주로 마음을 통해 접근할 수 있는 것이다. 진실하고 지속적인 행복은 주로 마음을 통해 발견되고 다가갈 수 있다. 즉, 강하고 움직일 수있고 육체적으로 고통이 없다는 것은 몸과 마음의 불가분의 관계를 이해하는데 도움이 될 수 있다. Mingyur Rinpoche - 내 인생에서 나의 마음을 연구하고 이해함에 있어서 가장 중요한 사람 - 는 마음과 행복의 관계에 대한 자신의 경험을 이렇게 회상했다.

"돌이켜보면 내 마음의 본질을 제대로 인식하지 못한 것이 불안의 근원이라는 것을 알 수 있었다. 나는 기본적인 지적 이해는 있었지만, 내가 느낀 두려움이나 불편함은 내 마음의 산물이며, 평온함, 자신감, 행복의 흔들리지 않는 기초가 내 눈보다 나에게 더 가깝다는 것을 알 수 있는 직접적인 경험은 없었다."[8]

끝으로, 우리가 어디에서 왔는지에 관계없이, 우리가 남자든 여자든, 젊든 늙었든, 잘 움직이든 그렇지 않든, 우리 모두는 행복하기를 원한다. 몸과 마음의 불가분의 관계를 보고 우리 몸을 대하고 존중하고 감사하는 것뿐만 아니라 동시에 의식의 힘을 인식하고 적용하고 보는 것을 통해 그 어떤 측면도 소홀히 하지 않고 우리의 존재를 전체적으로 포용하는 균형 잡힌 건강한 인간이 될 수 있다고 믿는다. 의식을 통해 자신의 이러한 좋은 특성을 인식하는 건강한 인간이 된다면 그것의 가장 놀라운 결과는 다른 사람들에게서도 이러한 동일한 특성을 보기 시작하게 되는 것이며, 이것은 아마도 모든 것 중 가장 큰 움직임으로 이어질 것이라고 생각한다.

References

1. Mingyur Rinpoche, Swanson E; *The Joy of Living: Unlocking the Secret and Science of Happiness*. New York: Harmony Books, 2007, p. 98.
2. Tsoknyi Rinpoche, Swanson E; *Open Heart, Open Mind: A Guide to Inner Transformation*. New York: Harmony Books, 2012, p. 10.
3. Hargrove T; *A Guide to Better Movement: The Science and Practice of Moving with More Skill and Less Pain*. Seattle: Better Movement, 2014, p. 109.

4. Robinson K; "Transcript of 'Do Schools Kill Creativity?'" (TED: Ideas worth spreading, February 2006). Available at <https://www.ted.com/talks/ken_robinson_says_schools_kill_creativity/transcript? referrer=playlist-the_most_popular_talks_of_all> (accessed June 6, 2018>.

5. Ibid.

6. Barbosa Barreto de Brito L et al.; Ability to sit and rise from the floor as a predictor of all-cause mortality. *European Journal of Preventive Cardiology*, 13 December 2012. Available at <http://journals.sagepub.com/doi/abs/10.1177/2047487312471759> (accessed June 9, 2018).

7. Wilson B; Simple sitting test predicts how long you'll live. *Discover Magazine*, 8 September 2014. Available at <http://discovermagazine.com/2013/nov/05-sit-down> (accessed June 9, 2018).

8. Mingyur Rinpoche, Swanson E; *The Joy of Living: Unlocking the Secret and Science of Happiness*. New York: Harmony Books, 2007, p. 13.1. Van den Berg F; The Physiology of Fascia, in R Schleip et al. (eds); *Fascia, The Tensional Network of the Human Body*. Edinburgh: Churchill Livingstone, Elsevier, 2012, pp. 14

Lena Björnsdotter

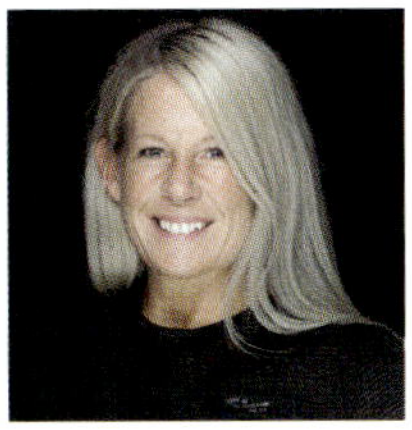

Lena Lena Björnsdotter는 개인 트레이너이자 교육자이다. 레나는 스포츠 과학 학사 학위를 가지고 있고 움직임 해부학 실습 전문가이다. 그녀는 환자들과 함께 다양한 피트니 스 수업에서 인스트럭터 역할을 한다. Lena는 다른 치료사들과 트레이너들에게 Aspera 교육을 통해 영감을 주고 교육을 제공하기 위해 워크샵과 이벤트를 만든다. Lena는 운동 개념인 Three Planes of Motion, 3PM®의 창시자 중 한 명이다.

CHAPTER 22

움직임이란 무엇인가?(What is movement ?)

Lena Björnsdotter

"최소한의 움직임조차 모든 자연에 중요하다.
작은 조약돌 하나가 바다 전체에 영향을 미친다."
—Blaise Pascal

"움직임이란 무엇인가"라는 질문에 대한 답은 사전적 정의만큼 간단할 수 있다. 케임브리지 사전은 움직임을 "위치의 변화"라고 언급한다. 다양한 방식으로 답할 수 있음에도 불구하고 이러한 견해는 나에게는 너무 단순하게 느껴진다.

나의 시적 주관적인 관점에서, 나는 움직임을 무언가의 시작이라고 묘사하고 싶다. 그 무엇인가가 모든 것을 헤쳐 나가는 여행이라는 것이다. 닿지 않는 곳이 없는, 도달할 수 있는 변화, 하지만 여전히 멈추지 않는 지속적인 움직임이다. 당신이 움직임이다. 세상 역시 움직임이다. 외적으로도 내적으로도 모든 것이 움직인다. 몸, 뼈, 근육, 생각, 감정, 심장박동, 도로, 정치, 종교, 그리고 자연, 호박벌의 날개가 움직이는 것까지 움직임이다. 나는 매일 움직임으로 일한다, 몸이 움직이고, 구르고, 보람이 있는 대화, 미소가 번지는 순간, 모든 연결고리가 끝없이 움직이고 다시 이어진다.

빠른 질주를 통해, 강한 발차기와 힘찬 걸음으로 앞으로 나아갈 때 당신은 움직인다. 눈으로 풍경을 감상하면서 해변을 걸을 때도 당신은 움직인다.

잠을 잘 때, 폐가 팽창하고 수축할 때, 호르몬과 소화기 계통이 회복될 때, 혈액이 흐르고 스트레스 수준이 낮아질 때, 당신은 움직입니다. 고요히 앉아 명상을 할 때, 당신의 숨을 따라 셔츠가 떨릴 때 당신은 움직인다. 당신이 경험하고 있지 않을 때, 발을 땅에 대고 중력의 힘을 받아 가만히 서 있을 때, 지구와 당신이 마주할 때도 당신은 움직인다. 움직이지 않고 있을 때도 당신은 움직인다.

고정된 것은 아무것도 없다. 무언가가 항상 움직이고 있다.

오래된 관점에서의 해부학

'움직임이란 무엇인가'라는 질문에 답을 하기 위해서는 해부학을 오래된 관점과 새로운 관점으로 구분해야 한다. 오래된 관점에서, 우리는 해부학의 정확한 뜻을 파악할 필요가 있다. 왜냐하면 해부학은 역사를 반영하기 때문이다. “해부(anatomy)”라는 단어는 “위쪽”을 뜻하는 그리스어 ana와 “절개”를 뜻하는 tome에서 유래했다. 해부학은 생물의 구조를 확인하고 기술하는 것이다; 그것은 신체의 부분과 조각들이 어떻게 배열되어 있는지에 대한 과학적인 연구이다.

인체의 해부학은 역사적으로 호기심과 연구의 대상이 되어 왔다. 그리스 철학자부터 체액론자에 이르기까지 4체액설은 인체를 지도화하는 방법이었다. 인체를 이해하기 위해 불법으로 시체를 해부하고, 그것으로부터 놀라운 예술을 창조할 수 있었던 르네상스의 박식가 레오나르도 다빈치부터 무덤 도굴에 가담한 영국 학생들, 방부처리 기술로 시체를 보존하는 방법을 찾은 프레데리크 루이슈까지. 18세기에는 해부학에서 중요한 단계가 이루어졌고, 해부는 의대생들에게 의무화되었다. 오늘날 해부학 연구는 종종 해부가 아닌 X-ray와 MRI, CT 스캔 기술을 사용한다.

해부학에 대한 오래된 분열된 관점은 현대까지 지속되어 왔다. 10년 전 스포츠 과학 학사 학위를 받았을 때, 나도 이 서술식 해부학을 배웠다. 우리는 모든 뼈와 근육에 대한 라틴어 이름들과 기시부와 부착부에 대해 공부하는데 많은 시간을 투자했다. 물론 스터디 그룹에서 서로에게 촉진 연습도 했고, 움직임 분석 등도 했지만 1차원적인 관점에서는 움직이는 신체를 이해하기 어려웠다. 그것은 때때로 움직임을 파악하기가 힘들고 덜 “살아있는” 것으로 만드는 수학이나 생물역학과도 관련이 있었다.

우리는 인체의 부분과 조각들을 연구하고 지식을 심화시키기 위해 수학을 동원해가며 수주간의 시간을 할애했지만, 움직임 해부학을 공부하는 데는 시간을 덜 들였고 결합 조직의 층을 공부할 시간은 거의 없었다. 우리는 상체와 다리의 해부학에 몇 주를 보냈지만, 발의 해부학이나 기능에 대해서는 아주 적은 시간만을 할애했다. 마치 그것들이 몸의 나머지 부분으로부터 분리되어 있는 것 같았다–그 때 당시 나는 결합조직과 발의 중요성을 알았던 것은 아니지만, 내가 지금 있는 곳과 관련해 생각해보면 흥미로운 일이다.

요약하자면: 해부학의 역사는 신체의 구조가 전통적으로 해부를 통해 뼈, 근육, 힘줄, 동맥, 정맥, 장기와 같은 다른 조각과 부분으로 묘사되고, 분할되고, 분리된다는 것을 보여준다. 당신은 기능적이고 연속적인 체계를 이해하기 위해 신체들이 분리되었다고 말할 수 있었을 것이다.

오래된 관점에서의 움직임

“생명은 움직임을 필요로 한다”
—Aristotle

캠브리지 사전에 따르면, 움직임은 신체나 물체가 위치 A에서 위치 B로의 물리적 위치의 변화를 말한다. 해부학의 오래된 관점에 따르면, 움직임은 지렛대가 있는 건물과 같은 인체의 골격으로부터 시작되며, 고립된 구조물에 대한 구심성 근육의 수축을 통해 실제 움직임을 만들어낸다. 골격은 거의 모든 부분의 옷걸이와 내부 장기를 보호하는 역할을 한다. 내 연구 문헌에서 나는 근육들이 세 가지 주요 기능을 가지고 있다는 것을 읽을 수 있다: 움직임을 만들어 내는 것, 자세를 유지하는 것, 그리고 열을 발생시키는 것.

움직임은 팔의 위치가 굴곡상태에서 신전상태로 또는 반대로 바뀌는 것처럼 위치가 변하는 것일 수 있다. 그것은 근육 수축에 의해 야기되는 신체 부위의 경로이다. 그것은 근육이 길이를 줄이거나 늘리거나 또는 그 반대로 하는 방식이다. 덤벨을 이용한 이두근 운동이나 훈련용 기계에서 하는 레그프레스도 될 수 있다.

역사적으로 항상 건강하고 강해지는 측면에서 움직임에 대한 관심이 있어왔다. Luigi Galvani는 전기 금속을 통해 죽은 개구리의 허벅지 근육에 움직임과 경련을 일으킨 최초의 교수였다; 그는 후에 신경이 어떻게 근육을 조절하는지에 대한 이해를 발전시켰다.

그의 조카 Giovanni Aldini는 그의 연구를 조금 더 발전시켜, 청중 앞에서 죽은 인체에 전기자극을 가하여 죽은 팔다리에서 움직임을 유도해 보였다. 실험의 결과는 근육 기능에 대한 이해와, 굴곡, 신전, 외전, 내전 등과 같은 근육이 만들어 내는 운동방향에 대한 이해로 이어졌다. 내 관점에서, 이러한 개념들은 현대의 트레이닝 기계와 트레이닝 운동에서 특정한 근육과 신체 부위를 고립시키는 방식으로 전해진 것으로 보인다.

만약 움직임을 완벽하게 이해하기 위해 진찰대에 누워있는 죽은 사람의 근육 기능을 검사한다면 몇 가지 문제가 있을 수 있다. 첫째, 그들은 죽었다. 두 번째로, 그들은 바로 서서 중력이 미치는 상태에서 시험하지 않는다는 것이다.

결론적으로, 나는 오래된 해부학의 모든 부분과 파트에 대한 서술적 관점, 근육 기능을 보여주기 위해 작은 전기 자극을 받는 죽은 사람들, 그리고 특정한 신체 부위를 분리하는 오늘날의 트레이닝 기계 사이의 관계를 볼 수 있다.

만약 우리가 선사시대로 거슬러 올라가면, 우리는 움직임이 놀이, 사냥, 그리고 전투 중에 행해졌다고 추측할 수 있다. 우리가 아는 한, 운동과 훈련은 고대 그리스의 체육관에서 처음 조직되기 시작했다. (체육과 교육시설은 성인 남성에게만 개방되었는데, gymnasium은 나체로 훈련을 진행하였기 때문에 "나체"라는 뜻의 그리스 단어인 gymnós에서 유래된 이름이다.) 훈련은 체조와 달리기, 레슬링, 창던지기로 이루어져 있으며, 전투를 준비하기 위한 근본적인 목적을 가지고 있었다. 그리스인들은 강하고, 빠르며, 인내심을 가짐으로써 그들이 일상생활에서 성취해야 하는 움직임의 필요를 충족시켰다. 그 이후로 훈련과 움직임에 할당된 상대적 중요성은 가변적이었다. 19세기 후반이 되어서야 하버드 대학교의 Dudley A. Sargent가 최초의 인장 기계와 최초의 레그프레스 기계를 개발하고 테스트했다. 그는 모든 근육이 특정 근육에 대한 올바른 종류의 훈련으로 개발될 수 있다고 믿는 최초의 혁신가였다. 1901년, 최초의 보디빌더인 Eugen Sandow는 런던의 로열 앨버트 홀에서 자신의 보디빌딩 대회를 마련했다. 그는 "완벽한 체격"에 대한 개념을 그리스의 이상에 바탕을 두었고, 그 자신은 그리스나 로마 조각상처럼 보이도록 했다. 그가 개발한 훈련 방법은 오늘날에도 여전히 사용되고 있다.

해부학과 움직임에 대한 오래된 관점은 하나의 해부학적 평면에서 구심성 방식으로 이루어지며, 일반적으로 특정 근육 또는 근육군을 대상으로 하며, 연결적 사고 없이 근육 성장을 위해 고립과 과부하로 이루어진다.

운동의 오래된 관점이 오늘날까지 이르고 있기 때문에, 훈련 또한 더 현대적인 관점을 가지고 있다. 움직임은 들어올리기, 밀기, 누르기, 당기기, 점프, 구부리기, 달리기, 회전 등과 같은 기본적인 동작에서 발생할 수 있다. 그러나, 과학 연구는 운동이 정확한 기술, 곧은 선, 그리고 상자 안에서 수행되어야 한다고 권고한다. 트레이닝 훈련은 여전히 구심성이며 종종 하나의 해부학적 평면에서 이루어진다.

"free weight training"에서는 역기를 들고 움직일 때 자유로워야 할 것처럼 들린다. 심지어 스쿼트와 같은 여러 관절에 걸쳐서 전체 사슬과 더 복잡한 움직임 패턴으로 훈련할 때에도, 우리는 여전히 이러한 움직임에 대해 매우 1차원적으로 생각하는 경향이 있다. 오늘날의 움직임 관점은 몸을 움직임의 전신적 관점으로 보는가? 연계되어있고 체계적으로 동작하나? 하나의 해부학적 평면에서 15회 반복하고, 그 다음에 또 다른 해부학적 평면에서 15회 반복된 훈련은 연속 동작으로 간주되고 있는가?

나의 이야기

나는 달리기를 연습해왔고, 힘들이지 않는 방법으로는 하지 않았다. 짧은 다리와 인내심 부족, 끝없이 똑같은 방식으로 움직이는 느낌의 지루함이 나에게 진정한 도전이 되었다. 하지만 요즘은 전혀 다른 이유로 달리기를 피한다. 약 10년 전에 나는 달리기 선수가 되기로 결심했다. 포기하지 않으면 더 쉬워질 것 같은 느낌이 들었다. 나는 10Km를 넘기는 것을 목표로 했고, 꽤 빨리 해냈다. 나는 1년 내내, 10km 이상, 일주일에 수차례 달렸다. 내가 "부서지기"전까지 난 달리기 선수처럼 느껴졌다.

나는 골막염이 의심되어 한 달 동안 모든 훈련을 그만두기로 결정했다: 달리기도, 춤도, 모두 중단했다. 두 달이 지났지만 나아지지 않았다, 사실 더 나빠졌다. 통증이 심하고 걷는 것도 아파서 병원 예약을 했다. 의사가 내 발을 한번 보더니, 내발이 평발이라고 했고 훈련을 그만 두는 것이 좋겠다고 했다.

의사의 안내로 물리치료사를 만나게 되었다. 물리치료사는 나를 도와주었다-"이건 재앙이야"라고 외친 뒤-나를 거울앞에 세운 뒤 나의 내측복사뼈가 바닥쪽을 향하고 있는 것을 가리킨 뒤 나를 "회내상태(pronator)"라고 진단했다. 그때 나는 땅의 높이에서 내 발을 처음 보았고, 내가 기억하기로 거울 안에서 그것들의 모습은 내가 상상하던 모습이 아니었다. 그래도 너무 감사했고, 물리치료사에게는 해결책이 있었고, 내게는 희망을 주었다.

나는 나를 기다려왔던 1년 동안의 투쟁을 깨닫지 못했다. 움직임과 훈련이 살아있음을 느끼기를 바라고 갈망했기 때문에 하루빨리 건강한 신체로 돌아갈 수 있도록 물리치료사의 훈련 프로그램에 정말 많은 노력을 기울였다. 일주일에 서너 번 회내 진행을 멈추는 데 도움이 되는 회내 지지대와 깔창이 달린 새 신발을 신고 발목, 무릎, 고관절의 안정화 동작을 모두 수행했다. 나의 발과 몸의 새로운 중심을 만들기 위해 모든 움직임이 고정되고 안정되고 고립되어졌다. 산책할 때 새로운 자세와 깔창의 날카로운 가장자리로 인해 발에 피가 났다. 마침내, 기분이 좋아지기 시작했고 통증이 없는 날들이 더 규칙적으로 찾아왔다. 1년 후에 나는 내 신발과 깔창을 가지고 규칙적인 산책을 할 수 있었다. 하지만 내가 신발을 벗으면 발이 연약하고 불안정하며 무너지는 느낌이 든다는 것을 깨달았다. 또 왼쪽 허리통증이 재발했다는 것도. 그 기간 동안 마치 내 다리가 그쪽으로만 길어진 느낌이 들었고 그로인해 내 걸음걸이가 변한 것 같았다.

이 당시 나는 스포츠의학 학사 공부를 하고 있었고, 생각이 혼란스러웠다. 허리에 문제가 있는데 왜 "코어근육"을 강화하는가? 더 나은 자세를 원하는데 왜 등 근육을 단련하고 강화하며 가슴 근육을 스트레칭하지? 보통 통증이나 재활에 있어서는 반대 생각의 방정식으로 몸의 반대 영역을 강화하는 것이 원칙이다. 그래서 나의 다음 생각은, 이것이 정말로 반대되는 운동인가 아니면 실제로 만들어진 운동인가 하는 것이었다.

어째서 발의 통증을 치료하는데 발은 하지 않고 전신을 훈련하는 걸까? 나의 재활 과정에서 발만 빼고 모든 것을 강화하고 있었고, 발은 회외 자세로 거상력을 가하며 고정되어 있었다. 나는 이 과정에서 발을 강화시킨다는 말은 들어본 적이 없고, 다만 어떤 움직임도 일어나지 않게만 했다. 반대 운동을 만들어 보는 건 어떨까? 스스로 달리기 선수라고 생각해본 적은 없어도 나는 항상 마치 댄서 같다고 느껴왔기에 춤은 지평선에서 희미하게 빛나는 무언가 같았지만, 두꺼운 신발과 깔창으로 지금은 불가능하게 느껴졌다. 댄스 수업에서 나는 유일하게 신발을 신고 있는 사람이었고, 그래서 몇 달 후 나는 내게 금지된 일, 물리치료사의 권고에 반하게 신발을 벗어버렸다. 맨발로 춤추는 것이 아프지 않다는 것을 알았을 때 매우 놀랐다. 나의 생각은 또다시 방황하기 시작했다: 어떻게 집에서 부엌에 서서 돌아다니는 것만으로도 발목과 발에 큰 통증이 있었는데, 맨발로 춤을 추는데도 아프지 않을까? 방향이 바뀌었나, 발바닥 전체보다 발 앞쪽으로 춤을 췄기 때문인가, 발 아치의 동적 반발력인가?

인간의 움직임에 대한 호기심을 형성하고 내가 무언가 놓치고 있다는 느낌을 주었던 질문들이었다. 놓친 부분은 새로운 관점, 모든 것이 어떻게 연결되는가 하는 것이었다. 새로운 움직임을 만들기 위해 천천히 집에서 발을 위한 운동으로 실험을 해봤지만, Gary Ward의 Anatomy in Motion을 읽고 런던의 "Finding Center"의 코스를 경험하고 나서야 모든 것이 어떻게 연결되어있는지에 대한 열쇠를 얻을 수 있을 것 같다고 깨달았다.

연속적 시스템과 새로운 관점

"연속적인 시스템, 입력과 출력이 언제든지 변할 수 있는 시스템"

의학 연구는 종종 1차원적인 방식으로 설명되며, 불행하게도 모든 통계 분석은 선형 사고를 통해 이루어진다. 내가 과학적 논문을 읽거나, 미디어를 보거나, 동료들과 또는 환자들과 이야기 할 때, 언제나 모든 것이 선형적인 관점에서 이야기 한다. 모두가 체계적인 질문에 대한 선형의 답을 진술한다. 마치 시작과 끝이 있는 것처럼? 시스템적 접근으로 맥락에 넣는 것은 옵션에 없다, 이 방식 아니면 저 방식 이다. 모든 것이 순환적이고 체계적이고 연속적일 때, 당신은 선형적인 사고와 선형적인 답변으로 신체나 움직임을 이해할 수 있을까?

해부학에 대한 오래된 관점과 움직임에 대한 오래된 관점은 단순히 오래된 관점이 아닐지도 모른다; 그것은 의료, 물리치료, 영양, 그리고 훈련뿐만 아니라 사회의 모든 곳에서 반복되는 것처럼 보이는 선형 인식이다. 이 책은 움직임에 대한 내용이지만, 움직임을 어떻게 다루는지에 대해 이야기하기 위해서는 선형적인 해부학과 움직임에 대한 관점만이 다가 아니라는 것을 강조할 필요가 있다; 왜냐하면 모든 것은 움직이고 있고, 또 모두 연결되어 있기 때문이다.

나의 개인적, 단순화된 경험에서 보면, 의학에서는 병의 근원에 더 가까워지기를 바라는 마음으로 병의 증상을 살피고 그 증상을 약으로 치료하는 것이 일반적인 일이라는 것을 알 수 있다. 최악의 경우, 약은 부작용을 나타내어 새로운 증상과 새로운 질병을 만들어 낸다. 바로 이런 것이 종종 발생하는 선형적인 사고와 선형적인 치료의 결과이다.

물리치료의 영역에서, 종종 재활적 움직임 치료가 필요하다는 처방을 받게 되는데, 모순적이게도 그것은 실질적 움직임을 방해하게 된다. 자세나 움직임이 통증을 일으킬 때 처방되는 선형적인 개념과 선형적인 방법이, 움직임을 방해하고 통증이 없는 자세에 도달하도록 근육을 안정화되게 할 수 있다. 재활을 하는 동안 나는 정형외과에서 회내를 교정해주는 깔창을 만들고 회내 교정용 신발을 사기 전에 한 발짝 더 내딛는 것조차 금지되었고, 이 또한 선형 인식의 결과였다. 만약 불행히도, 움직임을 방해하는 것의 부작용으로 다른 곳 어딘가가 움직여야 한다면, 인체 사슬에서 연결된 다음 분절 또는 더 상위 분절로 가보자. 한 곳에서 움직임을 멈추게 한다면, 움직임은 가능한 다른 곳에서 일어나게 될 것이다.

내가 맡은 모든 일을 이해하려고 노력하는 것은 항상 나에게 주어진 임무였다. 왜 일이 일어나는지 아무도 궁금해 하지 않는 것처럼 보일 때, 마치 아무 관련도 없는 것처럼, 나는 걱정된다. 현대의학과 현대의 물리치료가 그들의 분야에서 전문가가 아니라고 주장하지는 않겠지만, 의학, 물리치료, 영양, 훈련 분야의 모든 사람들에게 왜 라고 질문할 것을 진심으로 촉구한다- 이제 더 넓은 영영과 새로운 체계적 관점이 필요하다.

나의 치료 방법(My working method)

결정적인 무언가를 놓치고 있다는 생각으로 1년 넘게 재활을 하고 혼자서 움직임을 실험하던 중 2011년 런던에서 Anatomy in Motion 강좌를 수강했다. 그것이 나중에 Aspera Education 발전한 출발점이었다. 최근 몇 년동안 Aspera Education은 성장했고, 나와 동료들이 노력해온 새로운 관점, 연속적 시스템에 대한 체계적 접근과 감각을 상징한다.

발로 일하고, 새로운 움직임을 만들고, 운동도 하고 그랬는데, 요즘은 회내 지지용 신발이나 깔창을 더 이상 사용하지 않는다. 그리고 만약 조금이라도 무언가 느낀다면 차이를 만들기 위해 무엇을 해야 하는지 나는 정확히 알고 있다. 움직임을 연구해온 최근 몇 년 동안 나는 하나의 진정한 결론과 하나의 분명한 통찰을 가지게 되었다. 움직임이 항상 해답이고, 만약 내가 오늘날 움직임에 대해 알고 있는 것을 그때 알았더라면, 1년이 넘는 시간이 아니라 몇 주 안에 나 자신을 회복할 수 있었을 것이다.

몇 년 전 동료가 나에게 와서 도와달라고 부탁했다. 그녀는 오른쪽 엉덩이가 너무 아파서 거의 걷지도 못한다고 했다. 우리는 오랫동안 함께 일해 왔다. 나는 그녀의 옆과 뒤를 따라 걸어갈 때 그녀를 매일 보았고, 그녀의 걸음걸이에 대한 선명한 머릿속 이미지를 스냅사진처럼 얻었다. 나는 그녀가 어떻게 걷는지, 탈의실에서 신발을 갈아신을 때 어떤 자세로 하는지, 발이 어떻게 보이는지 내면의 이미지들을 선명하게 얻었다. 그것은 마치 내가 신체적인 세부사항, 그녀의 움직임 패턴의 모든 한계, 그리고 매일 나를 스쳐 지나갔던 잠재적 가능성들을 입력했던 것과 같다. 나는 이미 그것을 보고, 판단했고, 이해했다. 나는 지속적인 시스템과 해결 방법만 본 것이 아니다. 나는 왜 그런가 질문에 대한 답도 알고 있었다. 수년간 움직을 공부하면서 몸이 어떻게 작동하는지 보고 이해하는 것이 나의 일부가 되었다.

외적 관점(External perspective)

환자들과 함께 일할 때, 나는 결국 움직임의 감각적인 범위 안에 있게 된다. 나의 작업 방식은 외적인 관점과 내적인 관점으로 나눌 수 있다. 외적 관점에서, 나는 주로 눈과 손을 통해 정보를 등록한다. 몇 년 동안 나는 상당히 많은 수의 시각적 평가, 기능 테스트 및 보행 분석을 수행했다. 나는 무의식적으로 환자와 환자가 아닌 분들의 자세, 발, 걸음걸이, 움직임 패턴을 등록했다. 그것은 거의 자동적으로 이루어진다-심지어 누군가가 내 시야의 구석에서 움직이더라도 그들은 내게 인상을 남긴다.

나는 항상 환자와 환자의 목표에 따라 육안 평가나 기능 테스트로 상담을 시작한다. 예를 들어, 정적 육안적 평가를 통해 발, 골반, 흉곽 등의 관계를 기능 테스트와 함께 외부적으로 등록한다. 나는 한계와 가능성, 움직임과 비-움직임을 인정한다. 육안평가에서는 몸 전체와 몸 안에서 움직임의 힘이 가해진 곳을 본다. 기능 테스트에서 나는 육안평가에서 본 것에 대한 답을 얻고, 결과에 따라 운동법을 만들어낸다.

나의 작업 방법은, 골격이 움직이는 방식에 따라 연결 운동을 만든다. 발이 어떻게 기능하는지 이해하면 온몸에서 어떤 일이 일어나고 있는지 명확하게 알 수 있다.

움직임에 대해 해부학적 평면뷰에서 기반한 오래된 관점

과 대조적으로, 나는 세 개의 동작 평면으로 작업하면서 발에서 정수리까지 모든 해부학적 평면들을 동시에 통합한다.

오래된 관점과 달리 나는 고립된 구조물에 대해 구심성(concentric) 방식으로 움직이는 것만을 다루지 않는다. 움직임을 만들어내기 위해 근막의 반동을 이용하는 원심성(eccentric) 방식으로 작업하며, 발과 정수리를 연결하고, 원심성 운동들이 그간 운동이 부족했던 부분에 운동을 만들어 내는 것을 확인하며, 통증은 사라지고 운동능력은 향상된다.

움직임을 만들어 낼 때, 나는 "추가 안경"을 쓰고 환자의 실질적 움직임, 전반적인 자세, 무게 중심, 움직임의 가속, 호흡, 그리고 피부의 떨림까지 관찰한다. 나는 내 손을 사용하여 환자를 이끌고 부드럽게 자각할 수 있도록 움직임을 만든다; 나는 심지어 연조직들이 움직이는지 또는 움직임이 저해되는지도 느낀다. 나는 환자들이 통증을 호소할 때도 움직임을 적용해 보는데, 왜냐하면 언제나 통증 없이 움직일 수 있는 작은 부분이라도 있기 때문이다. 의뢰인들을 이끌 때, 고통에 충분히 가까이 있으면서도 고통을 자극하지 않으려는 환자들을 이끌 때, 나는 그것을 어우르며 작업할 수 있고, 마침내 작은 움직임을 만들어내고 그것이 물 위의 물결과 같은 더 의미 있는 움직임으로 이어지게 되고, 고통으로부터 해방될 수 있게 된다.

나는 오래된 관점과 달리 몸 안에서 움직임이 어떻게 연결되고 연관되는지를 본다. 나는 또한 환자의 잠재력과 그들을 어디로 데려갈 수 있는지 본다. 나는 발이 어떻게 움직이는지 그리고 인체의 나머지 부분과 어떻게 상호작용 하는지 인지한다. 트레이닝을 생각해보면 훈련이 특정 근육에 어떻게 작용하는지 보기보다 골격이 어떻게 움직이는지 실제 움직임을 이해하고 느끼고 감지한다. 오래된 관점과 달리, 나는 환자가 지금 어디에 있는지, 그들이 그들의 움직임을 가질 수 있는 어떤 가능성이 있는지 알 수 있다.

내적 관점(Internal perspective)

움직임은 또한 내부에서 경험되는 더 친밀하고 감각적인 맥락에서 볼 수 있다. 나는 많은 사람들이 자신의 몸을 잊고 있거나 인정하고 싶지 않거나 어떻게 경험해야 하는지 알지 못한다고 믿는다. 그것은 그들 자신의 움직임 패턴에 대한 경험일 수 있고, 예를 들어, 그들의 몸에 전해지고 심어진 불안과 슬픔과 같은 모든 종류의 감정에 그들이 어떻게 반응하는지가 될 수 있다. 그 결과는 고통, 뻣뻣함, 동작불능의 경험이 될 수 있다. 감각적인 맥락에서 신체 인식과 움직임을 연결한다면 당신은 전체 자아를 바꿀 수 있다는 것을 깨달을 수 있을 것이다. 그 변화는 더 쉬워진 호흡, 더 진실하며, 더 강해진 연설이 될 수 있고, 스트레스 수준을 낮출 수도 있고, 더 많은 것들이 있을 수 있다. 당신의 움직임이 되는 것은 당신의 움직임을 소유하는 것이다.

'움직임 체험'이라는 두 단어를 구글에 검색하면 가장 먼저 나오는 것이 여성의 관점, 즉 태아의 움직임이다. 왜 우리는 움직임을 경험한다고 할 때 실제로 무언가가 움직이고 당신 안에서 위치를 바꿀 때만을 말하는 것일까? A에서 B로의 물체나 사람의 위치 변화라는 움직임의 사전적 정의를 배제한다면, 움직임에 대한 감각적 경험은 무엇이란 말인가?

우리는 움직임을 감각으로 얘기하지 않는다. 움직임의 감각은 그것을 자각한다면 미세한 움직임도 느낄 수 있다. 나는 발과 신체의 다른 부분이 어떻게 연결되어 있는지 환자들이 자각하도록 하기 위해 움직임 인식에 대해 많은 작업을 한다. 환자와 나의 소통은 발을 통해 근육의 접촉과 땅을 인지하고 떨림, 긴장의 변화, 측면의 차이, 호흡을 인지하는 환자의 경험이 될 수 있다. 나는 모든 해부학적 평면을 동시에 포함하는 작은 움직임의 변화를 통해 작업한다; 그것은 환자의 움직임 상자에

도전하는 장난스러운 움직임일 수 있고, 이것으로부터 오는 감각적인 결과는 통제와 연관된 저항이거나 고통에 대한 두려움일 수 있다. 하지만 그 두려움은 너무 많은 사람들의 정체성이 너무 가까이 유지되어 겪게 되는 감각적인 경험이기도 하다. 환자와 함께 일하고 이러한 내부적 관점에서 협력하면 저항이 완화되고 환자는 그들의 움직임에 다가갈 수 있게 된다.

움직임에 대한 관점이 바뀌는 것을 느꼈지만, 새로운 것이 생겨날 필요도 있었다. 이 책이 그 출발점이 되길 바란다. 서서히 뭔가가 일어나고 있다. 서서히 무언가가 움직이고 있다.

움직임의 영역에서 뿐만 아니라, 나는 여전히 왜 라는 질문이 더 자주 있어야 하고 체계적인 접근에 대해 깨어 있어야 한다고 믿는다.

선형적 사고, 일차원적 관점과 체계적 질문에 대한 정해진 정답은 이제 역사 속으로 사라지려 한다.

나는. 당신은. 우리는. 연속적인 시스템이다.

Gary Ward

Gary는 'What The Foot?'의 작가이자 'Anatomy in Motion'의 제작자이다. Gary는 수년 동안 인간의 걸음걸이 주기를 관찰하고, 보행 동안 각 뼈와 관절이 어떻게 움직이는지를 3차원 지도화하는데 연구를 진행했다. 그렇게 연구한 보행에서의 각 동작은 Flow Motion Model®에 설명되어 있다. Gary는 그가 개발한 Finding Center 코스에서 6일간 인체의 닫힌 사슬 생체역학(closed chain biomechanics)에 관하여 가르치고 있다.

CHAPTER 23

근막시스템에서 골격의 움직임이 미치는 잠재적인 영향에 관하여

Gary Ward

나는 의사와 환자들에게 움직임(movement)에 관한 정보를 전달하고자 하는 제안자이다. 나의 움직임은 곧 나이다. 내가 기억할 수 있는 한 나의 움직임에 접근하여, 움직임을 최대한 활용하고, 내 신체의 많은 부분을 통제하기 위해 애쓰면서 이에 대한 연구를 진행해왔다. 이러한 움직임을 즐기는 것부터 훈련시키고, 무게를 들어 올리고, 근력을 키우고, 근육과 연부조직을 손상시키고, 또한 이를 치료하고, 그리곤 일하고 또 일하고 그리고 다시 즐기기까지! 나를 가장 크게 이끌었던 것은 아마도 이러한 움직일 수 있는 자유을 잃어버릴지도 모른다는 공포감이었을 것이다. 나는 늙고 병들어 움직임이 불편해지는 것을 원치 않았다. 움직임이 가능함에 만족하지 않고 움직임을 잃는 것을 원하지 않았기 때문에 내가 나의 움직임이 원활히 유지될 수 있도록 이해하는 것이 필요했다. 나는 움직임이라는 주제에 대한 나의 발견을 전 세계 사람들과 함께 공유할 수 있음이 큰 행운이라고 생각한다. 그리고 각 사람들은 모두 다 다른 종류의 신체 작업의 배경을 가지고 있고 이를 고려하여 움직임을 생각해야한다.

어떤 사람들은 움직임과 운동을 그들이 선택한 바디워크 도구로 사용한다.(바디워크:Body Work란 올바른 자세를 통해 인체의 구조와 기능의 효율성을 증진시켜 건강한 몸과 마음을 만드는 모든 작업을 말한다.) 이 바디 워크를 실행하기 위해 어떤 사람들은 맨손으로 운동하고, 어떤 사람들은 도구를 사용하기도 한다. 모든 학문은 각자의 학파에 서 비롯되고 또한 각자가 속한 학파가 있거나 학파에 기인한 경향성이 있을 것이다. 하지만, 이러한 학파들이 마하는 움직임은 종종 내가 움직임이라 부르는 것과 같지 않다고 본다. 나는 움직임을 이해하려고 할 때, 우리 인체가 어떻게 움직이는지에 대해 관여하게 되었다. 몸 전체가 하나의 단위로 움직이는 것이 아니라, 모든 부분이 함께 움직여 그 전체를 형성하여 하나의 동작(움직임)이 만들어진다는 것을 깨달았다. 물론, 움직임의 핵심은 단단한 조직인 뼈와 관절이다. 하지만 이를 움직이게 만드는 것은 뼈와 관절에 부착된 근육과 이 구조물들을 모두 덮어싸고 있는 근막 시스템이다.

나는 움직임에 대한 정보를 제공하는 사람으로서, 누군가를 소파에 눕혀서 그들의 몸을 잘 움직이는 능력을 촉진시키는 것은 결코 내 일이 아니었다(그럼에도 불구하고 나는 이러한 형태의 바디워크의 가치와 이점을 충분히 알고 있다). 내가 이 말을 하는 이유는 독자와 나 사이의 이해를 위해 빠르게 해서 진도를 나가고 싶어서이다. 나는 당신의 근막시스템의 상태는 전적으로 잠재력이 엄처난 당신의 뼈와 관절체계에 달려있다는 것을 기꺼이 말하고 싶다. 모든 관절들이 3차원상에서 자체의 잠재력을 완전히 활용할 수 있다면, -즉, 일차원적이든 이차원적이든 아니면 삼차원의 모든 면에서 해당 관절의 운동 평면에 완전히 접근할 수 있다면- 몸의 움직임에서 어떤 최적의 동작을 발견할 것이고, 조직과 근막은 더 이상 우리가 몸 안에서 보는 것에 익숙한 한계를 가지고 있지 않다는 것을 알게 될 것이다. 그리고 당신은 현재 대부분의 사람들이 이용하지 못하는 신체에 있는 흐름을 발견하게 될 것이다.

내 관심은 전적으로 골격이 움직이는 방식과 조직에 영향을 미치는 방식에 있다. 그들이 어떻게 움직이는지 관찰하기 위해 관절을 연구했다. 그리고 나서 나는 이 관절운동을 이용하여 연부조직이 움직임에 어떻게 반응해야 하는지를 확인했고, 한 걸음의 동작을 통해 인체에 있는 모든 관절의 3차원 움직임을 설명하는 걸음걸이 사이클의 전신 모델을 구성할 수 있었다.

보행 시 관절이 움직이는 방식은 우리가 걸을 때 움직임에 대한 이해를 명확하게 해주고, 이는 또한 걷는 움직임에 대한 각 관절의 움직임의 이유를 추론하는데 도움을 준다. 그것은 또한 누군가가 그들이 걷는 방식(예: 절뚝거림 등)으로 걷는 이유를 이해할 수 있도록 안내한다. 사람들이 절뚝거리며 걸을 때, 이것은 아마도 그들의 신체에서 이전의 경험과 관련되거나 보상될 수 있는, 어딘가에서 손상되고 있는 단단한 조직과 연결될 수 있다. Flow Motion Model™,라고 불리는 내가 만든 보행 모델은 각 관절이 걸음걸이 사이클을 통과하는 과정이 설명되어 있다. 그것은 걷기 사이클에서 각각의 그리고 모든 관절의 위치를 기술한다. 그러고 나서 똑바로 서있는 상태에서 각각의 관절을 제 위치에 놓는 것은 우리가 걸을 때 각각의 순간에 접근하는 자세를 나타내는 과장된 전신 자세를 만들어내게 된다.

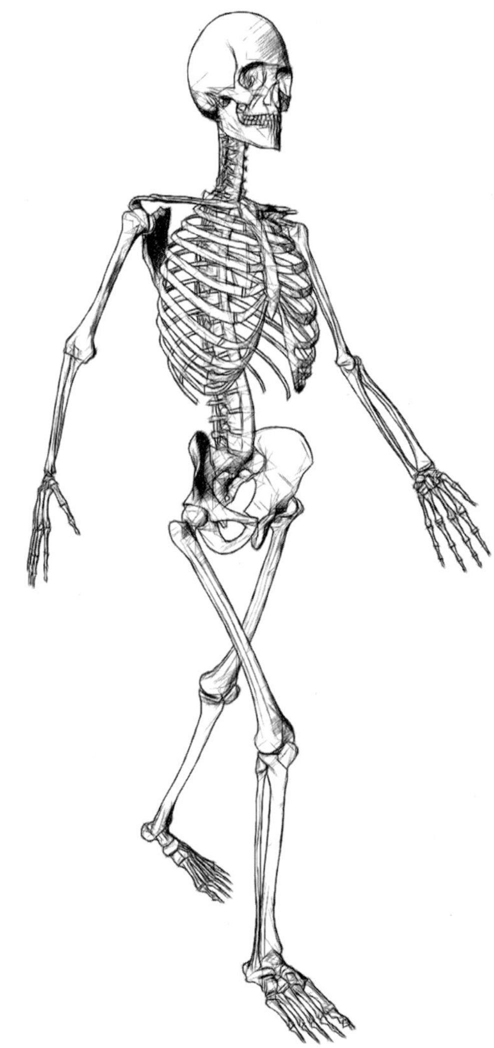

내가 개발한 Flow Motion Model에는 이러한 12개의 자세가 존재한다. 나는 그것들을 보행단계라고 부른다. 각 단계 에서 각 관절이 운동 사슬의 위아래로 움직임을 전달 할 수 있는 것처럼 보이기 때문에, 각각의 관절이 함께 움직이면서 몸 전체의 자세를 만든다고 볼 수 있다. 발에서 움직임 X는 내가 골반에서 움직임 Y를 만들 수 있음을 의미한다. X를 제한하는 것은 또한 Y를 제한하는 것이다; 또는 X에서 사용 가능한 모션이 부족하면 Y가 초과된 이동에 접근하여 X의 부족을 보충한다. 그러한 해부학적 상호작용은 전신과 각 단계에서 광범위하게 나타난다. 이러한 보행 동작에 대한 패턴들은 정해져 있는 듯 보인다. 그들 안에서 일어나는 관계도 마찬가지로 그렇다. 나는 수년 전 Tom myers의 Anatomy Trains 작업을 Flow Motion Model에 겹쳐보았고, 근육을 관절이 어떻게 움직이는지와 Anatomy Trains의 내용을 맞춰봤을 때, Tom의 이론을 사람들의 근육긴장을 이해하는 데 사용할 수 있다는 것을 확인하였다.

내 이론의 궁극적인 매력은 골격에 올바른 움직임을 제공하는 것 자체가 근막시스템을 변화시키기에 충분하다는 것을 발견하는데 있다. Myers의 한 학생은 2분간의 직립하여 닫힌 사슬의 상태에서 두개골과 늑골, 골반가 동화를 myers의 이론에 근거하여 설명한 적이 있다. 이 학생의 설명만 보더라도 우리 골격 내의 뼈와 관절의 움직임이 근막에 의해 얼마나 많은 영향을 받는가를 알 수 있을 것이다.(myers의 이론 또한 근막에의한 인체의 움직임을 설명하므로 근막의 이해가 중요하다는 것을 강조하는 것으로 이해하시면 됩니다.) 뼈와 관절 뿐만 아니라 인체 내의 모든 것에 영향을 미치는 독특한 움직임의 모델(Flow Motion Model)이 여러 종류의 바디워커(올바른 자세를 이용하여 치료하는 치료사들)들에게 더 많은 정보와 영감을 제공할 수 있을 것이다.

나의 이론을 이해하기 위해서는, 우리는 관절 시스템과 근막 시스템 모두에서 그것을 관찰하기 전에 어떤 움직임인지부터 고려해야 한다. 나는 해부학의 영역에서의 움직임이 점점 더 "현대인들의 운동"을 위한 일반적인 생각이라는 것을 인식하고 움직임 모델에 대한 설명을 시작하려 한다. 움직임은 시스템에 대한 입력이며, 입력된 움직임이 다시금 시스템을 만든다. 곧, 움직임은 움직임을 회복시키는 것이고 움직임이 인체를 다시금 움직이게 만들어 주는 것이다. 달리 말하면, 움직임이 움직임을 먹여 살린다고도 볼 수 있다. 부상 때문에 혹은 이전 의사에 대한 불만 때문에 등등 이유가 무엇이든 간에 환자의 문제를 치료하는데 도움이 될 수 있는 여러 방법들에 해당하는 접촉을 통한 치료, 동작의 조작 또는 신체에 가해지는 압력 등은 신체에 부여된 제어의 본질은 움직임이 아니라는 전제하에 시행된다. 하지만 이는 실제 인체가 정상적으로 돌아가는 많은 시스템에 배치된다. -예를 들어 마사지는 조직과 림프를 움직이고, 골격에 대한 조작은 그것을 받는 신체에서 움직임을 생성하지만, 조작을 받는 신체는 수동적 치료를 받을 수 밖에 없다.; 신체 일부를 안정시키는 것이 신체로부터 필요한 움직임을 빼앗는 것이기 때문에 많은 운동 기반 접근법은 여전히 안정 또는 안정화의 본질을 수용하고 움직임을 제어하려는 의도가 있다. 이는 결코 움직임을 정상적 시스템에 넣는다고 설명할 수 없다. 신체의 일부를 안정시키는 것은 신체로부터 필요한 움직임을 박탈하는 것일 수 있다.

나는 정의를 찾기 위해 단어를 찾았다.
움직임(Movement) - "움직이는 행위".

나는 '이동(move)'이라는 단어를 다시 검색해 보았고 "특정한 방향이나 방식으로 가다; 자세를 바꾸기 위해" 라고 나왔다.

물론 나는 이것을 운동과 관련된 움직임의 개념으로 쉽게 설명할 수 있다. ; 예를 들어, 나는 특정한 방향으로 달릴 수 있는데, 이 경우 나는 몸을 움직이거나 스쿼트를 하거나, 한 신체 위치에서 다른 위치로 움직이는 푸

시업을 할 수 있다. 두 경우 모두 나는 확실히 움직이지만 그 다음에는 걷는다. 그러나 그런 의미에서 슈퍼마켓을 어슬렁어슬렁 돌아다니는 것도 움직임으로 간주될 수 있다. 아니면 맥주잔을 A에서 B로 올리면서 그 역시 "운동(이두근 운동)"을 하고 있다고 말하는 것과 같다.

만약, 우리가 잠시 동안 신체를 하나의 것으로 간주한다면, 시스템 … 다시 "시스템"에 대한 정의를 찾았는데, 이것은 다음과 같다: "메커니즘의 일부 또는 상호연결 네크워크의 일부로서 함께 작동하는 일련의 것들. 복잡한 전체". 특히 우리가 단어 메커니즘을 유기체로 대체한다면, 우리는 확실히 인체를 하나의 시스템으로 간주할 수 있다. 우리는 수년에 걸쳐 인체를 구성하는 모든 부분을 조사하면서 훌륭한 일을 해왔고, 그들에 대해 많은 것을 알고 있다. 우리가 인간의 신체에 대해 수집한 정보는 움직이지 않는 신체로부터 수집된 것으로 보일 수도 있다. 그러나, 닫힌 사슬에서의 움직임을 관찰하는 것은 -"똑바로 서서 살아있고, 외부의 힘과 상호작용을 하는 것"으로 가장 잘 해석되는- 많은 것들에 대해 해석을 변화시킨다. 예를 들어 근육이 어떻게 작용하는가, 얼마나 멀리 떨어진 원거리 관절이 서로 상관관계가 있는 것처럼 보이는가, 그리고 치료를 받을 때 누워있는 것과 비교하여 직립이 얼마나 우리의 사고에 영향을 줄 수 있는가 하는 것들이다. 우리는 인체의 각 부분에 대해 많은 개별적이고 독립적인 정보를 가지고 있으나, 그러한 많은 정보들이 아직 불행하게도 우리가 전체로서 유기체적으로 움직임에 대해 알아야 할 것에 대해 알려주지 않는다. 그래서 우리는 시스템 내에서 "움직임"의 역할을 이해해야 한다. 겉보기에는 모든 것이 움직이는 것처럼 보이지만 움직임은 설명하고 논의하기 어렵다. 내부적으로는 모든 것이 움직여야 하지만, 종종 시스템에 가장 적합한 방식으로 움직이지는 않는다.

이러한 시스템의 측면에서 인간은 (1) A에서 B로 이동하거나 (2) 제자리서 자세를 바꾸는 동작을 하는 것, 모두 서로 복잡하게 연결된 움직임의 일부이다. 의사들이

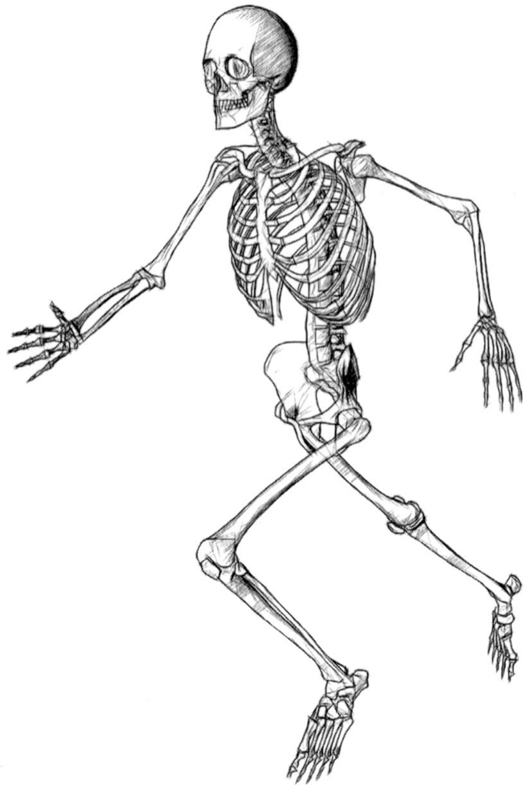

인체의 다양한 움직임에 대해 그리고 그 시스템에 대해 최대한 많은 것을 배우기 위해 많은 노력을 하고 있음에도 불구하고, 환자들은 의사들의 그러한 노력을 무색하게 움직임에 대해 무지한 피트니스 센터의 트레이너나 인터넷에 떠다니는 정보들에 더 많이 의존하는 경향이 있어 의사로서 움직임과 시스템을 적용하는데 어려운 점이 있다.

사람들은 체육관에 가거나, 달리기를 하고, 그들이 선택한 스포츠나 직업활동에서의 움직임에 참여한다. 자연적으로 그들의 움직임 시스템이 작용하지만 그들의 움직임 시스템의 각 부분이 어떻게 작용하고 움직이고 있는지는 알지 못한다. 그리고 그들은 이 움직임에 대한 문제들을 그들의 치료사들에게 기꺼이 맡긴다. 나의 모든 관심은 항상 우리 몸의 근골격계 구조물과 그들의 운동에 있다; 그들의 개별적인 움직임뿐만 아니라, 특히 그들의 상호 연결되고 상호 연관된 움직임에 관심을 가지고 있으며, 이 모든 것은 복잡한 전체 또는 시스템으로서 신체의 전반적인 운동 잠재력에 의해서 절정에 이른다.

모든 스포츠의 모든 움직임은 우리의 뼈를 움직이게 하고, 따라서 그 뼈와 관절의 움직임은 해당 움직임을 관찰함으로서 예상 가능하다. 우선 우리의 관절이 걷는데 필요한 전신 운동을 형성하기 위해 인체 전부가 함께 상호작용하는 방법은 몇 가지밖에 없다는 것을 고려해보자. 만약 우리가 이 움직이는 방법들을 최적의 움직임 세트로 간주하고 각각의 움직임을 움직임의 패턴으로 간주한다면, 우리는 개인의 뼈 움직임의 이러한 최적의 패턴을 찾기 시작할 수 있고, 주어진 움직임에서 개인이 사용하는 패턴과 비교할 수 있다. 그렇게 하는 것은 (우리는 우리가 하는 운동에 접근하는 방식을 직접 선택하기 때문에) 그들의 성과를 최적화하거나 그들이 그 패턴으로 움직일때 일어날 법한 문제들을 이해하는 기회를 제공한다.

그래서 나는 우리의 움직임 시스템 안에서 각각의 부분들의 서로 연결된 움직임을 보기 시작했다. 이러한 관찰 안에서 우리가 걸을 때 사용하는 깨지지 않는 패턴과 많은 다른 활동과의 상관관계에 계속해서 흥미로운 일들을 발견할 수 있었다(내가 깨질 수 없다고 말하는 이유는, 우리는 이 패턴을 왜곡할 수 있지만, 제한적이거나 적응적인 방식으로 시스템을 손상시키는 경우는 드물다). 개별 부분의 움직임이 한데 어우러져 인간이 누리는 많은 활동에 모두 접근하기 위해 필요한 전신운동에 접근할 수 있게 된다.

우리의 움직이는 부분이 그들이 해야 할 일을 하지 않는다면 우리는 그러한 활동을 즐길 수 있을까? 그렇다, 물론 우리는 할 수 있을 것이다. 뿐만 아니라 전 인류 중 매우 많은 사람들이 할 수 있을 것이다 … 내가 운동에 대한 나의 해석을 가르치기 위해 전 세계에 운영하는 강좌들을 수강하는 사람들은 그들 자신을 "운동하는 사람들"이라고 묘사하는 사람들로 가득 차 있다는 것은 재미난 일이다, 움직일 수 있는, 혹은 (감히 말하기로) 움직여야 하는 신체 부위 중 얼마나 많은 부분이 움직일 수 없는지를 알게되면 대부분의 사람들은 충격을 받게될 것이다.

움직여야한다? 몸이 특정한 방식으로 움직여야 한다고 누가 말하는가? 뭐, 알고보니 내가 그랬다. 왜냐하면 나는 균형에 대한 개념과 모든 인간의 관절과 뼈에 대한 최적의 이동 방법에 동의하기 때문이다. 그것은 인간 개개인에 의해 결정된다. 이것은 그 개인이 각 움직임 패턴의 각 관절 동작에 얼마나 쉽게 접근할 수 있는지에 의해 결정된다. 모든 관절 동작에 접근할 수 있기 위해서는 균형 잡힌 시스템을 만들어야 한다.

최적(Optimal): 최상 또는 가장 유리한.

균형(Balance): 무게의 균일한 분포로 사람 또는 사물이 직립하고 안정적으로 유지될 수 있다. 서로 다른 원소가 같은 무게이거나 비율이 맞는 상황이나.

이 두 가지 정의는 나에게는, 인간과 관련이 있다. 두 개의 다리, 두 개의 팔, 그리고 몸을 따라 흘러내리는 중심 기둥, 두 개의 면을 만드는 것을 보면, 인간으로서, 우리가 우리의 시스템을 최대한 활용하기 위해서는 우리의 몸의 양쪽을 고르게 사용해야 한다는 것이 이치에 맞다.

나에게 세 가지 단어/구절은 인간(또는 단일 관절)의 움직임의 양쪽에 접근할 수 있는 가치를 표현한다.

- 수월성(effortless)
- 에너지 보존(conservation of energy)
- 효율성(efficiency)

관절시스템과 관련된 움직임은 무엇인가?

움직임은 힘들지 않을 수 있고, 또한 힘들 수도 있다. 인체는 여러 개의 관절로 이루어져 있으며, 각각 고유한

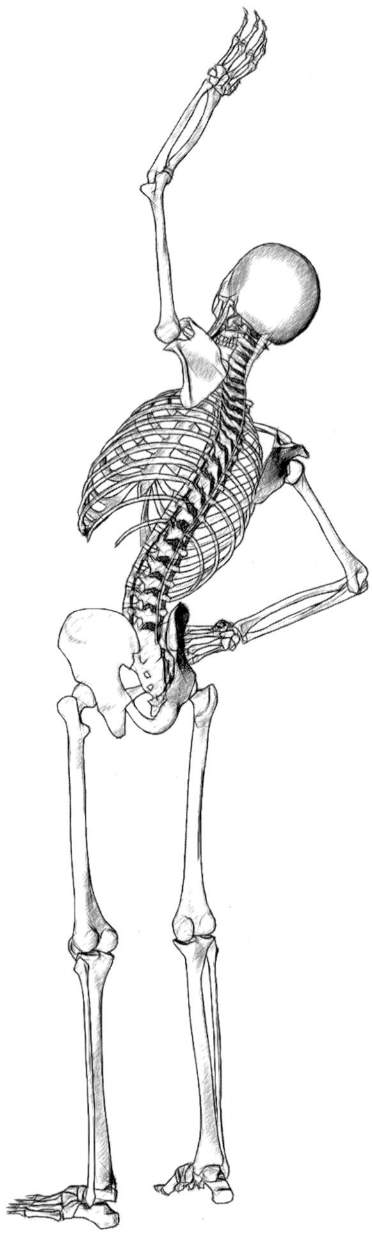

관절 가동 범위를 가지고 있다. 대다수의 관절 범위(척추에서 이것에 대해 생각하는 것이 가장 쉬울 수 있음)는 해당 관절이 중심선에서 양방향으로 동일하게 움직인다는 전제하에 양쪽 방향으로 동등한 정도로 움직임의 범위를 가진다. 척추가 좌우 양측으로 동일한 정도로 측굴이 되고 이러한 움직임이 최적이라고 일반적으로 인식되고 있다. (무릎과 팔꿈치는 제외인데 그 이유는 이 두 관절은 해부학적 중립자세에서 펴진 상태로 있듯이, 굽힌 자세보다 편 자세가 더욱 자연스럽기 때문이다.) 따라서 척추가 오른쪽보다 왼쪽으로 더 많이 움직일 수 있다는 등 편측으로 가동역이 증가하면 즉시 척추 움직임 시스템에 부하가 더 많이 걸리게 된다. 왜냐하면 각각의 관절은 근육, 근막, 힘줄, 인대 등 연부조직에 의해 둘러쌓여 있기 때문에, 예를 들어, 척추에서 오른쪽 최적의 측면 굽힘은 관절 공간이 척추의 왼쪽에서 열리고 오른쪽에서 닫히는 것을 의미한다.

관절이 열릴 때 전신, 근육, 근막, 힘줄, 인대 모두 길이가 증가하거나 늘어난다. 관절이 닫힐 때는 근육, 근막, 힘줄, 인대 등 모두 길이가 줄어들거나 짧아진다. 길어진 조직은 긴장 상태에 있다고 한다. 나는 그것을 말의 머리 비유라고 부른다.: 말에 올라타 고삐를 쥐고 있는 당신이 당신 일에만 신경 쓰고, 말 위에 앉아서 고삐를 잡고 있을 때, 말은 땅으로 머리를 내린다. 당신과 말의 머리 사이의 간격이 커지고 고삐의 긴장도 증가한다. 말과 함께 가지 않으면 같은 자세를 유지하기 위해 자신에게 필요한 노력이 증가하게 된다. 그것은 더 이상 힘들이지 않는 자세가 아니라 힘을 많이 쓰는 자세에 해당한다. 뇌가 오른쪽보다 왼쪽 척추 조직으로부터 더 많은 출력을 요구하기 때문에 그것은 인체와 다르지 않다.

질은 노력과 동의어이다. 측면 굽힘에서 모든 관절이 균일하게 열리는 경우, 이것은 힘들지 않은 측면 굽힘입니다. 우측으로 구부러질 때 일부 접합부가 좌측에서 열리려고 하는 반면 다른 접합부가 과도하게 열리면 우측으로 구부러질 수 있지만 이 측면의 굽힘은 굽힘의 왜곡으로 인해 질이 손상되었다고 볼 수 있다. 따라서 왼쪽의 일부 연부조직은 더 길어지는 반면, 다른 조직은 짧거나 활동적이지 않기 때문에 더 많은 노력이 들고 에너지 보존에는 기여하지 않는다(에너지를 되려 더 쓴다).

살짝이라도 오른쪽으로 구부러지면서 오른발에 무게가 쏠리는 것을 몸으로 느낄 수 있어야 한다. 한 쪽 발에 무게를 더 실을수록 다른 쪽 다리는 더 많이 사용하고 다른 쪽 다리(무게 실린 다리)는 덜 사용하게 된다. 이것이 균형 잡힌 상황인가? 아니다. 당신의 시스템에서 움직임을 위한 힘들이지 않는 상황을 만들어 내었나? 아니다. 그러한 불균형을 따라 움직이는 것이 에너지를 절약하는 것일까? 아니, 그렇지 않다.

자, 이제 좀 축소해서 '자세'라는 그 단어를 생각해보자. 우리가 설명하는 하나의 관절이라는 것은 전부는 아니더라도 하나가 아닌 더 많은 관절의 움직임과 함께할 것이다. 한쪽 관절이 다른 쪽보다 더 많이 열려있는 상황을 예로 들어보자. 정지 상태에서 한쪽 관절이 균형을 이루지 못하면 어느 하나라도 균형이 잡힐 수 있을까? 자세는 우리가 어떻게 서고, 앉고, 세상에 우리 자신을 어떻게 드러내는 지로 인식된다. 자세는 실제로 신체에서 각 관절의 전체적인 휴식 위치이며 각 관절의 휴식 위치는 그 자신의 움직임 가용성의 총합 잠재력에 기초한다.

자세를 공부할 때 알고 있어야 할 몇 가지 용어들: 좋은, 나쁜, 거북목, 둥근 어깨, 척추 후만증, 척추 전만증; 전방경사; 안짱다리; 평평한 발(평발:평편족)/높은 아치(요족). 흥미롭게도, 이 단어들 중 어떤 것도 움직임을 묘사하지 않는다. 그렇기 때문에 내가 움직임에 대한 해부학적 고찰을 시작한 이래로 시스템 내의 움직임은 내가 궁극적으로 정의하고 싶었던 것이다.

2000년대 초반 퍼스널트레이너들이 관심을 가졌던 것 중 하나가 자세였다—여기서의 자세는 공간에서의 신체의 전체적인 위치를 말한다. 인체는 3차원적 실체이다. 대부분의 인체 해부학은 일차원적으로 보이는 한 번에 하나의 움직임과 하나의 관절/구조에만 초점을 맞춘다. 하지만 나는 삼차원적으로 모두를 바라보도록 배웠다. 나는 사람의 골반이 한 개가 아닌 세 개의 면(삼차원) 모두에서 중립인지 알고 싶었다. 이것은 앞이나 뒤쪽으로 기울어지지 않고, 한쪽이나 다른 한쪽에서 위로 올라가지 않으며, 왼쪽이나 오른쪽으로 회전하지 않는다는 것을 의미한다. 여기에다 골반이 양발에 고르게 놓일 것이라는 생각을 더하면, 그것이 바로 중립 골반(neutral pelvis)이다. 이렇게 수평이 맞춰진 중립적인 골반 위에 척추가 우뚝 설 수 있고 아름다울 수 있다. 이런한 골반에서는 척추가 구부러져있거나 펴져있지 않고 측면 굽힘이나 회전이 전혀 없다. 하지만 나는 이런 일은 자주 접하지 못했다. 나는 서 있거나 쉬고 있는 자세에서 거의 모든 골반과 척추에서 뒤틀림 현상이나 다른 현상들을 가지고 있다고 생각한다. 이것은 신체에 어떤 연부조직이 긴장되어 있는지 뿐만 아니라 각 부위가 원하는 어떠한 움직임을 경험할 수 있는 가능성에 대해서도 매우 분명한 지표를 준다.

움직임으로 돌아와서; 사실 기울어 질 수 있는 두 측면과 중앙 기둥이 있는 존재에서의 움직임은 매우 간단하다. 각 구조물과 각 관절은 중앙선 또는 중앙선의 어느 쪽이든 사용 가능한 모든 방향에서 사용 가능한 움직임을 경험할 수 있어야 한다.

왼쪽으로 골반이 회전변위가 발생한 사람의 경우, 그 사람이 돌아다닐 때나 일상적인 활동을 할 때 해당 골반은 오른쪽으로 회전하기 위해 고군분투하게 된다. 이는 곧, 골반의 회전에 관여하는 조직들이 긴장에 의해 길어지고, 해당 조직이 수축으로 짧아질 때 그 조직의 능력 보다 덜 짧아질 수밖에 없다는 것을 의미한다. 해당 공간의 근육은 풀타임으로 일을 해야하기 때문에 결국 피로해지기 시작하고 이는 곧 문제를 유발하게 된다. 과도하게 앞쪽으로 기울어진 골반도 같은 문제를 가지고 있다.; 골반이 뒤쪽으로 기울어지기 힘들고, 골반을 뒤쪽으로 기울이는 조직들에 장력이 가해지며, 수축시 최대 용량으로 짧아질 수 없다. 이것을 읽는 여러분 중 일부는 앞쪽으로 기울어진 골반과 왼쪽으로 회전한 골반을 가지고 있을 것이다. 만약 그렇다면, 당신의 골반이 오른쪽 위로 올라갔을 뿐만 아니라 당신의 왼쪽 내전근과 오른쪽 측면 외전근에 긴장을 더했을 가능성이 있다. 이렇게 대담한 주장을 하는 데는 이유가 있다.

내 생각에 우리가 효율적인 보행 패턴을 경험하려면 걸

을 때 접근할 수 있어야 할 12 가지 자세가 있다. 모두 Flow Motion Model에 정의되어 있다. 이 12가지 자세 각각은 각 구조와 각 관절의 이동 위치와 방향에 의해 설명된다. 당연히 각 자세는 다르고 따라서 우리가 뼈와 관절을 쉽고 흔쾌히 움직일 수 있는 12가지 조합과 패턴을 나타낸다. 어쩌면 오늘날 우리가 하는 스포츠가 우리 몸의 움직임과 발달이 달랐다면 달라졌을까?

내가 걸을 때 인체를 관찰하면서 알아차린 것 중 하나는 force pressure platform을 이용하여 확인한 바 사람은 발뒤꿈치부터 발끝까지 한 발짝을 완성하는 데 0.6초에서 0.8초 사이가 걸린다는 것이다. 그 시간 동안 인체는 3차원적으로 양방향으로 움직이기도 하고, 모든 관절 동작을 경험하기도 한다. (예를 들어 굴곡/신전, 내전/외전 등) . 보행은 아주 많은 움직임을 동반한다. 사람들이 걸음걸이를 더 잘 보고 싶다고 말할 때, 나는 회의적이다. 러닝머신에서 걸을 때 217개의 뼈와 300개 이상의 관절을 일일이 추적하는 행운이 필요하다. (특히, 전동 러닝머신은 이러한 자연적인 움직임을 왜곡시키기까지 한다.) 기껏해야 구조물의 전체적인 움직임을 파악할 수 있지만, 더 세밀하고, 더 구체적인 것은 절대 그렇지 않다. 흥미롭게도 이 짧은 시간은 신체의 잠재력을 통제하기에 충분하다. 정지 상태에서 왼쪽으로 회전하는 골반은 반대측인 오른쪽으로 회전하는 정도가 동일한지를 경험하기에 시간이 부족하다.(0.6~0.8초의 사이에서) 따라서 골반은 매일의 움직임에서 오른쪽 회전보다 왼쪽 회전을 더 많이 경험한다(이러한 움직임이 이상근과 다른 고관절 근육들에 어떤 영향을 미치는지 상상해 보라). 이러한 한계점이 꼭 골반에만 있는 것은 아니고, 전체적으로 발뒤꿈치부터 발끝까지 걸리는 시간에 있다. 아마도 우리가 걸음걸이 사이클에서 신체의 전체적인 움직임의 타이밍에 영향을 미친다면, 골반에서의 그러한 제한은 스스로 해결될지도 모른다.

내가 사람들에게 권유하고 교육하는 것은, 몸이 매끄럽게 수행하는 상호 연결과 움직임 패턴에 주의를 기울임으로서, 몸 안의 각각의 관절과 구조가 어떻게 자신의 움직임을 경험하는지 관찰하는 것을 더 잘하게금 하는 것이다. 각 관절은 위와 아래로 연결된다. 만약 관절 A가 위의 관절 B와 관련되고, 관절 B가 위의 관절 C와 관련된다면, 관절 A와 C도 어떤 식으로든 상호관련 되어야 한다는 것이 이치에 맞을 것이다. 따라서 인체 내 존재하는 관절 전부의 상호 관계에 대해서 계속적으로 관찰해야한다.

우리가 자세를 설명할 때 썼던 단어들을 기억하는가? 그들 중 무엇도 움직임을 묘사하지 않는다. 그것들은 공간에서의 위치를 묘사한다. 공간에서의 이 위치는 움직임 스펙트럼의 어디에나 있을 수 있다. 움직임 스펙트럼은 한 끝 범위와 그 반대 범위 사이의 무한한 양의 점들이다. 만약 골반이 앞으로 기울어져 있다면, 얼마나 기울어져 있나? 그리고 그것이 위와 아래의 구조물에 미치는 영향은 무엇인가? 전방으로 기울어진 골반은 후방으로 기울어질 수 있지만, 진정한 중립을 넘어서 기울일 수는 없다. 최소한 어느 정도의 범위가 존재한다는 것을 예상할 수 있지만, 우리가 원하는 만큼 크지는 않거나 필요한 범위 내에서 적절한 영역만을 포함한다. 이것은 한쪽의 연부조직이 짧아지고 반대쪽은 길어지는 것을 경험하게되만 결코 반대의 상태를 경험하지 않는다는 것을 암시한다. 범위가 적기 때문에 위가 다루기엔 편할 수도 있지만, 앞뒤 기울기가 중간선을 다소 넘을 수도 있다.- 적어도 반대되는 근육은 균형을 잡기 위해 더 많이 길어지고 짧아질 수 있는 기회를 가질 것이다. 비록 정상적인 움직임의 경우와는 다르겠지만, 길어지고 짧아진 부분이 움직임이 없는 시간 동안은 길이가 같을 수 있다.

전방으로 기울어진 골반 또한 현재 유지하고 있는 정도보다 더 기울거나 덜 기울일 수 없다.; 이는 연부조직의 관여가 거의 없는 고착성을 시사한다. 논쟁의 여지없이 이것은 시스템의 전반적인 문제일 수 있다. 가동 범위는 우리의 "움직임"의 흥미로운 측면이다. 중심 또는 중립 위치에 있는 관절은 다른 관절보다 변위의 범위가 넓다. 변위되는 스펙트럼의 극단으로 갈수록 관절이 가지는 범위로의 접근성은 전반적으로 감소한다. 어느 방향으로든 중심에서 멀어질수록 관절에서 사용할 수 있는 범위가 점점 줄어든다. 따라서 관절의 범위를 다시 주는 것은 근육을 스트레칭하는 것이 아니라 관절을 중립을 경험하게 하는 것이다(그것은 아래 관절 A와 위 관절 C 또한 고려되고 새로운 움직임의 경험에 관여되어야 한다). 움직임은 앞으로, 뒤로, 옆으로 또는 회전 (왼쪽 또는 오른쪽으로) 등의 방향이 고려되어야 한다.

움직임은 두 가지로 상징된다.: (뼈가) 각각의 운동 면에서 서로를 향해 움직이거나 서로에게서 멀어지며 움직이는 단순한 변화를 유발하는 것이다. 움직임은 또한, 한 발 쪽을 향하거나 그것으로부터 멀어지는 등의 무게를 이동시키는 좀 더 광범위하게도 고려될 수 있다. 이러한 위치의 변화는 뼈의 위치에 큰 영향을 미치게 되는데, 체중의 변화를 수용하기 위해 가까이에 있는 연관된 관절들이 일부는 열고 일부는 닫아 각자의 역할을 하게된다. 이것이 제가 “mass management(무게의 이동에 따른 움직임의 관리) “라고 부르는 것입니다.

mass management는 또한 움직임이 유발할 수 있는 잠재력을 미리 정의하는 것으로 볼 수도 있다. 우리의 무게중심은 전방 운동 시 앞발로, 후방 운동시 뒤꿈치로, 왼발 및 오른발로 전달된다. 그리고 우리 몸의 회전은 심지어 한쪽 발뒤꿈치와 반대쪽 앞발로 무게중심이 이동하는 것을 경험할 수 있다. 발의 체중 분포는-당신의 발압력- 몸 안에서 꽤 빠르게 축을 중심으로 돌릴 수 있는 것이고, 당신의 움직임 가능성에 대한 엄청난 통찰력을 줄 수 있다. 내 말은, 당신은 한쪽 발뒤꿈치를 통해 몸무게의 40%에 육박하는 것을 견뎌야하는 것을 알면서도 무거운 몸무게 아래에 쪼그려 앉는 것을 선택하겠는가? 결과가 어떻게 될까? 음, 솔직히, 우리가 그것을 3차원으로 나눈다면, 우리는 당신의 몸무게가 뒤꿈치 쪽으로 역행한다고 말할 수 있다. 이것은 보통 (항상은 아니지만) 전방으로 기울어진 골반과 관련이 있다.

우리는 당신의 체중이 다른 쪽보다 한쪽으로 더 치우쳤다고 말할 수 있다. 오른쪽으로 체중이 치우친 상황을 가정해보자. 그것은 아마도 더 많은 무게가 발 뒷꿈치뼈에 가해지도록 조장하는 오른쪽으로 골반이 올라가는 것과 관련이 있을 것이다. 오른쪽에 너무 많은 무게가 있다는 점을 감안하면, 반대쪽 앞발에 무게가 거의 없다고 추측할 수 있다. 이는 골반이 왼쪽으로 회전되어 있음을 시사한다. 이 상황에 대해 당신의 뇌는 골반을 오른쪽으로 회전시키려고 할 것이고 이는 곧 이미 부담을 지고 있는 오른발 뒷꿈치의 하중을 증가시킨다. 따라서 우리는 쪼그리고 앉는 것이 체중의 대부분을 발꿈치에 지탱하도록할 뿐만 아니라, 골반이 앞쪽으로 기울어지고 오른쪽으로 올라가고 왼쪽으로 회전하도록 하는 움직임 까지도 포함하게 된다. 척추(척수 중에 특히나 요추)에 주의를 기울이면 이러한 골반의 조정을 수용하기 위해 척추가 만들어야 하는 자연스러운 움직임을 연상할 수 있다.

당신의 요추는 앞쪽으로 기울어진 골반에 대응해 펴지고, 오른쪽으로 올라간 골반에 대응해 오른쪽으로 구부러지며, 왼쪽으로 회전한 골반에 대응해 오른쪽으로 회전하게되어 서 있는 동안 위쪽 구조물에서 앞쪽을 향한 축이 유지될 수 있도록 한다. 위와 같은 움직임을 우리가 모두 파악 하고 있다고 하여, 이 자세로 그대로 쪼그려 앉을 때 우리 몸의 어느 부위에 자연스럽게 힘이 들어가는지를 파악할 수 있을까? 쪼그려 앉을 때마다 오른쪽 허리와 천골 부위가 펴지고, 오른쪽으로 구부러지고, 오른쪽으로 회전하여 천골 상부 관절 구조가 닫힌다(이와 다른 적응 과정도 물론 가능하지만, 사실 매우 적으며, 실제로 환자에게 표시되는 것은 바로 눈앞에 있는 이러한 자세이다. 확인하는 것을 잊지 말자!).

당신의 발 압력은 당신이 어떤 잠재적인 자세를 취하고 있는지를 나타낸다. 즉, 움직임 제한과 시스템 내부의

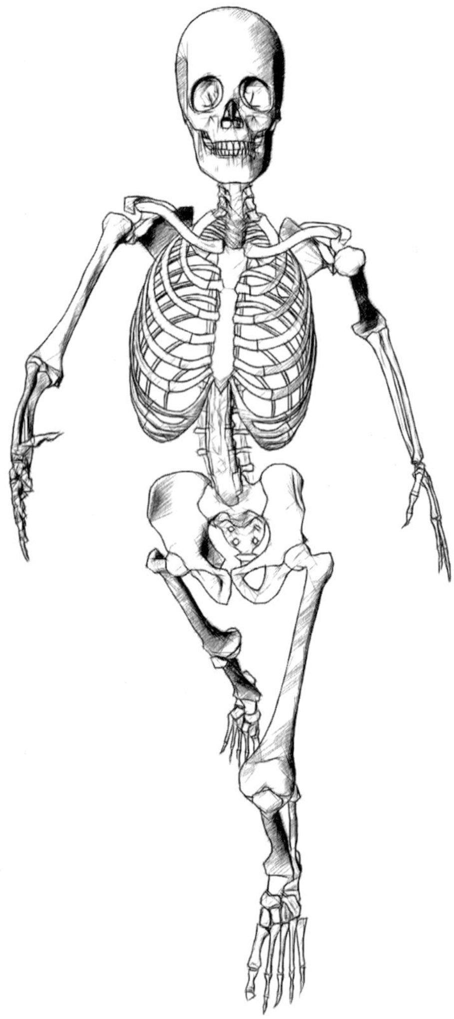

움직임 가능성을 모두 정의하며, 이는 주어진 움직임을 수행할 때 물리적으로 달성할 수 있는 것을 정의한다. 전체 시스템의 움직임 효율성은 시스템의 각 관절에서의 움직임 잠재력에 의존하며, 양쪽에 주어지는 힘이 동일한 균발란스가 맞춰진 상황에서 더욱 효율적일 것이다. 그것이 당신의 발 압력에 의해 정의된 관절 가동 잠재력으로부터 발생하든 아니면 당신의 관절 가동 잠재력에 의해 정의된 발 압력으로부터 발생하든 간에, 두 가지 모두의 균형은 효율적인 움직임을 위한 핵심 요소이다.

움직임과 관련된 우리의 현재 사고 과정은 우리의 자세나 공간에서의 관절의 위치를 바꾸기 위한 연부조직의 사용에 기반을 두고 있다. 조직을 적극적으로 수축시킴으로써 구조가 바뀌고 이는 전체 모양도 바꾸게 되는데, 장기적으로는 새로운 자세를 만들 수도 있을 것으로 보인다. 하지만 나는 여기에 동의할 수 없고, 이러한 생각은 기존의 많은 철학과도 배치되는 생각이다. 조직을 수축시켜 관절을 움직일 수는 있지만, 그렇다고 관절 가동역의 끝까지 움직여지지는 않을 것이다. 하지만 위아래와 연관된 상대적이고 적절한 움직임(전체 시스템을 통하여)과 함께 관절을 올바르게 움직이면 관절 가동역 끝까지 접근할 수 있고(물론 물리적 또는 구조적 막힘이 없는 경우에 해당한다), 또한 근육이 완전히 수축할 수 있는 환경을 조성한다. 근육을 수축시켜 관절을 움직일 때에는 관절이 가진 잠재력을 완전히 발휘할 수 있도록 해야한다.

내가 인간의 움직임에서 관찰한 것은 근육이 수축하기 전에 길어진다는 것이고, 나는 이것을 내 책 '발이란 무엇인가(What The Foot?)'에서 나의 큰 운동 규칙 중 하나로 설명했다. 즉, 우리가 움직일 때, 우리의 골격은 그 움직임의 지속 기간 동안 그리고 각각의 경우에서 간헐적으로 다른 위치에 접근한다(또는 접근해야 한다). 우리가 관절을 움직일 때, 근육은 이러한 관절의 개방에 의해 길어지고 필요한 근육은 결과적으로 관절에서 허용되는 움직임의 양을 조절하기 위해 수축한다. 근육은 관절이 접근할 수 있는 움직임의 양을 조절하기 위해 수축한다. ―관절 내 이동을 촉진하지 않는다. 관절 내 이동은 관절에 힘이 가해지지 않는 상황에서의 관절 위치에 따라 범위에 접근할 수 있게 되면서 발생한다. 관절에 힘이 가해지지 않는 상황에서의 관절이 정중앙에 놓이면 두 끝 범위에 모두 동일하게 접근할 수 있지만, 정중앙에 놓여있는 상황이 아니라면 그렇지 않을 것이다. 따라서 관절이 가동역의 끝까지 움직일 수 있도록 근육은 원심적으로(eccentriclly) 수축하게되고, 근육이 가장 길게 늘어난 상태에서 구심성으로(concentrically) 수축하여 관절을 중립 위치로 되돌리게 된다. 움직이는 상태의 근육은 중간 길이에서 짧은 길이로 수축하지 않지만, 이미 길게 늘어난 근육은 항상 짧은 길이로 수축한다. 따라서 근육에 할 일을 주기 위해서는 관절이 열리거나 벌어져야 한다.

근육이 역할을 하기 위해서는 관절 운동이 필요하다. 나는 그 반대는 크게 중요하다고 보지 않는다. 관절을 닫거나 관절을 안정적으로 유지하기 위해 해온 안정화 또는 근육의 수축 운동을 생각해보면 큰 부분이 간과되고 있다는 것을 알 수 있을 것이다. 그래서 두 번째 큰 운동 규칙을 만들었다: 관절이 움직인다: 근육 반응한다. 즉, 그것은 치료 도구나 운동을 위한 움직임을 고려할 때 뼈와 관절의 움직임을 이해하는데 도움을 줄 것이다. 관절이 움직일 수 없다면 관절 주변 조직은 할 일이 없다. 그 주변의 조직은 "안정감을 유지하는 데 좋은 역할을 하는 것"이 아니다. 관절은 단순히 움직임이 없다. 관절은 다음 세 가지 상태 중 어느 하나에서든 운동성이 부족할 수 있다.

1. 닫힘(주변 조직이 짧게 잠김). 닫힌 관절은 0.6~0.8초의 기회(window of opportunity)에서 크게 열릴 수 없다. 열린 것보다 닫힌 관절은 말단 범위에 가까워질수록 움직임의 범위가 감소하기 시작한다.
2. 열림(주변 조직은 길어야 함). 열린 관절은 0.6~0.8초의 기회에서 크게 닫히지 않을 가능성이 높다. 관절이 말단 범위에 가까워질수록 양쪽 방향에서 사용 가능한 가동 범위도 감소한다.
3. 고착(stuck)되거나 움직이지 않음(immobile)(주변 조직은 할 일이 없음). 관절은 이동 가능성이 있다고 여겨지는 스펙트럼을 따라 고착되어 있을 수 있다.

다시 돌아와 오른쪽으로 측굴되어 있는 척추를 관찰해 보자. 척추뼈는 왼쪽이 열리고 오른쪽이 닫힌다. 왼쪽 조직은 길고 오른쪽 조직은 짧을 것이다. 왼쪽 방향의 조직은 추간관절의 추가 개방을 제한하기 위해 사실상 힘을 쓰고 있는 반면, 오른쪽 조직은 관절이 닫히는 자극이 부족해 할 일이 없다. 그 자세를 유지하기 위해 짧은 조직이 수축되어 있다는 것이 일반적인 생각이다. 반면, 나는 관절이 닫혀 있기 때문에 짧은 근육은 할일이 없고, 관련 관절(들)의 개방을 통해서만 근육들이 늘어나는 반응할 것이라고 생각한다.

오른쪽으로 측굴된 척추를 움직이려할 때, 우리는 오른쪽의 조직을 늘리거나 왼쪽의 조직을 수축시키거나 둘 다일 수 있다는 것을 생각하게 될 것이다. 하지만, 근육보다는 관절의 움직임이 우리 조직이 다시 역할을 할 수 있게 해 줄 것으로 본다. 척추의 측면 굴곡은 전신 운동인 것이다. 오른쪽으로 측굴한다는 것은 목, 골반, 고관절, 무릎, 발의 움직임에 제한이 있다는 것을 의미한다.

모든 관절이 각자의 움직임 패턴으로 함께 일하는 것은 곧 신경계를 재교육하여 척추가 이를 인식하도록 하는 것이다. 척추가 곧게 펴지면서 오른쪽 조직이 길어지면서 왼쪽 조직이 수축하거나 짧아져 관절이 오른쪽에 공간이 벌어지고 왼쪽으로 닫힐 수 있게 된다. 우리가 어떻게 여기까지 왔는지는 다른 대화이지만 결과는 바람직한 움직임이 우리의 목표이다. 즉, 우리의 몸의 구조를 재정비하고, 조직을 재교육하여 더욱 효율적인 움직임 시스템을 다시 만드는 것이 목표인 것이다. 관절을 움직임으로써 우리 몸의 연부조직이 움직이게 되고, 이로 인해 우리의 골격을 관리하는 역할까지 수행할 수 있게 된다. 근육이 완벽하게 준비된 상태에서 관절은 움직임을 만들어 낼 수 있고, 또한 관절은 자체적으로 움직임이 가능한 범위와 동작 유형을 관리할 수도 있는 것으로 사료된다. 뿐만 아니라 이러한 관절의 능력은 너무 많은 움직임 혹은 너무 적은 움직임까지도 허용할지 모른다. 하지만 과하지 않은 적절한 움직임이 이루어져야 우리의 근육과 관절 사이의 적절한 움직임의 조화가 일어날 수 있으므로, 과한 움직임은 우리 인체의 움직임 시스템에 유용한 환경을 만들지 않는다.

그렇다면 근막 시스템과 관련하여 움직임은 무엇인가?

여기서 시간은 중요한 요소이다. 많은 사람들이 우리의 자세를 재정비하기 위해서는 우리 몸의 모든 신경과 자가수용체(proprioceptor)들과 근막 체계에 대한 여러 작업이 필요하다고 생각한다. 하지만 나는 다른 관점을 가지고 있고, 나는 그것이 단순히 우리가 우리의 근막에 관한 작업에 추가할 수 있는 동전의 다른 면으로 받아들여지기만을 바랄 뿐이다. 근막 주변의 과학은 믿을 수 없을 만큼 놀랍고 사실 심금을 울린다. Tom Myers, Phil Beech, Robert Schleip과 같은 사람들이 근막과 그 안의 마법에 대해 논하는 것을 듣는 것은 입을 다물고 경외심을 불러일으키곤 한다. 하지만 뭔가 간과되고 있으지도 모른다? 아마도 그래서 나에게 이 챕터를 써달라고 부탁했지도 모른다. 왜냐하면 간과되었을지도 모르는 그 무언가가 바로 '움직임'이기 때문이다. 나는 위의 근막 연구자들 중 누구도 동의하지 않을 것이라고 생각하지 않는다. 내가 처음 Anatomy in Motion을 가르치기 시작했을 때, 나는 Flow Motion Model과 그것의 공동 모션 해석을 뒷받침할 무언가가 필요했다. 내가 찾은 건 Tom Myers의 Anatomy Trains 뿐이었다. 근막은 뼈의 골막(외부층)으로도 연결되기 때문에 우리 인체 골격을 둘러싸고, 겹쳐지고, 또 다른 연부조직과도 합쳐지는 우리 몸 구석구석에 모두 존재하는 구조물이다.

아직 나에게 의문 점은 여전히 남아있다: 근막이 뼈를 움직일까, 아니면 뼈가 근막을 움직일까? 한 쪽은 맞고, 한 쪽은 그렇지 않다고 말하는 건 어리석은 짓이다. 그것은 답하기 어려운 질문에 해당하는데, 가장 간단한 이유는 이 두 가지가 우리의 인체에서 각자의 역할을 수행하는데 있어서 매우 가까이 있기 때문에 두 가지를 분리해서 생각하는 것은 의문의 여지없이 불가능하다. 그럼에도 불구하고, 근막과 함께 우리의 골격을 재구성하기 위해 일할 수 있는 주제는 이미 존재한다. 그것은 근육이 뼈와 관절을 수축시키고 움직일 수 있으며, 주로 뼈와 관절을 지배하는 연부조직에 초점을 맞춘 주제일 것이다. 하지만 진작 내가 알고 싶은 주제는 수년 동안 수 많은 환자들과 함께하며 '뼈 먼저'를 들이대며 정신없이 짧은 시간 안에 근막 조직의 변화를 관찰한 내가 가장 영감을 받은 이와는 '다른' 주제이다.

간단히 말해 오랫동안 접할 수 없었던 오래된(잊혀진) 운동 패턴을 다시 경험할 수 있도록 뇌를 재교육할 수 있다면 골격구조가 스스로 재편되는 것이 가능하다는 것이다. 그렇게 하기 위해서는 근막시스템 또한 즉시 여기에 적응해야 한다. 근막과 관련된 여러 학설에 의하지 않고서도, 그리고 특정 근막 이론을 지지하거나 아니면 자신만의 근막 이론을 가지고 있던 간에 근막은 머리 끝에서 발 끝까지 이어진다.: 근막은 모든 것을 상호 연결한다! 이러한 사실을 고려해야만 비로소, 어떻게 자신의 근막 시스템의 질을 향상시키고 전신이 긍정적으로 이 근막에 적응할 수 있는지 쉽게 알 수 있다. 관절 운동이 빈틈없이 정확하게 일어나야 움직임의 질을 높일 수 있고, 또한 근막시스템도 정확히 긍정적으로 적응할 수 있을 것이다. 만약 척추가 단순한 움직임 패턴에서 곧게 펴진다면, 즉, 전보다 더 크게 일어선다면, 전신 자세에서 이러한 조정이 가능하도록 전신의 근막 체계가 바뀌어야만 할 것이다.

움직임은 반복적이다. 수천 년 동안, 인간은 직립하고 움직이고자 하는 열망을 통해 그들의 뼈를 오늘날과 같은 모양으로 갈고 닦아왔다. 두 발로 걷고 수평선을 바라보면서 우리가 걷는 모든 발걸음은 이전의 발걸음과 거의 동일하다. 그것은 어제도 그랬고 아마 지난달에도 그랬을 것이다. 멀리까지 거슬러 올라가 보면 수년 동안 그랬을 것이다. 만약 뭔가 바꿀 일이 생긴 게 아니라면 말이다. 보통은 이렇게 뭔가 바꿀일들은 대개가 부정적이다. 부상, 외상, 사고, 질병, 수술… 등등의 부정적 일들에서 각각의 경우 적응하게 만든 신체에 어떤 일이 일어났다. 발목을 다치면 발목만 아픈 것이 아니다.; 당신의 몸 전체 영향을 미친다. 즉, 어깨를 다치면 영향을 받는 것은 어깨 만이 아니라 전신이다. 온몸이 변하면서 걷는 방식도 달라져 발소리, 보폭, 각 다리 사이의 타이밍 등이 모두 바뀐다. 이것은 관절을 열고, 다른 관절을 닫고, 조직을 늘리고, 다른 관절을 짧게 하는 3차원적 자세에 영향을 미친다. 따라서 자세가 바뀐다. 움직임은 반복적이다. 새롭게 학습된 운동 패턴이 정착하고 걸음걸이도 예전과 달라지게 된다.

다행인 것은 이러한 상황에서도 발목이 더 이상 트러블을 일으키지 않는다는 것인데, 아이러니한 것은 달라진 걷는 방식은 몸의 다른 부위에 새로운 스트레스를 가해서 문제를 일으킬 가능성이 높다는 것이다. 하지만 만약 발목이 정말 손상되었다면, 온몸의 체중을 실을 때 얼마나 안전하다고 느낄 수 있을까? 발목을 다친 이후로 몇 주 동안 체중을 싣지 않았다면, 다시는 그렇지 않을 가능성이 높다! 발에 힘이 가해질 수도 있지만 실제로 온전히 본인의 의지로 아픈 발목에 체중을 실을 수 있을까? 당신이 부상에 적응하기 위해 당신의 무게중심을 관리하는 방법은 당신의 전체 골격계가 서고, 걷고, 움직이는 새로운 방법을 찾기 위해 조정된다. 당신의 근막시스템도 함께 작동하고 있는 중이다. 각 발 스텝의 타이밍은 변하고 몸 전체의 뼈와 관절 움직임에 직접적으로 영향을 미친다. 뼈들은 이제 이 새로운 반복적인 움직임에서 그들이 오른쪽 보다 더 왼쪽으로 간다는 것을 발견하게 되었다. 일부는 뒤로 가지 않고 앞으로 가는 것을 선호한다.

지금은 오른쪽보다 왼쪽에서 관절이 더 많이 열리고 있다. 관절 관리를 위해 관절을 가로지르는 근육조직은 수요가 증가하여 더욱 견고하게 배치된다. 인체는 에너지를 점점 더 적게 쓰려고 절약하기 위해 더 많은 노력을 기울인다. 근육이 근막 시스템의 일부라는 것이 의미하는 바는 우리가 뼈의 움직임을 관찰하고 관절 가동 잠재력을 시험하면서 이러한 "근막선"의 변화를 매우 쉽게 관찰할 수 있다는 것을 의미한다. 관절이 3차원 모두에서 중립의 양쪽으로 동일하게 움직일 수 있을까? '아니오'로 대답할 경우 불균형으로 설명할 수 있으며, 이는 곧 근막시스템에서 촘촘함, 빳빳함, 느슨함, 길이 변화, 과도한 활동과 모자란 활동 등으로 관찰될 수 있다.

근막은 약하기 때문에 장력tension을 가지고 있다고 할 수 있다.; 물론 뼈들이 열려서 근막에 긴장감을 가져다줬다고 볼수도 있다. 또한 근막시스템에서의 근육의 역할은 관절이 열릴 때 관절을 제어하는 것이므로 관절이 열리는 것에 반대하여 수축하기 시작한다.; 성공적으로 이렇게 하면 관절이 다시 닫히겠지만, 골격에서 경험한 적응이 있었던 경우에는 관절이 닫힐 수 없기 때문에 (부상을 보호하기 위한 전략에 해당하므로) 근육은 영구적으로 늘어난 상태로 유지된다. 과도하게 사용하여 해당 근육이 긴장하여 짧아지게 되는 경우에는, 결국 그것을 약하게 만들고 꽉 조이기도 하며 때로는 고통스럽게 만든다. 근막시스템은 정지 상태(자세)와 이동 중인 상태(보행/활동) 모두에서 공간에서의 골격의 이동과 위치를 관리한다.

내가 Flow Motion Model에서 12가지 자세를 결정했다고 가정했을 때, 이론적으로, 각각의 자세는 모든 인간의 신체에 이해 접근 가능해야 한다 (그러나 우리의 인생이 우여곡절이 많기때문에, 일반적으로 그렇지 않다).; 이것은 또한 근막시스템이 성취할 수 있어야하는 12개의 다른 모양들을 제안한다. 내가 방금 언급했다시피 골격을 어떤 자세로 두든, 근육과 근막시스템은 함께 따라온다. 그것은 뼈와 관절이 있는 곳으로 간다 – 이것은 모든 근육이 뼈 위에 부착하기 때문이다. 만약 사람이 이 12가지 자세의 일부 또는 전부를 양쪽에서 고르게 접근할 수 없다면, 근막 체계는 자연스럽게 뼈를 따라가고 중립으로부터 떨어진 관절의 개방과 움직임을 최소화하는 역할을 할 것이다.

오직 골격이 중립에서 그것의 말단 범위로 움직였다가, 다시 중립위로 되돌아오고, 또 그것의 반대 말단 범위로, 그리고 다시 중립위로 움직일 수 있을 때, 근막시스템은 균형을 이룰 수 있다. 관절시스템과 근막시스템 이 둘은 사실상 뗄 수 없는 관계이기 때문에 공동체제와 동의어이다. 골반에서의 인간 움직임의 예 : 이상적인 상황에서, 당신이 왼발 앞쪽에 무게를 실을 때 골반을 왼쪽으로 위로 올리고, 오른발 앞쪽에 체중을 실을 때 골반이 오른쪽으로 올라간다. 만약 여러분이 이것을 양쪽에서 똑같이 한다면, 내전근과 외전근 같은 근육은 각각의 발에서 양쪽에서 꽤 고른 역할을 할 것이다. 어떤 사람은 항상 한쪽을 너무 많이 올리는데, 앞서 언급한 0.6~0.8초의 법칙을 고려할 때, 다른 한쪽은 똑같이 올릴 수 없을 것이고, 종종 다른 한쪽은 올려야 할 때 간신히 오르거나 수평 골반에 도달하는 경향이 있다. 왼발이 앞으로 향할 때 왼쪽 골반을 올리고, 오른발이 앞으로 향할 때는 골반이 예상만큼 올라가지 않는다면, 이제 왼쪽 외전근과 오른쪽 내전근은 반대편 근육보다 훨씬 더 길어진 경험이 있다는 것을 알아둬야 한다. 오른쪽 내전근은 왼쪽 대응근육 보다 지속적으로 더 많은 길이를 경험한다. – 예를 들어, 이것은 종종 규칙적인 사타구니 당김의 경우이다. 이 길어진 사타구니 조직을 치료한다고 해서 얻는 이득은 거의 없을 것이다. 우리가 정말로 해야 할 일은 그 사람이 왼쪽의 움직임과 일치하도록 골반 오른쪽을 올리기 시작하고 이것을 발걸음마다 자연스럽게 하는 것이다. 이렇게 되면 골반이 오른쪽 위로 올라가면서 왼쪽 사타구니에 새로운 길이가 생기고 오른쪽 사타구니는 조직에 가해지는 스트레스를 줄일 수 있게 된다. 예를 들어, 이 사람이 이전 손상 후 오른쪽 발목으로 무게를 견디지 못하기 때문에 왼쪽으로 올라간 경우, 골반 올라감이 관심의 초점이 아니라 오른쪽 다리에 무게를 싣지 않는 이유인 손상된 발목일 수 있다. 비록 9년 전 부상일지라도 그 발목을 치료하는 것은 그 사람의 사타구니에 장기적인 해결책을 제공할 수 있을 것이다. 오른쪽 발목에 무게를 지탱하는 것이 편안한 경우, 다시 그쪽으로 올라가기 시작하고 모든 조직에 새롭고 개선된 요구를 하기만 하면 된다.

이제 이를 전신 자세로 구축하기 위해서는 '보행에서 회내된 발(pronated foot) 쪽의 골반이 상승되는 자세를 유지할 수 있을까'라는 질문을 던져야 한다.

당신은 보행 중에 오른쪽 골반을 올릴 때, 무게중심의 관리를 위해 체중의 중심이 체중을 지탱하는 발의 지지 영역 안에 들어가기를 바라게될 것이다. 모든 중심이 일렬로 서는 균형의 정수다. 올라간 골반쪽 다리에서 무릎이 구부러지는 외반슬(valgus position), 발목은 발등굽힘(dorsiflexion) 그리고 고관절은 굴곡 자세를 취하게 된다. 골반 위의 척추는 측굴되고 앞쪽 다리를 향해 회전될 것이며(오른쪽으로 회전), 이 때 목은 시선이 수평을 유지하도록 목을 반대편으로 측굴과 회전하게 된다. 이것은 해당 시점에서 전면 및 회전면에서의 전신 위치를 설명한다. 골반이 위로 올라가지 않으면 척추는 위쪽으로, 골반과 무릎은 아래쪽으로 영향을 받게 된다. 이제 움직임의 변화의 결과로 인해 힘이 들어가지 않던 조직에서 힘이 들어가는 조직으로의 얼마나 많은 근막 조직이 왜곡되어야 하는지를 고려해보자. 우리의 목표는 인간의 움직임에서 근막이 하는 역할뿐만 아니라 효율적으로 걷고 움직일 수 있는 능력에서의 효과적인 관절 운동이 하는 역할도 고려하는 것이다.

움직임이 근막시스템에 미치는 영향을 이해하기 위해서는 다음과 같은 사항을 고려할 필요가 있다. 만약 우리가 사람들의 몸에 하는 수기요법(manual work)이 인간의 신경계가 다시금 좀 더 효율적인 방법으로 걷고 움직일 수 있는 환경을 만들 수 있다면, 그 수기요법은 목적을 달성하는 것에 해당한다. 하지만 이 수기요법의 가장 큰 문제는 다음과 같다: 전신의 움직임이 아닌, 그리고 움직임 요건에 충분히 구체적이지 않은 움직임을 제공한다. 또한, 여전히 특정 부위의 움직임을 깨트리거나 전체 시스템에 영향을 미치지 않는 국소적인 치료를 제공하려고 한다. 이 경우, 골반이 더 많이 올라갈 수 있도록 하기 위해 척추를 꺾는 것은 본질적으로 척추를 자유롭게 하는 것으로 보일 수도 있으며, 그 사람이 무의식적으로 그 손상된 발목에 무게를 싣지 않고 문을 나설 때까지 좋은 효과가 나타난 것처럼 보일 수도 있다.

환자는 이미 그들의 문제를 그들 자신의 시스템으로 되돌아가고 있고… 많은 수기요법 치료사들은 수년 동안 같은 문제를 가지고 다시 걸어오는 환자들을 발견해왔을 것이다. 그래서 우리는 더 크게 생각하고, 더 넓게 그리고 더 깊이 들여다보고, 우리의 치료 세션에 더 깊은 맥락을 가져야만 한다. 그 문맥은 전신 운동이다. 그 사람은 어떻게 움직이고 있나? 신체는 시스템에서 무언가를 보호하기 위해 어떤 움직임을 취했는가? 어떤 움직임이 안전하다고 느끼며 어떤 움직임이 신경계에 위협을 느끼게 하는가? 근막, 연부조직, 근육은 모두 움직임에 기여하며, 움직임 측면에서 모두 뼈와 관절의 움직임을 관리하는 역할을 한다. 뼈와 관절은 (우리 스스로에 의해) 특정한 방식으로 흐르도록 제작되어 있다.

인간의 움직임에 대한 나의 연구 결과물인 움직임의 12가지 패턴을 통해서 한걸음씩 이 패턴을 적용하여 나가면, 부분이 아닌 전체 몸의 맥락과 그것의 역사와 관련하여 평가할 수 있는 좋은 기회를 만들어낸다. 국소적 불편감만을 치료하는 데 그치지 않고 원인에 점점 더 가까이 다가갈 수 있도록 해준다. 움직임은 통합된 시스템도 아니고 독립된 시스템도 아니다. 인체 전체의 움직임은 부분(뼈/관절)의 움직임에 전적으로 의존한다. 우리는 체육관에서 쉽게 전신 운동을 할 수도 있고 이러한 전신 운동을 통해 치료도 할 수 있다. 하지만 이 전신 운동은 모든 부분에서 각각의 움직임의 가능성을 고려하지 않는다. 뿐만 아니라 체육관과 의료시설 어디에서도 개별적인 관절의 구조와 움직임에만 초점을 맞추고 있다. 전신의 움직임을 고려하지 않고 있는 것이다. 지금은 이러한 과정들을 융합할 때이다.

움직임이 전부이다. 앞서 서명한 나의 생각대로 한다면 움직임도 최적화될 수 있다. 움직여야 하는 대로 움직여야 할 것이지, 움직일 수 있다 해서 그대로 다 움직이는 것은 곤란하다. 게다가 문제가 있는 움직임을 행하면서도 고치기는 커녕 더 많은 문제점들을 유발하며 움직이는 사람들을 많이 보아왔다. 모든 것이 정상적으로 움직이고 모든 관절이 그들의 완전한 3차원 잠재력을 가질 때, 모든 근육은 3차원 모두에서 길어지고 짧아질 수 있는 완전한 잠재력을 가지고, 모든 신경들 또한 근막사이에서 제한없이 미끄러질 수 있고 신경 본연의 몸의 다른 부위와의 의사소통이 방해받지 않고, 모든 정맥과 동맥은 제한 없이 자유롭게 펌프질 할 수 있고, 또 모든 림프 통로는 자유롭게 시스템 밖으로 흐름을 되돌릴 수 있고, 모든 기관은 몸통의 움직임에 의해 움직이며, 호흡은 타협 없이 자유롭게 숨을 들이쉬고 내쉴 수 있다. 움직이는 시스템은 스스로 치유할 수 있는 시스템이다… 이러한 우리 몸의 움직임은 단순히 그 움직임 하나하나의 허락을 필요로 하는 것이기 때문에 움직임에 제한이 있는 것은 다 그 이유가 있으 것이다. 허나 치료사들은 단지 그 제한된 움직임 하나에만 집중하여 그 제한을 제거하려고만 한다. 우리 몸 자체 시스템이 스스로 치유하는 능력을 가과하는 것이다. 아마도 우리 움직임 하나하나 모두가 복잡할 수도 있지만 단순히 치유를 위한 메커니즘일 수도 있다… 무엇보다도, 이러한 위 몸의 자연 치유 능력이 발휘 될 수 있는 환경은 근육들이 충분히 관절을 콘트롤 가능한 상태에서의 완전한 관절 운동 잠재력이 발휘되는 상황에서 만들어진다. 의 문점은 골격계는 더이상 근막 시스템에 영향을 미치지 않는다는 것이다. 게다가 이제 이러한 골격계 안의 운동 잠재력을 어떻게 정확하게 평가할 것인가에 대한 질문을 던질 시기이다.

Jerry Hesch

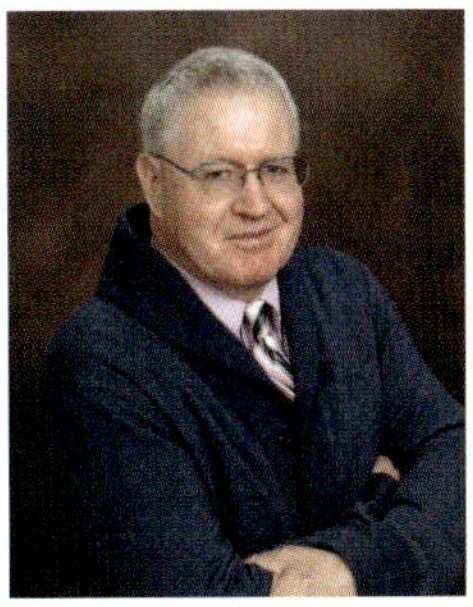

Jelly Hesch는 뉴멕시코 대학에서 물리치료학 학사, 인디애나 폴리스 대학에서 보건과학 석사를 취득한 콜로라도 면허의 물리치료사다. 그는 AT Still 대학에서 물리 치료 박사 학위를 받았다.

Hesch 박사는 35년 이상의 임상을 통해서 Hesch Method를 개발했다. Hesch Method는 관절 조정 모델보다 뚜렷하고 부드러운 접근 방식이며 신체 전반에 걸쳐 존재하는 운동기능 장애의 수많은 패턴을 설명했고, Hesch Method는 아픈 부위에만 집중하기 보다는 전신적 접근으로 치료한다. 요골반 영역에서만 Hesch 박사는 문헌에 아직 기술되지 않은 12가지 이상의 결함 있는 동작 패턴을 확인하고 치료 방법을 개발했다. 또한, 치골 접합부 탈구(혹은 치골관절 또는 접합부 탈구)라는 외상성 출생의 역학을 재해석하여 독특한 치료법을 개발했다. 그는 또한 환축추관절을 치료하는 독특한 접근방식을 개발했다.

Hesch 박사는 1985년 이후로 100회 이상의 세미나를 개최하였고, 임상의에게 Hesch 방법을 적용하여 골반, 천장관절 및 요추를 평가하고 치료하도록 가르쳤다. 그는 또한 임상의가 전신접근방식을 사용하여 도수치료를 적용할 수 있는 자신의 고급 작업에 대한 학습자료를 개발 했으며. 현재 교육과 저술에 참여하고 있으며 복합 만성 통증 환자도 보고 치료하고 있다.

CHAPTER 24

편타성 손상 환자의 환축추관절(atlantoaxial joint)의 미세운동의 저운동성(micromotion hypomobility) 치료

Jerry Hesch

서론(Introduction)

상부경추, 특히 환추관절(C1~C2)의 압박 및 과신전 패턴은 외래환자의 신체 검사에서 이 저자의 수동평가를 통해 자주 접하게 된다. 이 패턴은 "환추(atlas), 환축추(atlantoaxial), 신전(extension), 과신전(hyperextension), 굴곡(flexion,), 압박(compression), 견인(traction)" 등의 주요 단어를 사용하는 www. PubMed.gov, www.Google.com, www. YouTube.com에서의 검색을 기반으로 문헌과 공개 도메인에서 과소평가되고 있다. (2018년 12월 31일 기준)

그러나 "회전 환추(rotation atlas)"라는 용어가 사용될 때 많은 리소스를 쉽게 접할 수 있습니다. 여기에는 환추의 회전 비대칭에 대한 평가 및 치료가 포함되어 있다. 회전은 환추와 관련 운동이며 웹 검색에서 잘 표현되는 반면 환추의 견인 그리고 신전 저운동성은 의사들에 의해 간과되고 치료되지 않은 상태로 유지되는 경우가 많다. 이 저자는 편타성 손상과 경추성 두통이 있는 집단에서 상부경추의 경미한 신전시 견인제한에 자주 직면하게 된다. 이번 장에서는 상부경추의 신전 견인 저운동성(extension distraction hypomobility)에 관한 진단 및 치료에 중점을 둔다.

후두환추관절(occipitoatlantal joint)과 환추축추관절(atlatnoaxial joint)의 관절모양

후두환추관절(OAJ)와 환추축추관절(AAJ)의 관절해부학에 대한 간략한 검토는 그림 24.1~5에서 볼 수 있다. 자세한 내용은 Bogduk[1], Mercer[2]과 Neumann[3]을 참고하면 되며, Bogduk과 Mercer는 다음 리뷰의 주요 출처이다.

후두환추관절와 환추축추관절은 척주의 전방측면의 유양돌기(mastoid process)의 바로 밑에 있는 반면 C2~C7의 후관절(facet joint)은 후방에 있다(그림 24.1). 이러한 특징은 상부경추를 분리하여 견인을 적용할 때 중요하다.

제1번 척추인 환추는 머리에서부터 목으로 힘을 전달할 수 있도록 설계된 반지모양의 구조다.(그림 24.4, 24.5). 그것은 두 개의 연결된 엽이 있는 땅콩과 같은 모양의 두 개의 측면 오목면을 가지고 있다. 이것들은 후두부의 볼록 결절과 관절이 된다.(그림, 24.2, 24.3). 환추는 후두부에 맞춰 움직인다. 환추의 전면 아치의 뒷부분은 연골을 가지고 있으며 C2의 치아돌기(일명 odontoid)전면과 관절되어 있다(그림 24.4, 24.5). 환추의 외측괴(lateral mass)의 아래면과 관절하는 축추의 두 개의 측면 후관절이 있고, 이 후관절은 평면과 유사하다(그림 24.3, 24.4), 그러나 연골은 각 표면에서 볼록하다.

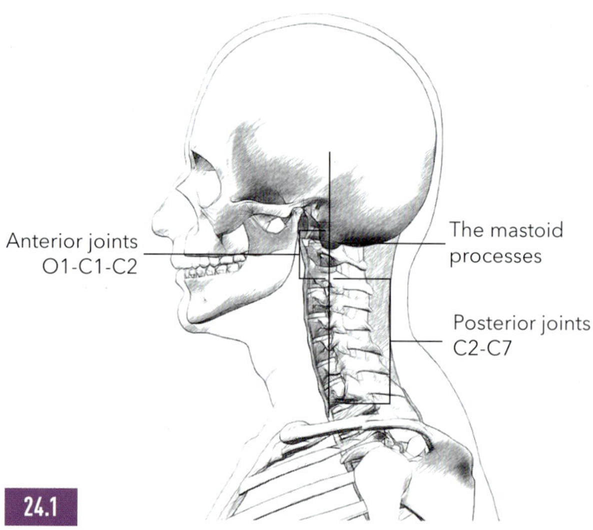

24.1

후두환추관절(OAJ)은 유양돌기(mastoid process)의 내측에 존재하고, 환추축추관절(AAJ)은 유양돌기의 바로 아래에 존재한다. 이와는 반대로 나머지 경추의 후관절(facet joint)은 모두 유양돌기의 후방에 존재한다.

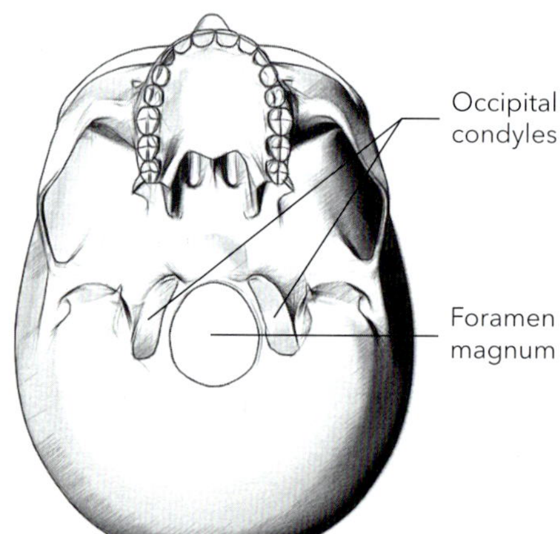

24.2

후두골의 볼록한(convex) 관절융기는 C1(atlas)의 오목한(concave) 후관절(facet)과 관절한다.

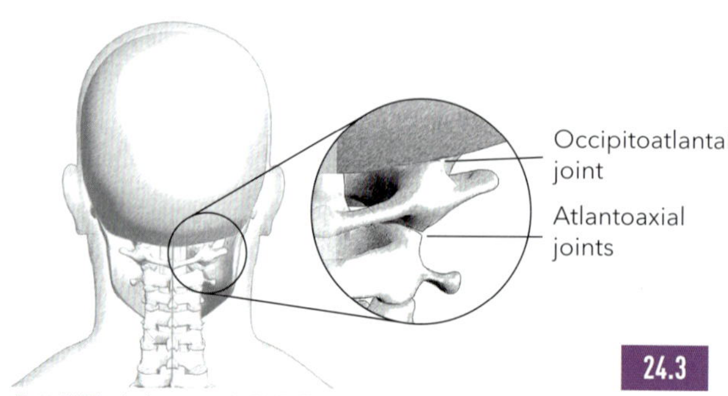

24.3

후두환추관절(OAJ)과 환추축추관절(AAJ)

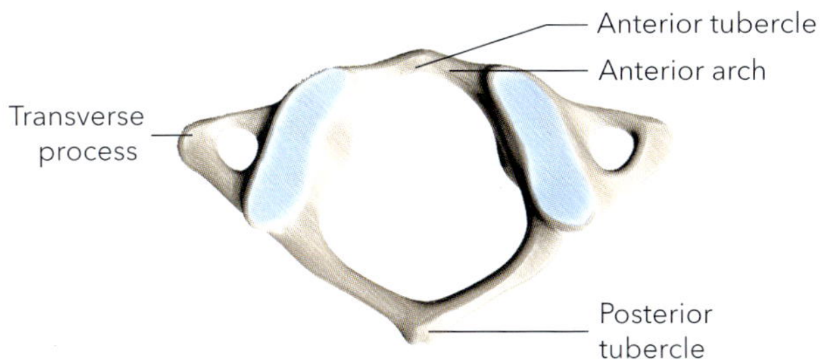

C1(환추:atlas): 위쪽면

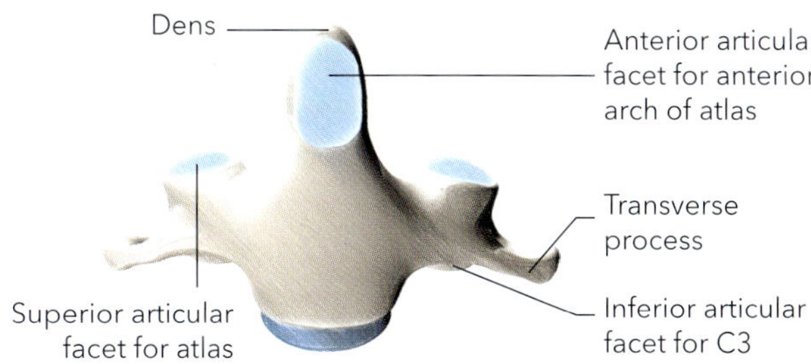

C2(축추:axis): 앞쪽면

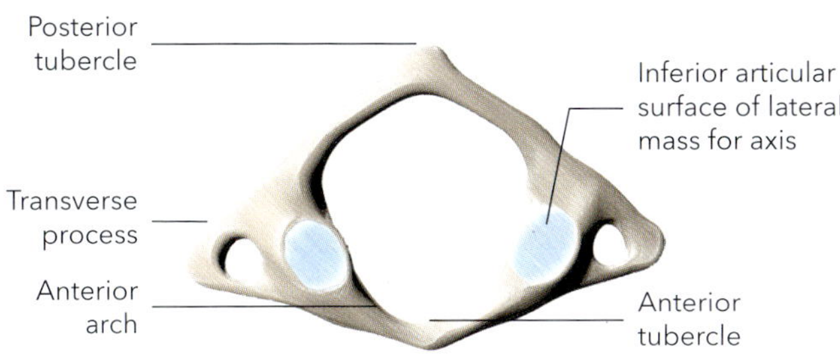

C1(환추:atlas): 아래쪽면

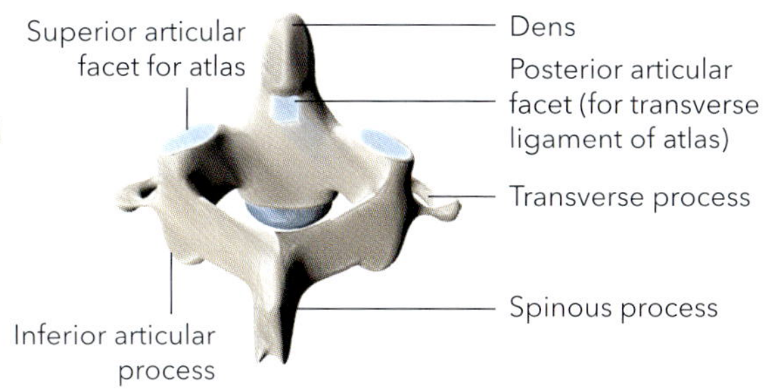

C2(축추:axis): 뒤쪽면

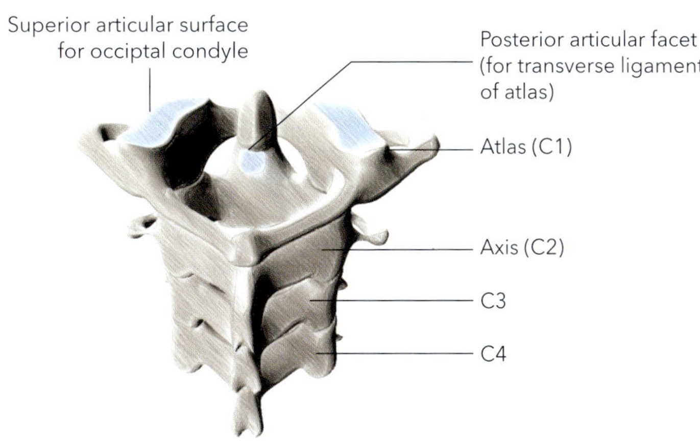

상부경추: 뒤쪽면

24.4
C1과 C2의 관절 해부학

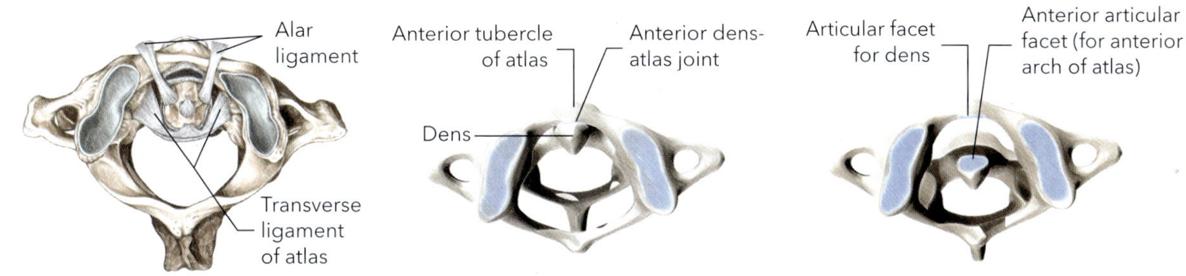

24.5 환추축추관절(AAJ)의 인대

거대운동(Macromotion)과 미세운동(micromotion)

상부경추의 능동굴곡(active flexion)은 의식적으로 통제 되며 거대운동(macromotion)/ 총운동(gross motion) 이다. 그것은 또한 골운동학적 또는 "관찰가능한 움직임 또는 뼈운동의 관찰가능한 효과"로 설명될 수 있다. 상부경추가 전방 굽힘/굴곡으로 약간 움직일 때 후두환추관절(OAJ)에서 처음 약간의 굴곡운동이 발생하고, C1~C2 관절(AAJ: 환축추관절)에서 굴곡운동이 일어나고, 그리고 아래로 이어지게 된다. 미세움직임은 매우 작은 움직임으로 생리적인 총운동을 동반할 수 있지만 외력에 의해서 수동적으로 유도될 수도 있으며 의식적인 의도로 분리될 수는 없다. 이러한 관절의 후방에서 발생하는 신연의 미세 움직임이 있는 반면, 경추 굴곡이 있는 이러한 관절의 전방에서 발생하는 압박의 미세 움직임이 있다. 이러한 움직임에 수반되는 다른 미세 움직임은 굴곡과 함께 발생하는 후방활주와 롤(roll)이다. 롤링(rolling)과 스핀(spin)은 또한 관절운동학적 움직임으로 설명 가능하다. 롤과 스핀은 외력으로 분리할 수 없는 운동이기 때문에 다루지 않는다. 관절운동학적 움직임은 거대운동 생리학적 움직임의 필수적인 부분이다. 관절운동학적 움직임은 관절면 내에서 발생하며 Mulligan4에 따르면 다음과 같은 측면이 있다.

- 인접관절 표면에서 롤과 부분적인 활주, 스핀과 같은 관찰할 수 없는 관절의 부가적인 움직임
- 이러한 보조 동작은 모든 능동 및 수동움직임에서 발생하며 완전하고 통증 없는 가동범위에 필요하다.
- 관절운동학적 움직임은 독립적으로 또는 자발적으로 발생할 수 없으며, 제한될 경우 능동적인 생리적 움직임을 제한할 수 있다.
- 관절 운동학적 움직임은 운동 범위에 따라 어디에서나 발생한다.

관절운동학적 움직임과 마찬가지로, 관절놀이(joint play)는 관찰되지 않고 의식적으로 제어되지 않는 미세운동이므로 근육 수축으로 분리 될 수 없다. 관절놀이(joint play)는 수동적으로만 평가할 수 있다. 다양한 형태의 관절놀이는 신연, 사지의 활주와 척추의 비분절적 활주, 극단의 관절 굴곡, 신전 및 회전 등과 같은 과압(overpressure)이 포함된다. 관절놀이는 미세운동 이동성 또는 과소움직임을 평가하기 위해 사용된다. 관절놀이는 활주, 견인 또는 과압을 통해 관절에서 사용 가능한 여유공간이 제거 되었을 때만 평가할 수 있다. 이 장에서는 환축추관절(AAJ)의 격리를 최적화 하기 위해 목을 중립에 두고 10° 굴곡 및 10° 신전으로 수행하는 상부 경추의 견인에 초점을 맞춘다다. 견인력 끝 느낌(end feel)이라는 용어는 움직임과 과소움직임이라는 회색 영역 없는 두 가지 이동성 상태와 관련이 있다. 어느 쪽이든 극단적으로 제시하는 것이 이 관절의 특성이며 이 속성이 명료한 평가를 만든다.

상부경추의 견인력 끝 느낌은 독특한 유형의 관절놀이이고, 10° 굴곡과 신전에서 테스트 할 때 정상적인 생리학적 움직임이다. 이 동작은 미묘하지는 않다. 움직임이 있을 때 뚜렷한 움직임 부족과 마찬가지로 움직임을 쉽게 관찰할 수 있다. 측두-두정 영역에 특정한 수기접촉으로 견인력은 상부경추관절로 격리된다. 부상 후 이 관절놀이는 저운동성/ 차단될 수 있으며 수동적인 평가와 수동적인 치료가 필요할 수 있으며, 이에 대해서는 이장의 뒷부분에 언급한다. 저운동성이라는 용어는 차단된 이동성과 동일한 맥락이다. 후두환추관절(OAJ)에서 제한된 움직임은 드물지만 환축추관절(AAJ)에서의 제한은 편타손상을 입은 환자에서는 자주 접한다. 후두환추관절(OAJ)를 제외하고 환축추관절(AAJ)를 분리하는 것은 이 글의 후반에서 설명한다. 관절 구조와 기능의 원리에 대한 추가적인 정보를 확인할 수 있다.[2,3,4,5]

환축추관절(AAJ)을 분리하기 위해서는 측두 두정영역에 접촉해야 한다(그림 24.6, 24.7). 환축추관절(AAJ)의 저운동성이 중립(그림 24.7) 및 10° 신전상태(그림 24.9)에서 발생하게 되면 축추는 생리학적 확장의 끝 범

위에 갇힐 것으로 추정된다. 저자는 의도적으로 아탈구 설명 모델은 하지 않는다. 불행하게도 "환추, 환추축추, 굴곡, 신전, 견인, 신연, 압박, 저운동성"이라는 키워드를 사용하여 pubmed.gov 문헌검색에 따른 평가 및 치료를 포함하여 압축되고 과신전된 환축추관절(AAJ) 주제에 대한 출판된 문헌이 부족했다(검색날짜 2018년 11월 27일). 그러나 환축추관절에서 굴곡은 8°이고 신전은 10°[6]이라는 생체역학 문헌이 있고, Panjabi et al[7]에 따르면 환축추관절에서 11.5° 굴곡 및10.9° 신전, 38.9°의 편측회전 및 6.7° 측굴이라는 주장이 있다.

복습하기: 환추는 축추와 세 곳에서 관절을 형성한다. 가측 환축추 후관절에서 움직임이 있을 때 치아돌기와 환추의 앞쪽 관절에서도 움직임이 있다. 환추의 회전으로 전방 관절에서 전방관절에서 최대 3mm의 수직 활주가 있다.[8] Bogduk과 Mercer[1] 또한 관절 모양에 따라 치아돌기가 있는 환추의 위쪽 움직임을 설명한다. "치아돌기는 뒤쪽으로 약간 구부러져 있다. 이 모양은 환추의 앞쪽 아치가 위로 활주하고 약간 뒤로 미끄러지도록 하여 환추가 확장될 수 있게 한다. Neumann[3]에 의하면, 환축추관절(AAJ)에서의 굴곡은 환추의 극돌기의 위쪽 신연과 전방치아돌기와 환추의 관절과 측면 후관절의 하방 회전으로 구성되고, 신전은 반대를 유도한다. 상부경추의 움직임은 객관적으로 측정하였다.

그러나 환추의 역설적인 움직임은 Bogduk과 Mercer[1]에 의해 정교해졌다. 머리의 굴곡은 굴곡과 신전을 유발하고, 신전은 환추의 굴곡 또는 신전을 유발하고, 이것은 환추 위 후두의 체중지지 위치 해부학적 변이와 차이를 기반으로 한다. 측면의 볼록한 모양은 꼭지점의 전방 또는 후방에 하중을 가하는 무게가 반대 운동 결합을 예측할 수 있음을 시사한다. 이것은 축추를 고립시키는 견인이 편타손상 후 약간의 굴곡이나 약간의 신전으로 제한 될 수 있는 이유를 부분적으로 설명한다. 그럼에도 불구하고 가장 일반적인 표현은 중립과 신전에서 테스트할 때 견인력이 저이동성 된다는 것이다.

환축추관절의 평가 및 치료에 대한 금기 사항

상부경추 수기법에 동일한 금기사항이 수동관절검사 및 상부 경추의 치료에 적용되며 아래에 설명되고 축약되어 있다.[9] 독자는 세계보건기구(WHO)의 지침 설명을 자세하게 검토하는 것이 좋다. 류마티스 관절염 같은 염증 상태, 혈청음성 척추관절병증(seronegative spondyloarthropathies), 탈회(demineralization) 또는 해부학적인 아탈구(subluxation) 또는 탈구를 동반한 인대의 이완과 같은 병리 조건에서는 해부학적 관련부위의 관절수기법은 절대 금기 사항이다. 다른 금기사항은 다음과 같다.

1. 치돌기 저형성증(dens hypoplasia)과 같은 기형, 불안정한 os odontoi deum 등, 여기에는 다운증후군과 같은 빌딩 기형이 포함됩니다.
2. 급성 골절
3. 척수종양
4. 골수염, 패혈성 디스크염, 척추결핵과 같은 급성 감염
5. 수막종양
6. 척수 또는 관내 혈종
7. 척추의 악성종양
8. 진행성 신경학적 결함의 징후를 동반한 단순 추간판 탈출증
9. 상부경추의 기저부 함입
10. 상부경추의 Arnold –Chiari 기형
11. 척추의 탈구
12. 동맥류성 골낭종, 거대 세포 종양, 골성 골종과 같은 공격적인 유형의 양성종양
13. 내부 고정/안정 장치
14. 근육 또는 기타 연조직의 종양성 질환
15. Kernig's와 Lhermitte's 징후 양성
16. 선천적, 일반화된 과운동성
17. 불안정의 징후 또는 패턴
18. 척수 공동증

19. 원인불명의 수두증
20. 부분골수종
21. 말총 증후군

상부경추의 움직임 테스트

환축추관절(AAJ)를 치료하기 전에 후두환추관절(OAJ)를 평가하고 제한사항이 발생하면 치료해야 한다. 많은 텍스트와 온라인 리소스가 있지만 후두환추관절의 치료는 이 장의 범위를 벗어난다. 다음 검사는 상대적으로 관절의 무게를 줄이고 중력의 영향을 줄이기 위해 앙와위에서 양측으로 수행한다. 운동성 검사가 앉은 자세와 반대로 앙와위로 수행될 때 더 적은 힘이 필요하다. 유도된 움직임은 매우 작으므로 임상의는 중추 또는 하부 경추에서 발생하는 모든 움직임을 최소화하도록 노력해야 하며, 이러한 검사는 매우 부드럽게 수행되어야 한다.

- 유양돌기 전면에 엄지손가락 패드를 대고 전방에서 후방으로 스프링테스트를 수행하여 회전을 평가한다.
- 집게손가락 패드를 유양돌기 아래에 놓고 측면 굽힘 관절 유격을 평가하기 위해 상방 스프링 테스트를 한다.
- 후두부의 양손가락과 손바닥 그립은 후방에서 전방으로 들어올리기와 함께 사용한다.
- 후두부의 양손가락과 손바닥 그립은 왼쪽 및 오른쪽 사이드 슬라이드와 함께 사용한다.

다음 검사들은 환축추관절(AAJ)를 분리하는데 사용되며 앙와위에서 양측으로 수행되며, 그것들은 C3에서 반복될 수 있다.

- 횡돌기의 측면 끝은 유양돌기의 바로 아래에 위치한다. 왼쪽 및 오른쪽 측면 활주 이동성은 검지패드로 평가한다.
- 횡돌기의 아래표면은 검지패드로 양쪽에서 촉지 된다. 한쪽을 들어올리면 다른 쪽이 회전이 유발된다.
- C2의 두드러진 정중앙의 극돌기를 촉지한다. 후두부 아래에 쉽게 위치하는 반면 C1의 극돌기는 눈에 띄지 않고 더 깊다. 머리가 살짝 굴곡되어야지만 그것이 노출된다. 집게손가락의 패드와 접촉하고 전방활주력을 가한다.
- 후두와의 접촉을 피하면서, 유양돌기 바로 앞의 측두두정(그림 24.6) 영역에 손가락 또는 손바닥 접촉을 양쪽으로 한다. 목을 중립상태에서 검사하고, 수동굴곡 10°및 수동신전 10°를 검사한다.(그림 24.7~24.9), 견인을 통해서 느슨함을 줄여주고, 느슨함을 감당할 수 없다면 관절이 움직이지 않아 치료가 필요하다. 느슨함을 자연스럽게 멈출 수 있지만 스프링검사로 추가 움직임이 없다면 관절치료가 필요하다. 이 검사는 후두환추관절(OAJ)에 대한 특별 검사도 양성일 수 있는 제한된 후두환추관절가 있는 경우 양성일 수 있다.

상부경추의 과신전(Hyperextension) 압박

추정되는 부상기전은 낙상, 자동차 사고 또는 반복적인 외상과 같은 상부경추에 대한 수동적인 과신전 힘을 포함한다. 상부 경추 저가동성의 가장 흔한 표현은 중립(그림 24.7)과 10°신전(그림 24.9)에서 수행된 견인이 저이동성인 반면, 다양한 굴곡 정도에서 수행되는 견인은 정상 가동성인 환축추관절(AAJ)의 과신전이다. 10°도 굴곡(그림 24.8) 및 신전에서 검사하면 타 부위의 간섭 없이 환축추관절를 보다 더 독립적으로 판단할 수 있으며 이에 더하여 견인을 시행하면 후두환추관절(OAJ)에 느슨함이 유발되어 환축추관절만의 움직임을 더욱 관찰하기 좋다. 측두두정 수기 접촉은 상부 경추 관절의 움직임을 차단한다. 느슨함이 풀리고 움직임이 멈출 때까지 견인력을 부드럽고 천천히 가한다. 이것은 신체 형태에 따라 10~15lb(4.5~6.8kg)의 장력이 필요하다. 이 힘에 대한 감각을 개발하기 위해 고정된 저울(fish

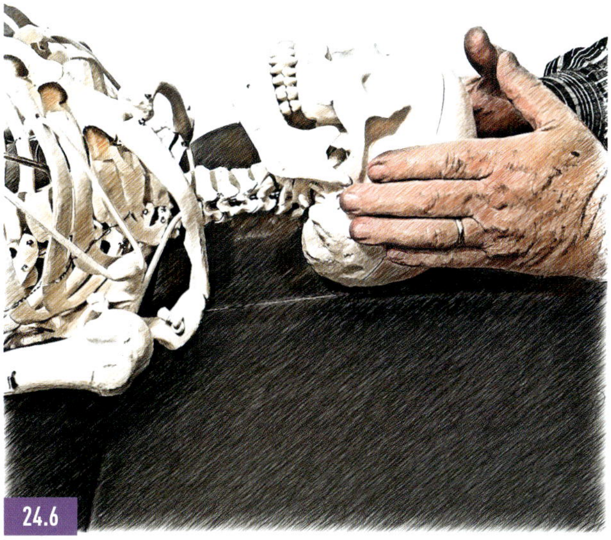

24.6

유양돌기(mastoid processes)전방 위쪽의 측두두정 영역(temporoparietal region)에 접촉하여 견인을 시행하면 상부경추에 직접적인 견인력이 작용하게 된다.

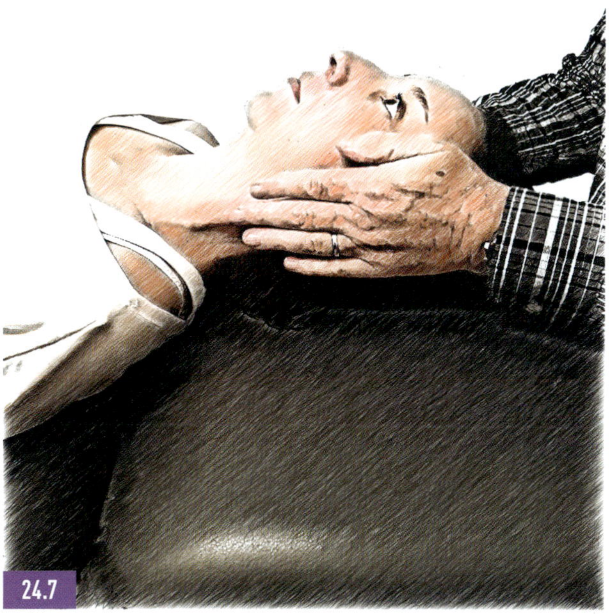

24.7

중립위에서 경부의 수동 견인. 머리는 테이블위에 지지되어야 하고, 의사는 환자의 측두두정 영역(temporoparietal region)에 접촉하여야 한다.

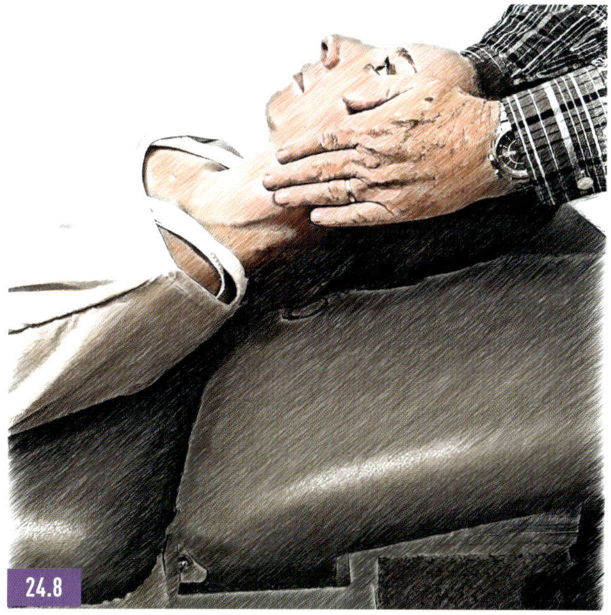

24.8

경부를 10도 굴곡한 상태에서의 경부의 수동 견인. 이 자세를 유지하는데 적합하게 만들어진 지지대를 이용하거나 얇은 쿠션을 이용하여 지지하여 시행하게 되는데, 의사는 환자의 측두두정 영역(temporoparietal region)에 접촉하여야한다.

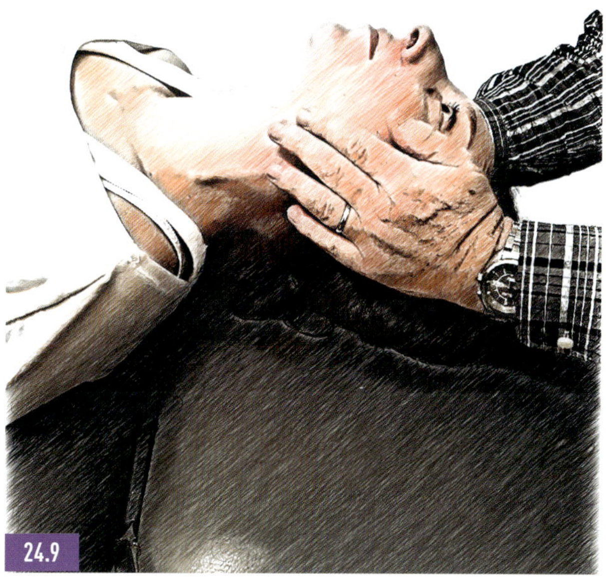

24.9

경부를 10도 신전한 상태에서의 경부의 수동 견인. 이 자세를 유지하는데 적합하게 만들어진 지지대를 이용하거나 테이블의 머리부분을 내려 의사와의 사이에 쿠션을 대고 시행하는데, 의사는 환자의 측두두정 영역(temporoparietal region)에 접촉하여야한다.

scale)에 경추 견인 고삐를 부착하여 연습할 수 있다. 또는 10 lb/4.5kg 자루의 밀가루로 연습할 수 있다.

견인을 통해 느슨해짐을 감지하기 위해 적용되는 평균 힘은 마찰로 인해 머리의 무게보다 약간 더 크다. 그 후, 몇몇 무증상 개인에 대한 연습은 정상적인 이동성을 평가해야 한다. 환자 모집단을 검사하면 저운동성을 평가할 수 있다. 느슨함을 메우는 것은 환축추관절(AAJ)와 후두환추관절(OAJ) 모두에서 발생한다. 검사에서 느슨해지면(10~12 lb/4.5~5.4 kg), 느슨함을 잡는데 사용된 것과 동일한 양의 힘을 사용하여 추가 견인력이 유도 된다(추가 10~12 lb/4.5~5.4 kg). 검사의 두번째 부분은 환축추관절를 통해 힘전달을 평가한다. 제한되지 않는 상부경추에서 상부경추를 통해 신체의 나머지 부분으로 전달되는 수동적인 힘의 특징은 발처럼 원위부를 통해 신체에서 관찰 할 수 있는 움직임이다. 환축추관절이 저운동성이면, 움직임이 감지 되지 않고 느슨한 부분을 차지할 수 없다. 적당한 힘의 증가는 여전히 이동성을 유도하지 못하므로 이것은 이상한 현상이 아니다. 체중의 10%를 이상적인 것으로 권장하고[10], 시술자 체중[11]의 최대 50%까지 중추 및 하부 경추의 견인을 수행하도록 권장하는 연구[11]와 달리 힘이 매우 약하기 때문에 수동검사가 상부경추운동을 분리하는 것이 합리적으로 보인다.

더욱이 목을 C3에서 절단한 사체 연구에 따르면 인간의 평균 머리 무게는 9.9~11 lb/4.5~5kg[12]에 불과하다. 그러한 작은 힘이 정상적인 모집단에서 전신에 움직임을 유도할 수 있다는 것은 처음에는 반직관적으로 보일 수 있다. 그러나 약간의 경험을 통해 독자는 이 책의 유효성과 유용성을 이해할 수 있어야 한다.

환추축추관절의 저운동성 치료(hypomobile)

치료는 항상 운동장벽 가까이에서 수행되지만 견인 이동성을 허용하는 방향으로만 수행된다. 견인이 중립(그림 24.7)과 신전(그림 24.9)에서 저이동이면 굴곡(그림 24.8)으로 치료되고, 견인이 중립 및 굴곡에서 저이동이면 신전에서 치료된다. 신전과 중립에서 제한된 견인은 가장 일반적인 표현이며 베개를 받치거나 조절 가능한 헤드피스를 사용하고 상부경추의 앞쪽 부분에 힘을 격리하기 위해 특정 측두두정측 손으로잡기(그림 24.6)를 사용하여 10° 굴곡 (그림 24.9)으로 적용되는 수기견인으로 치료된다. 힘은 5분 동안 유지한다. 힘의 양은 머리와 목의 가능한 움직임과 일치하며 "매우 부드럽다"고 묘사되며, 평균 10~12 lb/5.4 kg 이다. 상부 두개의 관절(OA 및 atlantoaxial)이 중추 및 하부 경추(C3~C7)의 후관절 보다 앞쪽에 있다는 점을 언급하는 것이 중요하다. 환축추관절(AAJ)및 후두환추관절(OAJ)는 유양돌기보다 아래 있기 때문에 유양돌기 뒤에 힘이 가해지는 것을 피하기 위해서 손접촉이 매우 구체적이어야 한다. 손바닥 접촉은 측두두정영역에 적용되고 당기는 방향은 머리 정점을 향한다.

상기와 같은 경추 조정법은 후두부에 접촉을 통해 견인력이 가해지는 전통적인 수기 경추 견인과 대조된다. 상부경추 격리를 위한 유양돌기의 위와 전방접촉에 대한 이 중요한 개념은 문헌에서 발견되지 않았으며 임상영역에서 과소 평가된 것으로 보인다.

치료 후 견인 가동성은 중립 및 10° 확장의 이전 제한 위치에서 다시 검사된다. 한번의 수기치료로 정상적인 수동 이동성을 회복할 수 있다. 또한 환자는 Doctor Riter's Real-Ease® (real-ease.com, Torrance, CA)라는 이름의 목 거치대에 누워 있는 동안 고립된 상부경추 운동과 자가 견인을 받는다. 목 거치대는 상부경추 움직임을 쉽게 분리할 수 있다. 중간 경추 아래에 직경 2인치의 타월을 사용하는 것이 저렴한 대안이다. 이 운동과 자가 견인은 YouTube.com에서 "Hesch Upper Cervical Exercises"를 검색하여 볼 수 있다. 운동 및 자가 움직임은 아래 사례연구에서도 자세히 설명되어 있다.

치료 중요 항목

- 환자에게 불편감, 현기증, 시야흐림, 따끔거림 또는

무감각 등과 같은 검사 및 치료에 대한 모든 이상하거나 비정상적인 반응을 보고하라고 해야 한다. 이러한 상황이 발생하면 치료가 중단되어야 한다고 알린다.

- 10° 굴곡 또는 10° 신전에서 저운동성 견인테스트가 발생하는지 판단한다.
- 신전 시 견인력 저하가 있으면 머리를 10° 수동굴곡 시킨다.
- 굴곡시 견인력 저하가 있으면 머리를 10° 수동신전 시킨다.
- 측두두정 영역에서 양쪽 손바닥으로 머리를 접촉한다. 이것은 유양돌기의 바로 위와 앞에 있다. 후두부의 접촉은 피한다.
- 자연스럽게 정지까지 10~12 lb/5.4 kg을 주어 여유공간을 늘린다.
- 5분 동안 견인력을 유지한다.
- 저이동성이었던 위치에서 견인 이동성을 재검사한다.
- 이동성이 회복되면 위에 설명한 자체 관리 및 사례연구에 따라 지침을 진행한다.
- 자기 관리 재평가 및 검토를 위한 사후 방문 일정을 잡는다.

사례연구(Case study)

66세 마사지 치료사가 중립자세와 10° 신전 자세에서 견인 관절놀이 가동성 부족으로 환추의 저가동성으로 1회 치료를 받았다. 이것은 흥미로운 케이스인데 그 이유는 매주 2회씩 약 30년 가량 지속적으로 도수치료 중인 사람이었고 그 비용은 어림잡아도 5만 달러 이상이였기 때문이었다. 환추를 치료하기위해 카이로프락틱 치료를 특별히 시행하였다. 그러나 치료의 유지가 매우 짧은 시간만 지속되었다고 그녀가 말했다.

환자는 중립자세와 10° 신전자세에서는 상부 경추의 견인이 되지 않는 소견 보였으나 10° 굴곡에서는 자유로운 가동성을 가졌고, 굴곡 시 몸과 발의 움직임을 통해 전달되는 견인력이 관찰되어 견인력이 차단되지는 않았다. 그녀는 5분간 지속되는 10° 굴곡에서 양측 측두 두정부위에 손바닥접촉으로 견인력을 가하여 치료를 받았다.(그림 24.8). 적용된 견인력의 양은 느슨함을 유지하는데 필요한 양과 같았다. 그녀는 머리와 목의 가벼움과 더 나은 정렬, 더 자유로운 경추 가동성으로 매우 긍정적인 반응을 보였고, 수동검사에서 저운동성의 해결을 보여주었다.

그녀는 Doctor Riter's Real-Ease 목 거치대를 이용한 가정운동 프로그램에서 교육을 받았는데, 그것은 상부 경추의 자유롭고 쉬운 움직임을 분리해 주었다. 상부 경추를 분리하기 위해 아주 작은 움직임이 권장되었는데 이것들은 일주일에 한번 2분 수기 수식 견인, 일주일에 두 번 다음 운동을 30회 반복하는 것으로 구성되어 있었다: 굴곡과 결합된 후방활주, 턱 밀어 넣기, 좌우 회전, 좌우 측굴, 좌우 측면 활주. 그녀는 또한 지속적인 경추 견인과 턱 밀어 넣는 방법(상부경추 굴곡)을 함께하는 법을 배웠다. Neumann[3]에 의하면 두개경부수축은 상부경추 굴곡을 분리하는 동시에 중추 및 하부 경추를 확장한다. 목 거치대와 자가 견인을 이용한 운동은 YouTube에서 "Hesch Upper Cervical Exercises"라는 검색어를 사용하면 된다.

환자는 두 번 내원했고, 두번째 방문에서는 수동적 치료가 필요하지 않았다. 그녀는 3주 후에 다음과 같이 피드백을 했다.

"저는 자전거사고를 당한 24세(42년 전)부터
상부경추와 관련된 심각한 목문제가 있었습니다.
처음에는 기능을 위해 카이로프랙틱 치료를 매주
때로는 일주일에 두 번 받아야 했습니다.
제 증상은 심한 후두통, 턱근육 조임, 심장박동을
유발하는 미주신경 침범, 호흡 및 연하 조절 장애

기본적인 교감신경계 상태에 갇힌 것입니다.!
세월이 흐르면서 저는 수많은 카이로프락틱 의사와 정골의사들을 보았습니다.
제가 당신을 처음 봤을 때 저는 매주는 아니더라도 최소한 격주로 교정을 위해 누군가를 만나고 있었습니다.
당신이 내 상부경추를 견인한 후 놀라웠습니다.!
제 두개골이 완전히 느껴졌습니다. 제 척추의 끝에 편안함이 있었습니다. !

저는 당신의 자가치료에 관한 영상을 보았고, 두통이나 내면의 떨림, 심장박동 등을 느끼기 시작할 때 마다 스스로 치료해 오고 있습니다.
그것은 마술처럼 작용합니다. 제 스스로 치할 수 있다는 것을 사랑하고 너무 감사합니다. 저에게 엄청난 시간과 돈을 절약시켜 주셨습니다.

이것은 미주신경 마비로 설명된 증상을 고려할 때 비정형적 사례연구이다. 상부경추 견인의 일반적인 반응은 개선된 상부 경추 견인의 관절놀이, 더 큰 경추 운동의 용이성, 개선된 자세 감각 및 경추성 두통의 감소다.

결론

환축추관절(AAJ)의 굴곡 및 신전은 정상적인 생리적 움직임이며 경추 외상을 지속한 환자에서 압박과 결합될 때 제한될 수 있다. 환축추관절(AAJ)의 신연을 평가하기 위한 수기적 접촉은 매우 구체적이다. 문헌 및 일반적인 지식체계에서는 이 프리젠테이션에 대한 정보가 매우 제한적이다. 치료는 매우 간단하고 직접적이며 자기 관리도 마찬가지다. 치료에 대한 대표적인 반응은 능동적인 경추 운동이 더 용이함과 함께 통증의 감소 및 최적화된 경추 자세의 감각과 함께 환추의 모든 방향의 수동적 이동성을 정상화 하는 것이다. 이 치료 모델은 매우 간단한 개입과 그 후 환자에게 자기 관리를 지시하는 것에 기초한다. 사례연구는 이러한 개념을 잘 보여준다. 견인 기술이 환축추관절(AAJ)를 분리한다는 것은 현재로서는 이론적인 구성일 뿐이다. 이것이 유효한지 결정하기 위해서는 추가 연구가 필요하고 이 기술의 유효성과 유용성을 평가하기 위 환자 집단에 대한 연구가 필요하다.

References

1. Bogduk N, Mercer S; Biomechanics of the cervical spine. I: Normal kinematics. Clinical Biomechanics (Bristol, Avon) 2000, 15(9):633–648.
2. Dalton D; The vertebral column. In Levangie PK, Norkin CC, Lewek MD; Joint Structure and Function: A Comprehensive Analysis, 6th edn. Philadelphia: FA Davis Company, 2011, pp. 154–157.
3. Neumann D; Axial skeleton: osteology and arthrology. In: Neumann D; Kinesiology of the Musculoskeletal System: Foundations for Rehabilitation, 3rd edn. St Louis, MO: Mosby Elsevier, 2016, pp. 262–267, 277–286.
4. Mulligan E; Principles of Joint Mobilization. Power Point presentation. https://www.physio-pedia.com/images/c/c0/Principles_of_Joint_Mobilization.pdf (accessed November 26, 2018).
5. Threlkeld J; Basic structure and function of joints. In: Neumann D; Kinesiology of the Musculoskeletal System: Foundations for Rehabilitation, 3rd edn. St Louis, MO: Mosby Elsevier, 2016, pp. 25–40.
6. Abernethy J; Upper Cervical. Upper Cervical Spine Orthopedic Residency Lecture. Scottsdale Healthcare Osborn Campus, Scottsdale, AZ, January 9, 2014.
7. Panjabi M, Dvorak J, Duranceau J, Yamamoto I, Gerber M, Rauschning W, et al; Three-dimensional movements of the upper cervical

spine. Spine 1988, 3:726–730.

8. Boszczyk BM, Littlewood AP, Putz R; A geometrical model of vertical translation and alar ligament tension in atlanto-axial rotation. European Spine Journal 2012, 21(8):1575–1579. doi: 10.1007/s00586-012-2209-z.
9. WHO Guidelines to Spinal Manipulative Therapy. Specific Contraindications. http://wikichiro.org/en/index.php?title=WHO_Guidelines_-_Contraindications_to_SMT (accessed January 1, 2019).
10. Akinbo SR, Noronha CC, Okanlawon AO, Danesi MA; Effects of different cervical traction weights on neck pain and mobility. Nigerian Postgraduate Medical Journal 2006, 13(3):230–235.
11. Rammel ML; Relationship between therapist body weight and manual traction force on the cervical spine. Journal of Orthopaedic and Sports Physical Therapy 1989, 10(10):408–411.
12. Yee D; Mass of a human head. The Physics Factbook. https://hypertextbook.com/facts/2006/Dmitriy Gekhman.shtml (accessed November 29, 2018).

INDEX

찾아보기